Casley-Smith

国际淋巴水肿治疗师培训教材

主　审　埃尔斯贝特·彼德森

主　编　孟旭莉

人民卫生出版社

·北京·

图书在版编目（CIP）数据

Casley-Smith 国际淋巴水肿治疗师培训教材 / 孟旭
莉主编 . -- 北京 ：人民卫生出版社，2025. 2. -- ISBN
978-7-117-37710-2

Ⅰ. R551. 2

中国国家版本馆 CIP 数据核字第 2025UG2967 号

人卫智网	www.ipmph.com	医学教育、学术、考试、健康，购书智慧智能综合服务平台
人卫官网	www.pmph.com	人卫官方资讯发布平台

Casley-Smith 国际淋巴水肿治疗师培训教材
Casley-Smith Guoji Linba Shuizhong Zhiliaoshi Peixun Jiaocai

主　　编：孟旭莉	
出版发行：人民卫生出版社（中继线 010-59780011）	
地　　址：北京市朝阳区潘家园南里 19 号	
邮　　编：100021	
E - mail：pmph @ pmph.com	
购书热线：010-59787592　010-59787584　010-65264830	
印　　刷：北京顶佳世纪印刷有限公司	
经　　销：新华书店	
开　　本：710×1000　1/16　　印张：16	
字　　数：296 千字	
版　　次：2025 年 2 月第 1 版	
印　　次：2025 年 4 月第 1 次印刷	
标准书号：ISBN 978-7-117-37710-2	
定　　价：89.00 元	

打击盗版举报电话：010-59787491　**E-mail**: WQ @ pmph.com
质量问题联系电话：010-59787234　**E-mail**: zhiliang @ pmph.com
数字融合服务电话：4001118166　**E-mail**: zengzhi @ pmph.com

副主编 李永峰　王海燕　李　英

顾　问 黄广合　潘伟人　关　山　胡爱玲　付红英

编　委 (以姓氏笔画为序)

丁艳妮　陕西省肿瘤医院

王　宇　首都医科大学附属北京同仁医院

王海燕　Casley-Smith 国际淋巴水肿治疗师培训学校

龙　笑　北京协和医院

付红英　贵州省人民医院

关　山　首都医科大学附属北京同仁医院

李　云　复旦大学附属肿瘤医院

李　英　浙江省人民医院

李　洁　Casley-Smith 国际淋巴水肿治疗师培训学校

李永峰　浙江省人民医院

李志宇　同济大学附属东方医院

李国雄　Casley-Smith 国际淋巴水肿治疗师培训学校

杨　英　陆军军医大学第一附属医院

张露飞　浙江省人民医院

陈　也　华中科技大学同济医学院附属同济医院

罗　蔓　武汉市第三医院

孟旭莉　浙江省人民医院

胡爱玲　中山大学附属第三医院

埃尔斯贝特·彼德森　Casley-Smith 国际淋巴水肿治疗师培训学校

黄　蕾　中山大学附属第三医院

黄广合　香港将军澳医院

梅晓凤　浙江省人民医院

路　青　同济大学附属东方医院

潘一衡　香港大学深圳医院

潘伟人　徐州医科大学

前　言

Casley-Smith 消肿淋巴疗法由澳大利亚著名淋巴学家 Judith R. Casley-Smith 和 John R. Casley-Smith 创立并发展,是一种综合性的非手术淋巴水肿消肿治疗方法。该疗法通过特定的手法和技术促进淋巴液流动,减轻肢体水肿,从而改善患者的生活质量。Judith 与 John 两位先驱倾注毕生精力致力于淋巴水肿的治疗、研究和教育,他们的工作不仅巩固并发展了这一疗法,还在全球范围内对淋巴水肿患者、医务人员和教育者产生了深远影响,为全球淋巴系统疾病患者提供了高质量的护理服务。

在 Elsebeth M. Petersen 女士的推动下,Casley-Smith 消肿淋巴疗法的治疗师培训认证体系于 2016 年引入中国,同年 Casley-Smith 国际淋巴水肿治疗师培训学校成立,标志着中国首个系统化、标准化、国际化的淋巴水肿综合消肿治疗教学体系的建立。学校先后在上海、贵阳、广州、北京、杭州、武汉等地设立培训基地,在 Elsebeth 女士及其团队的培养下,中国已有 800 余名国际认证的淋巴水肿治疗师。这一举措大大促进了中国淋巴水肿专科的发展,为广大患者提供了更加专业的治疗和康复服务,帮助他们重拾健康与自信。

本书是基于 Judith 和 John 两位医生的毕生研究和实践成果,融合 Elsebeth M. Petersen 女士 40 余年的丰富临床经验和 30 余年的教学积累,并结合中国 Casley-Smith 国际淋巴水肿治疗师培训学校的本土化实践,编写而成的我国首部系统、全面的淋巴水肿综合消肿治疗培训教材。本书旨在填补国内淋巴水肿综合治疗领域医学培训教材的空白,通过整合国内外最新研究成果与实践经验,提供一套系统的学习和教学工具。希望本书能提升医务人员淋巴水肿临床、教学和科研水平,帮助他们更好地理解和应对这一疾病,更好地服务患者。

在此,诚挚感谢所有参与本书编写的专家与同仁。虽经团队反复推敲审校,但由于编写时间有限,书中恐仍有疏忽错误之处,恳请广大同仁和读者批评指正,预致谢意!

孟旭莉

2024 年 12 月

目 录

学习单元 1

绪论

一、概述

淋巴水肿(lymphedema)是因淋巴管或淋巴结结构与功能受损,造成组织间隙中淋巴液潴留并引发肢体或其他部位异常肿胀的慢性疾病。其病因可分为原发性与继发性:前者与先天性或遗传性淋巴管发育异常相关,后者则常见于恶性肿瘤术后、放疗损伤或寄生虫感染等。随着外科和放疗技术的广泛应用,尤其是乳腺癌、妇科肿瘤等手术、放疗后患者的生存期延长,继发性淋巴水肿的发病率逐渐上升,成为全球性的重要健康挑战。

据流行病学数据,全球约有数千万人受到淋巴水肿困扰。以乳腺癌为例,术后上肢淋巴水肿的发生率可达 20%~40%,严重影响患者的日常活动和心理状态。在一些热带和亚热带地区,由丝虫病等因素导致的淋巴水肿依旧是公共卫生领域的突出问题。我国在肿瘤防治、寄生虫病防控等方面虽已取得一定进展,但针对淋巴水肿的系统性干预和规范化治疗依然不足,部分患者未能及时获得有效治疗,导致病情迁延,并出现多种并发症。如何在不同病因、不同阶段进行分层筛查和精准干预,是当前淋巴水肿的临床和科研面临的共同课题。

在治疗策略上,传统观念曾将淋巴水肿视为"难以治愈"的慢性病变,目前通过大量研究与循证实践,越来越多的证据证明了消肿淋巴疗法(decongestive lymphatic therapy,DLT)等保守治疗手段对缓解水肿、减轻疼痛、提升功能和生活质量具有重要价值。DLT 通常包括手法淋巴引流(MLD)、皮肤护理、压力治疗及功能锻炼等,可根据患者个体差异与病情进展情况进行个性化组合。欧洲和北美等地的医疗机构自 20 世纪 80 年代起便逐步普及这一方案,并在此基础上发展出完备的淋巴水肿康复体系,不仅关注消肿效果,也重视患者的长期随访与心理支持。近年来,间歇性序贯充气加压治疗、数字化监测平台以及可穿戴设备等新技术的引入,使得保守治疗在家庭环境中也能得到较好实施与监控,让患者享有更便捷的自我管理方式。

二、国际淋巴学发展史

淋巴学是研究人体淋巴系统结构、功能、疾病诊断与治疗的学科,涵盖淋巴管、淋巴结以及与之相关的免疫与循环调节功能。其发展史可追溯到数百年前,历经众多医学先驱的发现与研究,逐步形成了系统化的理论和治疗手段。以下是淋巴学发展的简要回顾:

考古发现公元前的洞穴壁画显示了肿胀的被缠绕绑扎的腿。公元前 300 年,Herophilus 首次记录了淋巴管终止于肠系膜的腺体,Erasistratus 描述了淋巴管是乳白色的。但是两者都没有意识到淋巴管是独立并区别于血管的。

15 世纪,中国人用热消肿法治疗相关疾病。1532 年,Massa 描述肝脏的淋巴管。1563 年,Eustachius 发现了马的胸导管。1622 年,Aselli(意大利)发现了在许多动物中存在淋巴管(当时称为"乳状静脉");他还注意到这些血管与肠系膜腺体相连,并错误地认为它们是流向肝脏的。1651 年,Pecquet(法国)描述淋巴管汇入他所谓的乳糜池,然后向前发展成为胸导管;Pecquet 还描述了右侧淋巴管及其进入血液系统的入口。1652 年,Rudbeck(瑞典)随后描述了肝脏的淋巴管。1653 年,Bartholin(丹麦)在人体的许多部位发现淋巴管,并定义为"淋巴管"。淋巴液这个词的意思是纯水或溪流,来自拉丁语淋巴(lympha),最初的拼写是 limpa(图 1-0-1、图 1-0-2)。

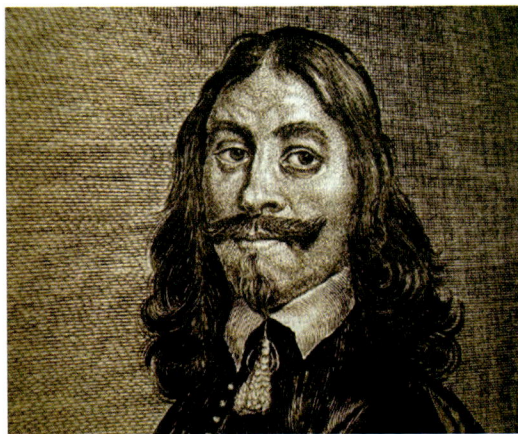

图 1-0-1　Bartholin 的画像

1786 年,Cruickshank 出版了相关专著,其中包含了最详细的淋巴管插图,并与 Hunter(英国)和 Hewson(英国)一起提出"淋巴管是遍布全身的可吸收管道"。1787 年,Mascagni(意大利)出版了一本关于人类淋巴管的图集,它是

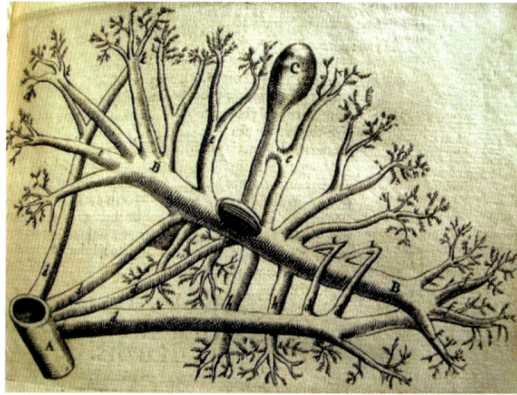

图 1-0-2　淋巴管(由 Bartholin 绘制)

在 Cruickshank 的插图基础上发展起来的;Mascagni 强调了淋巴管在组织液起源中的重要性,这些淋巴管在组织水平上与血液循环没有联系。

1824 年,Lauth(法国)指出,每个淋巴管都来源于一个较小的淋巴网。1860 年,von Recklinghausen(德国)认为淋巴液通过淋巴管壁上的小孔进入。1874 年,Sappey(法国)出版了一本大型插图集,他的插图是人们认识皮肤和乳腺淋巴系统的根据。1880 年,Bernard(法国)认为所有的身体细胞都有助于淋巴液的形成。1880 年,Ludwig(德国)和 Starling(英国)研究了组织液的摄取。1892 年,Winiwarter(德国)在 *Die Elephantiasis* 一书中阐述了水肿的治疗原则,包括卧床休息、包扎、锻炼和抬高,他的观点在 20 世纪 50 年代由 Földi 进一步发展,并慢慢传遍欧洲。1894 年,Reaut、Regaud 和 Ranvier(法国)指出每个淋巴管都始于结缔组织内的封闭壶腹。

1900 年,Starling(英国)证明,最初的淋巴管吸收组织中的液体,且这些组织液是由血管"渗漏"进去的;Starling 还认为,部分渗漏的蛋白质被组织中巨噬细胞分解。1901 年,Kytmanoff(德国)描述了淋巴管壁上的神经。1912 年,Kondoleon(德国)进行了淋巴组织切除术。1935 年,Drinker(美国)证实了 Starling 关于蛋白质的假设。1935 年,Allen(美国)扩展了 von Recklinghausen 的研究。1935 年,Florey(澳大利亚)认为即使在水肿的高压下,毛细淋巴管也会被连接到组织上的纤维细丝牵拉保持开放,而血管则会塌陷。1936 年,Emil Vodder(丹麦)在巴黎健康大会上展示了他的手法淋巴引流技术。1940—1960 年,Mayerson(美国)研究了血管中蛋白质的渗漏和淋巴的形成,之后 Courtice 进行了与 Mayerson 相似的研究。

1950—1970 年,Kinmonth(英国)通过淋巴管造影区分淋巴水肿和静脉水肿,用 X 线显示正常和病理淋巴管。1952 年,淋巴显像(示踪法)首次用于人类。1960 年,Casley-Smith(澳大利亚)用电子显微镜验证了 von Recklinghausen 的淋巴管有孔假说,即淋巴液可通过小孔进入。

1970—1980 年,Jamal(印度)最先将淋巴结移植到静脉治疗丝虫病。1970—1985 年,O'Brien(澳大利亚)开创了淋巴管 - 静脉吻合的显微手术。1970 年开始,德国、瑞士和澳大利亚进行了针对淋巴水肿的动物实验,探索药物疗法。通过去除多余的蛋白质,可以减轻水肿症状。Willoughby 和 Di Rosa 证实,组织中过量的蛋白质会导致炎症和纤维化。1971 年,Mayerson 指出淋巴水肿仍存在两个需要解决的问题:液体为什么会进入淋巴管?为什么停留在那里? 1970—1980 年,Casley-Smith(澳大利亚)使用电子显微镜,回答了 Mayerson 的第二个问题。1972 年,Mislin 创造了"淋巴管节段(lymphangion)"的专业名词。1975—1980 年,Földi(德国)成立了第一个治疗淋巴水肿的诊所。1981 年,Kubik(瑞士)发表了淋巴分水岭的概念。1982 年,第一个淋巴水肿协会成立,即由 Casley-Smiths 创建的澳大利亚淋巴水肿协会。1982 年,Adelaide 的弗林德斯医疗中心开始进行第一批苯并吡喃酮类药物的临床试验。1990 年,澳大利亚和法国卫生部取消了香豆素的医疗许可证,因为有两例因肝毒性而死亡的案例。

2000 年至今,Levick 改变了我们对毛细血管内压与渗透压之间的平衡的斯塔林(Starling)平衡理论的理解;基因学研究和发展为原发性淋巴水肿的病因提供了解释;技术进步使得成像更安全,荧光剂吲哚菁绿(ICG)可用于实时临床应用的活体组织成像;四周负压抽脂术(CSAL)方案由瑞典开发,并在国际上使用。

三、国内淋巴水肿治疗现状

在国内,肿瘤术后相关淋巴水肿日益突出,亦逐渐形成一些专科门诊和康复团队,探索与国际接轨的保守治疗模式。临床经验表明,若对高危人群进行早期干预,及时运用压力治疗、皮肤护理与定期监测等措施,多数患者可将水肿程度控制在相对可逆的阶段。与此同时,我国由于地域广阔、医疗资源分布不均,尚存在诊疗标准不统一、专业人员欠缺及患者依从性不高等现实问题。如何在有限资源和多样化人群中推广循证有效且经济可行的保守治疗策略,是推动淋巴水肿管理体系建设的关键。

近年来的研究还聚焦在不同病因和特殊人群中的保守治疗应用,如针对乳腺癌术后、宫颈癌或前列腺癌术后,以及由丝虫病或慢性炎症所致的淋巴水肿,探索更具针对性的康复流程。此外,伴随着数据科学的兴起,人工智能和大数据分析在淋巴水肿病程预测、分型诊断和疗效评估等方面也显示出其潜力,未来或能为个性化治疗与社区卫生管理提供智能化解决方案。可以预见,在保守治疗与外科干预相互补充的大框架下,通过早期诊断、长期随访和信息化工具的介入,淋巴水肿患者的管理水平将持续得到提升。

正是在以上背景下,本书以淋巴水肿综合消肿治疗为主题,旨在系统梳理淋巴水肿的流行病学特点、病理机制及临床表现,并重点阐述保守治疗核心环节的理论基础、实施细则和实操技巧。除手法淋巴引流、皮肤护理、压力治疗及功能锻炼外,还将涉及药物辅助、心理干预和新兴技术手段等内容,以期为临床医师、康复治疗师、护理人员以及科研工作者提供参考,也为患者和公众传递更科学、全面的淋巴水肿知识。我们希望通过对国内外研究与经验的深入总结,推动保守治疗在我国医疗体系中的落地与完善,让更多人能够从中受益,重获健康与生活的信心。

本书内容不仅包含针对常见类型淋巴水肿的诊治策略,也包含对少见病因的处理要点以及多学科协作方式的探讨。只有通过规范化的诊疗路径、循证依据的验证和持续改进的技术创新,淋巴水肿管理才能真正走向科学化、精准化和个体化。纵观全球,淋巴水肿的防治已进入"预防—早期干预—长期管理"的时代,保守治疗无疑在其中发挥着举足轻重的作用。相信随着更多研究力量的投入和临床实践的深化,淋巴水肿患者有望获得更广阔的康复前景。

第一节　淋巴系统与循环系统

一、胚胎淋巴系统发育

1. 淋巴系统的发育始于妊娠第 5 周。该系统起源于静脉系统,最终汇入静脉系统。

2. 到妊娠第 9 周,原始淋巴囊已经发育出来。第一对囊是双侧颈淋巴囊,接下来是位于腹膜后间隙肠系膜根的不成对腹膜后淋巴囊,最后是不成对的乳糜池和成对的髂淋巴囊。这些囊通过内皮通道(淋巴管)相互连接。间充质细胞迁移到这些囊中形成淋巴结。

3. 淋巴组织分离成较小的部分,从而使血管向内生长。

4. 淋巴细胞由间充质中的原始干细胞发育而来。

二、血液循环的功能

1. 动脉的功能

(1)运输营养物质和氧气到组织中。

(2)运输免疫细胞(淋巴细胞)抵抗感染。

2. 静脉的功能

(1)将富含二氧化碳的血液返回心脏和肺。

(2)充当血液的贮库。

3. 毛细血管的功能

(1)液体和营养物质的交换。

(2)动脉端功能:超滤,富含氧气的液体在动脉端滤出到组织中。

(3)静脉端功能:重吸收,当组织液静水压增高时,含二氧化碳的液体可在静脉端被重吸收回血液。

三、淋巴系统的功能

尽管毛细血管静脉端能重吸收部分组织液,但根据 Levick 等人的研究,绝大多数组织液实际上是通过淋巴系统回流至血液循环的。

1. 回收功能

（1）回收组织过剩的液体：将组织中的过剩液体引流回心血管系统，维持液体平衡。

（2）回收组织中的多余蛋白质：将组织中多余的蛋白质引流回心血管系统，减轻组织压力和水肿。

2. 过滤功能　淋巴系统从组织中清除代谢废物，并将其破坏或过滤。

3. 免疫功能　淋巴系统将抗原携带到淋巴结，以启动免疫系统。

四、淋巴液的形成及运动

1. 淋巴液　淋巴液是从组织中带走并在淋巴管中流动的液体，其成分包括水、血浆蛋白、细胞碎片、抗原（细菌、病毒、真菌、寄生虫）、癌细胞、脂肪、电解质和其他分子（如透明质酸），确切成分因处于不同部位而有所差异。

2. 液体会进入淋巴系统的原因

（1）液体和蛋白质通过毛细血管离开血液（超滤）。

（2）由于超滤是持续发生的，必须维持组织中的液体平衡。

（3）多余的液体被毛细淋巴管吸收、"清洁"后返回到血液中。

淋巴系统的功能如图 2-1-1 所示。

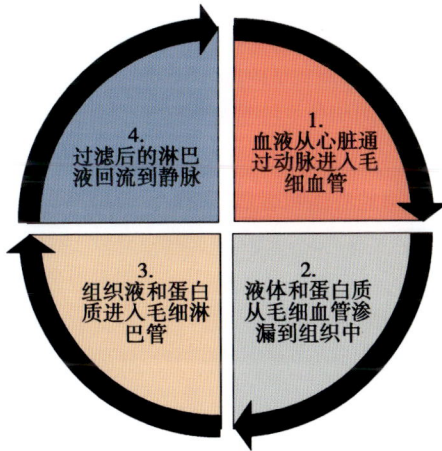

图 2-1-1　淋巴系统的功能

3. 淋巴系统内的液体运动

（1）毛细淋巴管从组织中吸收液体、蛋白质、代谢废物等（淋巴液形成）。

（2）淋巴液通过与静脉相邻的淋巴管向前移动。

(3)淋巴液被淋巴结过滤(免疫成分在此发挥作用)。

(4)淋巴液回流到静脉,可以在淋巴结处回流,也可以通过胸导管和右淋巴导管回流到锁骨下静脉。

五、淋巴系统与其他系统的联系

淋巴系统与其他系统的联系见表 2-1-1。

表 2-1-1 淋巴系统与其他系统的联系

其他系统	淋巴系统对其他系统的影响	其他系统对淋巴系统的影响
皮肤系统	淋巴系统从真皮收集渗漏的蛋白质;淋巴液中的淋巴细胞通过免疫系统对特定病原体进行防御,增强皮肤的保护作用	皮肤的角化上皮为病原体的侵入提供了机械障碍;朗格汉斯细胞和真皮巨噬细胞在免疫反应中作为抗原呈递细胞;皮肤分泌物的 pH 呈酸性,抑制了皮肤上细菌的生长
骨骼系统	淋巴管从骨膜中收集渗漏的血浆液和蛋白质;免疫细胞保护骨骼免受病原体的侵害	骨骼内含有造血组织,该组织产生淋巴细胞和巨噬细胞,这些细胞分布于淋巴器官并提供免疫保护
肌肉系统	淋巴管从肌肉中收集渗漏的液体和蛋白质;免疫细胞保护肌肉免受病原体的侵害	骨骼肌泵有助于淋巴液的流动;肌肉活动产生的热量会引起类似发热的效应
神经系统	淋巴管从周围神经系统(PNS)结构中收集渗漏的血浆液和蛋白质;免疫细胞保护 PNS 结构免受特定病原体的侵害	神经系统支配着较大的淋巴管;阿片样神经肽影响免疫功能;大脑帮助调节免疫反应
内分泌系统	淋巴管从渗漏的液体和蛋白质中收集物质;淋巴分布激素;免疫细胞保护内分泌器官	胸腺产生的激素促进淋巴器官的发育并"编程"T 细胞;压力激素抑制免疫活动
心血管系统	淋巴管吸收渗漏的血浆和蛋白质;脾脏清除和破坏老化的红细胞,储存铁和血小板;免疫细胞保护心血管器官免受特定病原体的侵害	血液是淋巴液的来源;淋巴管从静脉发展而来;血液使免疫元素进行循环
呼吸系统	淋巴管从呼吸器官中吸取特定病原体渗漏的液体和蛋白质;扁桃体和呼吸道黏膜中的浆细胞可分泌抗体免疫球蛋白 A(IgA),防止病原体入侵	肺部提供免疫细胞所需的 O_2,并消除 CO_2;咽部容纳扁桃体;呼吸泵帮助淋巴流动

其他系统	淋巴系统对其他系统的影响	其他系统对淋巴系统的影响
消化系统	淋巴管从消化器官吸取渗漏的液体和蛋白质；淋巴管将脂肪消化的一些产物输送到血液中；肠壁上的淋巴滤泡能逆转病原体的入侵	消化系统消化和吸收淋巴器官细胞所需的营养物质，胃酸抑制病原体进入血液
泌尿系统	淋巴管收集渗漏的液体和蛋白质；免疫细胞保护免受特定病原体的侵害	泌尿系统排除代谢废物，维持血液中水、电解质和酸碱平衡，以利于免疫细胞的运作；尿液将一些病原体冲出体外
生殖系统	淋巴管收集渗漏的液体和蛋白质；免疫细胞保护免受特定病原体的侵害	生殖激素可能影响免疫功能；阴道的酸性环境可以抑制其他病原体生长，而利于阴道乳杆菌的生长

第二节　淋巴系统的解剖

一、毛细淋巴管

（一）毛细淋巴管的位置与形态

毛细淋巴管的位置与形态如图 2-2-1 所示。

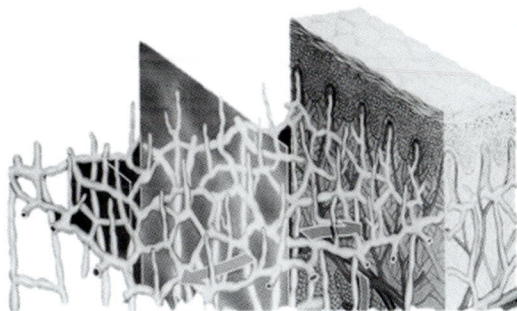

图 2-2-1　毛细淋巴管的位置与形态示意图

1. 位于皮肤下方，毛细血管附近。
2. 形成网状结构；具有小的指状突起。
3. 液体和血浆蛋白从毛细血管渗漏到组织中，这些液体及其中的代谢废物被毛细淋巴管收集。

（二）毛细淋巴管的可视化方法

在皮下注射伊文思蓝染料,染料可被毛细淋巴管网吸收。

1. 当没有阻塞时,染料会迅速消失,流向集合淋巴管。

2. 当有阻塞时,染料会沿着网状结构扩散,寻找一条通向集合淋巴管的途径。

3. 当某个区域没有毛细淋巴管时(如米尔罗伊病),染料将永久停留在该区域。

（三）毛细淋巴管的组织学结构

毛细淋巴管的组织学结构如图 2-2-2 所示。

1. 毛细淋巴管看起来像毛细血管的静脉末端,具有单层内皮细胞,不同之处在于毛细淋巴管具有许多可开启的连接点。

2. 毛细淋巴管由重叠的内皮细胞构成;微纤维(锚丝)将内皮细胞与结缔组织中的弹性蛋白连接起来。

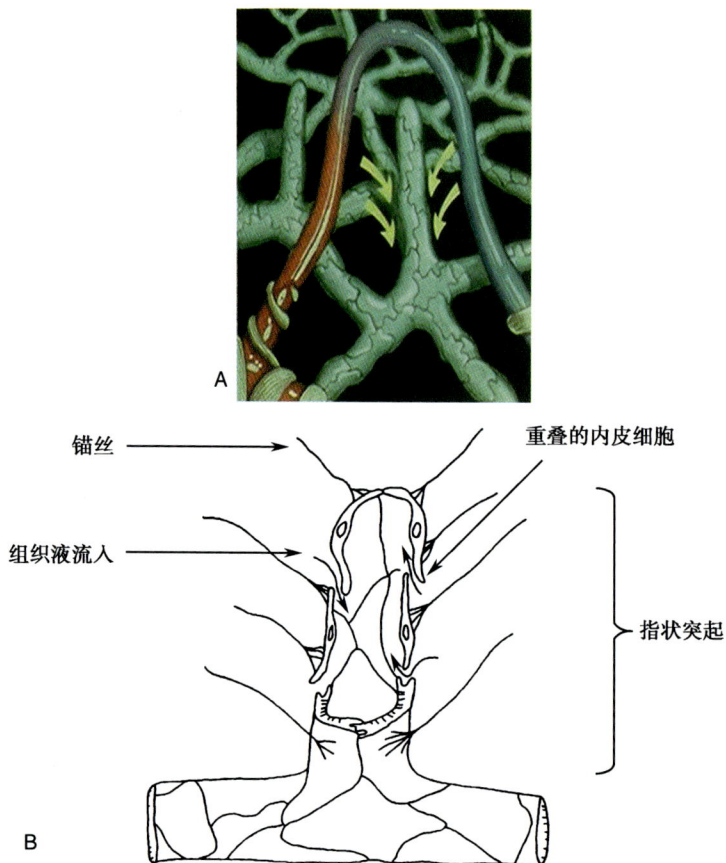

图 2-2-2　毛细淋巴管的组织学结构示意图

A. 毛细淋巴管靠近毛细血管;B. 毛细淋巴管指状突起。

二、前集合淋巴管

前集合淋巴管可合流成为集合淋巴管,或流入附近的集合淋巴管(图 2-2-3)。

前集合淋巴管连接毛细淋巴管和集合淋巴管(图 2-2-4),形成网状结构。在靠近毛细淋巴管的位置,有锚丝连接内皮细胞的可开放的摆动瓣。在靠近集合淋巴管的位置,有杯状瓣膜。

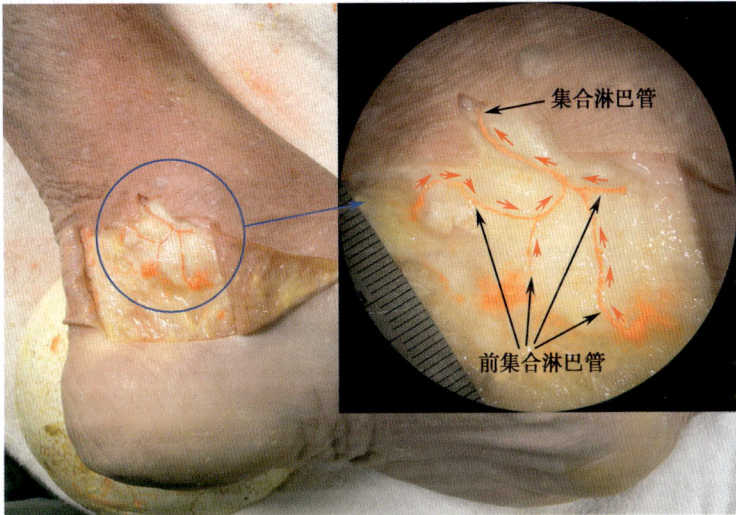

图 2-2-3　左足内踝后侧的前集合淋巴管汇入集合淋巴管灌注图

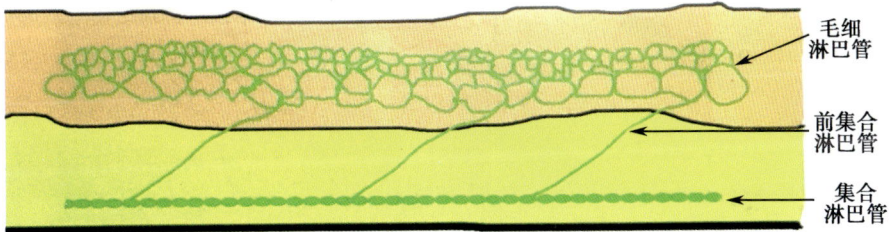

图 2-2-4　毛细淋巴管、前集合淋巴管和集合淋巴管在组织内连接示意图

三、集合淋巴管

(一) 集合淋巴管的结构

1. 集合淋巴管可开放的连接较少,但仍对水具有渗透性。

2. 管壁有三层,即内膜(内皮细胞)、中膜(平滑肌)、外膜(纤维蛋白和弹性蛋白)。

3. 被杯状瓣膜隔开的节段,称为淋巴管节段(图 2-2-5、图 2-2-6)。

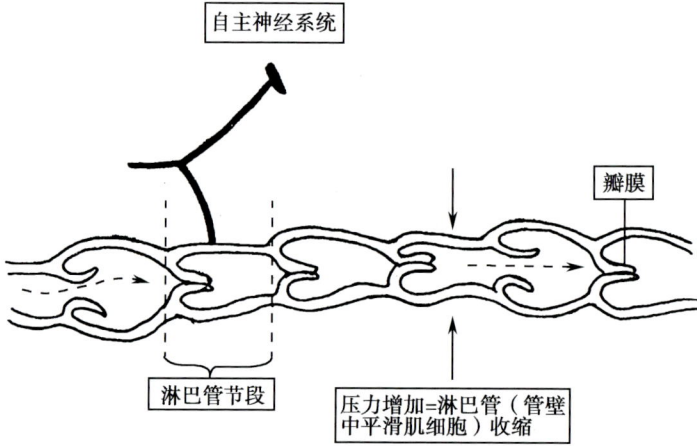

图 2-2-5 淋巴管节段

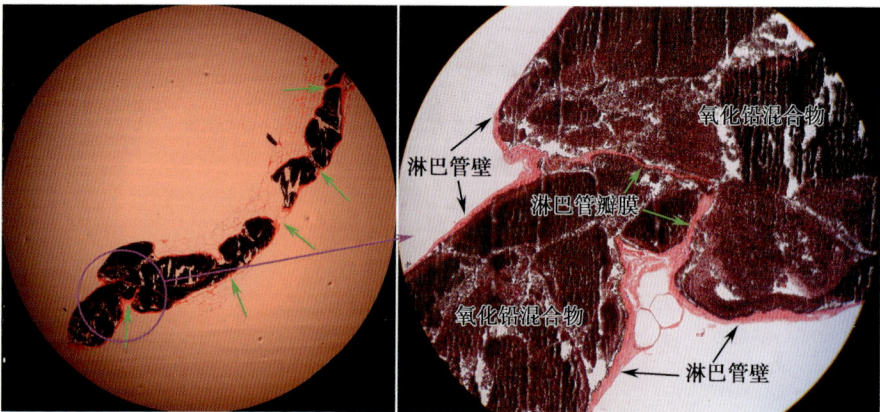

图 2-2-6 集合淋巴管及其瓣膜

(二) 集合淋巴管的类型

1. 浅表集合淋巴管 引流皮肤和结缔组织,位于真皮。其可视化的显像方法如下:

(1) 汞:淋巴管汞灌注图见图 2-2-7。

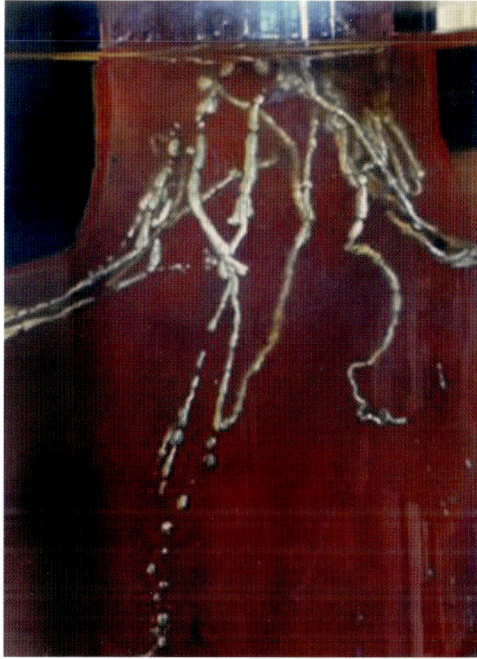

图 2-2-7　淋巴管汞灌注图

（2）伊文思蓝染料：被毛细淋巴管吸收。当染料到达集合淋巴管时，颜色在皮肤表面下变得明显（图 2-2-8）。

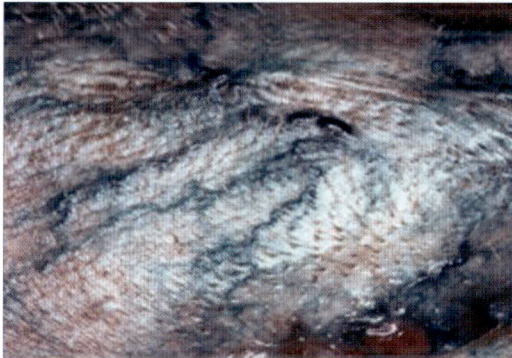

图 2-2-8　伊文思蓝染料到达集合淋巴管

（3）氧化铅混合物：标本灌注后，用透照法在显微镜下观察淋巴管（图 2-2-9）。

（4）吲哚菁绿（ICG）：是目前常规使用的集合淋巴管显影方法（图 2-2-10）。

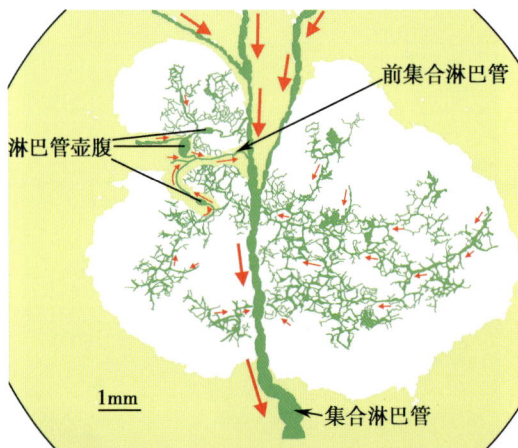

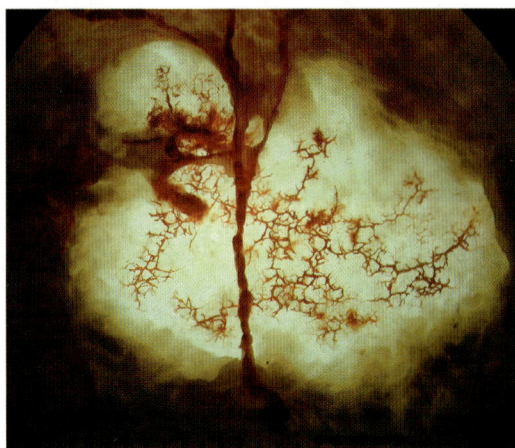

图 2-2-9　毛细淋巴管、前集合淋巴管、集合淋巴管灌注图

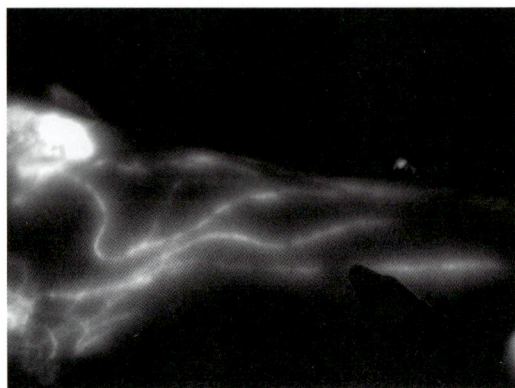

图 2-2-10　吲哚菁绿淋巴造影

2. 深层集合淋巴管 引流肌肉、关节等部分淋巴液,位于筋膜下。

(1)深层集合淋巴管与动脉、神经和静脉位于一个鞘中(图2-2-11)。

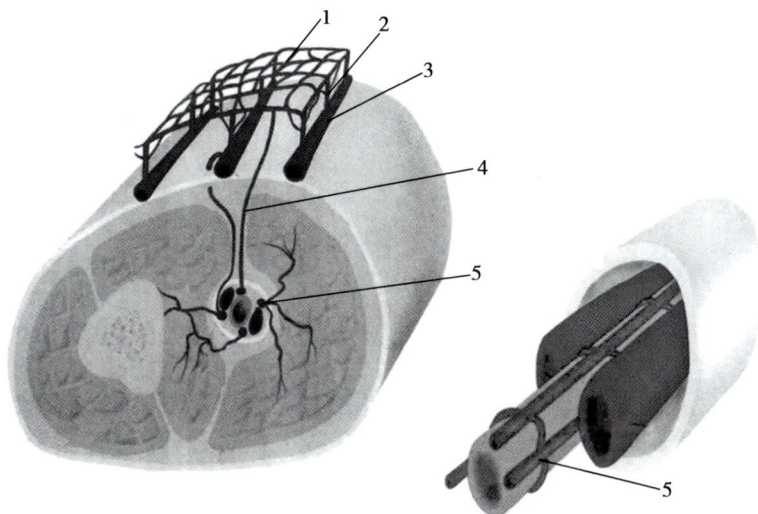

图 2-2-11 集合淋巴管解剖示意图

1~3 为浅表集合淋巴管;4 为穿通支集合淋巴管;5 为深层集合淋巴管。

(2)可受动脉脉搏和肌肉运动直接影响。

(3)与深静脉不同,它们的口径不一定比浅表集合淋巴管大。

3. 穿通支集合淋巴管 连接浅表和深层集合淋巴管;穿过筋膜层;主要从深层集合淋巴管到浅表集合淋巴管。

4. 内脏集合淋巴管 引流内脏器官,位于器官的内膜中(图2-2-12)。

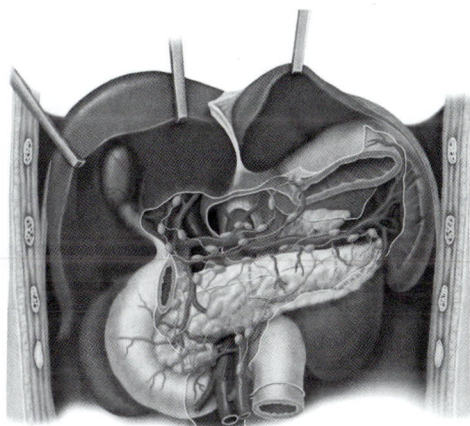

图 2-2-12 内脏集合淋巴管与淋巴结

从淋巴结传出的淋巴管,也可以是另一淋巴结的传入淋巴管(图 2-2-13),传出淋巴管可以与其他淋巴管合并形成淋巴干。

(三)集合淋巴管的功能

1. 淋巴管能够收缩的机制

(1)组织总压力的变化。

(2)内在的收缩力:①弹性蛋白的拉伸反射,作为对淋巴管内充盈的反应;②淋巴管的动力主要源于其平滑肌自行收缩所产生的收缩信号,从而推动淋巴液回流。

2. 淋巴管能泵送液体的机制

(1)管壁上的弹性蛋白引起拉伸反射。

(2)管壁上的平滑肌有起搏功能,使淋巴管以 6~10 次 /min 的基本速率自主地泵送液体。

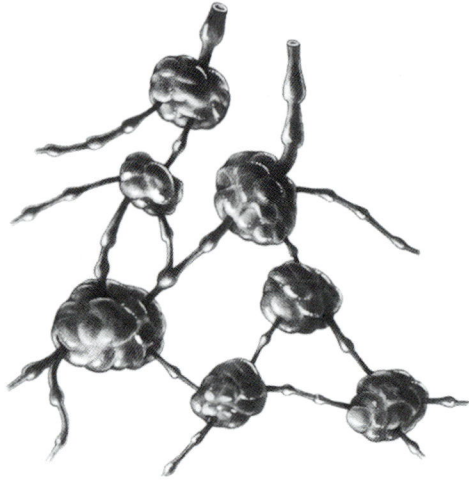

图 2-2-13　淋巴结的传入与传出淋巴管

(3)淋巴管的杯状瓣膜引导淋巴液流向淋巴结。

3. 影响泵送液体速度的因素

(1)当组织或管道中液体含量上升时,泵送所需压力相对减小或动力更易产生,从而加快液体流动速度。

(2)外部运动(如肌肉收缩、外部挤压等)会增强对液体的推动作用,进一步提升泵送效率并加快液体循环。

(3)手法淋巴引流可以将收缩速度提高到 60 次 /min。

(4)温度升高会加快泵送速度;过热会降低收缩的速度和强度;寒冷会降低收缩的速度。

(5)慢性水肿可使收缩速度降低至 0。

(6)全身麻醉、瘫痪会降低泵送速度。

4. 淋巴液在淋巴管中的移动　淋巴管的管壁对水是可渗透的,水进入集合淋巴管并稀释了淋巴液;淋巴液周期性地流向淋巴结;集合淋巴管连接在一起,形成更大的淋巴管。每天有 4~8L 的淋巴液在体内流动。

四、淋巴干

1. 集合淋巴管连接在一起,形成淋巴干(图 2-2-14)。

2. 传入淋巴干流向淋巴结。

3. 从淋巴结出来的淋巴干称为传出淋巴干,它们可能会穿过更多的淋巴结群。在通过淋巴结后,传出淋巴干连接在一起,形成更大的淋巴干。

4. 传出淋巴干向近端引流。

五、胸导管

1. 胸导管是最大的淋巴管(图 2-2-14);始于横膈下方,在第一、第二腰椎之间,然后向上走,注入左静脉角。

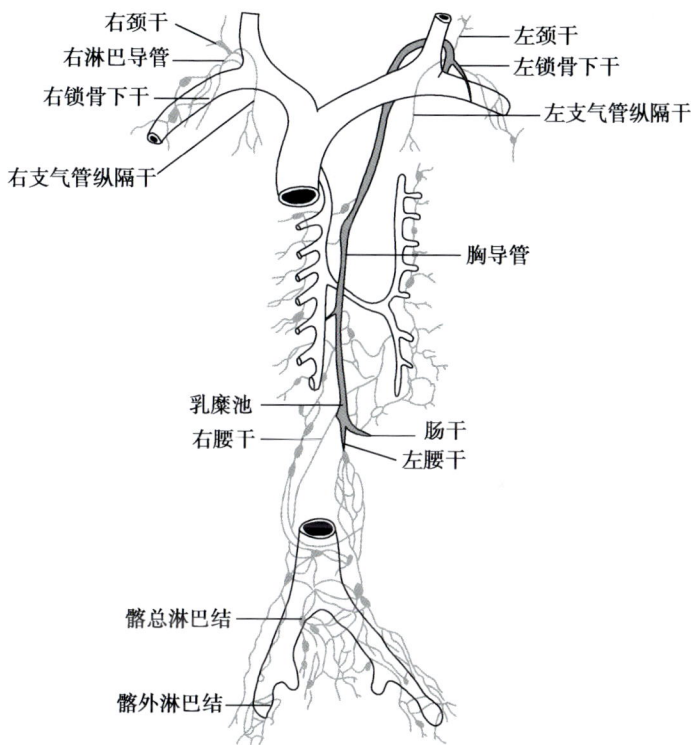

图 2-2-14　淋巴干、胸导管和右淋巴导管

2. 大多数内脏集合淋巴管与胸导管相连。

3. 来自下躯干和腿部、左上躯干、左头颈部和左臂的传出淋巴管汇入胸导管。

六、右淋巴导管

来自右上躯干、右头颈部和右臂的淋巴管的液体没有进入胸导管,而是汇入右淋巴导管(图 2-2-14),再汇入右静脉角。右下躯干的少部分器官淋巴也引流入右淋巴导管。

七、淋巴结

1. 传入淋巴管进入淋巴结,传出淋巴管离开淋巴结。

2. 传入淋巴管的数量大于传出淋巴管,淋巴结处液体的流动阻力很大,传入淋巴管的压力可以上升到 100mmHg(1mmHg=0.133kPa)。

3. 淋巴液扩散,淋巴液中的巨噬细胞可将抗原递呈给免疫细胞,激活免疫反应,癌细胞和抗原被破坏。

4. 淋巴液中的代谢废物被过滤出来并分解或储存。

5. 淋巴液中 40%~50% 的水进入静脉。

6. 过滤后浓缩的淋巴液通过传出淋巴管离开淋巴结。

7. 传出淋巴管输送淋巴细胞到静脉,对抗局部感染。

八、区域淋巴结

1. 淋巴结是成群分布的,只有大约 10% 的淋巴来自皮肤,大部分的淋巴是由器官产生的,大部分的淋巴结分布在内脏器官。

2. 淋巴液通过传入淋巴管移动到区域淋巴结(图 2-2-15)。人体内有 500~1 000 个淋巴结。

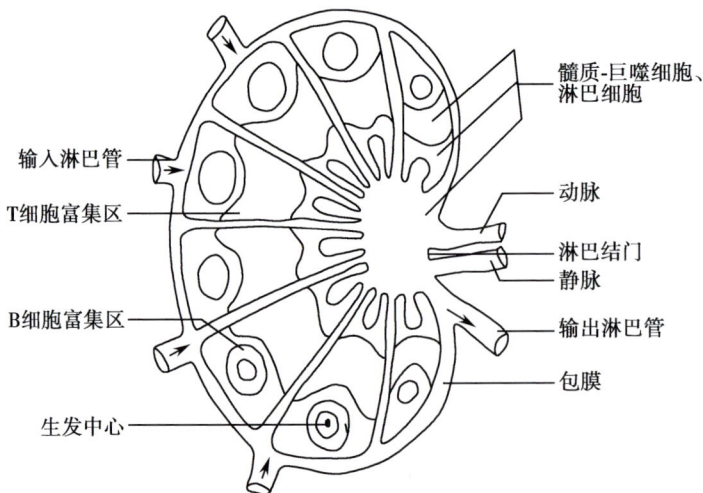

图 2-2-15　区域淋巴结

(1)颈部:约 150 个,对引流头部淋巴液很重要。

(2)腋窝:20~40 个,为手臂和上躯干引流淋巴液。

（3）腹股沟：8~20 个，为腿部和下躯干引流淋巴液。

（4）腹部：大部分的淋巴结为内脏引流淋巴液。

第三节　淋巴分区

一、淋巴分区与分水岭

1. 淋巴分区　指的是皮肤的一个区域，在这个区域里的淋巴液被集合淋巴管引流到同一组区域淋巴结，称为一个淋巴分区。

2. 分水岭　即淋巴分区的边界（图 2-3-1）。

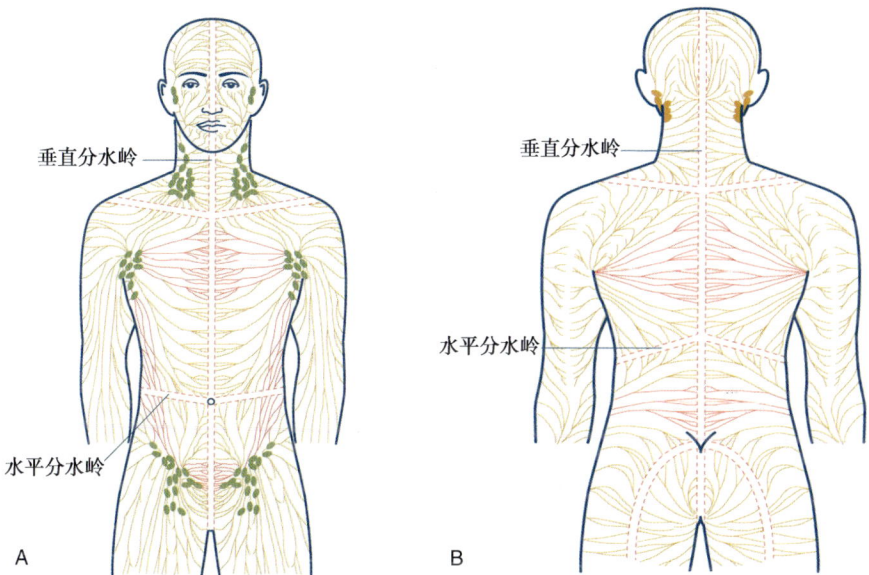

垂直分水岭
垂直分水岭
水平分水岭
水平分水岭

A

B

图 2-3-1　人体躯干分水岭

A. 正面；B. 背面。

（1）分水岭是一个概念，而不是一个结构。

（2）分水岭是在浅层集合淋巴管的水平面上定义；毛细淋巴管和前集合淋巴管没有方向和边界。

（3）淋巴分区的液体交换穿过分水岭进行；分水岭两边的集合淋巴管由附属淋巴管连接（图 2-3-2）。

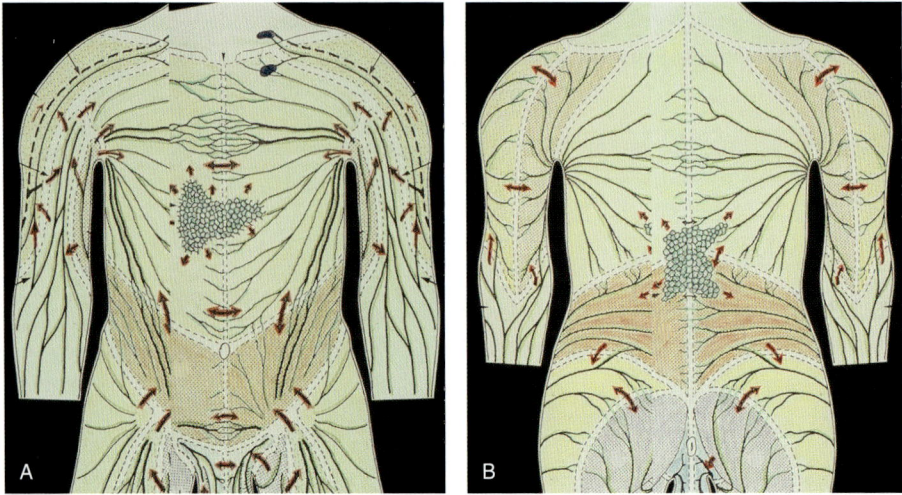

图 2-3-2　淋巴分区穿过分水岭进行液体交换
A. 正面；B. 背面。

二、躯干淋巴分区

1. 躯干淋巴分区包括左上躯干淋巴分区、右上躯干淋巴分区、左下躯干淋巴分区、右下躯干淋巴分区（图 2-3-3）。

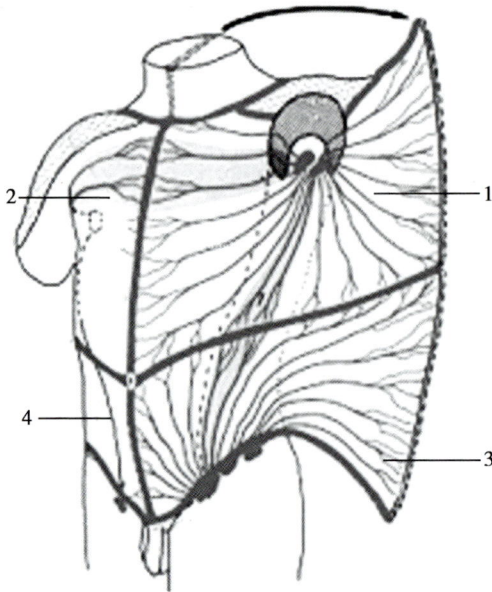

1. 左上躯干淋巴分区；2. 右上躯干淋巴分区；3. 左下躯干淋巴分区；4. 右下躯干淋巴分区。

图 2-3-3　人体躯干淋巴分区

2. 躯干的淋巴引流模式

(1)上躯干淋巴分区引流淋巴液至同侧腋窝淋巴结。

(2)下躯干淋巴分区引流淋巴液至同侧腹股沟淋巴结。

三、上肢淋巴分区与淋巴引流模式

1. 上肢淋巴分区　包括上臂后内侧淋巴分区、上臂后外侧淋巴分区、上臂腋前淋巴分区、前臂尺侧淋巴分区、前臂桡侧淋巴分区、前臂肘前淋巴分区（图 2-3-4）。

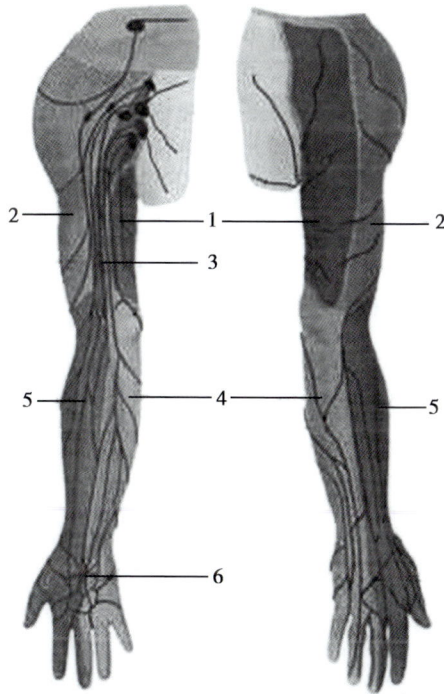

1.上臂后内侧淋巴分区；2.上臂后外侧淋巴分区；3.上臂腋前淋巴分区；
4.前臂尺侧淋巴分区；5.前臂桡侧淋巴分区；6.前臂肘前淋巴分区。

图 2-3-4　手臂淋巴分区

2. 上肢的淋巴引流模式

(1)上肢淋巴分区引流淋巴液经过上臂腋前淋巴分区到腋窝淋巴结。

(2)前臂肘前淋巴分区先引流淋巴液到肘淋巴结,然后再引流至腋窝淋巴结。

(3)很多人有绕过腋窝淋巴结的一个额外的肩三角肌区淋巴分区。

四、下肢淋巴分区与淋巴引流模式

1. 下肢淋巴分区　包括大腿后内侧淋巴分区、大腿后外侧淋巴分区、小腿和大腿前侧(长腿区)淋巴分区、腘窝(足跟区)淋巴分区(图 2-3-5)。

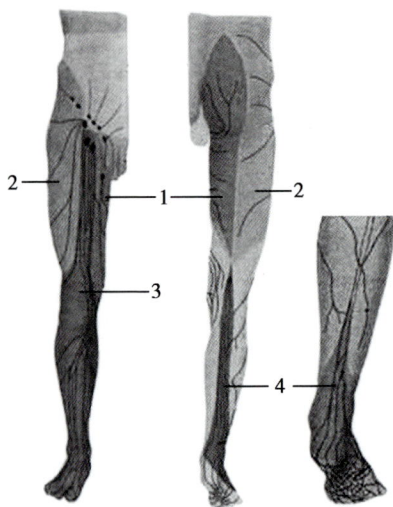

1. 大腿后内侧淋巴分区；2. 大腿后外侧淋巴分区；
3. 小腿和大腿前侧(长腿区)淋巴分区；4. 腘窝(足跟区)淋巴分区。

图 2-3-5　腿部淋巴分区

2. 下肢的淋巴引流模式

(1)长腿区的小腿淋巴分区的淋巴液穿过大腿前侧淋巴分区引流到腹股沟淋巴结。

(2)足跟区淋巴分区引流淋巴液到腘淋巴结,然后引流到腹股沟淋巴结。

(3)80%的小腿的淋巴液通过集合淋巴管传输到膝关节周围。

第四节　淋巴系统的免疫功能

一、非特异性免疫功能

非特异性免疫(又称先天性免疫)是机体在未曾特异性接触病原体前,就能对多种外来入侵者提供广谱防御的基础屏障与机制。其主要内容包括:依托皮肤、黏膜等形成的机械性免疫阻止病原体侵入;干扰素、备解素(溶菌酶)、补体等化学性免疫物质可直接或间接破坏细菌壁、抑制病毒复制,并通过调理作用和趋化作用帮助免疫细胞更高效地识别和吞噬病原体;组胺反应,在血管通透性增高的同时,利于免疫细胞聚集到感染部位;在早期急性感染中,多形核白细胞(如中性粒细胞)能够迅速吞噬病原体,而在慢性阶段,巨噬细胞则持续清除顽固性感染和坏死组织。这些多层次、多环节的共同作用,为机体提供了即刻而广泛的免疫防御,并为后续的特异性免疫(适应性免疫)奠定基础。

二、特异性免疫功能

特异性免疫功能(又称适应性免疫)是机体在遭遇特定病原体后,通过高度专一的识别与反应机制产生的免疫防御过程。它和非特异性免疫共同构成机体的完整免疫体系,但相较于后者具有更高的专一性、可记忆性、重复侵袭后反应更强烈等特点。

(1)体液免疫(B 细胞)

1)起源于骨髓,在淋巴结和血液中成熟。

2)附着于抗原并产生浆细胞(分泌特定抗原的特定抗体)、记忆 B 细胞(处于休眠状态,准备对以后同类抗原的攻击作出反应)。

(2)细胞免疫(T 细胞)

1)起源于骨髓,在胸腺中发育。

2)在淋巴组织和淋巴结中可见成熟的 T 细胞。

3)当巨噬细胞呈现抗原时被激活。

4)分为四种细胞:细胞毒性 T 细胞、辅助性 T 细胞、抑制性 T 细胞、记忆 T 细胞。

三、免疫系统和神经系统的联系

免疫系统和它的防御细胞对压力和所有消极情绪状态都很敏感。情绪会产生复杂的反应,而且并不总是有特定的免疫反应。免疫系统也负责分解因情绪而产生的化学物质。当压力长时间持续存在时,免疫系统可能会不堪重负。

免疫系统可作用于神经系统的某些部分。淋巴细胞分泌物质,在下丘脑的神经细胞表面和脑垂体的某些细胞上都有这些物质的受体。增殖的淋巴细胞产生大量的信使分子,这些分子统称为淋巴因子。淋巴因子是 B 细胞群和 T 细胞群协调所必需的物质。

大脑和免疫系统之间有相互作用。大脑影响淋巴细胞的释放;循环中的淋巴细胞发送信息,将它们的行动和需求告知大脑。

1. 反抗或逃避有时可能会导致反社会行为,使人产生更大的压力,引发疾病。

2. 慢性应激会引起肾上腺皮质向血液中分泌糖皮质激素,导致血压升高和肾脏损害。

3. 糖皮质激素会使体内的血液流速减慢,还会使脂质在血管内发生沉淀,从而诱发冠状动脉粥样硬化和冠心病。

4. 慢性压力也可能会使血液中的嗜酸性粒细胞减少。这些细胞构成免疫系统的一部分,识别并吞噬体内的外来细胞和颗粒。它们还负责监视被视为外来物质的癌细胞。

5. 长时间的压力会对大脑产生不良影响,导致过度的情绪反应,并可能通过下丘脑的连接破坏个人的免疫平衡。

练 习

练习一： 找出图 2-0-1 中的错误。

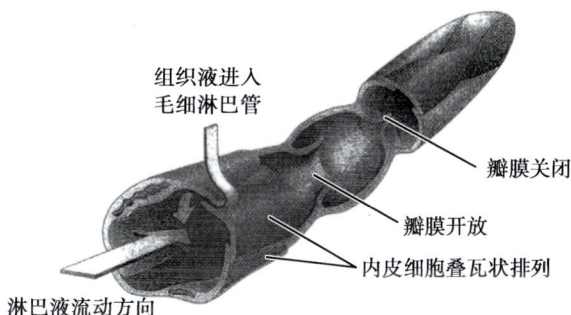

组织液进入
毛细淋巴管

瓣膜关闭

瓣膜开放

内皮细胞叠瓦状排列

淋巴液流动方向

图 2-0-1 淋巴管泵送液体

练习二： 在大多数情况下，一组淋巴结为同侧的皮肤区域提供引流。淋巴结通常以它们所在的区域命名，例如，分布于脾脏的淋巴结是脾淋巴结。

在自己身上找到以下淋巴结群：

区域	淋巴结群
头颈部	颏下淋巴结、下颌下淋巴结、枕淋巴结、耳前淋巴结、耳后淋巴结（又称乳突淋巴结）、腮腺淋巴结、颈浅和颈深淋巴结。
腋窝和上肢	中央淋巴结、胸肌淋巴结、肩胛下淋巴结、滑车上淋巴结、肘淋巴结。
躯干	锁骨上淋巴结、锁骨下淋巴结、胸骨旁淋巴结、纵隔淋巴结、肋间淋巴结、脊椎旁淋巴结、腰淋巴结、骶骨淋巴结、髂外和髂内淋巴结。
腹股沟和下肢	腹股沟浅淋巴结、腹股沟深淋巴结、腘淋巴结。

练习三： 尽可能多地在图 2-0-2 上标出所有淋巴结。

练习四： 淋巴液流动模式图填写（图 2-0-3）。

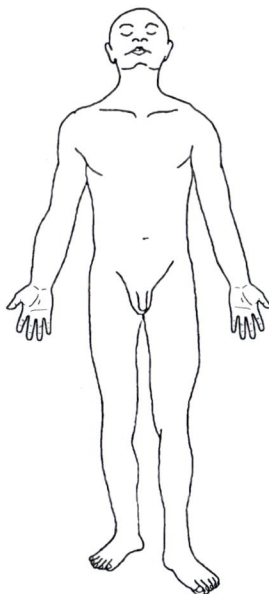

图 2-0-2 绘制淋巴结练习
（书末有附图）

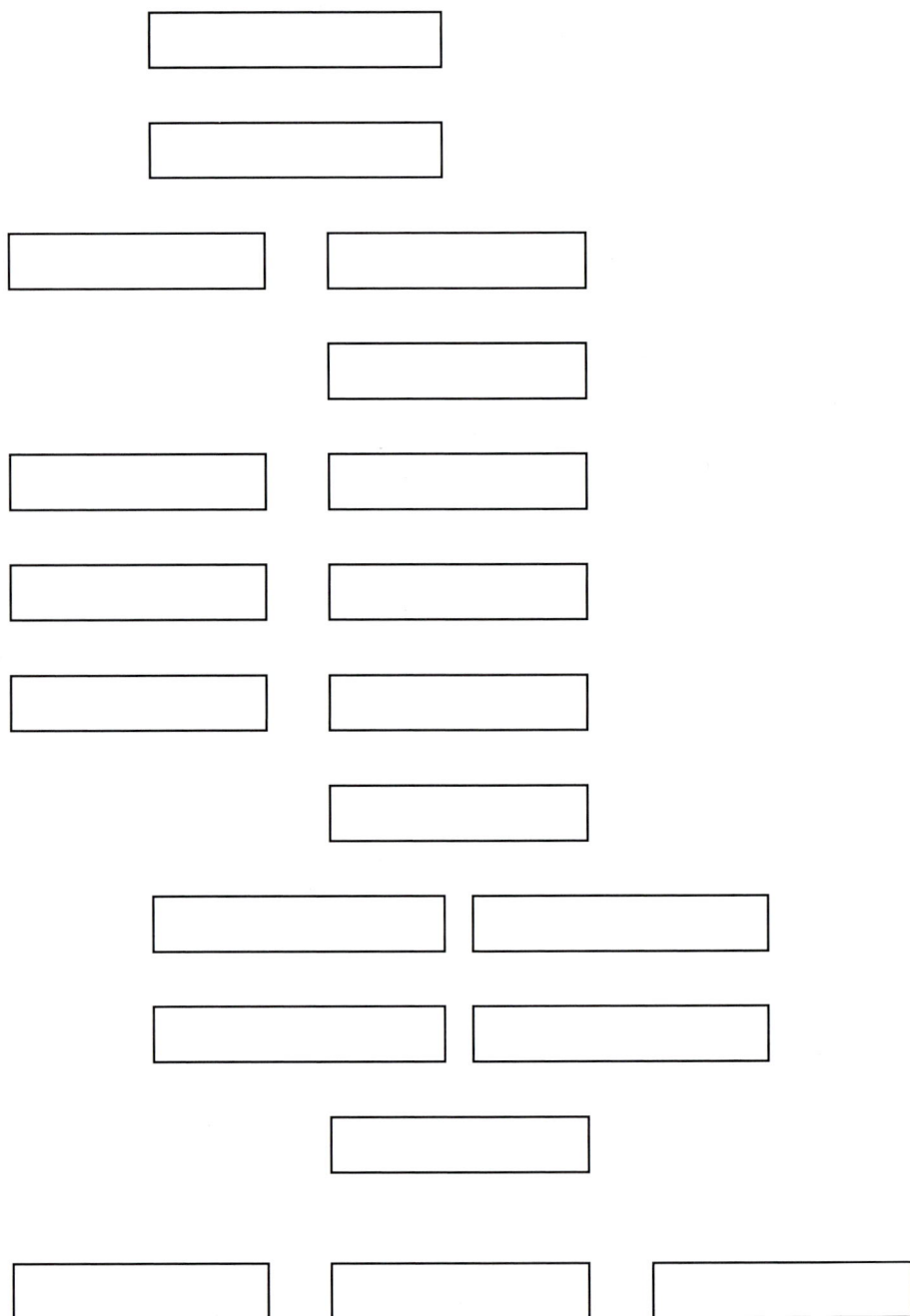

図 2-0-3 流動模式図

练习五：命名淋巴分区，写出分水岭（表 2-0-1）。

表 2-0-1　淋巴分区及分水岭填表

区域	淋巴分区	分水岭 / 标志点
躯干		
上肢		
下肢		

练习六：画出淋巴分区并填色（图 2-0-4）

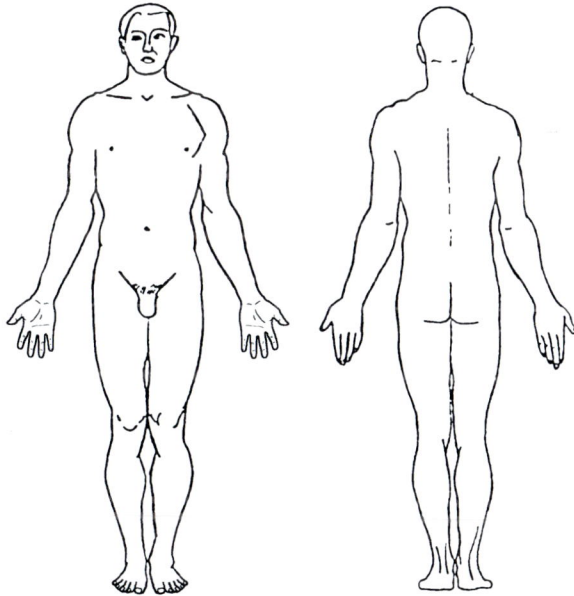

图 2-0-4　绘制淋巴分区练习（书末有附图）

练习七：填写淋巴分区的名称（图 2-0-5）。

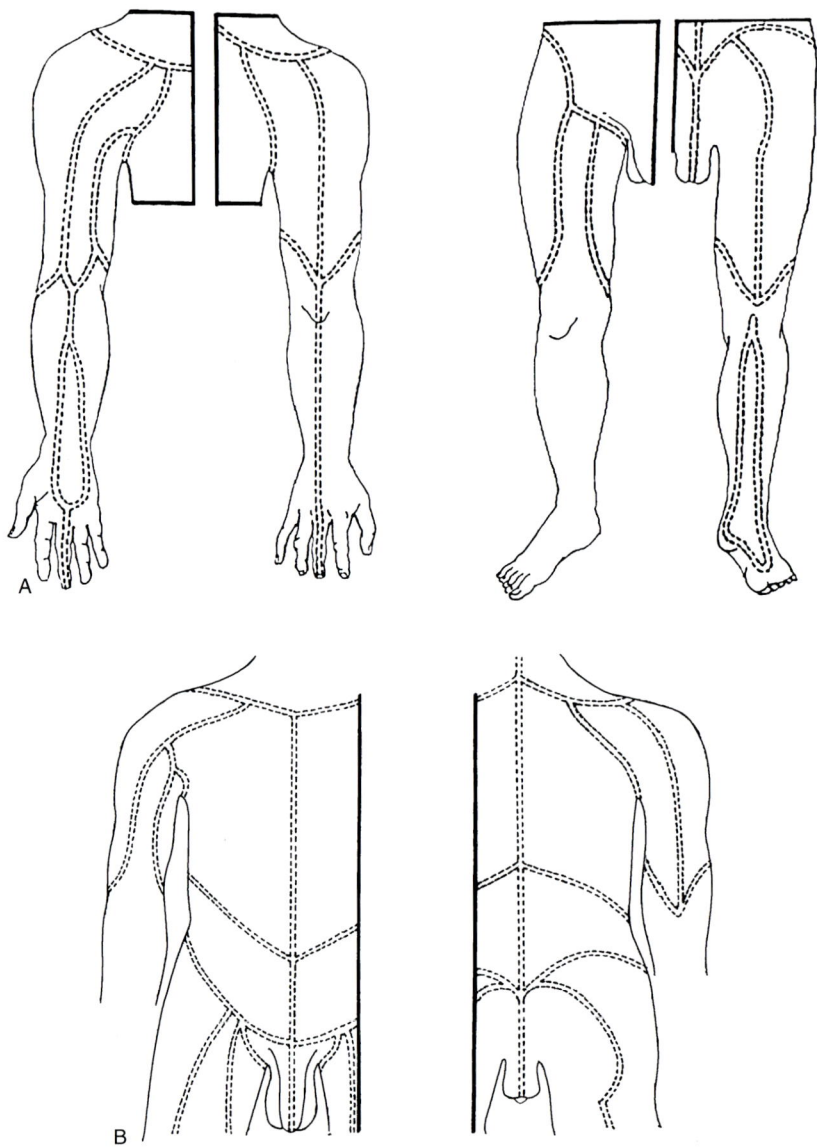

图 2-0-5　上下肢及躯干淋巴分区标注及命名
A. 右侧上下肢淋巴分区；B. 右侧躯干淋巴分区。

学习单元 3

微循环

第一节　概述

微循环是指在微小血管和微小淋巴管中液体循环的过程,在维持机体的代谢、免疫和液体平衡方面发挥着重要作用。

一、微循环的组成

微循环的组成包括毛细血管、组织通道、巨噬细胞(蛋白水解细胞)、毛细淋巴管。

(一)毛细血管

1. 毛细血管由单层内皮细胞和基底膜构成。

2. 内皮细胞之间有紧密连接,离开毛细血管的大多数物质是通过这些连接离开。

3. 囊泡占内皮细胞细胞质的 35%。

4. 蛋白质和液体可被包裹在囊泡中缓慢地穿过管壁。

5. 液体、小分子及离子可从紧密连接处移出。

6. 包膜器官(如肾、肝、肠)的毛细血管内皮细胞上有许多窗孔,有利于物质交换。

毛细血管如图 3-1-1 所示。

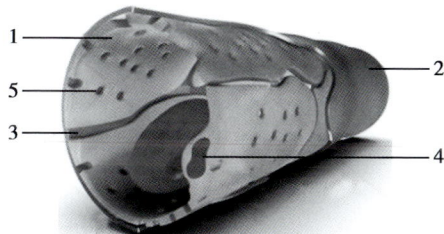

1. 内皮细胞;2. 基底膜;3. 紧密连接;4. 囊泡;5. 有的内皮细胞带窗孔。

图 3-1-1　毛细血管

(二) 组织通道

1. 组织的构成　组织是由一组相同或者相似的细胞及他们所分泌的细胞外基质组成。细胞外基质有不同的状态：

(1)溶胶状态：细胞外基质中的成分以溶解形式存在，呈现出流动的液体状态，有较低的黏度和较高的流动性。

(2)凝胶状态：细胞外基质中的胶原蛋白、弹性纤维、透明质酸和其他蛋白多糖分子形成三维网状结构，呈现凝胶状的状态，具有较高的黏度和较低的流动性。

2. 组织通道的概念

(1)组织通道是液体可以通过的空间(图 3-1-2)。

(2)组织通道是遍布全身的连续网络通道。

(3)在很短的距离(每 10~50μm)引流液体进入毛细淋巴管(图 3-1-3)。

(4)在没有淋巴管的区域可作为"前淋巴管"，例如视网膜、淋巴管损伤或缺失的区域。

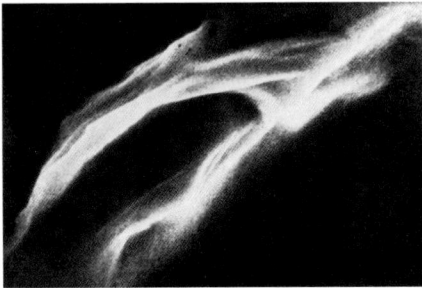

图 3-1-2　组织通道

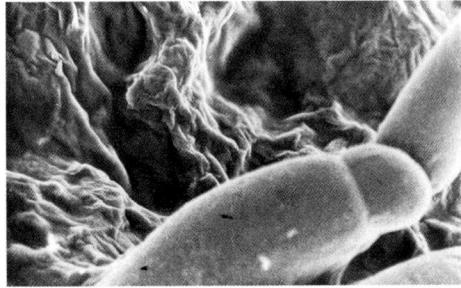

图 3-1-3　组织通道及毛细淋巴管

3. 液体通过组织通道移动的方式

(1)组织液静水压(tissue hydrostatic pressure,THP)：使液体从高压区向低压区流动。

1)大多数组织通道的 THP 为负值(-5~-3mmHg)。

2)THP 在封闭的器官中增高。

3)水肿时 THP 增高。

(2)组织总压力(total tissue pressure,TTP)：其改变使得液体移动。

1)TTP 是溶胶压力和凝胶压力之和，每天时时刻刻都在变化，受到外部压力的影响。

2)皮肤伸展、按摩、运动、呼吸、胃肠蠕动、动脉搏动、组织中液体增加(水肿)可引起 TTP 改变。

4. 液体从组织通道中流出的方式

(1) TTP 的变化使得液体移动。

(2) 胶体渗透压 (colloid osmotic pressure, COP) 的作用: 液体从蛋白质浓度低的区域向蛋白质浓度高的区域移动。

(三) 巨噬细胞

蛋白质(如白蛋白)可以保持液体。因此,过量的蛋白质将会吸引和保持过量的液体。当巨噬细胞分解蛋白质时,蛋白质浓度降低,多余的液体就更容易进入淋巴管(通过毛细淋巴管形成淋巴液或通过淋巴管壁的通透性进入)。

1. 巨噬细胞起源于骨髓,作为单核细胞在血液中游动,有些寄宿在淋巴结,大多数存在于组织中(图 3-1-4)。

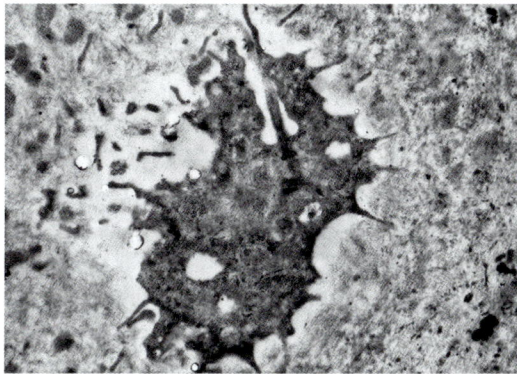

图 3-1-4 巨噬细胞

2. 巨噬细胞的功能 ①溶解蛋白质和其他垃圾碎片; ②存储不能被分解的粒子; ③携带抗原到淋巴结; ④帮助消灭抗原。

(四) 毛细淋巴管

液体及其中的代谢废物通过组织通道进入毛细淋巴管,形成淋巴液。毛细淋巴管是淋巴系统的起始。

1. 毛细淋巴管是分布于全身的细小管道,位于皮肤真皮层,一端为指状突起,一端互相连接形成网状结构。

2. 毛细淋巴管由重叠的单层内皮细胞构成,锚丝将内皮细胞与结缔组织连接,形成可开放的接口,帮助多余的组织液并将其运送到下一级淋巴管。

二、淋巴液形成的机制

(一) TTP 的变化提供动力

1. 当正常组织 TTP 较低时,液体进入毛细淋巴管(图 3-1-5)。

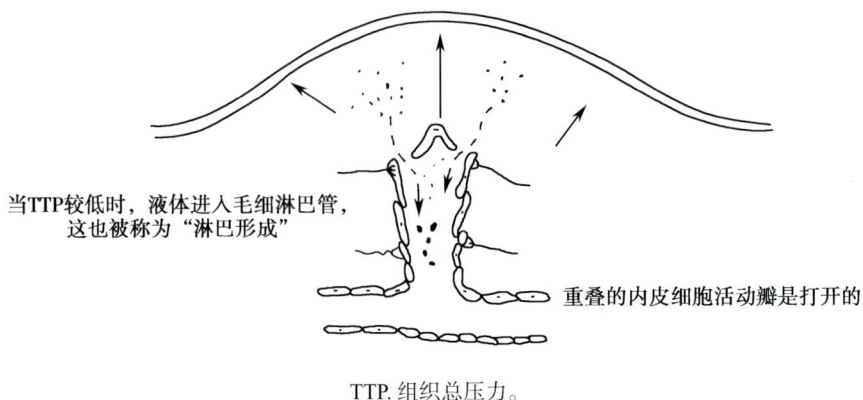

当TTP较低时，皮肤和组织较松弛，摩擦皮肤等活动可以拉动锚丝，从而打开毛细淋巴管活动瓣，从而使液体进入毛细淋巴管

当TTP较低时，液体进入毛细淋巴管，这也被称为"淋巴形成"

重叠的内皮细胞活动瓣是打开的

TTP. 组织总压力。

图 3-1-5　当正常组织 TTP 较低时，液体进入毛细淋巴管

2. 当正常组织 TTP 较高时，液体进入集合淋巴管（图 3-1-6）。

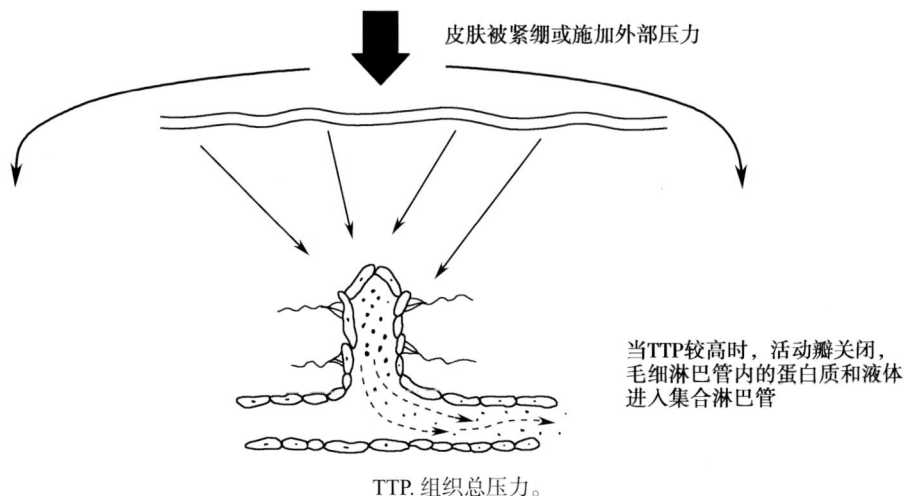

皮肤被紧绷或施加外部压力

当TTP较高时，活动瓣关闭，毛细淋巴管内的蛋白质和液体进入集合淋巴管

TTP. 组织总压力。

图 3-1-6　当正常组织 TTP 较高时，液体进入集合淋巴管

（二）液体的存在提供动力

组织中液体增加（THP 升高），可使毛细淋巴管的锚丝被牵拉，内皮细胞活动瓣被打开（图 3-1-7）。过多的液体会进入毛细淋巴管。

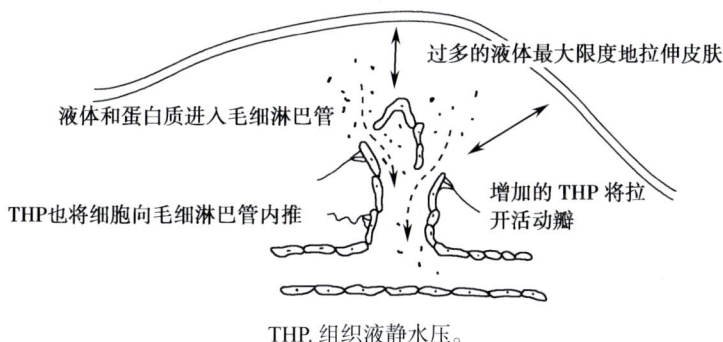

THP. 组织液静水压。

图 3-1-7　过多的液体使 THP 升高时,液体进入毛细淋巴管

三、液体交换机制

(一) 血管通透性

1. 气体和脂溶性物质　通过溶解和扩散穿过血管壁。

2. 水　通过血管壁紧密或开放的内皮细胞间连接、有孔毛细血管的窗孔离开血管。

3. 离子和小分子　通过紧密的内皮细胞间连接、窗孔、囊泡离开血管。

4. 大分子

(1) 主要是通过囊泡运输。

(2) 可以穿过窗孔和开放的内皮细胞间连接。

(3) 通过液体流动而移动,会受分子筛的影响。具体影响因素有孔径大小、反折系数、孔的堵塞性、壁面摩擦力、电荷。

(二) 压力

1. 静水压力　静水压力将液体推动(即"推搡"),包括血管静水压(blood hydrostatic pressure,BHP)、组织液静水压(tissue hydrostatic pressure,THP)。

2. 胶体渗透压　胶体渗透压将流体拉回(即"拔河"),包括血液胶体渗透压(blood colloid osmotic pressure,BCOP)、组织胶体渗透压(tissue colloid osmotic pressure,TCOP)。

第二节　液体平衡理论

一、斯塔林液体平衡理论

斯塔林方程是生物医学中用来描述毛细血管内外液体交换的重要方程,它主要用于理解组织液的形成和吸收过程、液体在血管和组织之间的动态平衡。

(一) 斯塔林方程

$$J_V = K_f(\text{BHP} - \text{THP}) - \sigma(\text{BCOP} - \text{TCOP}) = J_L$$

1. J_V 为净液体流量。

2. BHP－THP 为血管有效超滤，受渗透性（滤过渗透系数 K_f）影响。

3. K_f 为毛细血管的滤过渗透系数，血管壁的通透性越强，该系数就越大。

4. BCOP－TCOP 为毛细血管有效重吸收，受孔大小（反折系数 σ）影响。

5. σ 为反折系数，值为 0~1。

(1) 值为 1 时，不存在孔隙，没有蛋白质分子可以通过。

(2) 值为 0 时，所有蛋白质都可以自由进出。

(3) 平均值约为 0.7。

6. J_L 为淋巴负荷，为了保持平衡，淋巴摄取必须等于净液体流量。

7. 净液体流量也受到蛋白水解的影响。

(二) 超滤

1. 在毛细血管的动脉端形成超滤

(1) BHP 很高（35mmHg）。

(2) 组织中 THP 很低（-3~5mmHg）。

(3) 液体被滤出到组织中，发生超滤。

2. 在毛细血管的静脉端结束超滤

(1) BHP 下降（8~10mmHg）。

(2) BCOP 为 25mmHg，可保留剩余液体。

(3) 超滤结束。

3. 在组织中超滤的影响

(1) 随着液体从毛细血管滤出，THP 开始上升，这种上升最终将减缓超滤的速度。

(2) 组织液的增加会导致淋巴形成增加。

(3) 蛋白质通过囊泡慢慢从毛细血管中转移出来，较小的蛋白质在液体流动中转移。

1) 蛋白质不能以它们离开毛细血管时相同的速度回到毛细血管。

2) 巨噬细胞进行蛋白质水解。

3) 蛋白质也通过液体的流入一同进入毛细淋巴管。

(三) 重吸收

在毛细血管动脉端 BHP>BCOP，因此存在推力；在毛细血管静脉端 BCOP>BHP，因此存在吸力；在组织中，THP 已经上升；来自组织的一些液体在毛细血管静脉端被拉回。

1. 从组织的角度来看重吸收

(1)在毛细血管的动脉端,液体被推出毛细血管;毛细血管中的蛋白质不能将所有液体都吸纳在其中;组织中的液体较少,因此也不能向毛细血管推回太多液体。

(2)在毛细血管的静脉端,毛细血管中的蛋白质将多余的液体从组织中拉回;组织中的液体被推回,不会让更多的液体从毛细血管进入组织。

2. 重吸收与淋巴摄取　Levick 的研究对斯塔林液体平衡理论进行了修正,结论是毛细血管静脉端的重吸收是短暂的,组织中大部分多余的液体被淋巴管吸收。

(1)为什么毛细血管静脉端的重吸收是短暂的?

1)以前的理论:90% 的多余液体在毛细血管的静脉端被重吸收(图 3-2-1),因为 BCOP 将液体吸入。

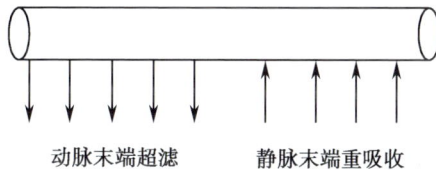

动脉末端超滤　　静脉末端重吸收

图 3-2-1　修正前的血管超滤和重吸收示意图

2)新的认识:正常的 TCOP 比以前已知的大得多(约为 16mmHg)。它对 BCOP 起到更强的反作用力,不允许毛细血管重新吸收太多液体,未吸收的间质液主要通过淋巴系统返回血液。

(2)Levick 研究的意义。

1)在组织中液体增加的情况下,淋巴系统不是静脉系统的补充,淋巴系统才是组织液的主要转移途径。

2)毛细血管的静脉端重新吸收少量多余的液体,它的重吸收是由淋巴系统取代。

二、对斯塔林液体平衡理论的修正

斯塔林液体平衡理论认为动脉末端滤出液体,静脉末端重吸收液体(图 3-2-1)。Levick 等对斯塔林液体平衡理论进行修正,超滤是持续存在的,在静脉末端减少(图 3-2-2)。

传统观点认为血管壁连续的内皮是半透膜(图 3-2-3)。新观点认为将糖萼识别为半透层(起到半透膜作用的特殊的一层)(图 3-2-4)。它的下侧受到细胞间隙内液体的胶体渗透压影响,而不是组织液的影响。

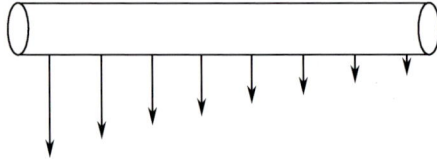

超滤是持续存在的，在静脉末端减少

图 3-2-2　修正后的血管超滤示意图

经典斯塔林液体平衡理论：滤出力=（P_c–P_i）–σ（Π_p–Π_i）

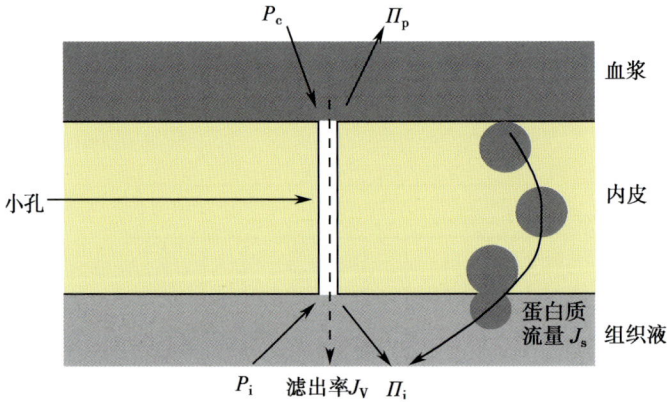

图 3-2-3　传统观点：内皮半透膜模型（灰色阴影表示血浆蛋白浓度）

修正的斯塔林液体平衡理论：滤出力=（P_c–P_i）–σ（Π_p–Π_g）

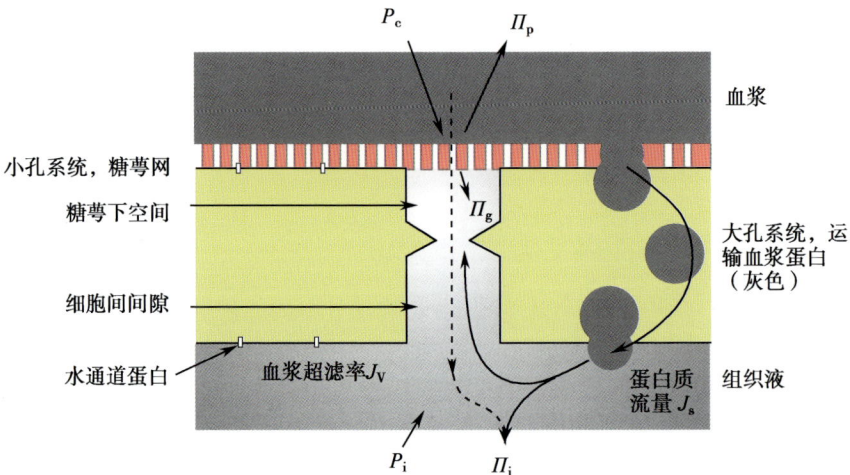

图 3-2-4　修正观点：糖萼 - 裂隙模型

第三节　液体失衡与水肿发生

当液体平衡被打破时,组织就会发生水肿,机体也会启动调节机制来对抗水肿的发生。

一、水肿时生理性调节因素

发生水肿时,生理性调节因素包括淋巴流量、超滤、重吸收、巨噬细胞。组织中液体增加会导致以下几种情况:

1. 淋巴流量增加。

2. 超滤减少。

3. 重吸收的短暂增加。

4. 组织中的巨噬细胞分解蛋白质,导致重吸收增加、超滤减少。

二、液体进入淋巴系统的机制

(一) Casley-Smith 理论

1. 充盈期(图 3-3-1)

(1)TTP 降低,毛细淋巴管内皮细胞连接被打开。

(2)毛细淋巴管胶体渗透压(LCOP)高于组织胶体渗透压(TCOP)。毛细淋巴管中的蛋白质将组织液吸入。

(3)组织液中的蛋白质被带入。

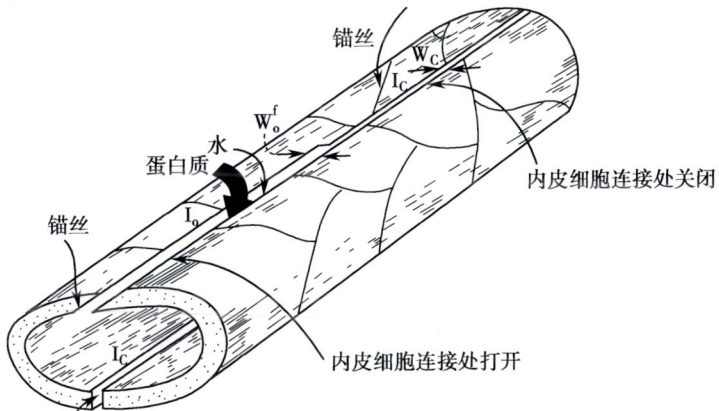

图 3-3-1　淋巴管充盈期

2. 中间期(图 3-3-2)

(1) 当液体进入毛细淋巴管时,即使蛋白质也会进入,但 LCOP 仍然会被稀释。

(2) 当 LCOP、毛细淋巴管内的静水压(LHP)、THP 和 TCOP 达到相互平衡时,淋巴管充盈停止。

(3) 内部压力关闭内皮细胞连接。

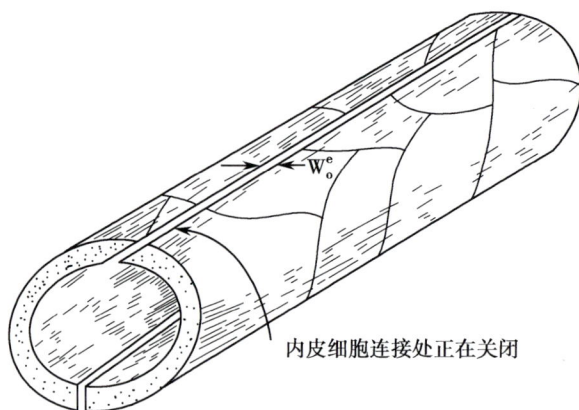

内皮细胞连接处正在关闭

图 3-3-2 淋巴管中间期

3. 排空期(图 3-3-3)

(1) 当 TTP 升高时,毛细淋巴管的内皮细胞关闭,液体通过前集合淋巴管进入集合淋巴管。

(2) 一些液体渗漏回组织,LCOP 再次被浓缩。

淋巴液通过淋巴管传送,从毛细淋巴管到前集合淋巴管网。前集合淋巴管网通向集合淋巴管。集合淋巴管将淋巴液泵送到淋巴结。

毛细淋巴管的内皮细胞紧密连接充当入口阀,集合淋巴管的瓣膜充当出口阀。这些阀门的功能就相当于数百万个小力泵,由肌肉运动引起的组织总压力变化、外部压力变化(如按摩、改变位置等)和呼吸提供动力。没有这些变化,泵就无法工作,液体就会积聚在间质组织中,发生水肿。

(二) 力泵理论

1. 毛细淋巴管与集合淋巴管一起工作。

2. 当毛细淋巴管充满淋巴液时,瓣阀关闭。

3. TTP 的增加将液体从毛细淋巴管中移出,从前集合淋巴管移动到集合淋巴管。

4. 集合淋巴管泵送淋巴液,为更多淋巴液的进入腾出空间。

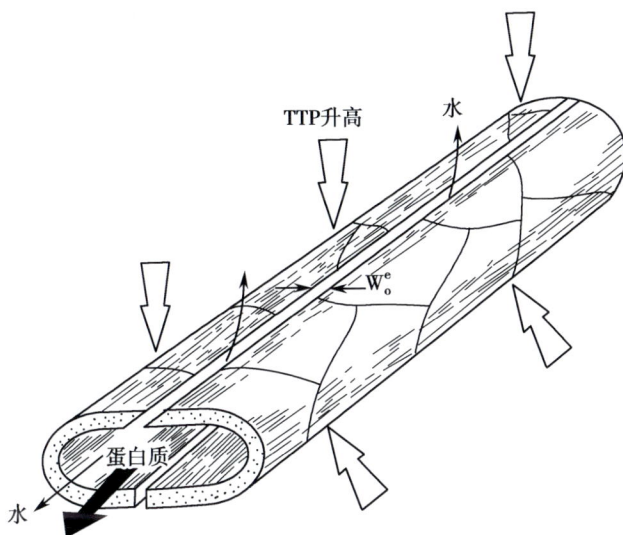

TTP. 组织总压力。

图 3-3-3　淋巴管排空期

（三）吸泵理论

当集合淋巴管泵送淋巴液时,淋巴管向近端排空会产生较低的压力区域,有助于从远端吸入淋巴液,将液体从毛细淋巴管吸入集合淋巴管。这反过来又会在毛细淋巴管中产生较低的压力,有利于将液体从组织中拉入毛细淋巴管。

实验表明,更近端的淋巴管(靠近淋巴结的末端)在更远端的淋巴管泵送之前开始泵送,即一种反向蠕动。

对手法淋巴引流的指导:在排空集合淋巴管之前在淋巴结上先做手法。

（四）淋巴液形成的其他理论

1. 液体(和蛋白质)被高 THP 推入毛细淋巴管。

2. 当第一节淋巴管排空时,淋巴系统压力降低,将液体(和蛋白质)吸入毛细淋巴管。

三、水肿的发生机制

（一）BHP 增加

1. BHP 压制了毛细血管静脉端的 BCOP,从而对抗重吸收。

2. 静脉压升高可能是由心力衰竭或血栓、压迫(如妊娠)造成的静脉回流受阻引起的。

（二）毛细血管通透性增加

1. 血浆蛋白从血管渗漏到组织间隙导致 TCOP 增加。

2. 这种渗漏可能是由化学因素引起的,例如毒液、细菌或化学介质。

(三) BCOP 降低

1. 血浆蛋白含量降低,BCOP 降低。

2. 被重吸收的液体稀释。

3. 蛋白质损失可能是由烧伤、营养不良、肝病和肾病引起的,这些疾病使得白蛋白(一种重要的血浆蛋白)的损失速度大于合成速度。

(四) 细胞外液增加

1. 与导致液体潴留的条件相关。

2. 当个体排尿困难,但继续摄入正常量的水时,体内的细胞外液会增加。

3. 一些液体进入血液增加了 BHP。

(五) 淋巴管梗阻

1. 淋巴管梗阻会导致无法从组织间隙清除多余的液体。

2. 栓子、肿瘤、手术、瘢痕形成。

3. 通常,在组织液量比正常水平高约 30% 之前,无法在组织中检测到水肿。

四、水肿时机体的变化

(一) 水肿发生时机体的变化

1. THP 上升。

2. 毛细淋巴管保持开放。

3. 液体和蛋白质流入。

4. 集合淋巴管开始泵送得更用力、更快。

5. 当 THP 达到 0mmHg,即大气压时,淋巴流入停止,直到毛细淋巴管排空。

(二) 水肿持续时机体的变化

1. 如果组织液继续增加,毛细淋巴管上的纤维可能会撕裂并闭合毛细淋巴管。

2. 淋巴管在 60mmHg 的压力下关闭(血管在 40mmHg 压力时塌陷)。

3. 对皮肤施加的压力不会 100% 传递到淋巴管和血管。

(三) 淋巴系统阻塞时机体的变化

1. 最初淋巴管会更用力、更快地泵送;一直泵送来抵挡淋巴阻塞时,淋巴管最终会疲劳。

2. 淋巴管扩张导致淋巴管瓣膜失效,发生淋巴反流。

3. 反流的淋巴液可去往以下途径:

(1)淋巴液通过吻合支移动到侧支淋巴管。

（2）淋巴液通过前集合淋巴管网返回并找到另一条途径。

（3）淋巴液回到毛细淋巴管网并找到另一条途径。

（4）淋巴液从毛细淋巴管反流到组织通道。

（5）淋巴液找不到替代淋巴通路,则可通过淋巴管-静脉吻合生成通往外周静脉的新通路。

4. 淋巴反流如果没有替代途径,则发生淋巴水肿。

练 习

练习一

1. 斯塔林平衡被打乱时会发生什么？

答：_____

2. 机体恢复液体平衡的调节因素是什么？

答：_____

练习二

1. BHP 增加时,机体产生的变化

举例说明会使 BHP 增加的情况：_____

(1)超滤最初会出现什么变化？

(2)THP 会出现什么变化？

(3)为了恢复平衡,THP 的变化将导致超滤发生什么变化？

(4)为了恢复平衡,THP 的变化将导致淋巴流量发生什么变化？

2. BHP 降低时,机体产生的变化

举例说明会使 BHP 降低的情况：_____

(1)超滤最初会出现什么变化？

(2)THP 会出现什么变化？

(3)为了恢复平衡,THP 的变化将导致淋巴流量发生什么变化？

3. BCOP 增加,机体产生的变化

举例说明会使 BCOP 增加的情况：_____

(1)超滤最初会出现什么变化？

(2)THP 会出现什么变化？

(3)为恢复平衡,THP 的变化将导致淋巴流量发生什么变化？

4. BCOP 降低,机体产生的变化

举例说明会使 BCOP 降低的情况：_____

(1)超滤最初会出现什么变化？

(2)THP 会出现什么变化？

(3)为了恢复平衡,THP 的变化将导致超滤发生什么变化？

(4)为了恢复平衡,THP 的变化将导致淋巴流量发生什么变化？

5. THP 增加,机体产生的变化

举例说明会使 THP 增加的情况：_____

(1)为了恢复平衡,TCOP 会出现什么变化？

(2)为了恢复平衡,超滤会出现什么变化？

(3)为了恢复平衡,淋巴流量会出现什么变化?

6. THP 降低,机体产生的变化

举例说明会使 THP 降低的情况:_____

(1)为了恢复平衡,TCOP 会出现什么变化?

(2)为了恢复平衡,超滤会出现什么变化?

(3)为了恢复平衡,淋巴流量会出现什么变化?

7. TCOP 增加,机体产生的变化

举例说明会使 TCP 增加的情况:_____

(1)超滤最初会出现什么变化?

(2)THP 会出现什么变化?

(3)为恢复平衡,THP 的变化将导致淋巴流量出现什么变化?

(4)为恢复平衡,有帮助的最主要调节因素是什么?

8. TCOP 降低,机体产生的变化

举例说明会使 TCOP 降低的情况:_____

(1)超滤会出现什么变化?

(2)THP 会出现什么变化?

(3)为了恢复平衡,淋巴流量将受到怎样的影响?

学习单元 4
病理生理

第一节　水肿的病理生理

研究水肿的病理生理机制可以更好地理解和区分其发生的原因,有助于识别和评估潜在疾病,对高风险患者早期干预与管理,降低并发症的发生率,指导临床诊断和临床治疗策略。对水肿病理生理学的研究涉及内科学、心血管学、淋巴学、肾脏学等多个领域,有助于促进学科间的交流与合作,并为基础医学提供了重要的实验模型,促进了对细胞和组织液体平衡调节机制的深入理解,为新疗法的研发提供理论基础。

一、水肿的发生机制

正常情况下,淋巴负荷与运输能力平衡,大多数人在常温条件下不会表现出水肿(图 4-1-1、图 4-1-2)。

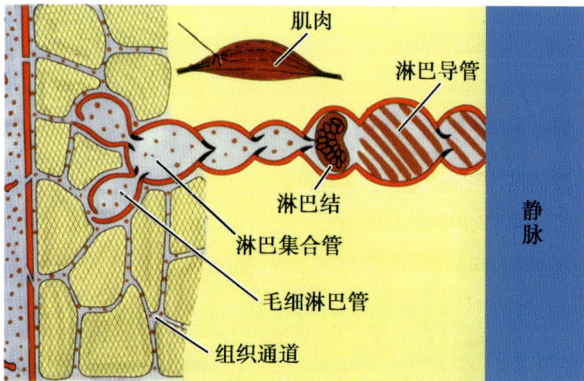

肌肉
淋巴导管
淋巴结
淋巴集合管
毛细淋巴管
组织通道
静脉

图 4-1-1　结构和功能正常的血管和淋巴管

淋巴系统是防御水肿的最重要机制之一。当各种原因引起淋巴流量增加时,淋巴系统会启动代偿机制,避免区域内发生水肿;但当淋巴系统的代偿机制因为高负荷的淋巴转运而崩溃时,就会发生水肿。

任何一种水肿发生的原因都可以单独引起水肿,但水肿通常不只存在一

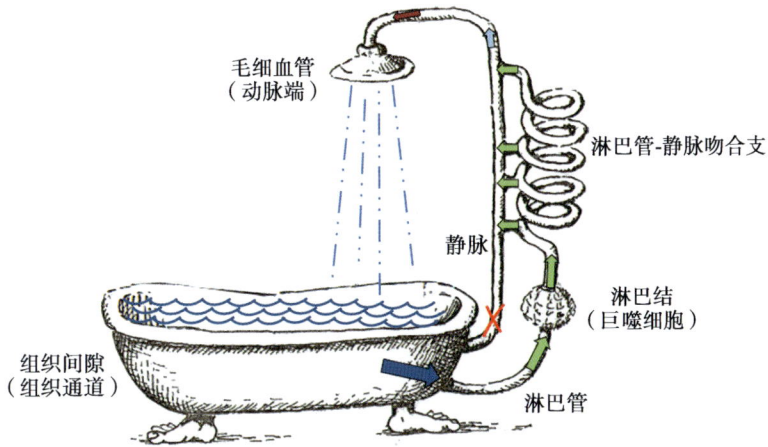

图 4-1-2 浴缸示意图——液体平衡

种原因。此外,由一种原因引起的水肿通常也会产生许多继发性的影响,从而成为加剧水肿的继发性原因。

根据液体的流量及水肿液的蛋白质含量,水肿可分为 4 种情况。①高输入水肿:是指过量液体从毛细血管流入组织,动态功能不全,通常为低蛋白水肿;②低输出水肿:是指从淋巴管流出的液体较少,机械功能不全,通常为高蛋白水肿;③低蛋白水肿:与正常组织液相比,水肿液蛋白质含量比较低,即每100ml 液体中蛋白质含量少于 1g;④高蛋白水肿:与正常组织液相比,水肿液蛋白质含量比较高,即每 100ml 液体中蛋白质含量大于 1g。

以上 4 种情况联合发生,可出现高输入低蛋白水肿、高输入高蛋白水肿、低输出低蛋白水肿、低输出高蛋白水肿、高输入高蛋白低输出水肿。

(一)高输入低蛋白水肿

这种情况通常是由 BHP 增加、BCOP 降低、组织压力低、皮肤顺应性高引起的,例如大量输液、低蛋白血症、严重烧伤、肝肾疾病等蛋白合成障碍和丢失性疾病(图 4-1-3、图 4-1-4)。

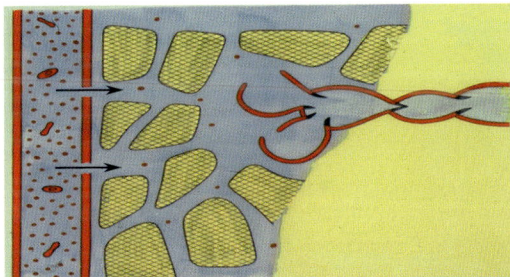

图 4-1-3 血管的滤出增多

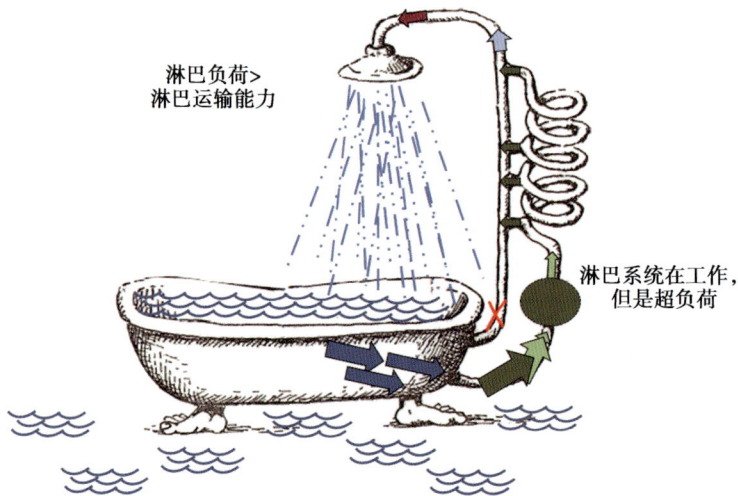

图 4-1-4　浴缸示意图——血管的滤出超过了淋巴运输能力，发生水肿

（二）高输入高蛋白水肿

这种情况通常由血管损伤引起，如创伤、烧伤、切割伤或撕裂伤所造成的血管直接损伤；炎症期间组织释放炎症介质使得血管壁的通透性增高；缺乏维生素（维生素 B、维生素 C、维生素 P）导致血管壁变弱；血管壁有孔区域的 BHP 增高（图 4-1-5、图 4-1-6）。

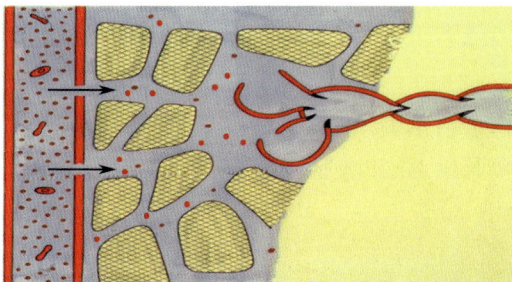

图 4-1-5　血管壁的通透性增加

（三）低输出低蛋白水肿

这种情况通常是由中心静脉压升高引起的。淋巴液进入静脉困难，BHP 升高也会导致更多的间质液形成，淋巴负荷增加，如心力衰竭（图 4-1-7、图 4-1-8）。

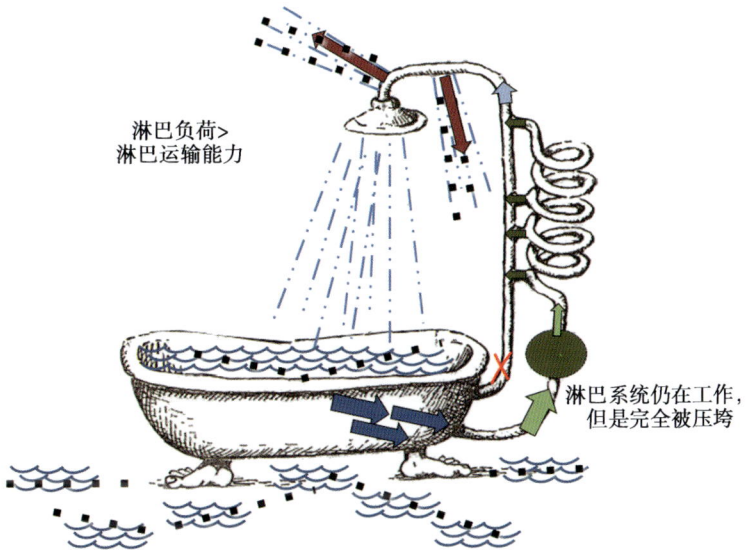

淋巴负荷>
淋巴运输能力

淋巴系统仍在工作，
但是完全被压垮

图 4-1-6　浴缸示意图——血管的液体和蛋白质的溢出超出了淋巴系统的处理能力，发生水肿

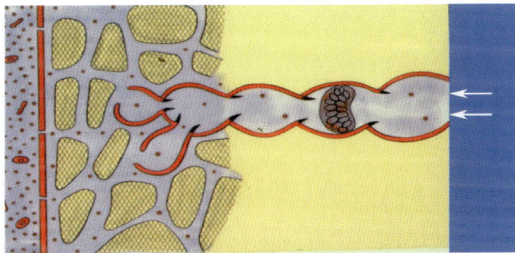

图 4-1-7　静脉高压，淋巴回流受阻

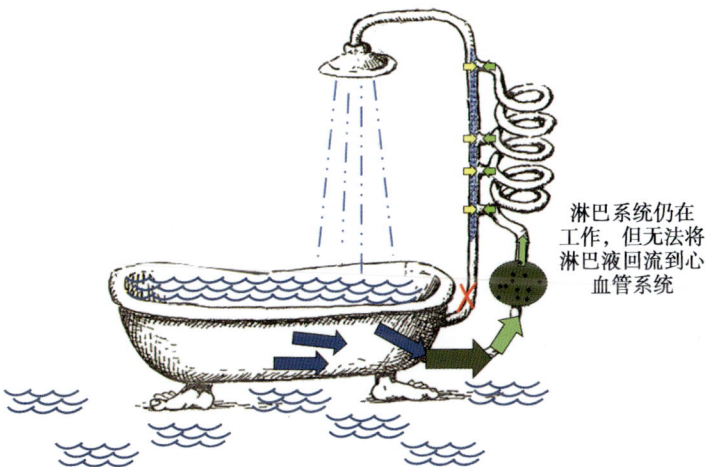

淋巴系统仍在
工作，但无法将
淋巴液回流到心
血管系统

图 4-1-8　浴缸示意图——静脉系统的问题导致淋巴液无法回流到心血管系统

（四）低输出高蛋白水肿

发生此类水肿的原因如下（图4-1-9、图4-1-10）：

（1）结构问题

1）间质组织改变（图4-1-9A）：①组织通道狭窄，纤维化，脂肪沉积，瘢痕形成，紧束；②创伤可导致纤维蛋白沉积在组织中。

2）毛细淋巴管数量不足或集合淋巴管数量太少（图4-1-9B）。

3）锚丝纤维断裂：通常伴有严重的水肿，导致毛细淋巴管塌陷（图4-1-9C）。

4）毛细淋巴管损伤：导致淋巴管壁出现间隙（图4-1-9D）。

5）集合淋巴管阻塞或管径缩小：例如肿瘤、纤维化（图4-1-9E）。

6）瓣膜功能不全：例如先天性畸形。此外，集合淋巴管扩张使其瓣膜无效，导致链式反应，淋巴液无法前行，反流到组织中（图4-1-9F）。

7）集合淋巴管功能不全：淋巴管增生、丝虫病、近端梗阻。

8）集合淋巴管壁上的间隙增大：渗透性增加（图4-1-9G）。

9）医源性损害：手术、放射治疗（简称"放疗"）等导致的淋巴结阻塞、纤维化、切除（图4-1-9H）。

（2）功能问题

1）TTP缺乏变化：例如自主活动障碍、麻醉、药物反应使集合淋巴管壁麻痹，自主性收缩缺乏，同时减少了集合淋巴管周围肌肉的收缩，使得TTP缺乏变化（图4-1-9I）。

2）集合淋巴管痉挛：例如感染（图4-1-9J）。

（3）结构和功能问题并存（图4-1-9K）：上述一个或多个结构问题与功能问题并存。

1）蛋白质的沉积导致淋巴管纤维化，集合淋巴管壁收缩能力减弱，同时邻近区域过多的纤维化、脂肪沉积或液体淤滞也会阻碍集合淋巴管收缩。

2）癌症手术治疗切除淋巴结后合并自主活动障碍，导致淋巴回流通路受阻且集合淋巴管收缩能力降低。

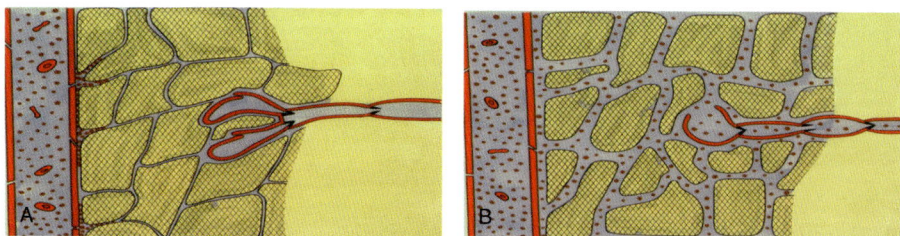

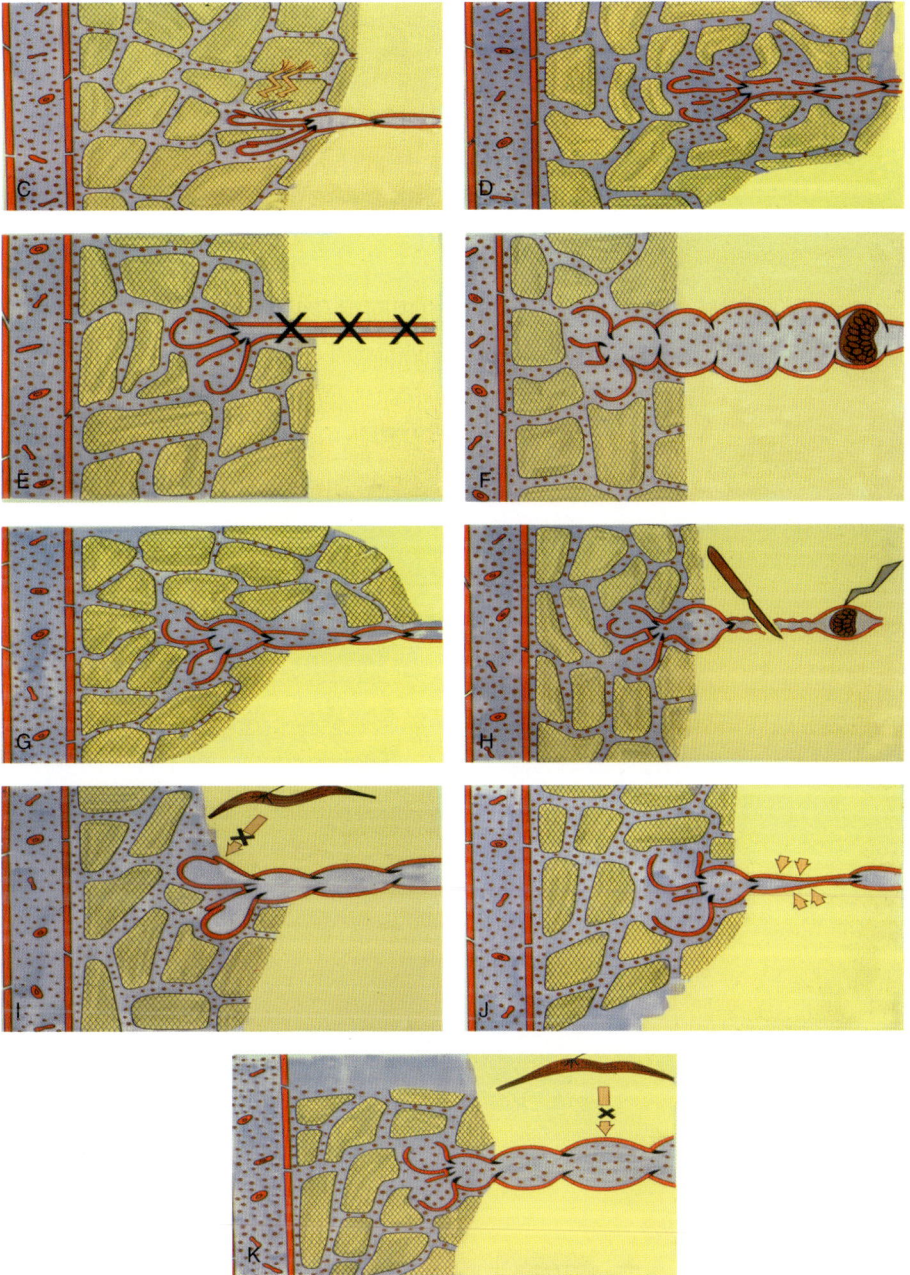

图 4-1-9　淋巴系统的结构和功能问题

A. 间质组织改变；B. 毛细淋巴管数量不足或集合淋巴管数量太少；C. 锚丝纤维断裂；D. 毛细淋巴管损伤；E. 集合淋巴管阻塞或管径缩小；F. 瓣膜功能不全；G. 集合淋巴管壁上的间隙增大；H. 医源性损害；I. 组织总压力缺乏变化；J. 集合淋巴管痉挛；K. 集合淋巴管麻痹，邻近区域纤维化、脂肪沉积或液体淤滞。

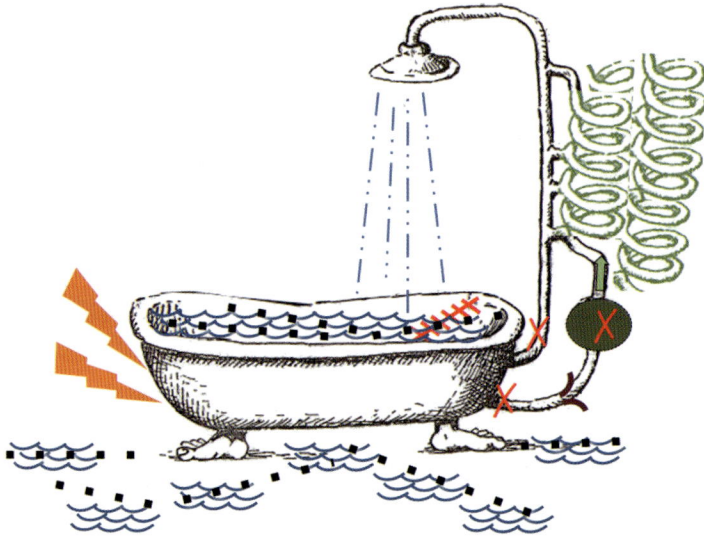

图 4-1-10 淋巴结缺失、瓣膜功能不全、毛细淋巴管损伤、放射性损害、瘢痕、淋巴系统发育缺陷等引发水肿

（五）高输入高蛋白低输出水肿

当淋巴淤滞叠加在高输入水肿上时,通常就会发生这种情况,由过多的血管渗漏,或器官的导管或静脉结扎或阻塞引起(图 4-1-11、图 4-1-12)。例如,淋巴循环障碍同时伴有感染或受伤,导致淋巴负荷大大增加、代偿机制调节不足。

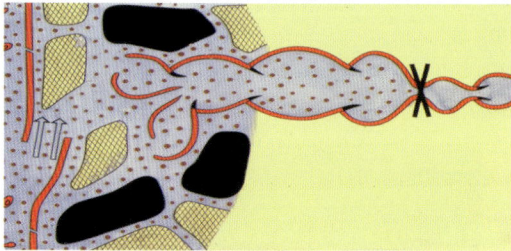

图 4-1-11 淋巴运输减少伴感染,损伤

二、淋巴水肿的病理改变

淋巴循环障碍时,可能发生的各种情况如图 4-1-13 所示。

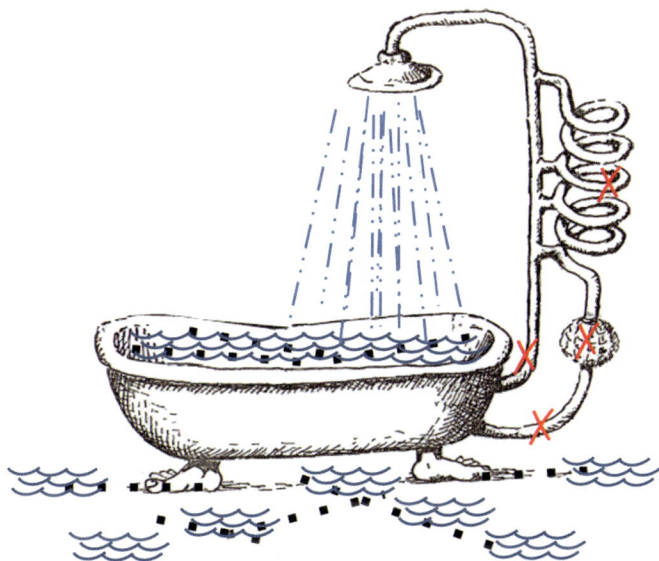

图 4-1-12　代偿机制调节不足,引起水肿

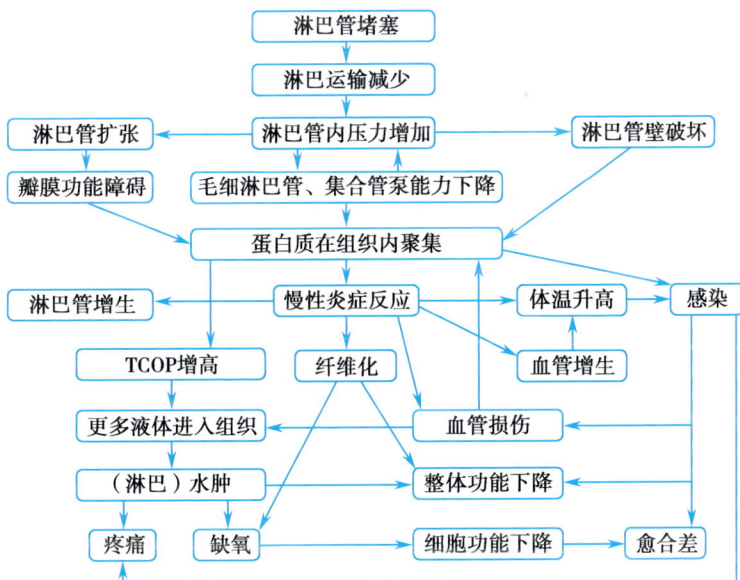

TCOP.组织胶体渗透压。

图 4-1-13　淋巴水肿中的各种情况

第二节　水肿引起的变化和影响

水肿可以引起机体生理性变化和病理性改变，以对抗和适应水肿的发生，也可发生异常改变导致机体功能障碍。

一、水肿的临床表现

水肿的临床表现包括：①肿胀；②疼痛、不适；③功能降低；④愈合延迟。

二、水肿时的组织变化

1. 结构变化
(1)组织通道的数量和大小增加，以容纳更多的液体。
(2)血管壁机械压力增加，水肿持续存在可引起血管壁增厚。
(3)内皮细胞受损，血管通透性增加。
(4)毛细血管旁路生成。
(5)长期水肿使血管塌陷，新血管发育。
2. 功能变化
(1)气体扩散减慢。
(2)代谢交换减慢。
(3)代谢产物累积，向厌氧过程转变。

三、水肿对淋巴系统的影响

1. 对毛细淋巴管的影响　最初，更多的毛细淋巴管扩张，内皮细胞活动瓣膜保持打开状态；最终纤维(锚丝)被撕裂，毛细淋巴管塌陷。
2. 对集合淋巴管的影响　最初，淋巴液泵送增加；最终集合淋巴管管壁外扩减少，管壁疲劳，收缩的速度和强度降低。

四、高蛋白水肿的影响

1. 对淋巴系统的影响
(1)对毛细淋巴管的影响：①数量增加；②液体和蛋白质的摄取增加；③最终崩塌。
(2)对集合淋巴管的影响：①平滑肌增生；②管壁和淋巴结纤维化；③淋巴结的远端淋巴管"萎陷"无功能。
2. 对其他结构的影响
(1)对血管的影响：①初期萎陷；②血管生长增加；③动静脉吻合开放。

（2）对组织细胞的影响：①弹性蛋白数量降低；②成纤维细胞过度纤维化；③纤维细胞转变为脂肪细胞；④巨噬细胞数量增加，但大多数被脂质填充而无功能；⑤氧合减少。

五、慢性高蛋白水肿的影响

1. 对淋巴系统的影响
（1）慢性炎症引起毛细淋巴管内皮细胞肿胀。
（2）淋巴管扩张导致瓣膜不能工作。
（3）淋巴管数量增加。
（4）淋巴反流到其他区域。
（5）可能有皮肤、关节、肠道的淋巴漏，淋巴管 - 静脉吻合支开放。
2. 对组织的影响
（1）扩张的组织通道中充满多余的蛋白质。
（2）慢性炎症引起致密纤维化组织、大量成纤维细胞、脂质增加、巨噬细胞变得无活性且充满脂质。
（3）胶原、基质、细胞外液增加，弹性蛋白减少。
（4）组织氧合差，愈合缓慢。
（5）皮肤的毛发和汗腺丢失；表皮更脆弱，真皮增厚。
（6）血管数量增加，但渗漏。

第三节　淋巴水肿的分类和并发症

淋巴水肿是间质中高蛋白液体的异常积聚，伴有慢性炎症和反应性纤维化，其特征包括肿胀、皮肤和组织的变化、易受感染。

淋巴水肿是淋巴系统潜在功能障碍的症状。淋巴水肿的诱发因素并不是病因，而是因其打破了淋巴循环平衡。从本质上讲，其病因可分为淋巴管缺乏、淋巴管堵塞和淋巴管功能不良。淋巴水肿按病因可分为原发性淋巴水肿（遗传性或非遗传性）和继发性淋巴水肿（由淋巴系统损伤造成）。

一、原发性淋巴水肿

（一）病因

大多数类型的原发性淋巴水肿是由淋巴管发育不良引起的。血管畸形通常也与淋巴管畸形有关。当血管受到影响时，淋巴管也经常受到干扰。病因包括：

1. 淋巴管发育不全或不发育。
2. 淋巴管瓣膜功能不全。

3. 淋巴管增生。

4. 淋巴结硬化或缺乏。

（二）分型

原发性淋巴水肿又可分为遗传性和非遗传性。

1. **遗传性**　分为常染色体显性遗传（AD）、常染色体隐性遗传（AR），常见疾病如下：

（1）米尔罗伊病（Milroy 病）：呈常染色体显性遗传，患者存在先天性毛细淋巴管不发育，在出生时或出生不久后肢体、面部和生殖器发生水肿。

（2）梅热综合征（Meige 综合征）：呈常染色体显性遗传，与 Milroy 病相似（不同基因），发生较晚，在青春期发病，以踝部和小腿肿胀为主，可伴发腭裂、心脏病、听力异常等症状。

（3）黄甲综合征：呈常染色体显性遗传，临床表现为指甲生长停止、变厚、变黄，外周淋巴水肿伴肺部症状。

（4）双行睫综合征：呈常染色体显性遗传，患者淋巴管瓣膜没有发育，出现淋巴水肿伴双行睫、腭裂、心脏病、毛细血管瘤。

（5）遗传性胆汁淤积伴淋巴水肿综合征：呈常染色体显性遗传，临床表现为淋巴水肿伴黄疸、瘙痒、肝脾大，可能伴肝功能异常、生长缓慢和营养不良。

2. **非遗传性**　常见疾病如下：

（1）血管骨肥大综合征（Klippel-Trenaunay 综合征）：先天性血管畸形，所有组织（包括骨骼）肥大。

（2）特纳综合征（Turner 综合征）：女性不育、蹼颈、盾状胸，存在未成熟的淋巴系统。

（3）特发性淋巴水肿：病因尚不完全清楚，最常见的病因是发育不全。

（三）发病时间

1. **先天性**　指出生即有淋巴水肿。

2. **早发性（praecox）**　指 35 岁以前发生的淋巴水肿，特别是在青春期高发。

3. **迟发性（tarda）**　指 35 岁以后发生的淋巴水肿。

（四）原发性并继发性淋巴水肿

原发性并继发性淋巴水肿指原发性淋巴水肿与继发性淋巴水肿合并发生，可能导致患者病情更为复杂，例如蛋白丢失性肠病，以下为该病的具体情况：

1. **原发性病因**　肠内的集合淋巴管瓣膜功能不全，淋巴干曲张，产生淋巴液反流。

2. **继发性病因**　存在梗阻（肿瘤、损伤），阻止淋巴液从肠集合淋巴管回流。

3. **病理改变**

（1）淋巴反流到肠壁的毛细淋巴管中。

（2）管壁肿胀，伴有高蛋白淋巴水肿。

（3）高蛋白液漏入肠道并进入粪便。

（4）肠道中的淋巴液脂肪含量高，脂肪也会渗入肠道。

（5）蛋白质的流失导致低蛋白血症。

（6）脂肪的流失使脂溶性维生素（维生素 A、维生素 D、维生素 E、维生素 K）的代谢变得困难，导致维生素缺乏症。

（7）粪便中脂肪含量高是腹泻症状之一，同时伴有全身肿胀。

4. 治疗　手术干预（结扎巨大增生淋巴管、行淋巴管 - 静脉吻合、切除小肠或切除阻塞性肿瘤）可以缓解该病严重的症状。蛋白丢失性肠病患者因为无法消化长链脂肪酸，必须避免摄入长链脂肪酸，遵循高蛋白、无脂肪饮食；可以将中链脂肪酸的特殊油脂添加到饮食中，作为脂肪摄入。

二、继发性淋巴水肿

（一）非恶性淋巴水肿

1. 非丝虫象皮病（又称土脚病）　见于世界上有火山灰的地区（例如埃塞俄比亚、菲律宾和美国夏威夷），该类地区的沙子含有二氧化硅成分，人们赤足行走时二氧化硅通过皮肤上的微小裂缝进入真皮，并在几年内破坏巨噬细胞和淋巴结。

2. 丝虫病　丝虫病是丝虫寄生于淋巴管所导致的疾病，为热带地区常见的淋巴水肿的病因。

3. 医源性淋巴水肿　是淋巴水肿常见的病因。具体包括：①淋巴结清扫引起淋巴水肿；②淋巴结放疗引起淋巴水肿；③手术治疗（如静脉剥离、吸脂、切断淋巴管的手术等）的后遗症。需要注意的是，癌症治疗后继发性淋巴水肿通常不是由癌症本身引起的。

4. 创伤性淋巴水肿　创伤通常很严重，如烧伤、碾压伤、撕脱伤。

5. 由反复发作的局部感染引起的淋巴水肿。

6. 由细菌、真菌感染引起的淋巴水肿。

7. 由皮肤病（如银屑病、湿疹、昆虫和蜘蛛叮咬）引起的淋巴水肿。

8. 由理化刺激引起的淋巴水肿　此类情况可能与工作场所相关。

9. 肥胖继发淋巴水肿　治疗需要配合减重。

10. 人为淋巴水肿（自我伤害）　治疗过程中需要解决心理问题。

11. 静脉淋巴水肿　包括静脉功能不全、血栓后综合征。

12. 脂肪淋巴水肿　脂肪组织异常沉积、毛细血管通透性增加会导致淋巴形成受损和淋巴超负荷。临床中单纯的脂肪水肿不常见，而混合形式即脂肪淋巴水肿作为淋巴水肿的继发性疾病，比较常见。

13. 特发性周期性水肿 水肿周期性发生,原因不明,可能与内分泌和神经内分泌有关。

(二) 恶性淋巴水肿

乳腺癌切除术后淋巴管肉瘤,又称斯图尔特 - 特里夫斯综合征(Stewart-Treves syndrome),是一种非常少见且预后不佳的皮肤恶性肿瘤(图 4-3-1)。主要特点包括:

1. 发生在长期淋巴水肿或反复感染的肢体皮肤上。

2. 最初表现为红色或紫色的皮肤结节,可逐渐发展为恶性血管肉瘤。

3. 预后差,5 年生存率低于 20%。

4. 其病因可能与淋巴结和 / 或淋巴管阻塞等各种原因引起的慢性淋巴水肿导致的慢性炎症和免疫抑制有关(图 4-3-2)。

治疗包括手术切除、化学治疗(简称“化疗”)和放疗,但疗效较差。

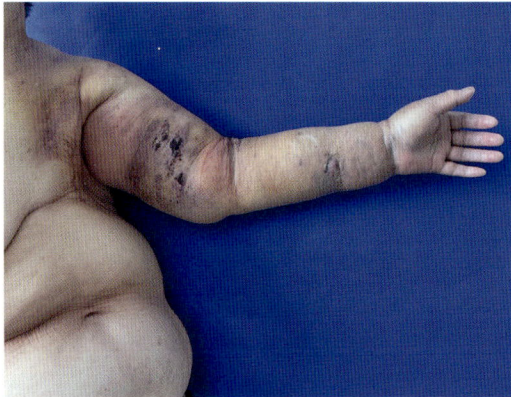

图 4-3-1 乳腺癌切除术后淋巴管肉瘤

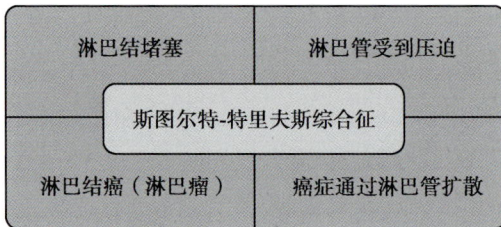

图 4-3-2 导致乳腺癌切除术后淋巴管肉瘤的病因

三、淋巴水肿的并发症

慢性炎症时会发生剧烈的组织变化,常见并发症及其命名如下:

1. 皮肤淋巴管腺炎（dermato-lymphangio-adenitis，DLA） 是皮肤和淋巴系统的炎症性疾病，通常由链球菌感染引起，表现为皮肤红肿、热感、疼痛，可能伴有皮疹，受影响区域邻近的淋巴结肿大、压痛，可伴全身发热、乏力。

2. 继发性急性炎症（secondary acute inflammation，SAI） 是淋巴水肿区域或广泛性的急性炎症反应。

3. 脂肪皮肤硬化症（lipodermatosclerosis，LDS） 主要表现为皮肤和皮下脂肪组织的炎症和硬化，皮肤变厚，触感坚韧，可能出现色素沉着、红斑或发绀，皮肤表面可能出现溃疡或其他病变。

（一）细菌感染

感染是淋巴水肿常见并发症，包括丹毒、蜂窝织炎、淋巴管炎，它们在组织发生的位置见图 4-3-3。

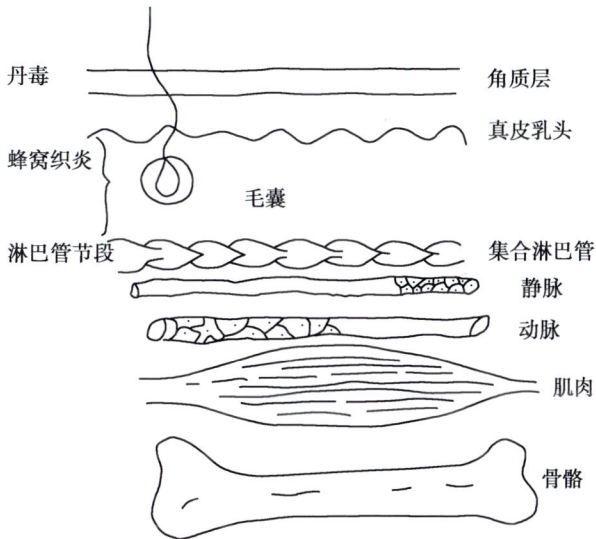

图 4-3-3　丹毒、蜂窝织炎、淋巴管炎在组织发生的位置

1. 丹毒（图 4-3-4）
(1) 由 A 群链球菌引起的皮肤急性感染。
(2) 蜂窝织炎的浅表形式。
(3) 红、肿、热、皮肤发亮。
(4) 边界清晰；边缘凸起有硬结。

2. 蜂窝织炎（图 4-3-5）
(1) 由 A 群链球菌引起，位于深层皮下组织中。
(2) 严重的细菌感染。

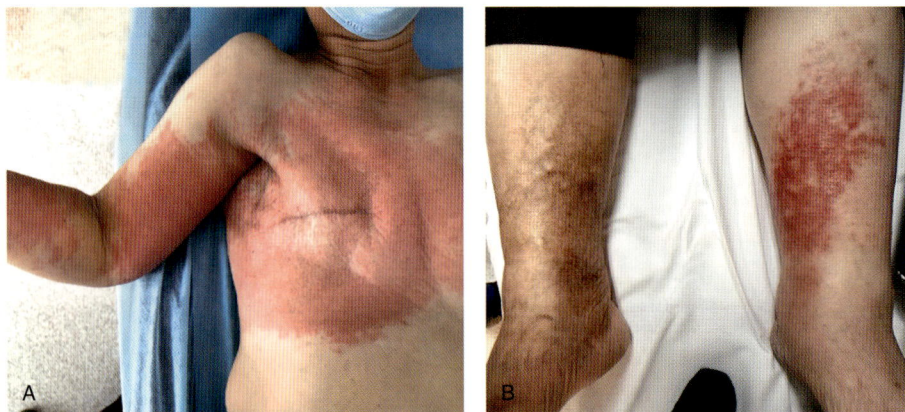

图 4-3-4 丹毒
A. 上肢丹毒; B. 下肢丹毒。

（3）皮肤广泛发红。

4）可以发生在肌肉层。

3. 淋巴管炎（图 4-3-6）

（1）由乙型溶血性链球菌引起。

（2）皮肤出现红色条纹,伴疼痛。

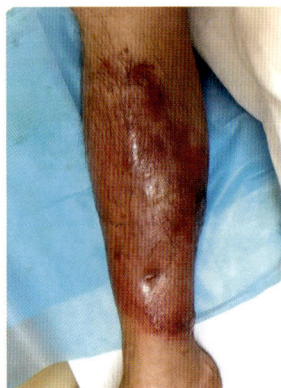

图 4-3-5 蜂窝织炎

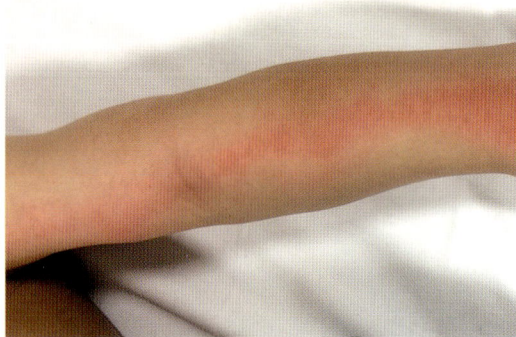

图 4-3-6 淋巴管炎

（二）其他并发症

（1）持续性严重真菌感染。

（2）淋巴结炎。

（3）乳腺癌切除术后淋巴管肉瘤（斯图尔特 - 特里夫斯综合征）。

（4）象皮病：是淋巴水肿晚期的临床表现。

学习单元 5

诊断与鉴别诊断

第一节　病史采集与评估

一、病史采集

应详细了解病史,以发现所有可能导致淋巴超负荷或瘀滞的因素,这个过程通常需要多学科团队共同参与。

(一)癌症史

包括既往、当前或疑似和尚未确诊的癌症史。

1. 癌症类型,诊断时间,曾接受过的治疗。

2. 手术相关情况　手术日期及范围,包括前哨淋巴结活检、淋巴结切除情况,以及其数量及阳性数量。

3. 化疗情况　包括化疗日期、方案等。

4. 放疗情况　包括放疗日期、部位等。

5. 癌症治疗效果与预后。

(二)淋巴水肿史

1. 发现淋巴水肿的时间,发生淋巴水肿的身体部位。

2. 淋巴水肿的发生是突然的,还是渐进的?

3. 淋巴水肿的引发因素。

4. 针对淋巴水肿所进行的干预措施,以及干预时间、干预效果。

5. 淋巴水肿改善或加重的因素。

6. 目前的情况,如淋巴水肿的情况是稳定的,改善的,还是恶化的?

7. 其他淋巴水肿相关问题　①患者睡姿;晨起淋巴水肿是否缓解?②乳腺癌手术后多久手臂能伸展到 90° 以上?③是否有血清肿?④危险肢体或引流部位或切口周围,是否有任何感染?⑤是否使用过气压泵?⑥是否使用过压力服装?

(三)生活方式

询问患者是否有不良的生活方式,例如久坐、久站、有损伤风险的活动和运动等。

（四）患者预期目标

了解患者预期的短期、长期目标，患者的依从性，是否有能够协助治疗的家人等。

二、评估和记录

（一）淋巴水肿评估

淋巴水肿的评估需要触诊和观察肿胀区域及肿胀周围皮肤的情况。由于淋巴水肿会不断进展，评估时还需要检查相邻的淋巴分区。另外，评估时患者需要脱掉衣服，由于文化多样性和性别问题，建议有第三人在场。

1. 皮肤一般状况

（1）温度：冷、正常、暖、热。

（2）颜色：正常、较白、较深、粉红色、红色、淡蓝色、含铁血黄素染色。

（3）完整性：完整的、脆弱的、开放的、愈合的、淋巴漏。

（4）质地：①正常的，有弹性的，肌肉发达的，保湿良好的，肥胖的，松散的，瘦弱的，骨感的，松弛的，脱水的；②凹陷，轻微/缓慢凹陷；③肿胀的，黏滞性的，紧实的，紧绷的；④橡胶质地的，增厚的；⑤部分的，完全累及的(静脉、肌腱、骨突)；⑥纤维化的，块状的；⑦坚硬的，硬化的；⑧凸起，小叶，深褶；⑨苔藓样变，孤立性乳头状瘤，多发性乳头状瘤。

2. 瘢痕

（1）评估时在体表标出位置。

（2）评估瘢痕：①颜色；②愈合阶段；③粘连/移动；④柔软性；⑤质地：愈合良好，可活动，平坦，凹凸不平，肥厚，瘢痕疙瘩。

3. 纤维化

（1）评估期间和每周再次评估时，在病历中绘制和记录纤维化情况。

（2）评估纤维化：纤维化范围、质地(块状的、固体的、黏滞性的等)。

4. Stemmer征　拇指、示指捏起患肢中趾或第二趾的皮肤并轻轻提起，如果皮肤可以被捏起，则为阴性；无法被捏起，则为阳性(图5-1-1)。

5. 上下肢情况

（1）评估部位：上下肢需要检查皮肤质地的部位见表5-1-1。

（2）上下肢功能评估

1）上肢：①握力；②书写能力、使用电脑的能力；③全方位的肩部屈伸和肘部屈伸：吃饭、梳头、洗对面的肩膀、穿衣服等。

2）下肢：①踝部活动能力；②步态模式、步行距离、辅助设备使用情况；③髋关节和膝关节是否能屈曲90°；④站立姿态；⑤能否完成坐-立位转换，以及床上活动情况。

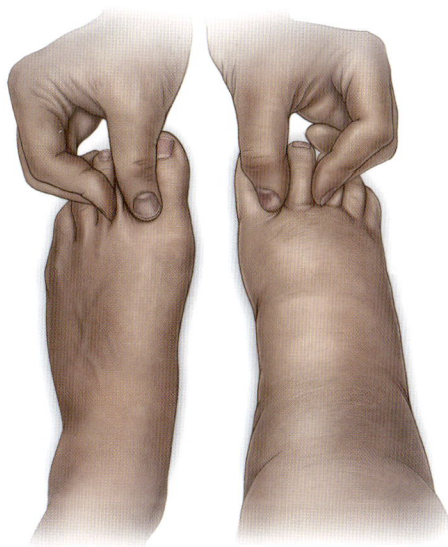

图 5-1-1　Stemmer 征检查（左足阴性，右足阳性）

表 5-1-1　上下肢皮肤质地检查部位

上肢检查部位	下肢检查部位
手指	足趾
手掌	足弓
手背	足背
指关节	踝部
肘前	小腿
桡侧	腿 / 胫骨前部
尺侧	膝关节
尺骨鹰嘴	腘窝
上臂内侧	大腿内侧
上臂外侧	大腿外侧
腋前	大腿前侧
上躯干：前部和后部	臀部
乳房 / 肩胛骨	下躯干：前部和后部

注：下肢应进行 Stemmer 征检查。

6. 生殖器区域

（1）受累部位：阴囊、阴茎、外生殖器单侧或双侧、耻骨区、大腿、臀部、腹部。

（2）Stemmer 征检查。

（3）皮肤状况：卫生状况及感染风险。

（4）功能：控制排尿、性活动能力。

（二）淋巴水肿的图像记录

图像记录在淋巴水肿的诊断、治疗规划、疗效监测及科研教学中具有不可替代的重要作用，它为患者提供了更精准的个性化治疗。

1. 创建良好的前后对比图像　具体要求包括：①每次姿势相同；②与被试者的距离相同；③背景无杂物；④统一的背景颜色；⑤特定问题区域的特写；⑥展示肿胀的姿势。

2. 上肢图像拍摄注意事项

（1）注意不要露出脸，要确保拍到手臂的顶部。

（2）要包括肩胛骨、躯干皮肤褶皱的视图。

（3）患者仰卧，手臂向上，手掌相对。

（4）后视图：后视图 1，手臂上举；后视图 2，双臂张开，90° 外展。

（5）拍摄特写图像：手背、肘部、肿胀的乳房（包括两侧）、病变、红肿、手术瘢痕等要拍摄特写图像。

3. 下肢图像拍摄注意事项

（1）前视图：双足打开与肩同宽。测量和记录双足距离。

（2）后视图：与前视图位置相同。

（3）两侧视图：最近的腿在前（或患肢一直在前）。

（4）拍摄时要保持足够的距离，以便可以看到整个腿部，确保显示出大腿 / 臀部。

（5）拍摄特写图像：乳头状瘤、方趾、病变、变色或发红、肿胀的生殖器（包括前视图、侧视图）等要拍摄特写图像。

第二节　影像学技术

淋巴水肿诊断对于制订合理治疗方案及评估病情进展至关重要。影像学技术在淋巴水肿的诊断、鉴别诊断、病情评估以及治疗监测等方面发挥着不可或缺的作用。

一、淋巴造影术

淋巴造影术是过去常使用的方法（图 5-2-1），由于其会对正常的淋巴管造成损害，所以目前临床很少使用，但对于淋巴瘤、乳糜反流和淋巴手术，淋巴造影可能仍然是必要的。

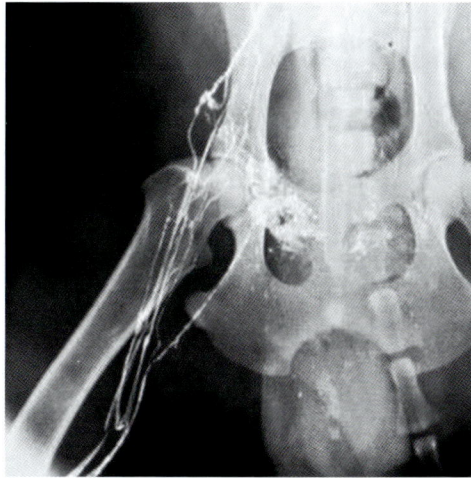

图 5-2-1　淋巴造影术（正常淋巴管）

将伊文思蓝染料皮下注射，当淋巴管显影时，切开淋巴管，将油性对比剂注入淋巴管中，可以看到非常清晰且细节的淋巴结和淋巴管图像。

二、核素淋巴显像

核素淋巴显像是目前诊断淋巴水肿的金标准（图 5-2-2）。皮下注射小型

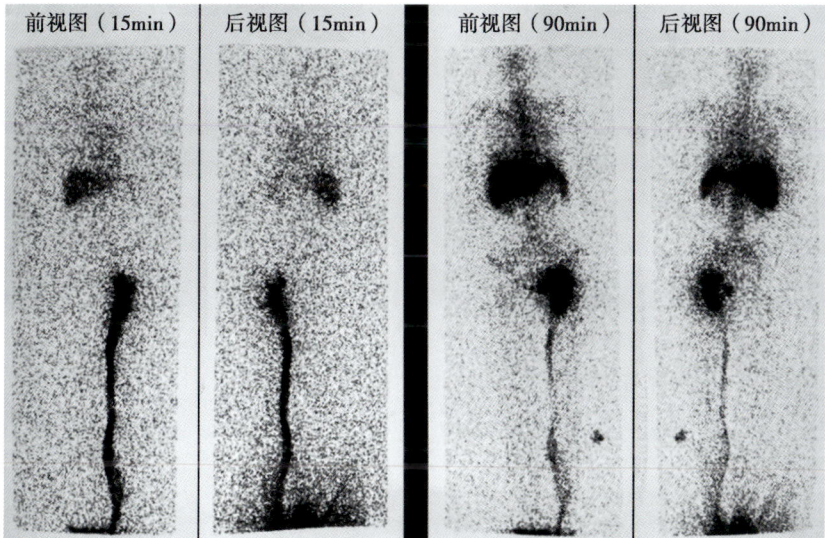

前视图（15min）　后视图（15min）　前视图（90min）　后视图（90min）

图 5-2-2　下肢淋巴水肿的核素淋巴显像

68 岁女性，宫颈癌术后双下肢淋巴水肿。15 分钟左下肢淋巴管、腹股沟淋巴结清晰显影，髂淋巴管及髂淋巴结未见显影。90 分钟左下肢淋巴管显影减退，腹股沟淋巴结明显显影，髂淋巴管及髂淋巴结未见显影。可见肝脏清晰显影，双肾影未见显示。

放射性示踪剂（^{99m}Tc）标记的蛋白；示踪剂被毛细淋巴管摄取，进入淋巴管，到达淋巴结，最终进入膀胱，示踪剂会被跟踪和可视化，可以看到淋巴系统的粗略图像；该检查可提供淋巴管的功能信息（清除速度、堵塞区域）。

三、其他辅助检查

1. 轴位 CT　获取横断面图像。

2. 磁共振淋巴造影　可生成淋巴管和淋巴结的高分辨率图像（图 5-2-3），特别是深部淋巴系统。

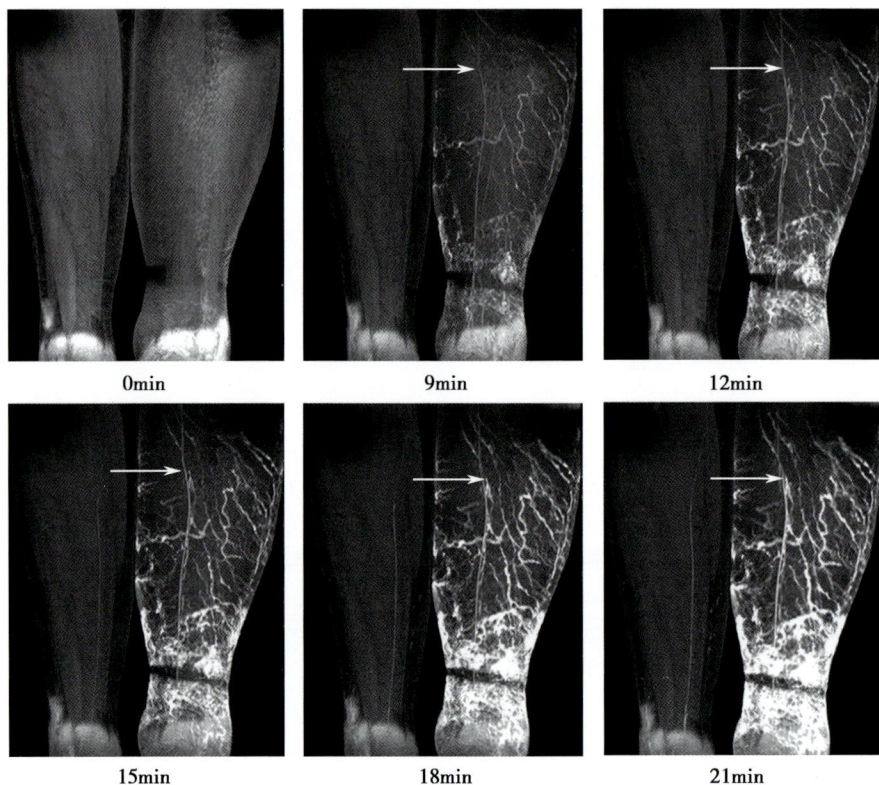

| 0min | 9min | 12min |

| 15min | 18min | 21min |

图 5-2-3　淋巴水肿磁共振淋巴造影

19 岁男性，双膝关节以下肿胀 6 年。磁共振淋巴造影显示随增强时间延长，扩张变形的淋巴管向上曲折延伸，信号强度增加，数目增多，对比剂反流（箭头），呈网格状改变。

3. 高分辨率多普勒超声

（1）非侵入性，且可提供丰富的信息。

（2）可以发现或排除深静脉血栓（静脉阻塞）、慢性静脉功能不全（静脉瓣膜功能不全）。

（3）可对特发性水肿、脂肪水肿和静脉淋巴水肿进行鉴别诊断。

(4)可以区分原发性水肿和继发性水肿。

(5)可以监测疾病进展和治疗进展。

4. 生物电阻抗检测(图 5-2-4)　即生物电阻抗检测仪测定淋巴水肿指数(L-Dex),是一种利用生物电阻抗分析技术对受测肢体的细胞外液体含量进行量化评估,通过检测细胞外液体的变化,根据电信号传导情况早期发现肢体中过多的液体潴留,帮助临床评估单侧上肢或下肢淋巴水肿的测量方法。该方法通常只需几分钟,无创且无痛,检测完成即可得到结果。若测出的 L-Dex 在正常范围(-10~+10)之外,意味着测试肢体可能存在异常的液体潴留,需要进一步结合临床评估和其他检查来确认和管理淋巴水肿。值得注意的是,L-Dex 仅适用于单侧肢体的评估,如果患者上下肢均受到影响或为双侧病变,则不适合采用此方法。

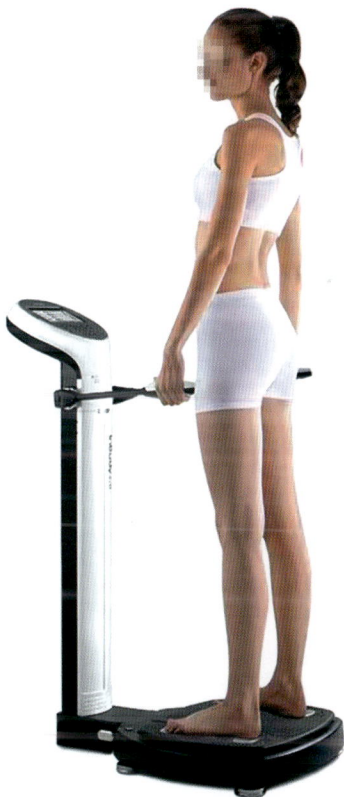

图 5-2-4　生物电阻抗检测

5. 吲哚菁绿(ICG)淋巴造影(图 5-2-5)

(1)荧光染料被注射到皮下,并有时间被淋巴管摄取。

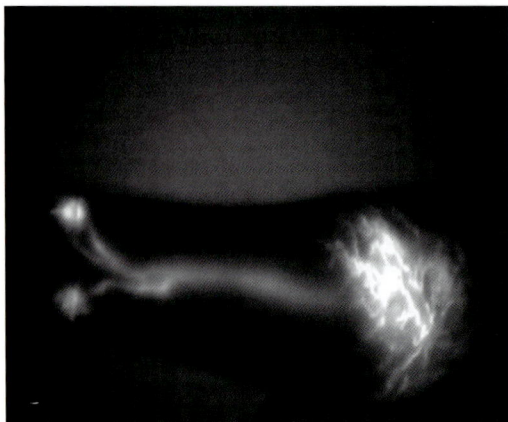

图 5-2-5 左上肢淋巴水肿前臂吲哚菁绿淋巴造影

（2）能够显示受试者淋巴流动的特殊路径，也可以显示出干扰，以及出现的新的引流。

第三节 诊断与分类

一、诊断流程

通过获取详细的病史、家族史，以及必要的影像学检查，对其他导致水肿的或淋巴负荷增加的情况进行鉴别，作出诊断。

1. 需鉴别的疾病和情况 ①充血性心力衰竭；②未确诊的癌症；③肾功能衰竭；④急性深静脉血栓；⑤慢性静脉功能不全；⑥甲状腺功能障碍；⑦肝脏疾病；⑧过敏反应；⑨感染；⑩炎症（如受伤、关节炎等）；⑪药物副作用；⑫脂肪水肿。

2. 应警惕的临床情况

（1）心血管或呼吸系统异常：包括气促、脉搏减少或消失、皮肤发绀等。

（2）周围血管病变：如浅静脉扩张，静脉充盈试验充盈不良，手指冰凉，上抬疼痛，肌肉抽动；不寻常的疼痛模式；皮肤表面有瘀伤，没有愈合且扩散。

（3）肝肾功能异常：包括全身肿胀，有不规则边界和颜色的痣，而且越来越大。

（4）皮肤异常：包括肿胀肢体发红、发热、红疙瘩、红色条纹或红色火焰状斑块。

（5）其他：如不明原因的虚弱、萎靡不振、感觉减弱、治疗后肿胀未能减轻、结节的硬化区域不变或增大、出现或增加不明原因的肿胀、无法愈合的损伤。

3. 淋巴水肿的诊断流程　如图 5-3-1 所示。

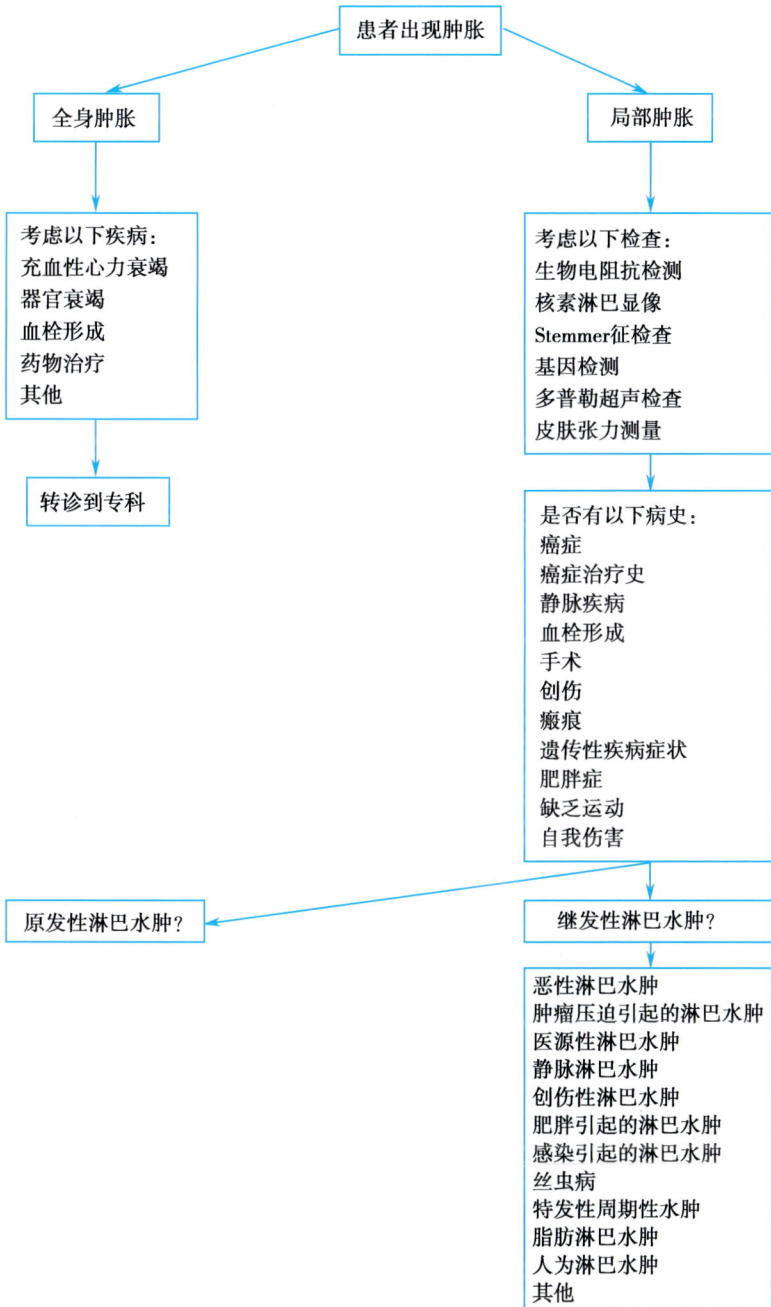

```
                        ┌──────────────┐
                        │  患者出现肿胀  │
                        └──────────────┘
              ┌──────────────┘      └──────────────┐
        ┌──────────┐                          ┌──────────┐
        │  全身肿胀  │                          │  局部肿胀  │
        └──────────┘                          └──────────┘
              │                                      │
  ┌────────────────────┐              ┌────────────────────┐
  │ 考虑以下疾病：        │              │ 考虑以下检查：        │
  │ 充血性心力衰竭        │              │ 生物电阻抗检测        │
  │ 器官衰竭             │              │ 核素淋巴显像          │
  │ 血栓形成             │              │ Stemmer征检查        │
  │ 药物治疗             │              │ 基因检测             │
  │ 其他                │              │ 多普勒超声检查        │
  └────────────────────┘              │ 皮肤张力测量          │
              │                        └────────────────────┘
  ┌────────────────────┐                         │
  │     转诊到专科        │              ┌────────────────────┐
  └────────────────────┘              │ 是否有以下病史：      │
                                       │ 癌症                │
                                       │ 癌症治疗史           │
                                       │ 静脉疾病            │
                                       │ 血栓形成            │
                                       │ 手术                │
                                       │ 创伤                │
                                       │ 瘢痕                │
                                       │ 遗传性疾病症状        │
                                       │ 肥胖症              │
                                       │ 缺乏运动            │
                                       │ 自我伤害            │
                                       └────────────────────┘
   ┌──────────────┐                   ┌──────────────┐
   │ 原发性淋巴水肿？ │                   │ 继发性淋巴水肿？ │
   └──────────────┘                   └──────────────┘
                                       ┌────────────────────┐
                                       │ 恶性淋巴水肿          │
                                       │ 肿瘤压迫引起的淋巴水肿 │
                                       │ 医源性淋巴水肿        │
                                       │ 静脉淋巴水肿          │
                                       │ 创伤性淋巴水肿        │
                                       │ 肥胖引起的淋巴水肿     │
                                       │ 感染引起的淋巴水肿     │
                                       │ 丝虫病              │
                                       │ 特发性周期性水肿       │
                                       │ 脂肪淋巴水肿          │
                                       │ 人为淋巴水肿          │
                                       │ 其他                │
                                       └────────────────────┘
```

图 5-3-1　淋巴水肿的诊断流程

二、各类淋巴水肿的特点

淋巴水肿的分类与诊断密不可分,深入掌握各类淋巴水肿的特征及其诊断要点是实现精准治疗的重要基础。明确淋巴水肿的病因和分型,可全面评估病程进展,从而为个体化治疗方案的制订提供科学支持。

(一) 原发性淋巴水肿的特点

1. 患者的亲属可能发生原发性淋巴水肿。

2. 可能出生即存在淋巴水肿。

3. 发病于儿童或青少年时期,无明显诱因或发生于轻微创伤后。

4. 可在妊娠期间或之后发病。

5. 通常是从足部或外踝或小腿开始的。

6. 可影响身体多个部位。

7. 除非发生外伤或感染,否则进展通常缓慢。

8. 有时伴有乳糜反流。

9. Stemmer 征阳性。

(二) 医源性淋巴水肿的特点

1. 手术或放疗后可能立即发病。

2. 发病可能延迟,然后由某些事件触发。

3. 进展往往相对迅速。

4. 必须始终排除复发,尤其是在发病迅速和 / 或伴有疼痛时。

5. 必须排除深静脉血栓形成。

6. 纤维化很常见。

7. 肿胀通常开始于近端而不是远端,即使先发生在远端,近端通常也会累及。

8. 早期可能为 Stemmer 征阴性。

(三) 创伤性淋巴水肿的特点

1. 通常发生在严重的创伤后。

2. 通常是浅表集合淋巴管网受到影响。

3. 淋巴结的结构通常是完整的。

4. 纤维化和瘢痕通常是主要问题。

(四) 丝虫病继发性淋巴水肿的特点

1. 女性比男性更容易受到影响,足部和腿部最易受影响,乳房和手臂可能会受到影响;在男性,阴囊可能受到影响,应与鞘膜积液鉴别。

2. 由在热带地区被丝虫感染的蚊子多次叮咬而导致(微丝蚴在蚊子的胃里携带,在夜间由蚊子传播)。发病可能非常缓慢,可能在感染丝虫后 5~15 年才发生淋巴水肿,但发生感染后发病迅速。

3. 淋巴结可能是完整的,引起肿胀的主要诱因是细菌感染,而不是堵塞。频繁发作的淋巴管炎和丹毒导致淋巴管扩张和淋巴管瓣膜功能不全,进而引起淋巴回流障碍。如果是淋巴管增生性病变,受累淋巴管会有淋巴液快速填充现象,淋巴管壁的损坏是由丝虫的"游走"动作造成的。

4. 可能有肾、肝或视网膜损伤,在极少数情况下,可能有热带性肺嗜酸性粒细胞浸润症,此时应使用抗丝虫药治疗。

(五)脂肪淋巴水肿的特点

1. 患者大多为女性,通常发生在青春期或妊娠后(可能是激素的原因)。

2. 分布　从臀部、大腿、腿部、小腿开始;上躯干和足部不受影响,直到淋巴水肿出现。

3. 即使在晚期,Stemmer 征通常也是阴性的。

4. 触感柔软,容易出现瘀斑;质地为脂肪状和结节状。

5. 淋巴结正常,很少有感染史。

6. 在后期,淋巴回流可能因脂肪堆积而受阻,形成脂肪淋巴水肿。

7. 核素淋巴显像可能显示淋巴引流正常,但速度缓慢。

(六)特发性周期性水肿的特点

1. 原因不明,可能与内分泌或神经内分泌有关。

2. 水肿是周期性的;发生于月经期妇女,可能与月经周期有关,也可能无关。

3. 表现为对称性和凹陷性水肿。

4. 影响全身,并可能伴有乳房疼痛。

5. 因直立和发热而加重。

6. 在水肿周期中,常见体重增加。

7. 毛细血管的渗透性和脆性增加可能是部分原因。

8. 淋巴管的功能可能发生改变。

(七)静脉淋巴水肿的特点

1. 凹陷性水肿持续存在很长时间,质地通常比淋巴水肿柔软。

2. 皮肤色素沉着很常见。

3. 可能伴随疼痛。

4. 肢体抬高后,水肿缓解。

5. 淋巴结是正常的,淋巴液可以正常回流,但持续时间短。

6. 内踝和小腿部位常发生溃疡;肿胀局限于小腿。

7. 长期的静脉功能不全可导致淋巴管病变。

8. 可能有深静脉血栓的病史。

9. Stemmer 征阴性,除非到了很晚期。

（八）血栓后综合征的特点

1. 临床表现类似于静脉淋巴水肿。

2. 由于附着在静脉壁上硬化血栓的影响,静脉压力升高。

3. 瓣膜可能无效,从而增加静脉压力。

4. 穿支血管可能无法工作,导致浅静脉曲张。

（九）人为淋巴水肿的特点

1. 常见原因包括止血带造成的皮肤环形压痕、持续钝器创伤等。

2. 淋巴结正常。

3. 损伤部位远端淋巴管扩张,瓣膜功能不全,损伤部位会出现纤维化。

4. 多存在疼痛。

5. 疗效不确切,病情好转后,可能会短期内复发。

（十）恶性淋巴水肿的特点

恶性淋巴水肿可分为 2 种类型。①复发或转移性癌症:肿瘤阻塞淋巴结或压迫淋巴管;②癌性淋巴管病:淋巴系统癌变、斯图尔特 - 特里夫斯综合征。

恶性淋巴水肿特点如下:

1. 通常伴有癌症病史,可能有长期未治疗的淋巴水肿病史。

2. 感觉不适,疼痛,感觉减退。

3. 肿胀通常原因不明、治疗效果欠佳。

4. 表现为皮肤凹陷性水肿,紧绷,很少有纤维化。

5. 淋巴结没有减少,但有肿大和 / 或硬化。

6. 皮肤发红、发热;这种情况会蔓延,但不伴有全身发热,抗生素治疗无效。

7. 皮肤表面有瘀斑,但没有外伤史,常难以愈合,持续扩散,发展为溃疡。

8. 常存在皮下硬结、浅表静脉扩张。

（十一）反射性交感神经营养不良 / 复杂性区域疼痛综合征伴肿胀的特点

1. 触发因素为既往创伤性损伤。

2. 核素淋巴显像正常。

3. 肿胀出现较晚,或在初次损伤后肿胀不消退;肿胀不仅发生在受伤的肢体,还可能发生在其他部位。

4. 疼痛剧烈,交感神经阻滞可减轻疼痛;患者也可能正在服用某些镇痛药。

5. 皮肤冰冷、苍白,或交替出现发红、灼热。

6. 随着病情的发展,可出现肌肉萎缩和骨质疏松。

第四节 临床分期

一、淋巴水肿分期

国际淋巴学会（International Society of Lymphology, ISL）将淋巴水肿分为0~3期，分期依据两个标准，即肢体的"柔软度"或"坚固度"（反映纤维性软组织变化）、肢体抬高后是否缓解。基于淋巴水肿体积差异的严重程度，1~3期又分为：①轻度，高于正常水平20%以下；②中度，高于正常水平20%~40%；③重度，高于正常水平40%以上。

（一）0期：潜伏期

无肿胀的临床体征，当存在高危因素的肢体超负荷后，可能会有一过性症状，如沉重、疼痛、温暖、易疲劳、肿胀感／紧绷感。

（二）1期：急性期

1. 诱发因素 包括极端温度、过度劳累、外伤、感染、压迫、气压变化。

2. 症状 沉重、疼痛、疲惫的感觉、刺痛。

3. 特征 ①凹陷性水肿；②抬高或简单压迫后，症状可缓解。③皮肤质地为肿胀、紧绷、凹陷。

（三）2期：慢性期

1. 诱发因素 如果1期没有得到治疗，就会进展到2期。

2. 皮肤质地

（1）ISL 2a期：纤维水肿，黏滞，橡胶质地，块状，增厚，硬。

（2）ISL 2b期：纤维化伴脂肪沉积。

（3）ISL 2c期：纤维硬化性，非凹陷性。

3. 特征 ①非凹陷性水肿；②肢体抬高水肿不消退；③可能仍有凹陷，但ISL 2c期则不会有凹陷。

（四）3期：象皮病，硬化型

本期命名的依据是皮肤的变化，而不是肢体大小。

1. 诱发因素 感染。

2. 特征 ①水肿不随治疗而逆转；②肢体外形扭曲；③皮肤变厚变硬，颜色改变，有乳头状瘤、小叶状增生、苔藓样硬化斑，有较深的皮肤褶皱；④活动能力严重下降或丧失。

以上为国际淋巴学会（ISL）根据质地和可逆性进行分期，为了便于记住分期的顺序，也可将其简称为LACE分期，即潜伏期（latent）、急性期（acute）、慢性期（chronic）、象皮病（elephantiasis）；由于对使用"急性期（acute）"一词的准确性存在争议,也有学者使用"早期(early)"一词,此时 LACE 分期就变成 LECE 分期。

二、脂肪水肿分期

脂肪水肿常合并淋巴水肿,具体分期如下:

1 期:橘皮样皮肤,皮肤表面呈细结节状。

2 期:床垫样皮肤。

3 期:巨大的变形脂肪团,如果脂肪团位于膝盖内侧,可能是由行走时的摩擦引起的炎症。

三、慢性静脉功能不全分期

通过慢性静脉疾病的诊断和分级体系(CEAP)分类对慢性静脉功能不全(CVI)进行分期。CEAP 的含义:C(clinical),临床症状;E(etiology),病因;A(anatomy),解剖;P(pathophysiology),病理生理学。

CVI 分期:

(1)C0:严重程度最低,腿部没有静脉疾病的迹象。

(2)C1:腿部有蜘蛛痣或网状静脉。

(3)C2:腿部静脉曲张。

(4)C3:足踝水肿(肿胀),最好从背面而不是正面观察。

(5)C4a/b:包括皮肤色素沉着(变黑)、湿疹(发红、瘙痒)、脂肪性皮肤硬化(软组织变硬)和白化萎缩(皮肤区域变白)。

(6)C5:腿部静脉溃疡已愈合。

(7)C6:是最严重的阶段,皮肤上可看到活动的开放性静脉溃疡。

学习单元6

测量与计算

在淋巴水肿治疗中,准确测量与计算不仅能评估病情的发展程度、追踪治疗进展,还是制订个性化治疗方案的基础。

第一节　淋巴水肿的测量

一、水肿测量的意义和目标

1. 水肿测量的意义

(1)可对患者病情进行整体分析;增加患者治疗信心;有助于设定治疗目标,激发患者和治疗师的合作意识。

(2)可作为临床工具,了解液体的移动情况,判断治疗效果,并作为比较的依据(如治疗前后的肿胀情况比较、健侧与患侧比较)。

(3)测量的数据用以统计分析,为开展相关研究收集数据,有助于研发有效的治疗方法。

2. 水肿测量的目标

(1)确定肢体任何单个节段或所有节段的液体流失和积聚。

(2)肿胀肢体与正常肢体进行比较,以描述肿胀百分比。

(3)比较治疗开始和结束时肢体的肿胀情况。

(4)能够描述患肢水肿进展。

(5)能以数据客观地描述肿胀。

二、水肿测量工具及指标

1. 测量工具

(1)体积测量工具:利用排水法计算体积(图 6-1-1)。

(2)光电测量仪(图 6-1-2):使用红外光束和计算机技术来测量体积。

(3)皮褶厚度计:测量脂肪 / 折叠皮肤或褶皱的厚度。

(4)张力计:测量皮肤的张力。

(5)硬度计:测量皮肤的硬度。

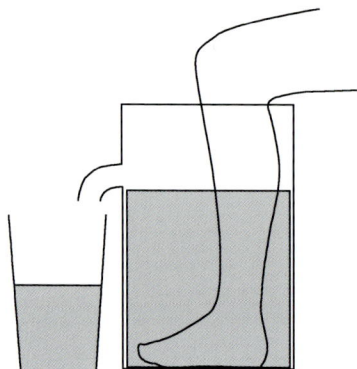

图 6-1-1　排水法测量肢体体积

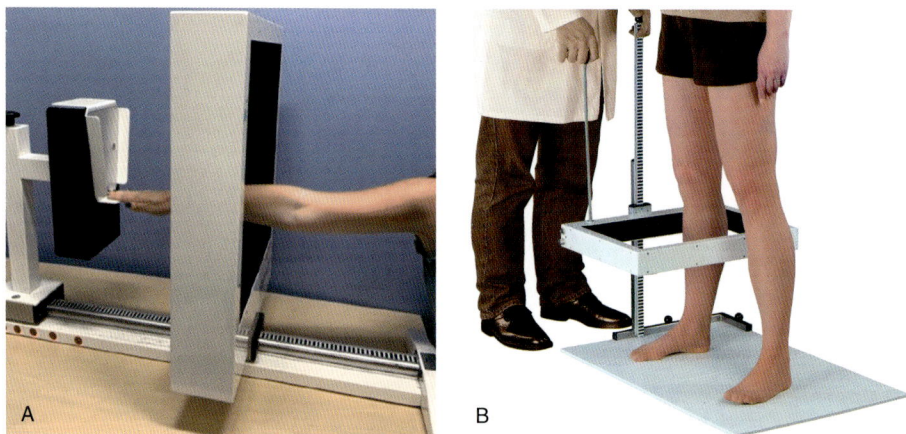

图 6-1-2　光电测量仪
A. 测量上肢；B. 测量下肢。

(6) 生物电阻抗检测仪：用于进行组织成分分析，计算淋巴水肿指数。

(7) 卷尺：用于测量周长，计算体积。

(8) 体重秤：测量体重，计算体重指数（BMI）。

2. 测量指标

(1) 体表标志测量：仅为线性的测量结果，是一个快速的参考指标。

(2) 肢体体积：采用截锥体体积公式计算。

(3) 肿胀百分比：肢体肿胀的程度。

(4) 肿胀减少百分比：肢体消肿的程度。

(5) 体积变化。

练 习

测量练习记录表

测量位置	治疗师 A 的测量数据	治疗师 B 的测量数据
指蹼		
掌指关节		
虎口		
手腕		
手腕上 5cm		
肘关节		
上臂中点		
上臂平腋窝处		

第二节 淋巴水肿的测量流程

淋巴水肿测量流程采用澳洲淋巴学会（Australasian Lymphology Association，ALA）2004 年制订的测量标准。

一、测量要求

1. 通常使用测量板和三角尺，确保摆放位置一致和标记正确。
2. 使用三角尺，在肢体的内侧和外侧分别做标记。
3. 皮肤上的标记应在三角尺的远心端。
4. 卷尺应放在皮肤上标记的远心端，并在近心端边缘读数。
5. 基础数据记录表应对手指和足趾在测量板上的位置进行记录，至少有一个测量记录点。
6. 健侧和患侧都应测量和记录。
7. 手指和足趾建议用细纸带尺测量，每个患者都使用一个新的纸带尺（图 6-2-1）。

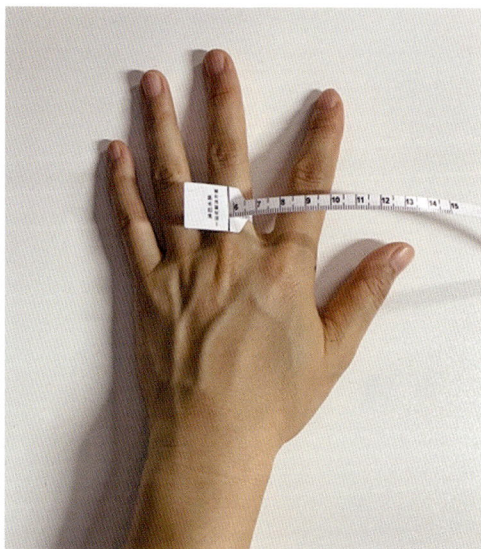

图 6-2-1 用细纸带尺测量手指

8. 确保患者的肢体处于测量位，最好在测量前休息 1~2 分钟。每次测量肢体应该处于测量板相同的位置。有些患者将腿放在测量板上后感到不适，建议在做标记后即刻将测量板从腿下移开。

二、上肢淋巴水肿测量流程

1. 患者坐位,将手臂外展至水平位置,旋前放置于支撑在稳定平面上的测量板上(图6-2-2)。

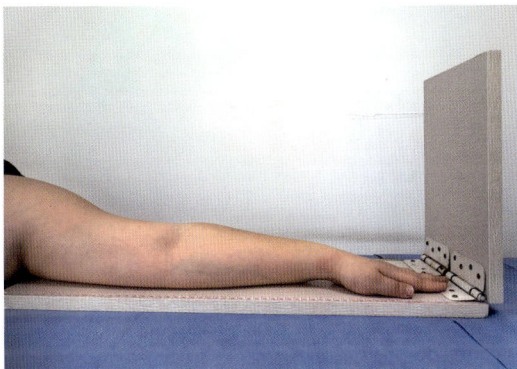

图6-2-2 将手臂放置于测量板上

2. 测量板的末端位于腋窝,将中指指尖的位置记录在基础数据记录表上;如果手臂较长,则要确保中指指尖接触到测量板的末端(0cm处),如有指甲则在其位置处做记号。

3. 使用直角三角尺以确保垂直对齐,并使用三角尺的直角在手和手臂的尺侧和桡侧做标记。具体标记点如下:

(1)掌指关节的中心点(手掌)。

(2)尺骨茎突的中心点(0cm 参考点)。

(3)从尺骨茎突上 10cm、20cm、30cm 和 40cm 处做标记(图6-2-3)。

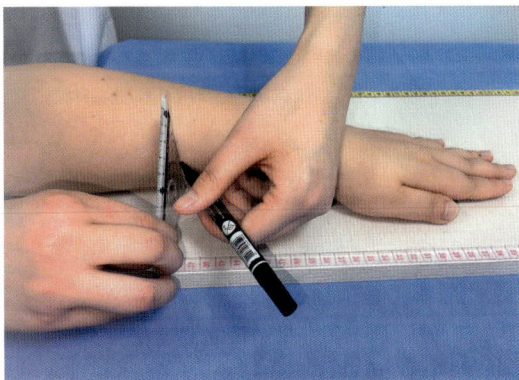

图6-2-3 使用三角尺的直角在手臂做标记

(4)卷尺放置于标记位置的远心端,在近心端读数并记录(图 6-2-4)。

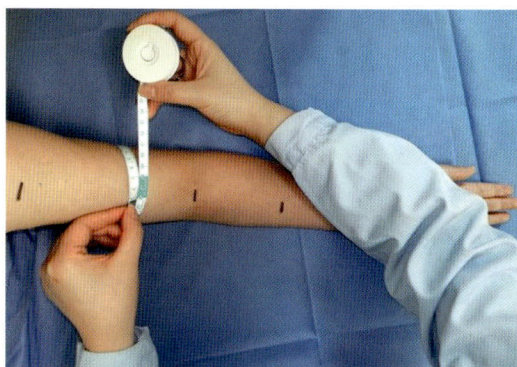

图 6-2-4　卷尺放置于标记位置的远心端,在近心端读数

三、下肢淋巴水肿测量流程

1. 患者仰卧位,双腿略外屈休息位放置在测量板上,足底放在测量板的末端,足背垂直(图 6-2-5)。

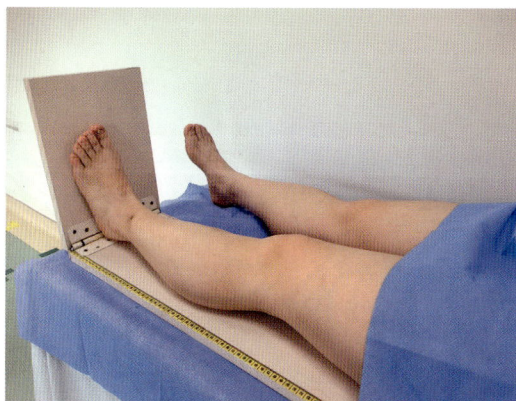

图 6-2-5　将患者腿放置在测量板上,足底位于测量板的末端

2. 将内、外踝中点的位置记录下来,用于保持腿部的垂直位置,并在随后的每次评估中重新定位。

3. 直角三角尺标记腿内侧和侧面的以下位置。

(1)跖趾关节中心点(足趾根部位置)。

(2)跗跖关节的中心点(足背位置)。

(3)从足底到大腿上部每 10cm 间隔做 1 个标记(图 6-2-6)。

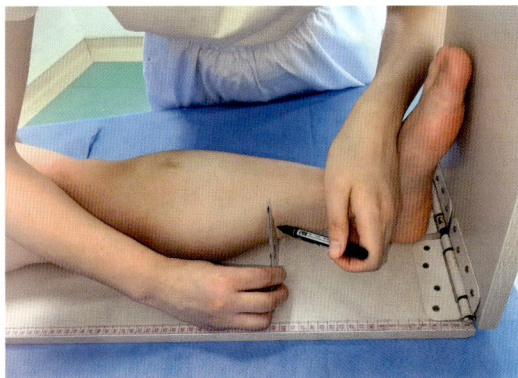

图 6-2-6　直角三角尺在腿部做标记

（4）卷尺放置于标记位置的远心端，在近心端读数并记录（图 6-2-7）。

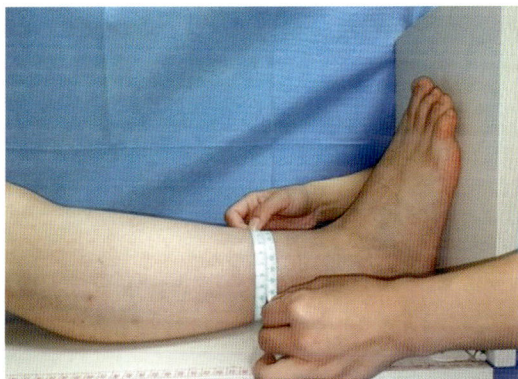

图 6-2-7　卷尺放置于标记位置的远心端，在近心端读数

第三节　淋巴水肿的计算

一、水肿的计算

水肿肢体的体积计算：可采用截锥体进行计算，因为截锥体更接近人体肢体形状，比圆柱体体积误差小（图 6-3-1）。

截锥体体积公式（图 6-3-2）

$$V = 1/3 \pi h (r_b^2 + r_b r_t + r_t^2)。$$

其中：V 为截锥体体积，h 为截锥体的高度；r_t 为截锥体顶部半径；r_b 为截锥体底部半径。

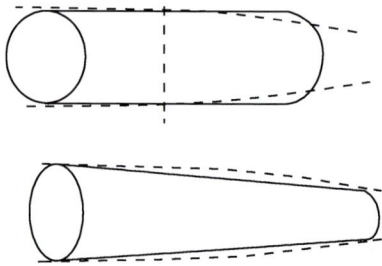

图 6-3-1　圆柱体和截锥体体积对比

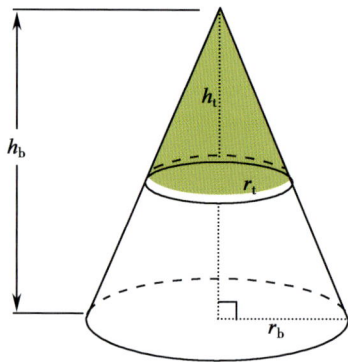

图 6-3-2　截锥体体积

　　由于半径无法测量,在计算水肿肢体体积时,需要将截锥体体积公式进行转换(图 6-3-3)。

$$V=1/3\pi h\left(r_b^2 + r_b r_t + r_t^2\right)$$

$$V=1/3\pi h\left[\left(\frac{C_b}{2\pi}\right)^2 + \left(\frac{C_b}{2\pi}\times\frac{C_t}{2\pi}\right) + \left(\frac{C}{2\pi}\right)^2\right]$$

$$=1/3\pi h\left[\left(\frac{C_b^2}{4\pi^2}\right) + \left(\frac{C_b C_t}{4\pi^2}\right) + \left(\frac{C_t^2}{4\pi^2}\right)\right]$$

$$=\frac{1/3\pi h}{4\pi^2}\left[\quad C_b^2 \quad + \quad C_b C_t \quad + \quad C_t^2\quad\right]$$

$$V=h\left(C_b^2+C_b C_t+C_t^2\right)\times0.026\,5$$

图 6-3-3　截锥体体积公式转换

转换公式:

$$V=h\left(C_b^2+C_b C_t+C_t^2\right)\times0.026\,5$$

其中：h 为截锥的高度；C_t 为截锥体顶部周长；C_b 为截锥体底部周长。

二、水肿肢体变形程度计算

计算肢体近心端与远心端的比率（即 P：D）。

计算公式：

$$P：D = \frac{健侧肢体近心端节段体积}{健侧肢体远心端节段体积} - \frac{患侧肢体近心端节段的体积}{患侧肢体远心端节段的体积}$$

P：D > 0.1 被认为是一种形状畸变。因为在方程中使用了健侧肢体数据，P：D 只能测量单侧肢体。

三、体积变化计算

1. 肢体肿胀了多少？（单侧水肿）

$$肿胀率 = \frac{(L-N)}{N} \times 100\%$$

其中：L 为水肿肢体体积；N 为正常肢体体积。

2. 肢体肿胀减少了多少？（单侧水肿）

$$消肿率 = \frac{(I-F)}{(I-N)} \times 100\%$$

其中：I 为最初肢体体积；F 为最终肢体体积；N 为正常肢体体积。

3. 如果双侧肢体水肿，如何判断水肿减少了多少？（一侧水肿肢体治疗前后对比）

$$消肿率 = \frac{(I-F)}{I} \times 100\%$$

其中：I 为最初肢体体积；F 为最终肢体体积。

四、周长变化计算

1. 对比健侧的肿胀率

$$肿胀率 = \frac{\mathrm{Sum}(CL)}{\mathrm{Sum}(CN)} \times 100\%$$

其中：$\mathrm{Sum}(CL)$ 为患侧肢体周长之和；$\mathrm{Sum}(CN)$ 为健侧肢体周长之和。

2. 治疗后周长的变化率

$$周长的变化率 = \frac{\mathrm{Sum}(CLf) - \mathrm{Sum}(CN)}{\mathrm{Sum}(CLi)} \times 100\%。$$

其中：$\mathrm{Sum}(CLf)$ 为患侧肢体治疗结束后周长之和；$\mathrm{Sum}(CN)$ 为健侧肢体周长之和；$\mathrm{Sum}(CLi)$ 为患侧肢体治疗前周长之和。

3. 治疗后水肿的变化率

$$水肿的变化率 = \frac{\{\mathrm{Sum}(CLf) - \mathrm{Sum}(CN)\} - \{\mathrm{Sum}(CLi) - \mathrm{Sum}(CN)\}}{\mathrm{Sum}(CLi) - \mathrm{Sum}(CN)} \times 100\%$$

其中：$\mathrm{Sum}(CLf)$ 为患侧肢体治疗结束后周长之和；$\mathrm{Sum}(CLi)$ 为患侧肢体治疗前周长之和；$\mathrm{Sum}(CN)$ 为健侧肢体周长之和。

练 习

定性和定量地描述和计算患者的肿胀情况

练习一： 左侧乳腺癌根治术后，受影响的左上肢的测量数据见表 6-0-1。

表 6-0-1　左侧乳腺癌根治术后的测量数据

	测量点	右上肢截面周长（正常）/cm	节段体积 /cm³	左上肢截面周长（肿胀）/cm	节段体积 /cm³
	手掌（−6cm）	19		20	
	手腕（0cm）	17		17.5	
	+8cm	23		25	
	+16cm	28		29	
	+24cm	29		30	
	+32cm	35		30	
	+40cm	45		44.5	
	合计				

注：右侧正常。左侧为受累肿胀侧。每次测量点之间的高度并不总是 8cm，在手腕 / 手掌处为 6cm。

（1）将截锥体体积公式应用于上肢各节段的体积计算。

1）用健侧（右上肢）的测量数据计算体积（表 6-0-2）。

表 6-0-2　用右上肢的数据计算体积

	h/cm	C_t^2/cm²	C_bC_t/cm²	C_b^2/cm²	$C_b^2+C_bC_t+C_t^2$/cm²	×h/cm³	×0.026 5/cm³
	6						
	8						
	8						
	8						
	8						
	8						

2)用患侧(左上肢)的测量数据计算体积(表6-0-3)。

表6-0-3 用左上肢的数据计算体积

	h/cm	$C_t^2/$ cm²	$C_bC_t/$ cm²	$C_b^2/$ cm²	$C_b^2+C_bC_t+C_t^2/$cm²	×h/ cm³	×0.026 5/ cm³
	6						
	8						
	8						
	8						
	8						
	8						

(2)将表6-0-2和表6-0-3的节段体积数据记录到表6-0-1中的每个单元格并计算总体积。

(3)应用公式描述四肢肿胀的程度,水肿肢体的体积(L)与正常肢体的体积(N)相比的肿胀率定量描述肢体水肿。

$$肿胀率 = \frac{(L-N)}{N} \times 100\%$$

(4)讨论为什么患侧的肢体体积小于健侧,定性描述肢体水肿及水肿的范围。是否所有节段的测量数据都需要采用?应该采用哪些数据?

(5)重新计算水肿的体积及肿胀率。

练习二:一例双侧下肢肿胀患者的体积测量(表6-0-4)。

表6-0-4 双侧下肢肿胀患者的体积测量数据　　　　　单位:cm³

测量时段	右下肢体积	左下肢体积
初访	10 000	11 000
治疗1周后	9 000	11 500
治疗结束	8 000	8 500

定量和定性描述患者肿胀和进展,注意两腿之间的差异,计算:

(1)初访和治疗1周后进行比较,消肿率是多少?

(2)治疗1周后和治疗结束进行比较,消肿率是多少?

(3)初访和治疗结束进行比较,消肿率是多少?

练习三:一例右下肢淋巴水肿患者的测量值(表 6-0-5)。

表 6-0-5　右下肢淋巴水肿患者的测量数据

测量位置	左下肢截面周长 /cm	右下肢截面周长 /cm
足背	23	23
足踝	25	25
足底上方 10cm	27	27
足底上方 20cm	30	30
足底上方 30cm	39	39
足底上方 40cm(膝盖)	44	49
足底上方 50cm	47	47
足底上方 60cm	50	51
足底上方 70cm	54	70

1)定量和定性地描述患者肿胀。

2)这种肿胀表现说明了什么?

学习单元 7

治疗

第一节　治疗方法和仪器

一、消肿淋巴疗法

1975 年, Michael Földi 和 Ethelda Földi 两位教授基于 Winiwater 在 1895 年的工作成果, 建立了一套治疗淋巴水肿的方案, 称为综合消肿物理疗法 (complex decongestive therapy, CDT)。消肿淋巴疗法 (decongestive lymphatic therapy, DLT) 是近年来由 LeDuc 教授提出的名称, 也是 Casley-Smith 国际培训体系采用的名称。随着新技术的发展, 外科手术成为治疗淋巴水肿的一项选择, 而 DLT 仍被推荐作为手术治疗的辅助手段。

DLT 包含两个治疗阶段(图 7-1-1), 分别是第一阶段(消肿期)和第二阶段(维持期), 包含手法淋巴引流、皮肤护理、压力治疗、功能锻炼和居家管理五个要素。

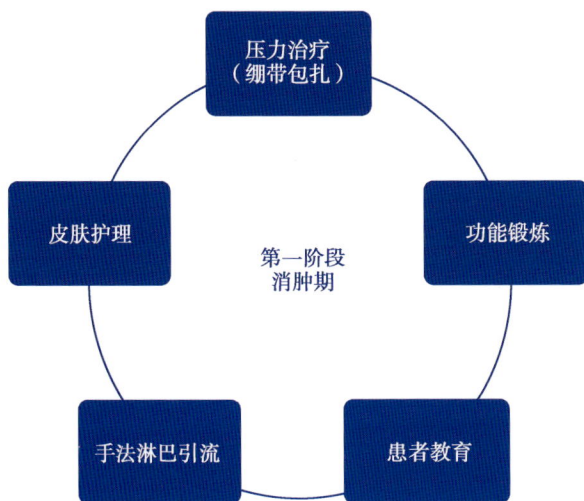

压力治疗
（绷带包扎）

皮肤护理

功能锻炼

第一阶段
消肿期

手法淋巴引流

患者教育

A

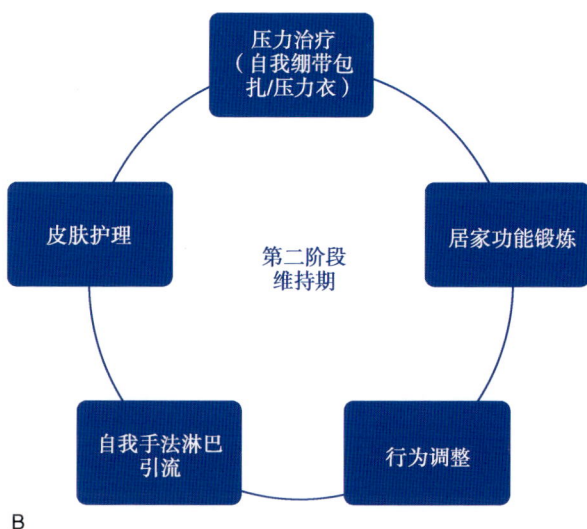

图 7-1-1　消肿淋巴疗法的两个治疗阶段

A. 第一阶段（消肿期）; B. 第二阶段（维持期）。

（一）手法淋巴引流

1. 主流技术派别　由于手法淋巴引流的技术差异,目前国际主流的技术派别有 Casley-Smith 法、Vodder 法、LeDuc 法、ICG 引导下的手法淋巴引流。无论什么技术派别,均要求该项技术应由训练有素的治疗师执行。同时,目前也有患者自我操作的简化版本。

2. 手法淋巴引流的作用

(1)减少肿胀。

(2)帮助软化纤维化组织和瘢痕。

(3)刺激淋巴管再生和侧支循环的建立。

(4)促进放松,有镇痛作用。

3. 手法淋巴引流的特点

(1)近端优先治疗。

(2)动作要缓慢、有节奏、有重复。

(3)引流方向总是朝向功能正常的淋巴结。

(4)技术包括施压和放松,以及小幅度的皮肤拉伸。

(5)对浅表组织使用轻压力,对深层集合淋巴管和纤维化使用略重压力。

(6)需要注意,手法淋巴引流可消肿,但不足以单独治疗淋巴水肿。

4. 手法淋巴引流的禁忌证

(1)绝对禁忌证:①急性感染;②未经治疗的充血性心力衰竭;③急性深静脉血栓形成;④未经治疗的癌症。

（2）相对禁忌证：①肾功能衰竭；②真菌感染；③放射性皮肤溃疡；④治疗中出现感觉异常或疼痛；⑤放疗区皮肤。

（3）特定部位禁忌证

躯干（胸骨旁/肋间/椎旁）深层手法淋巴引流的禁忌证：①所有一般禁忌证；②放射性纤维化；③骨质疏松症；④骨转移（骨癌）；⑤血友病；⑥抗凝剂；⑦未诊断的疼痛；⑧深静脉血栓病史；⑨静脉曲张。

颈部手法淋巴引流的禁忌证：①所有一般禁忌证；②心律失常；③颈动脉窦的超敏性；④甲状腺功能亢进；⑤60岁以上患者慎用。

腹腔深层手法淋巴引流的禁忌证：①所有一般禁忌证；②妊娠；③月经期；④近期腹部手术；⑤放射性结肠炎；⑥放射性纤维化；⑦腹主动脉瘤；⑧深静脉血栓形成后；⑨肝硬化；⑩疝；⑪未诊断的疼痛；⑫放射性膀胱炎。

（二）皮肤护理

在综合消肿治疗中，皮肤护理具有防护、修复和辅助治疗的作用。其核心在于维持皮肤屏障的完整与健康，通过清洁、保湿、预防外伤与感染等环节，为消肿过程提供良好环境。由于淋巴水肿患者皮肤长期受压、血运不畅，以及其屏障功能降低，极易出现干燥、皲裂及感染风险，一旦发生蜂窝织炎等并发症则会加重水肿、中断治疗而延缓康复进程。因此，科学、规范地皮肤护理不仅能大幅降低局部感染率，还能提高手法淋巴引流与压力治疗的综合疗效，帮助患者在长期管理中保持稳定的、健康的皮肤状态，提升生活质量和治疗依从性。

（三）压力治疗

1. 压力治疗的目的

（1）通过减少超滤和/或增加淋巴形成来减轻肿胀。

（2）保持减少量，防止液体进一步积聚。

2. 压力治疗的方法

（1）多层低弹绷带包扎（multi-layer low-stretch bandaging，MLLB）

1）使用4种材料来完成包扎：①使用管状绷带直接套于皮肤，可隔开皮肤和外层绷带、吸收汗液、保护皮肤；②使用高弹性的纱布绷带包扎手指或脚趾，防止近端加压造成的远端肿胀发生或加剧；③使用填充材料保护肢体，或软化纤维化的皮肤，或调整肢体形状，使其更容易实现梯度压力；④使用低延展性绷带，因其具有高工作压力和低静息压力且张力均匀。

2）在压力治疗前需进行皮肤护理，使肢体保湿，以防止干燥和开裂，从而限制感染风险。

3）产生压力梯度以鼓励流体向近端流动：根据拉普拉斯定律，在远端包扎重叠更多的绷带层数，以及从远端到近端使用由窄到宽的绷带来实现由远端到近端压力逐渐减小的压力梯度。

（2）双层自粘绷带包扎

1）只有两层绷带,内层为泡沫绷带,外层为低弹自粘绷带。

2）肢体轮廓包扎后比 MLLB 薄得多,较受患者欢迎。

3）全拉伸状态下包扎,治疗师操作的一致性较好。

4）包扎不要求创建压力梯度,根据帕斯卡定律,施加在液体一个点上的压力会向各个方向均匀地传递。

（3）压力服装:淋巴水肿的压力服装类型包括圆织压力衣和平织压力衣(表 7-1-1)、魔术贴式可调节压力带、夜间专用压力衣。

表 7-1-1　圆织压力衣和平织压力衣的特性比较

项目	圆织压力衣	平织压力衣
弹性	弹性高	弹性低
穿戴时间	白天穿戴,睡眠时取下	白天、夜晚均可穿戴
重量	较轻薄	较厚重
有无接缝	无缝编织	有接缝
形式	成衣多见	定制多见
尺寸	尺寸可适应一定范围的体积变化	尺寸不能适应大的体积变化
价格	价格低	价格高
获取时间	时间短	时间长

3. 压力治疗的禁忌证　①动脉疾病[踝肱指数(ABI)≤0.8];②动脉创伤;③急性深静脉血栓形成;④心源性水肿;⑤未确诊的急性创伤;⑥对包扎材料过敏;⑦周围神经病变或放射性神经丛病变;⑧急性感染。

（四）功能锻炼

1. 操作要点　功能锻炼旨在刺激淋巴形成,排空淋巴管和淋巴结。其操作要点如下:

（1）须在肢体加压状态下执行。

（2）低强度运动,速度缓慢且有节奏。

（3）功能锻炼中应包括横膈呼吸训练。

（4）有肌肉收缩和放松阶段。

（5）模拟手法淋巴引流序列的顺序。

（6）可联合自我手法淋巴引流。

（7）可结合患者的活动爱好进行。

2. 禁忌证

（1）伤口、正在愈合的瘢痕或接受放疗的部位。

(2)放射性骨质疏松症和放射性肺损害。

(3)俯卧抬头等颈部过度伸展的动作。

(4)使姑息患者感到疲劳的运动。

(五)居家管理

淋巴水肿的治疗与管理是一项长期工程,系统的居家管理措施可帮助患者巩固医院治疗效果,防止并发症发生,改善生活质量。

居家管理具体内容包括:①自我手法淋巴引流;②皮肤护理;③白天穿戴压力衣,夜间绷带包扎或穿戴夜间压力衣;④继续进行功能锻炼,可因地制宜地进行调整;⑤调整不良生活习惯。

(六)辅助治疗

1. 肌筋膜松解技术用于瘢痕处,可减少活动受限和粘连。

2. 如果皮肤有伤口,辅助以特殊护理。

3. 脉冲超声治疗纤维化、腋网综合征。

4. 家庭、朋友、支持团体应给予患者情感支持。

二、手术治疗

1. 减容手术,去除多余的病变组织以防止再度水肿。

2. 吸脂术,去除增生的脂肪,减少体积,改善外观。

3. 结扎淋巴管,可治疗蛋白质丢失性肠病。

4. 创建吻合,如淋巴管 - 静脉吻合、淋巴管 - 淋巴管吻合、淋巴管 - 淋巴结吻合,建立新的淋巴回流通路。

5. 血管化淋巴结移植,通过移植健康的淋巴结,建立淋巴回流的通路。

三、间歇性序贯充气加压治疗

带有淋巴水肿治疗模式的间歇性序贯气压泵(intermittent pneumatic sequential compression pump,IPSCP)模拟手法淋巴引流的方向和序列,进行每个治疗单元的依次充气和放气,先清空患区的邻近区域和近端区域,再从四肢末端向躯干推动液体,可促进淋巴液的有效回流。IPSCP 与绷带或压力服装配合使用可取得满意效果。

1. 适应证

(1)当淋巴结和血管完好且功能正常时。

(2)慢性静脉功能不全。

(3)体位性水肿。

(4)创伤后水肿。

2. 禁忌证

(1)充血性心力衰竭。

(2)深静脉血栓形成。

(3)肾功能衰竭。

(4)急性感染。

(5)活动期的癌症(除非是姑息治疗)。

(6)不明原因的肿胀。

3. 使用 IPSCP 的风险

(1)如果没有明确的淋巴通路,会有以下风险:①浅表集合淋巴管损伤;②泵套近端形成纤维化环;③可增加肿胀和 / 或将水肿推至身体邻近部位,包括生殖器;④肢体组织硬化。

(2)当使用的压力过高时,对毛细淋巴管有损伤。

4. 预防风险的措施

(1)每次使用前后测量肢体,如果测量值没有变化,应停止使用。

(2)监测加压气囊附近的肢体周长和皮肤质地。

(3)如果有淋巴结缺失,在泵使用前后对躯干进行手法淋巴引流。

(4)仅使用低压力(腿部不超过 60mmHg,手臂不超过 30mmHg)。

(5)使用后立即包扎绷带或穿戴压力衣,以防止再次充盈。

四、水淋巴疗法

水淋巴疗法由以色列的 Casley-Smith 认证讲师 Dorit Tidhar 开发,是一个经过验证的有效的泳池运动项目。该方法结合了功能锻炼和手法淋巴引流,利用方向性的水流来模拟淋巴引流。注意,不成熟的医疗条件时、任何对水有恐惧感的人禁忌用水淋巴疗法。

五、其他治疗方法

(一) 激光治疗

1. 激光治疗的原理　细胞核内线粒体的光感受器吸收光,产生氧,三磷酸腺苷(ATP)产生加速,细胞代谢加快。1995 年 Piller 等的研究显示,激光治疗时巨噬细胞被激活,积聚的蛋白质在淋巴管周围被分解;研究还证明了激光可能减轻疼痛,促进淋巴管再生。

2. 激光治疗的特点

(1)体感无发热、无声响、无振动、易于操作,可与其他治疗方法联合使用。

(2)非侵入性、无潜在风险、副作用小、安全性好。

(3)光波可被皮肤的表层吸收,且穿透更深,通过生物刺激或光化学反应起作用。穿透力或波长的深度会随着治疗需要而改变。穿透力较低的激光最适合伤口愈合,穿透力为中等深度的激光最适合缓解疼痛和改善肌肉骨骼症状,穿透范围更深的激光对纤维化治疗效果最佳。血红蛋白对激光吸收良好,因此含血红蛋白更多的肌肉比脂肪吸收更好。

(4)通常采用低能量激光治疗,副作用常为恶心、头晕,通常与剂量过高有关。

(5)影响剂量选择的因素包括治疗部位、组织质地和颜色、治疗时长、治疗时机。

3. 激光治疗仪的类型和照射方法 根据激光的波长及其对眼睛造成损害的风险,激光被分为1~4级。激光治疗仪分为二极管或手持式(通常为1级激光)、扫描型。照射方法包括扫描照射、悬停照射、持续照射。

4. 治疗参数 激光治疗常应用于淋巴水肿及其并发症、腋网综合征的治疗,治疗不同疾病和症状应有不同的治疗参数(表7-1-2)。

表 7-1-2 治疗不同疾病和症状的激光治疗参数

适应证	脉冲频率 /Hz	治疗时间
急性疼痛	50	5min
慢性疼痛	5	5min
淋巴水肿	1 000~2 500	按医嘱
皮肤和伤口护理	1 000~2 500	4min
常规康复	1 000~2 500	3min

5. 禁忌证 活动期或未经治疗的肿瘤、孕妇的腹部、急性炎症期、深静脉血栓、甲状腺疾病、光敏药物用药(如抗疟药和抗甲状腺药)期间。

(二)肌内效贴

该方法是将淋巴液从超负荷区域疏导到淋巴引流充分的区域,从而减少水肿区域的体积。肌内效贴将皮肤轻轻地拉起,引起皮肤位移和局部压力变化,使锚丝被牵拉,促进皮下淋巴管吸收并引流淋巴液从水肿区域到达淋巴液可充分回流的区域。肌内效贴对手背、乳房和头颈部水肿的治疗效果较好。

1. 工作原理

(1)毛细淋巴管或前集合淋巴管位于真皮层,应用肌内效贴后,压力的变化可影响毛细淋巴管的开闭,使得淋巴液从间质进入淋巴管;前集合淋巴管中的淋巴液流入集合淋巴管,然后流入更深的淋巴干。

(2)肌内效贴具有与皮肤相似的弹性,可随着运动而拉伸,可改变皮肤压力梯度和促进淋巴液吸收。

(3)可提供具有方向性的张力，引导淋巴液进入循环或重建引流路径。

(4)能建立本体感受反馈，减少肌肉过度伸展和过度收缩。

2. 禁忌证　①感染；②血栓形成；③皮肤开放性伤口表面；④皮炎、湿疹、皮肤过敏；⑤活动期癌症；⑥不明原因的肿块；⑦糖尿病(严重的神经损伤或神经病变)；⑧肾源性或心源性水肿。

3. 操作技术要点

(1)使用前清洁皮肤，建议去除毛发。

(2)裁剪时，肌内效贴背面面向操作者。

(3)肌内效贴的四角裁剪成弧形。

(4)贴扎时不要触摸肌内效贴的粘贴面。

(5)肌内效贴无张力贴扎。

(6)贴扎后摩擦肌内效贴以促进贴合，不要人为加热。

(7)注意观察皮肤情况。

(8)对于瘢痕治疗，先使用肌内效贴，再贴瘢痕贴。

4. 肌内效贴贴扎后护理

(1)如果在粘贴30分钟后感到局部刺痛，立即移除肌内效贴。

(2)贴扎后照常进行日常活动(活动越多，淋巴引流越多)。

(3)洗澡和游泳时肌内效贴可以贴在身上，之后应吸干水分，保持肌内效贴干燥(不可使用电吹风加热吹干)。

(4)让肌内效贴自然脱落，其间可以修剪脱落、松散的部分。

(5)如果要取下肌内效贴，用油或肥皂液浸泡，然后沿毛发生长方向将其从皮肤上顺向移除。

(6)治疗师可教会患者自行使用肌内效贴的方法。

(三)抗纤维化垫

抗纤维化垫是专为减轻肿胀和纤维化而设计的自制或成品的衬片或衬垫，有助于水肿区域淋巴液的定向流动。抗纤维化垫可用于纤维化、肿胀区域、骨突周围，以及绕开瘢痕的改道引流；如在晚上使用，可作为压力衣的舒适替代品，也适用于姑息治疗、生殖器水肿、躯干或乳房水肿。

(四)皮肤负压提升引流装置

皮肤负压提升引流装置是一种基于负压技术、按摩引流等物理疗法原理的辅助治疗装置，主要用于淋巴水肿或相关软组织的康复。它通过在患处持续或间歇地施加低于大气压的压力(真空辅助)，令筋膜及组织在负压下得到舒缓，既可预防或减少瘢痕形成，又能刺激组织代谢和淋巴引流，从而缓解肿胀、减轻疼痛并改善活动受限。该装置常与综合消肿治疗配合使用，对消除肿胀、促进局部愈合和功能恢复具有一定的辅助作用。由于目前国内成熟设备较少,普及性尚不高,临床应用仍需结合专业评估与指导,才能取得更佳疗效。

六、治疗关注要点

(一) 手法淋巴引流

1. 肿胀的原因是什么? 是全身系统性疾病还是局部回流障碍导致的?

2. 患者是否有因液体过度回流到循环系统而可能导致的危险?

3. 离肿胀区域最近的区域淋巴结的位置。

4. 手法淋巴引流到目标淋巴结的最佳路径是什么? 注意评估引流路径中的瘢痕组织。

5. 在进行手法淋巴引流的路径中,是否存在皮肤破损、开放性损伤等需要特别护理的情况?

6. 对于大面积纤维化的病例,使用 MLLB 会比手法淋巴引流更有效。

(二) 功能锻炼

1. 患者学习功能锻炼方法的能力是否受限(如婴幼儿、高龄、痴呆、智力障碍)?

2. 患者进行功能锻炼的能力(耐力,其他合并症如肌肉骨骼问题)如何?

3. 适度调整练习强度或提供适合患者的替代方案。

4. 如何将功能锻炼纳入患者的日常生活?

5. 维护期如何进行功能锻炼?

(三) 皮肤护理

1. 患者的皮肤是否完好? 是否伴有皮肤病变,如真菌感染等?

2. 患者是否能够辨别可能加剧淋巴水肿的行为和情况?

3. 改善上述不良事件能否解决患者的问题?

(四) 压力治疗

1. 手法淋巴引流的效果需要由压力治疗来支持。肢体体积的减少不是通过穿戴压力衣而是通过绷带加压包扎实现的。

2. 注意避免执业范围以外的医疗行为。如果治疗人员不具备淋巴水肿治疗的资质,可鼓励患者穿戴压力衣。

(五) 间歇性序贯充气加压治疗

1. 充分考虑患者在家中操作的安全性。

2. 患者能否完成患肢近端的手法淋巴引流? 能否获取专业指导?

(六) 患者教育

1. 尽可能为患者提供书面及视频资料。

2. 使用通俗易懂的语言,简明扼要地列出操作步骤。

3. 将指导与日常活动结合,以使患者更易接受。

4. 邀请患者家人或朋友共同参与学习,为患者提供支持。

淋巴水肿自我管理见图 7-1-2。

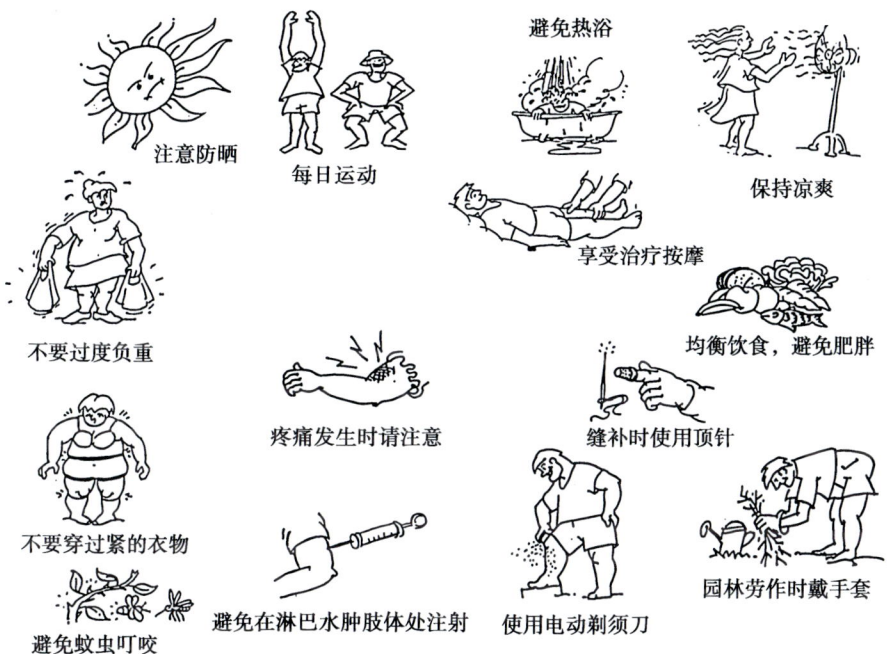

注意防晒　　　每日运动　　　避免热浴　　　保持凉爽

不要过度负重　　　享受治疗按摩　　　均衡饮食,避免肥胖

不要穿过紧的衣物　　疼痛发生时请注意　　缝补时使用顶针　　园林劳作时戴手套

避免蚊虫叮咬　避免在淋巴水肿肢体处注射　使用电动剃须刀

图 7-1-2　淋巴水肿自我管理

(七) 患者依从性

治疗的第二阶段主要由患者参与,如果患者无法或不愿意配合,在治疗开始就应该考虑采取合适的措施。当看到第一阶段治疗有效时,患者可能会更加积极地参与。影响患者依从性的因素如下:

1. 患者在治疗过程和居家治疗中能获取什么支持?

2. 患者对罹患淋巴水肿有何反应?

3. 患者是否存在参与受限(精神、身体、情绪、精力状态、健康状况、治疗时间保证)? 参与受限是否会影响其充分参与治疗计划?

4. 强化治疗阶段结束后,患者能否长期维持治疗?

5. 如何制订患者个体化的治疗计划,并在维持治疗中取得效果?

(八) 淋巴水肿的预防

导致淋巴系统负荷过重的因素包括过冷、过热、过度用力、感染、过敏反应、毛细血管壁损伤等。

引起淋巴回流功能下降的因素包括：皮肤挛缩（瘢痕）、感染期间血管痉挛、纤维化增加、组织顺应性增强、肌肉活动减少、过度寒冷、淋巴管损伤等。

任何导致已经受损的淋巴系统负荷过重的因素，都会造成淋巴循环停滞或促使潜伏期淋巴水肿发展为淋巴水肿。应帮助患者了解预防措施、功能锻炼和皮肤护理的原则，避免诱发因素，将淋巴水肿控制在潜伏期（图 7-1-3）。

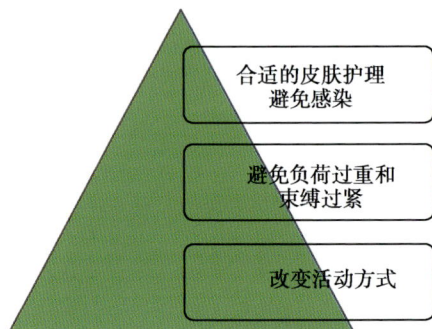

图 7-1-3　将淋巴水肿控制在潜伏期的方法

七、淋巴水肿门诊消肿淋巴疗法执行参考

德国的 Földi 淋巴专科医院是欧洲淋巴学科的中心，提供淋巴系统疾病的住院治疗和门诊治疗，对患者进行科学系统的诊疗和康复管理。消肿淋巴疗法在 Földi 淋巴水肿门诊的执行情况，可为国内淋巴水肿的治疗作参考，具体如下：

（一）ISL 1 期：凹陷性水肿

1. 第一阶段　①手法淋巴引流：连续 10~14 天；②包扎：连续 10~14 天；③消肿锻炼：每天；④皮肤护理：根据需要，每天；⑤教学自我治疗。

2. 第二阶段　①手法淋巴引流：必要时；②压力袜 / 袖套：应每天穿着；③消肿锻炼：每天；④必须持续预防淋巴水肿及感染。

（二）ISL 2 期：硬性水肿

1. 第一阶段　①手法淋巴引流：连续 21~28 天；②包扎：连续 21~28 天；③消肿锻炼：每天；④皮肤护理：根据需要，每天；⑤教学自我治疗。

2. 第二 A 阶段　①手法淋巴引流：每周 2 次，持续 1~5 年；②压力袜 / 袖套：应每天穿着；③自我包扎；④消肿锻炼：常规；⑤皮肤护理。

3. 第二 B 阶段　①手法淋巴引流：酌情；②压力袜 / 袖套，应每天穿着；③消肿锻炼：常规；④必须持续预防淋巴水肿及感染。

(三) ISL 3 期:象皮肿

1. 第一阶段　①手法淋巴引流:连续 28~32 天;②包扎:连续 28~32 天;③消肿锻炼:每天;④皮肤护理:根据需要,每天;⑤教学自我治疗。

2. 第二 A 阶段　①手法淋巴引流:每周 3 次,持续 5 年;②压力袜/袖套,应每天穿着;③自我包扎;④消肿锻炼:常规;⑤皮肤护理。

3. 第二 B 阶段　①手法淋巴引流:酌情;②压力袜/袖套,应每天穿着;③自我包扎;④消肿锻炼:每天,如有必要,重复第一阶段;⑤必须持续预防淋巴水肿及感染。

第二节　治疗策略

一、制订治疗计划的策略

1. 初诊时,确定是否进行后续治疗,以及后续治疗方案与费用。

2. 详细记录信息,以备与其他治疗师或医疗机构共享相关信息。

3. 对于单次的治疗,确定治疗内容,如手法淋巴引流的一个部位或多个部位,DLT 的一个环节或多个环节。

4. 对于系统治疗或第一阶段治疗,确定患者每周需要进行治疗的天数、需要的总周数和相关设备及耗材。

5. 如果患者仅接受手法淋巴引流,建议其将压力衣带到治疗室,以便手法淋巴引流后直接穿好压力衣,防止患肢再次肿胀。如果第一次治疗后即处方压力衣,则第二次就诊时检查压力衣是否合适。

6. 如果要进行多疗程的手法淋巴引流,应合理计划起始治疗的区域,精准治疗比大面积治疗更有效。

7. 对接受单疗程压力治疗的患者,应选择合适的压力绷带,同时明确后续是否需要配合手法淋巴引流。

8. 通过 1~2 次的前期消肿治疗,帮助患者确定后续的最佳治疗方式。无合并症的淋巴水肿,持续压力治疗很关键,治疗后通过阶段评估决定后续压力治疗的方式。

9. 姑息治疗的患者,通常在提供安宁疗护服务的机构或患者家中进行消肿淋巴疗法,多数为非连续性治疗,需要综合考量以决定合理的治疗方式。

二、不同临床情况的治疗策略

(一)无并发症淋巴水肿

1. 目标是减少肢体水肿(第一阶段),应用压力衣维持治疗效果(第二阶段)。

2. 首次就诊内容应包括测量、分期和评估,制订诊疗计划。

3. 首次就诊后,每次治疗 45~60 分钟。

4. 在第一阶段结束后可定期复诊,以检查自我维护是否顺利。

(二) 复杂性淋巴水肿

1. 治疗策略与无并发症淋巴水肿相同,但治疗时长会更长。

2. 优先考虑患者的治疗需求。

3. 建立短期目标和长期目标。

4. 完成第一阶段治疗后,允许适度的时间间隔。

(三) 已明确诊断的淋巴水肿

1. 需记录患者完整的既往史、肿瘤病史和淋巴水肿病史,签署知情同意书。

2. 评估水肿影响的区域。

3. 评估压力衣应用情况

(1)患者是否已经配备压力衣?

(2)压力衣是否合适?是否需要更换?

(3)根据不同阶段,确定应立即定制压力衣,还是在第一阶段结束时定制。如果需要定制,应立即完成测量。

4. 制订 MLLB 使用计划

(1)确定是否在第一次就诊时就开始使用 MLLB。

(2)患者是否需要学习自我绷带包扎?

(3)完成首次治疗后评估效果,是否需要调整方案?

(4)评估在更换为压力衣之前需要完成多少次绷带包扎治疗。

(5)评估是否因为水肿少量增加就绷带包扎。

5. 制订手法淋巴引流计划

(1)向患者解释治疗方法,知情同意。

(2)考虑特殊体位的淋巴引流和相应要求。

(3)通过评估结果了解患者瘢痕、患肢局部质地等情况。

(4)指导患者在治疗过程中配合呼吸,并解释其必要性。

(5)提供自我手法淋巴引流的指导和书面材料。

6. 制订皮肤护理方案　制订个体化的患者教育方案及皮肤护理方案。

7. 制订消肿锻炼计划　需结合患者运动能力、年龄等,合理制订运动计划。

(四) 尚未明确诊断的淋巴水肿

1. 积极转诊(除非治疗师有诊断资质)。

2. 需专科医生排除禁忌证,否则有可能引起某些症状加重。

三、心理治疗策略

对淋巴水肿患者心理、社会方面的管理,会对患者的病情和生活质量产生重大影响。

(一)淋巴水肿对患者的心理影响

1. 淋巴水肿可能是癌症复发的提示,是对患者不间断的刺激,患者心理上对癌症复发存在恐惧、焦虑、抑郁和压力。

2. 因癌症手术和淋巴水肿,患者出现身体形象改变的自我否定和活动受限的挫败感。

3. 穿着压力衣可能会引起他人不必要的关注。

4. 需要花费时间进行自我护理,如锻炼、手法淋巴引流、气压治疗,患者可能产生负面情绪。

5. 患者需要持续警惕感染风险。

6. 社会家庭角色和职责发生改变。

(1)家庭情况会影响患者的诚实度及其与亲友的关系。

(2)疾病影响性行为,导致患者直接或间接地自我形象否定。

(3)患者社会参与度可能降低。

(4)患者可能被降级到更简单、工作量更少的岗位。

7. 患者可能产生对公共医疗卫生服务的失望情绪。

8. 手臂淋巴水肿、腿部淋巴水肿、头颈部淋巴水肿的患者面临不同的困难,心理相关问题不尽相同。

(二)采取的措施

1. 通过生活质量(quality of life,QOL)量表测评相关因素。

(1)身体方面:如疼痛、麻木、力量和活动能力降低等。

(2)实际问题:如运动、旅行、穿衣、财务、气候限制等。

(3)心理社会方面:如患者对消肿淋巴疗法的持续时间产生负面情绪、困惑,需要寻求帮助。

2. 做好患者可能出现心理问题的准备。

3. 识别患者、治疗师出现的问题与困难。

4. 耐心倾听,允许患者不被打断地叙述;向患者提出开放性问题;以患者为中心,和患者讨论治疗问题;鼓励患者自我救助。

5. 对于慢性病患者,通常需要鼓励并引导其参与治疗。

6. 对于依从性差的患者,通常从详细的病史中可以发现原因,如果是治疗方法有问题,治疗师应考虑到其生活方式,并尽可能改进。

7. 为患者推荐适宜的心理服务机构。

第三节　药物与淋巴水肿

一、可能导致或加重淋巴水肿的药物

一些药物可能导致或加重淋巴水肿,其作用机制为保钠或增加滤过,可以作为血管扩张剂。常见药物包括抗组胺药、β受体阻滞剂、麻醉药、非甾体抗炎药、钙通道阻滞剂、抗高血压药、抗凝剂、抗肿瘤药(特别是紫杉醇)、抗抑郁药,以及他莫昔芬、曲妥珠单抗。

二、治疗淋巴水肿的药物

以往主要有两类药物被用于治疗淋巴水肿,即苯并吡喃酮类药物和利尿剂,但目前尚无循证医学证据支持的治疗药物。

(一)苯并吡喃酮类药物

1. 苯并吡喃酮类药物包括类黄酮、香豆素、芦丁、叶香素和橙皮苷。目前发现约50种药物可减轻高蛋白水肿。

2. 此类药物可使巨噬细胞的数量和活性增加,脂质填充的巨噬细胞可被重新激活。有动物实验提示巨噬细胞可以降低血管通透性,但也有动物实验结果相反。临床试验提示组织间液体减少,组织质量提高。

3. 药物副作用主要是轻微的胃肠道反应,局部可能引起黏膜刺痛。

4. 口服类可引发肝脏毒性,于1996年被取消用于治疗淋巴水肿的许可。

5. 目前循证医学证据不支持苯并吡喃酮类药物作为治疗淋巴水肿的常规药物。

(二)利尿剂

1. 利尿剂常被用于心力衰竭、肾病和静脉功能不全引发的水肿(低蛋白水肿)。

2. 利尿剂被长期应用于高蛋白水肿治疗时,有可能引发损害并加重症状。药物可减少体液潴留,但不能去除蛋白质,反而增加了局部蛋白浓度,从而引发更多的体液潴留,这一过程增加了炎症和纤维化的可能性。

(三)二乙基氨基甲嗪和阿苯达唑

二乙基氨基甲嗪和阿苯达唑作为抗寄生虫药用于消灭导致丝虫病的寄生虫。

(四)抗生素和抗真菌药

淋巴水肿时常伴有细菌和真菌感染,对于反复出现蜂窝织炎的患者可预防性使用抗生素。

(五) 中药

可根据患者的体质和症状,辨证施治,选择相应的中药进行治疗,通常可以通过健脾利水、活血化瘀、消肿止痛、调节气血、增强免疫功能等方法来改善淋巴水肿的症状。建议在专业中医师的指导下制订个性化的治疗方案。

学习单元 8

手法淋巴引流

手法淋巴引流沿着人体淋巴系统的分布以及淋巴循环的方向,在干燥的皮肤上应用轻柔、有节奏的手法刺激淋巴液的流动,促进淋巴液的循环,从而减轻淋巴水肿。

第一节　手法淋巴引流的技术原则

一、手法淋巴引流的目的和作用

1. 目的

(1)增加淋巴液形成,并将细胞代谢废物和副产物移入淋巴管。

(2)增加淋巴管运动(淋巴管和淋巴结的淋巴流动)。

2. 临床作用

(1)减少肿胀。

(2)去除组织间隙中的蛋白质。

(3)减轻淋巴管和淋巴结的负荷。

(4)改善淋巴管运动性(即淋巴管内的泵送活动)。

(5)刺激免疫活性。

(6)手法淋巴引流刺激神经系统的副交感神经反应引起的作用:①诱导放松和/或睡眠;②减少疼痛;③平衡激素,调节月经周期;④肠/膀胱运动增加或减少。

(7)降低血压。

(8)改善充血后的鼻窦引流和呼吸。

(9)改善皮肤状况。

(10)减轻相关炎症症状。

二、手法淋巴引流的适应证与禁忌证

1. 适应证

(1)原发性和继发性淋巴水肿。

（2）其他水肿：妊娠水肿、激素性水肿、瘢痕组织区域的水肿、手术后特别是整形和美容手术后的水肿。

（3）运动与创伤相关问题：运动损伤、关节炎、慢性疼痛、蛇和昆虫咬伤、溃疡。

（4）神经系统疾病：多发性硬化症（MS）、睡眠障碍。

（5）消化系统疾病：便秘和消化障碍。

（6）内分泌系统及激素相关疾病：如月经不调。

（7）皮肤疾病：酒渣鼻、寻常痤疮、皮脂溢出、过敏性湿疹。

（8）周围血管疾病：雷诺病（肢体动脉痉挛症）。

（9）精神心理相关疾病：精神压力、节食减重（可能带来的生理和心理负担）、戒断物质依赖。

（10）其他：鼻窦充血、头痛、拔牙后。

2. 绝对禁忌证　急性情况为绝对禁忌证。

（1）未经治疗的充血性心力衰竭：引流会增加静脉回流的压力，导致心脏承受更大的负荷。

（2）急性心绞痛：引流可能会致命。

（3）急性炎症或传染病（局部或全身炎症伴有发热）：如细菌或病毒感染、扁桃体炎、流行性感冒、支气管炎、化脓性鼻窦炎、尿路感染、昆虫／动物咬伤、过敏反应（手法淋巴引流后，组胺增加）、急性哮喘发作。

（4）肾水肿：手法淋巴引流会加重肾脏负担。

（5）出血：在任何治疗前，出血必须完全停止。

（6）结核病：手法淋巴引流有激活休眠状态分枝杆菌的危险。

（7）未经控制的急性高血压：血管系统的液体增加会升高血管静水压。

（8）急性循环问题：如血栓形成、静脉炎、静脉阻塞、有栓塞的风险。

（9）癌症相关问题：未经治疗的癌症、未诊断的肿块、恶性疾病；担心癌细胞转移。

3. 相对禁忌证

（1）慢性感染、皮肤感染、炎症：手法淋巴引流可能导致感染扩散；若存在无发热的局部炎症，应避开该区域。

（2）月经期间和妇科感染：避免腹部深层按摩。

（3）支气管哮喘：病情缓解时进行治疗，治疗时避免胸骨和胸部引流，过度刺激迷走神经会导致支气管哮喘发作。

（4）近期血栓形成：如果在血栓清除后进行手法淋巴引流，则避开该淋巴分区。

（5）甲状腺功能减退或甲状腺功能亢进：除非在药物控制中，否则不要按摩。避免对颈部过度刺激，因其会扰乱血液中的激素水平。

(6)肾衰竭:如果正在接受透析,可进行短时间且轻度的治疗,否则身体会疲劳不耐受。

(7)发生变化的黑痣。

(8)烧伤:避免靠近该区域,但清空周围区域,利用负压效果引流。

(9)新的和近期的手术后瘢痕:不要拉伸脆弱的愈合组织。

(10)急性运动损伤(扭伤、伤口等),伴有水肿和炎症。

4. 谨慎操作

(1)低血压:长时间治疗可能会进一步降低血压,操作时要求患者重复足背屈、跖屈的动作,在站立前先慢慢坐起来。

(2)妊娠期:建议避开妊娠早期。

三、手法淋巴引流的压力

1. 被移动的液体位于皮肤浅表的皮下组织。

2. 轻柔的压力就可以影响到毛细淋巴管的微小结构。

3. 施加于集合淋巴管的压力可略大,大约 30mmHg。

4. 施加于患者皮肤上的压力应该刚好可以牵拉皮肤,以有助于淋巴液的形成。

5. 施加压力后皮肤不应发红。

6. 有些情况下需要施加较大的压力,如慢性淋巴水肿伴纤维化,引流部位仍然在肌肉层与皮肤之间,引流手法不应引起疼痛。

四、手法淋巴引流的速度与节律

1. 淋巴液是一种比血液更黏稠、流动速度更慢的液体,不同区域的淋巴液流速不同,需要较慢地轻抚推动,大约每秒 1 次。

2. 手法淋巴引流应缓慢有节奏。

3. 有节奏的肌肉运动可增加淋巴流量。

五、手法淋巴引流的方向

1. 应按照淋巴液流动的方向,向健康淋巴通路方向进行引流;手术或瘢痕可能会导致淋巴通路改变。

2. 手法淋巴引流的动作需要一半施加压力,一半不施加压力,产生开 - 关—开 - 关的节奏,即有皮肤加压和放松的过程,以确保淋巴液不会反向流动。

六、手法淋巴引流区域的先后顺序

1. 先近端再远端,先健区再患区。

2. 要使淋巴液流向一个区域,必须先排空目标区域,即先开放近端通路,并向患者解释先引流未肿胀的近端通路的目的和意义。

七、手法淋巴引流的剂量

1. 每个引流动作重复 5~10 次,以促进淋巴管摄取组织间液。
2. 针对不同的病例,治疗时间长短、混合治疗次数可能不同。
3. 一般情况下,全身引流治疗时间为 1.5 小时。
4. 如果治疗只针对特定区域,该区域需要 20~30 分钟。
5. 治疗时间过长可能使患者产生不适反应,如头痛、恶心或疲劳。
6. 单次治疗时间较短但治疗更频繁,通常会更有效。一次长时间的治疗可引起大量淋巴液流动和代谢废物排出,患者虚弱的身体可能无法应对,副作用可能超过益处。

八、手法淋巴引流的治疗准备

1. 物品准备

(1)可承受一定重量的按摩床。按摩床应结构坚固,其床面面积可以充分容纳水肿的肢体。

(2)可移动和调节高度的治疗师座椅。

(3)为每位患者提供一次性床单和毛巾,避免患者交叉感染。

(4)准备一次性防水和吸水衬垫,以应对淋巴漏或大小便失禁。

(5)外科手套,用以保护患者或治疗师。

(6)爽身粉,必要时可使用。如在炎热潮湿的气候下,治疗师可以在自己手上用爽身粉,可能会对在皮肤表面的滑行有利;注意应询问患者是否对爽身粉过敏。

2. 治疗师的准备

(1)进行手法淋巴引流时需要集中注意力。当治疗师注意力分散时,引流的压力很容易失准,或者速度太快;操作时,应关注淋巴结和淋巴管的细微之处。

(2)充分获取患者病史至关重要。

(3)健康教育资料,尤其是图表类,对解释病情、指导患者进行自我手法淋巴引流很有帮助。

(4)治疗方法可能会随着新的研究发现而发生改变,治疗师应与时俱进、更新知识。

3. 患者的准备

(1)患者了解治疗实施的原则及益处,疑惑的问题及进一步治疗相关的问题。

（2）患者了解治疗计划；治疗师对患者告知的信息保持开放态度，治疗计划随时进行调整。

（3）患者了解治疗可能产生的副作用，以及如何最大限度地减少"终止治疗"所产生的影响。

（4）提前准备治疗相关物品。

第二节　手法淋巴引流的路径

一、单侧肢体淋巴水肿的引流路径

1. 单侧上肢淋巴水肿的引流路径（图 8-2-1）。

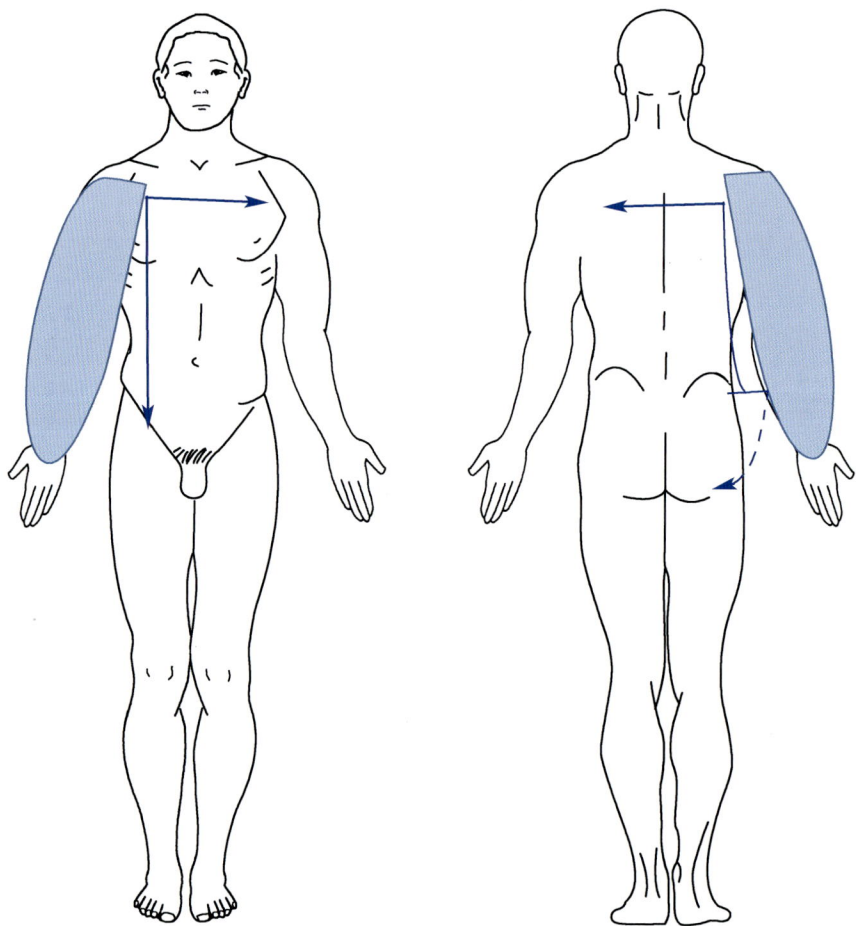

图 8-2-1　单侧上肢淋巴水肿的引流路径

2. 单侧下肢淋巴水肿的引流路径(图 8-2-2)。

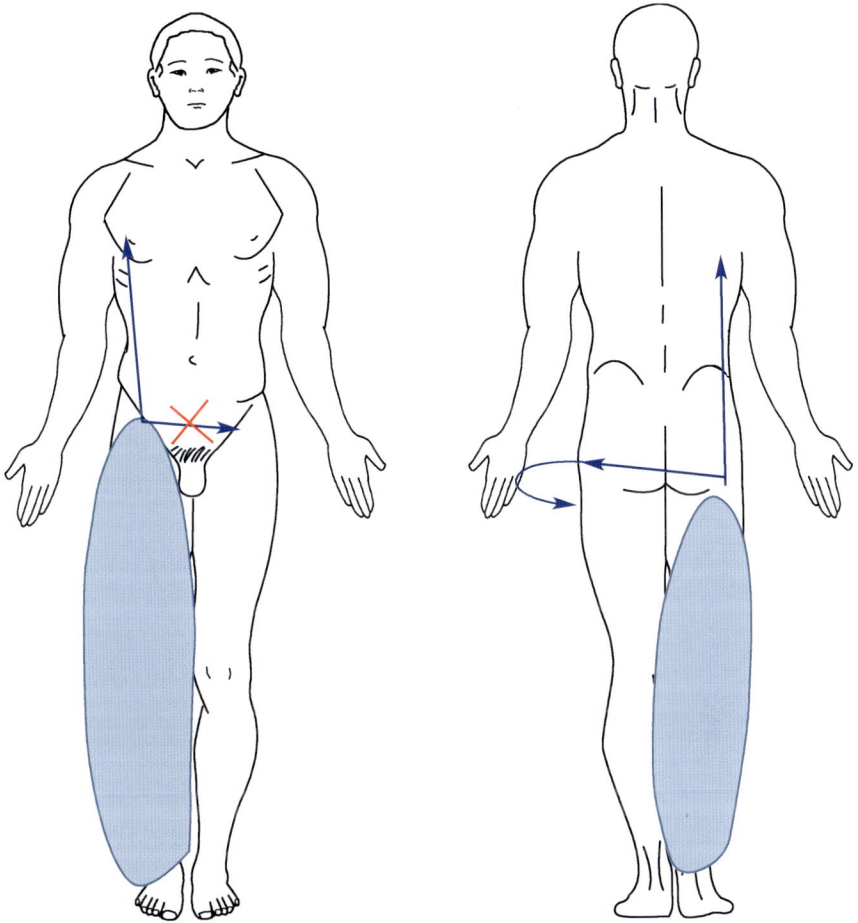

图 8-2-2　单侧下肢淋巴水肿的引流路径
背侧引流不是通过臀部,而是在臀部上方,引流向腹股沟前淋巴结;
横跨下腹部区的手法淋巴引流可引起生殖器水肿。

二、双侧肢体淋巴水肿的引流路径

1. 双侧上肢淋巴水肿的引流路径(图 8-2-3)。

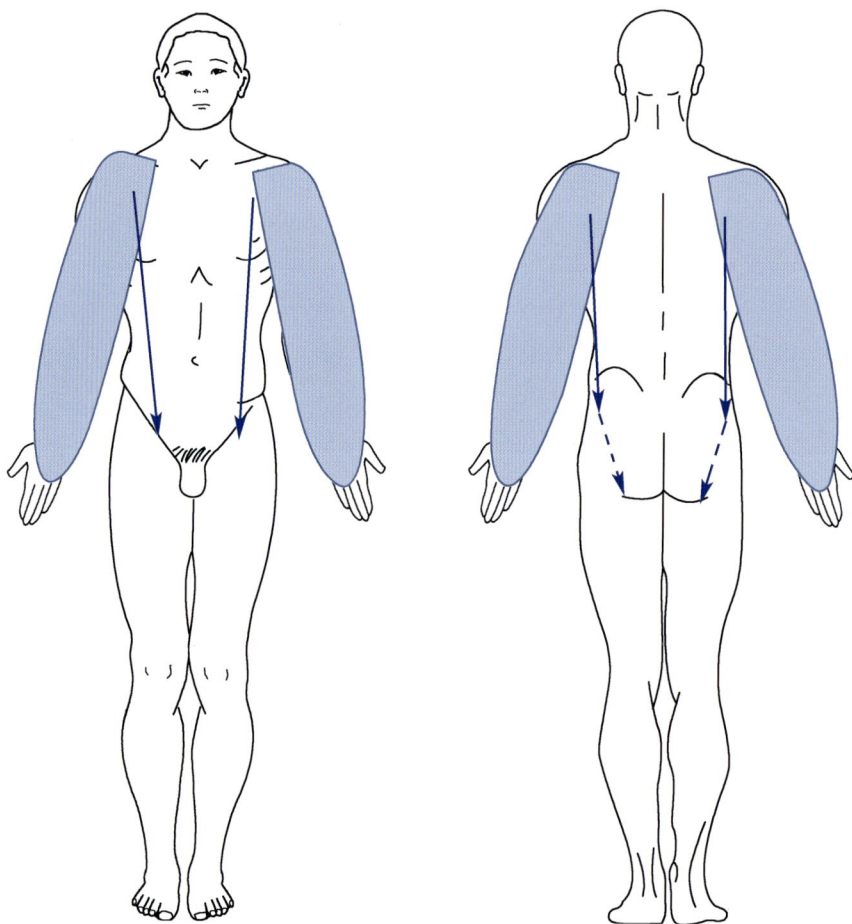

图 8-2-3　双侧上肢淋巴水肿的引流路径

2. 双侧下肢淋巴水肿的引流路径(图 8-2-4)。

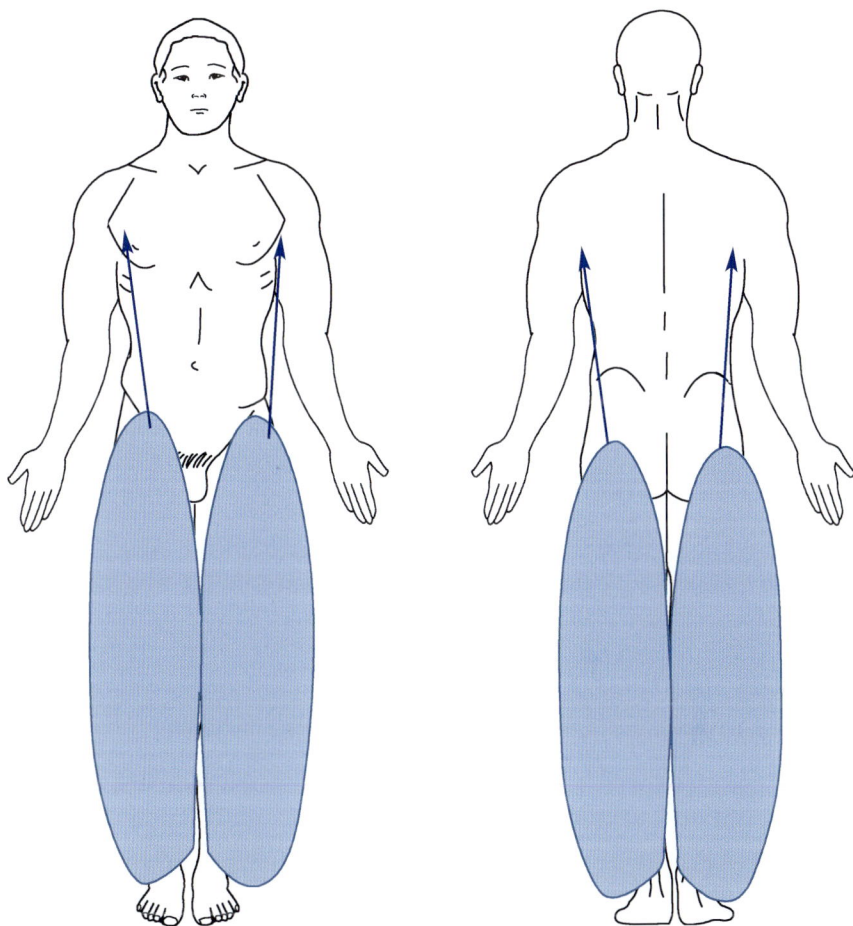

图 8-2-4 双侧下肢淋巴水肿的引流路径

　　手法淋巴引流在设计引流路线时,应采取"就近"原则选取目标淋巴结,因为基于正常淋巴解剖,身体总是尽可能尝试最大限度地利用"直接方式"引流。

第三节　手法淋巴引流的实操手法

局部手法淋巴引流的目的包括清空淋巴结、刺激传入和传出集合淋巴管的淋巴流动、促进细胞外液进入淋巴管。具体实操手法如下。

一、淋巴结清空

主要清空全身重要淋巴结群：
(1)锁骨上淋巴结：在锁骨上窝。
(2)颈部淋巴结：沿颈部一侧。
(3)枕淋巴结：在颅底。
(4)颏下、下颌下淋巴结：下颌线以下。
(5)耳前淋巴结：在耳屏的前方。
(6)耳后淋巴结：耳的后面、耳背沟处。
(7)锁骨下淋巴结：在锁骨下方凹陷处。
(8)胸骨旁淋巴结：在胸骨的两侧。
(9)腋窝淋巴结：在腋窝区域分为五群(胸肌群、肩胛下群、外侧群、中央群、尖群)。
(10)腹股沟淋巴结：大腿和躯干之间的折痕处。
(11)腘淋巴结：腘窝处。
(12)最后，再次清空锁骨上淋巴结。

二、颈部手法淋巴引流

患者仰卧位，放松枕部肌肉、筋膜，深呼吸 5 次。引流顺序如下：
(1)清空锁骨上淋巴结。
(2)刺激锁骨下区。
(3)引流颈链。
(4)清空枕淋巴结和耳后淋巴结。
(5)清空颏下淋巴结。
(6)清空下颌下淋巴结。
(7)从肩线向锁骨上淋巴结引流，再次按摩清空锁骨上淋巴结。
(8)将头部向一侧倾斜，并将喉部区域引流至颈部区域。
(9)再次清空枕淋巴结和锁骨上淋巴结。
(10)颈部向锁骨上淋巴结轻抚引流。

三、面部 / 鼻窦手法淋巴引流

患者仰卧位,轻抚放松面部 / 颈部,深呼吸 5 次。引流顺序如下:

(1)清空锁骨上淋巴结。

(2)刺激引流锁骨下区。

(3)刺激颈链。

(4)清空枕淋巴结。

(5)清空颏下及下颌下淋巴结。

(6)引流面部的下颌和脸颊区域。

(7)引流眼周。

(8)引流眉区。

(9)引流额头区域,直至发际线。

(10)重复第 3 步。

(11)引流两侧脸部经颈链到锁骨上淋巴结。

(12)沿鼻子两侧进行鼻窦引流。

(13)再次清空锁骨上淋巴结并轻抚面颈,完成操作步骤。

四、头皮手法淋巴引流

患者坐位,活动放松头颈部,深呼吸 5 次。引流顺序如下:

(1)清空锁骨上淋巴结(必要时清空腋窝淋巴结)。

(2)引流颈部侧方和后方的皮肤至锁骨上淋巴结。

(3)清空枕淋巴结和耳后淋巴结。

(4)将头皮向近侧引流至枕淋巴结和耳后淋巴结。

(5)引流颈部后方皮肤至锁骨上淋巴结。

(6)再次清空锁骨上淋巴结,最后轻抚头颈部,完成操作步骤。

五、上躯干手法淋巴引流

上躯干淋巴引流为分区域引流,包括上躯干前侧和上躯干背侧。

1. 上躯干前侧　患者仰卧位,放松身体,深呼吸 5 次。引流顺序如下:

(1)清空锁骨上淋巴结。

(2)刺激引流锁骨下方区域。

(3)清空腋窝淋巴结(前、后、中央三个面)。

(4)引流侧胸壁。

(5)朝向侧胸壁清理前胸。

(6)再次清空腋窝淋巴结。

（7）再次引流侧胸壁。

（8）清空胸骨旁淋巴结。

（9）朝向胸骨旁淋巴结清空肋间集合淋巴管。

（10）胸骨上引流。

（11）朝向腋窝轻抚引流胸部。

（12）另一侧重复第（3）~（11）步。

2. 上躯干背侧　患者俯卧位，轻抚放松上背部和脊柱区域。引流顺序如下：

（1）清空锁骨上淋巴结

（2）清空腋窝淋巴结。

（3）引流一侧上躯干皮肤至同侧腋窝淋巴结。

（4）清空肩胛下淋巴结。

（5）刺激引流三角肌区。

（6）刺激椎旁淋巴结，引流上背部竖脊肌上的皮肤至椎旁淋巴结。

（7）引流斜方肌和肩部区域朝向锁骨上淋巴结。

（8）另一侧重复第 2~7 步。

（9）再次清空锁骨上淋巴结。

六、下躯干手法淋巴引流

下躯干淋巴引流分区域引流，包括下躯干前侧和下躯干后侧。

1. 下躯干前侧　患者仰卧位，放松身体。可在上躯干引流完成后继续下躯干淋巴引流。引流顺序如下：

（1）刺激胸导管的深层引流。

（2）进行深腹部引流。

（3）清空腹股沟淋巴结。

（4）一侧下躯干淋巴分区向同侧腹股沟淋巴结引流。

（5）再次清空同侧腹股沟淋巴结。

（6）另一侧重复第（3）~（5）步。

（7）最后轻抚一侧下躯干进行长引流，完成操作步骤。

2. 下躯干后侧　患者俯卧位，注意在仰卧位转向俯卧位之前，应考虑是否有其他淋巴结需要提前清空，避免患者反复翻身。轻抚，放松背部和脊柱区域。引流顺序如下：

（1）引流一侧下躯干淋巴分区向同侧腹股沟淋巴结。

（2）清空通向同一组腹股沟淋巴结的臀部区域。

（3）另一侧重复下躯干后侧引流顺序第（1）、（2）步。

（4）清空该区域的椎旁淋巴结，引流骶骨区。

（5）再次引流腰部区域至腹股沟淋巴结。

（6）最后轻抚长引流。

（7）再次清空腹股沟淋巴结和锁骨上淋巴结。

七、腹部深层次手法淋巴引流

患者仰卧位，轻抚放松腹部。引流顺序如下：

（1）辅以患者的深呼吸，刺激乳糜池引流。

（2）辅以患者的腹式呼吸，手掌放于五个位置：①肚脐；②左侧肋骨下缘；③右侧肋骨下缘；④左侧髂嵴上缘；⑤右侧髂嵴上缘。按压刺激腹部深层淋巴结和腹部脏器的引流，此法称为 M 呼吸手法（M-breathing）（图 8-3-1）。

（3）辅以患者的腹式呼吸，双手掌放于以下三个摆位，轻轻摇晃腹部。

1）一手掌置于左侧肋骨下缘，另一手掌置于右侧髂嵴上缘。

2）一手掌置于右侧肋骨下缘，另一手掌置于左侧髂嵴上缘。

3）双手掌叠放置于脐。

（4）轻抚腹部结束。

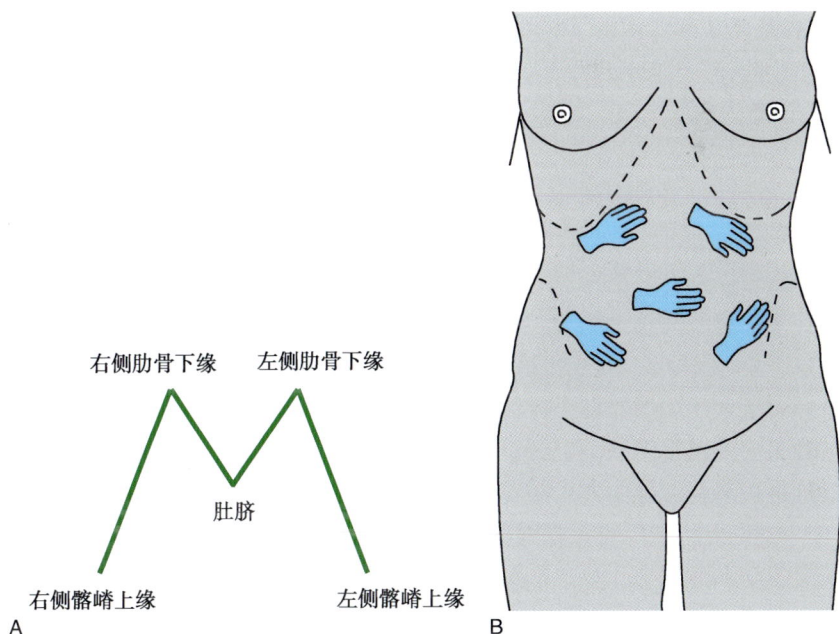

图 8-3-1　M 呼吸手法手掌放置位置示意图

A. M 代表腹部的五个位置；B. 腹部手法的手掌放置位置示意图。

八、上肢手法淋巴引流

患者仰卧位,深呼吸5次。引流顺序如下:

(1)清空锁骨上窝区域(锁骨上淋巴结)。

(2)清空锁骨下区域(锁骨下淋巴结)。

(3)清空腋窝淋巴结:3个位置。

(4)清空肘淋巴结。

(5)在三角肌上泵送引流肩部至锁骨上淋巴结。

(6)引流上臂腋前淋巴分区至腋窝。

(7)引流后内侧和后外侧淋巴分区至腋窝。

(8)清空肘淋巴结 / 滑车上淋巴结。

(9)前臂旋前,刺激前臂肘前淋巴分区。

(10)保持前臂旋前,引流前臂桡侧区域和尺侧区域。

(11)前臂旋后,清空手背和手指。

(12)手部旋前,清空手掌大鱼际和小鱼际至手背。

(13)将手掌的其余部分(包括指蹼)向手背方向清空。

(14)将手掌的掌侧向背侧清空。

(15)最后从手背向腋下轻抚长引流。

(16)再次清空腋窝和锁骨上淋巴结。

九、下肢手法淋巴引流

1. 仰卧位　轻抚引流整条腿的前部以放松腿部,深呼吸5次。引流顺序如下:

(1)清空锁骨上淋巴结。

(2)清空腹股沟淋巴结(水平组和垂直组)(图 8-3-2)。

(3)引流大腿前侧淋巴分区的大腿部分到腹股沟。

(4)引流大腿后外侧淋巴分区到腹股沟。

(5)引流大腿后内侧淋巴分区到腹股沟。

(6)再次清空腹股沟淋巴结。

(7)在膝盖上泵送,清空髌骨周围。

(8)清空腘淋巴结。

(9)引流小腿前侧到膝关节。

(10)引流小腿后侧到膝关节再到腹股沟。

(11)再次清空腹股沟淋巴结。

(12)引流足背到小腿前侧再到膝关节。

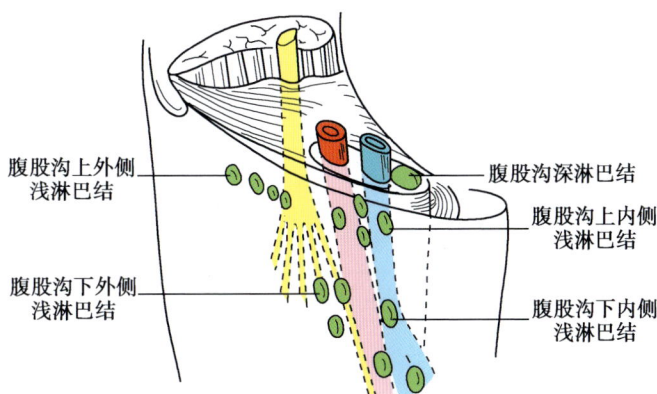

图 8-3-2　腹股沟淋巴结的水平组和垂直组
水平组,腹股沟上外侧与腹股沟上内侧淋巴结;
垂直组,腹股沟下外侧和腹股沟下内侧淋巴结。

（13）引流足底到足背再到小腿前侧再到膝关节。

（14）膝关节引流到腹股沟。

（15）足跟部引流到腘窝。

（16）对整个前腿进行长距离的最后轻抚。

（17）再次清空腹股沟淋巴结。

2. 俯卧位　引流顺序如下:

（1）清空腹股沟淋巴结。

（2）引流臀外侧区至腹股沟。

（3）引流骶区到臀外侧再到腹股沟。

（4）引流大腿后外侧到腹股沟。

（5）引流大腿后内侧到大腿后外侧再到腹股沟。

（6）清空腘淋巴结。

（7）引流小腿到腘窝(注意足踝的引流)。

（8）引流足跟区到腘窝。

（9）再次清空腹股沟淋巴结。

十、乳腺癌术后上肢淋巴水肿的手法淋巴引流

说明:①本部分中灰色阴影步骤可以删除,因 ICG 淋巴造影表明液体不能对抗瓣膜的方向移动。但是由于分水岭在浅表集合淋巴管这个水平上是存在的,针对分水岭轻抚引流的价值目前存在争议,该步骤将保留在此处供参考。②虽然腋窝淋巴结被手术切除,ICG 淋巴造影显示该处的淋巴回流依然存在。所以建议腋窝淋巴结的手法双侧均进行。

1. 躯干前侧　患者仰卧位,治疗师站在患侧或治疗床的前部。患者胸式呼吸 5 次(图 8-3-3):①患者深吸气,打开双臂;②患者呼气时,双臂胸前交叉。

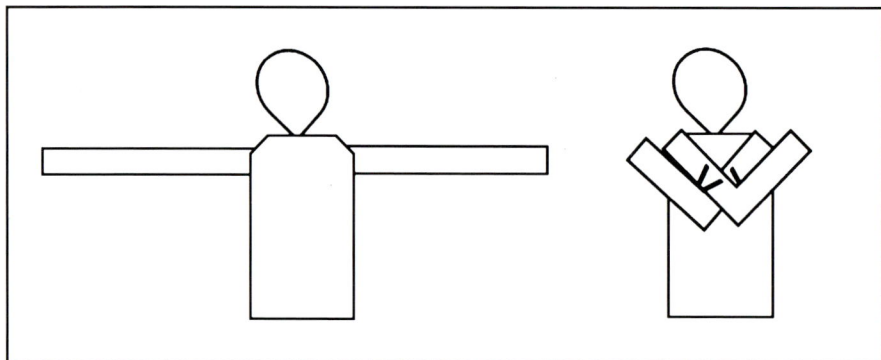

图 8-3-3　胸式呼吸手臂动作示意图

引流顺序如下:

(1)清空锁骨上淋巴结。

(2)从肩膀后部轻抚引流到锁骨上淋巴结。

(3)将锁骨下淋巴结向锁骨上淋巴结方向排空(仅限患侧),沿锁骨下缘由内侧至外侧轻扫,最后引流至锁骨上窝处。

(4)按摩外侧淋巴结,用定圈法向着锁骨上淋巴结方向半圈施压、半圈放松。

(5)将双手放在患侧三角肌和肩峰上,向锁骨上结节方向上滚动划抚。

(6)按摩双侧腋窝,重点在患侧,方向向内朝向锁骨下淋巴结。

(7)向健侧腋窝淋巴结引流健侧上躯干淋巴分区。

(8)向健侧腋窝方向打开躯干前中线垂直分水岭。

(9)引流患侧上躯干淋巴分区,穿过打开的分水岭向健侧的腋窝淋巴结。如果患者的胸部很大,可以移动到健侧进行。

(10)按摩患侧腹股沟淋巴结,方向朝向肚脐方向。

(11)让患者进行深度的腹式呼吸,进行 M 呼吸手法深腹部引流。

(12)深部铲送:从耻骨联合上方,向上深铲至肚脐(患者吸气,然后向下铲送,在呼气完之前铲送)。按照耐受程度进行 3~5 次;然后从骨盆边缘的内侧右侧铲送 3~5 次,然后左侧铲送 3~5 次。

(13)再次按摩患侧腹股沟淋巴结,同时让患者多做几个深呼吸。

(14)朝向患侧腹股沟淋巴结方向轻抚引流患侧下躯干淋巴分区;也可使用扇形手法淋巴引流。

（15）打开前部水平/腰线分水岭，手法尽可能多地覆盖患侧。

（16）将液体从患侧上躯干淋巴分区向下引流通过下躯干淋巴分区，注入患侧腹股沟淋巴结。

（17）在让患者翻身之前，让其再次深呼吸，然后按摩对侧腋窝和同侧腹股沟淋巴结。

2. 躯干后侧　患者向健侧侧卧位。引流顺序如下：

（1）引流患侧下躯干背部淋巴分区朝向腹股沟淋巴结。

（2）打开患侧背部从脊柱到侧腹壁的水平分水岭。

（3）将液体从患侧背部上躯干淋巴分区向下引流穿过下躯干分区到达腹股沟淋巴结，再次按摩腹股沟淋巴结。

（4）引流侧背部上躯干淋巴分区朝向健康的腋窝淋巴结。

（5）打开上躯干后部垂直分水岭。

（6）将液体从患侧背部上躯干淋巴分区引流穿过该分水岭，转移至健侧腋窝淋巴结。

（7）最后仰卧按摩健侧的腋窝淋巴结和锁骨上淋巴结。

3. 手臂　患者俯卧位，治疗师位于患侧。引流顺序如下：

（1）打开上臂分水岭（患者可向肩部方向展开手臂）。

（2）先近端再远端，引流患侧上臂后外侧、上臂后内侧淋巴分区。引流上臂腋前淋巴分区，从远端靠近肘窝处开始（而不是近端），并同时在同侧腋窝区域进行阻塞流动的手法。上臂淋巴分区主要向锁骨上和腋窝引流，因女性患者很难从仰卧位到达腹股沟淋巴结。

（3）打开桡侧分区和尺侧分区之间的分水岭。

（4）引流前臂桡侧淋巴分区，这个淋巴分区从远端而不是从近端开始，到上臂外侧再到健侧腋窝淋巴结。依次做尺侧淋巴分区。

（5）再次清空健侧腋窝淋巴结。

（6）清空手背（做滚动划抚时，让患者配合做握拳和放松的动作）。

（7）向手背方向清空手掌。

（8）引流手指的掌侧至手指的背侧，然后引流手指的两侧向手指的背侧。

（9）划抚整条手臂至健侧腋窝淋巴结，并再次清空健侧腋窝和锁骨上淋巴结，结束治疗。

十一、呼吸训练

呼吸训练可与手法淋巴引流结合使用，或者在患者自我护理中独立使用。其目的是刺激胸部和腹部淋巴管内的淋巴推进。在呼吸训练过程中，将胸式呼吸纠正为腹式呼吸很重要。如果患者有过度换气或头晕的风险，减少动作的重复次数。

1. 上胸式呼吸(图 8-3-3)

(1)仰卧,双腿伸直,手臂向外打开与身体呈 90°(如果没有足够的空间伸展,肩部打开,肘部可以弯曲)。

(2)深吸一口气,然后用嘴慢慢呼气。

(3)呼气时,双臂交叉置于胸前。

2. 下胸式呼吸(图 8-3-4)

(1)仰卧,膝盖弯曲。

(2)双臂放在大腿的前部。

(3)深吸一口气,慢慢呼气。

(4)呼气时稍微抬起头和肩膀,让双手向膝盖方向滑动(这不是仰卧起坐,只是轻微地腹部紧缩)。

(5)做 3 次,每次之间休息片刻。

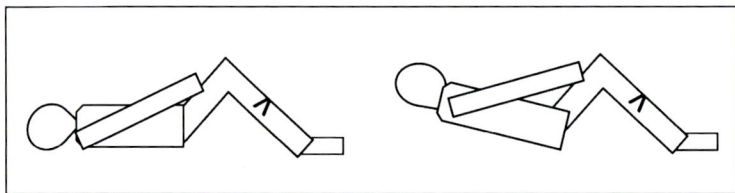

图 8-3-4　下胸式呼吸示意图

3. 深腹式呼吸

(1)仰卧,双腿伸直,双手放在腹部。

(2)长时间深呼吸,让肚子提鼓起来。

(3)呼气时收缩腹部肌肉,帮助呼出所有的气体。

(4)呼吸时,置于腹部的双手可以向下(床的方向)温和稳定地施压。

(5)重复 3 次,每次之间休息片刻。

皮肤护理

第一节　皮肤概述

皮肤是人体最大的器官,覆盖整个身体,总面积为 1.5~2m^2,重量约占体重的 16%,具有保护身体、感知外界、调节体温、代谢和免疫防御的重要作用。

一、皮肤的结构

皮肤由表皮、真皮组成,并含有丰富的血管、淋巴管和神经(图 9-1-1),此外还包括皮脂腺、汗腺、毛发和指 / 趾甲等皮肤附属器。

1. 表皮位于皮肤浅层,由角化的复层扁平上皮构成,其中没有血管分布,营养供应和物质代谢由组织液经细胞间隙进行。

(1)表皮主要由四种细胞组成,即角质细胞、黑色素细胞、朗格汉斯细胞、梅克尔细胞。

(2)在显微镜下,表皮又可以分为五个层次,从基底层开始由内层至外层依次为基底层、棘层、颗粒层、透明层和角质层。

2. 真皮是一层位于表皮下的结缔组织,厚度为 1~4mm,占皮肤约 95% 的厚度,坚实而有弹性。

(1)真皮内含有丰富的血管、神经、皮肤附属器,主要由细胞、纤维及无定型的基质构成。

(2)在组织学上,真皮可分为接近表皮的乳头层与较深的网状层。

皮下组织与皮肤功能密切相关,由疏松结缔组织和脂肪组织组成,包含大量的血管、淋巴管和皮神经,具有保温、能量存储、缓冲外力等作用。

二、皮肤的功能

1. 保护功能　皮肤作为保护性生理屏障可保护皮下的组织和器官免受外部有害因素侵害。

(1)酸性的汗液(pH 为 4.5~5.7)可防止微生物或病原体感染。

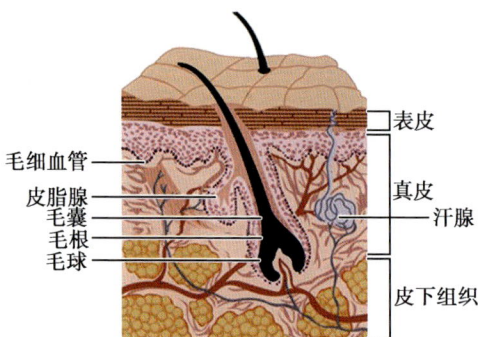

图 9-1-1 皮肤和皮下组织的结构

（2）角质细胞含有角蛋白和天然保湿因子（natural moisturizing factor，NMF）。角质蛋白具有光保护，形成抗菌环境，避免经皮水分丢失的作用，尿素是最重要的天然保湿因子，皮肤上的脂肪膜可减少水分蒸发并保持皮肤柔软。

2. 排泄功能　盐、水和一些有机废物通过汗液排出体外。

3. 调节体温　通过出汗和血液循环调节体温。当体温升高时，汗腺分泌汗液，蒸发带走热量；当体温降低时，血管收缩，减少热量散失。

4. 代谢功能　参与合成维生素 D，这对钙的代谢十分重要。

5. 储存功能　表面积大，有助于储存脂肪、水分和电解质等，作为能量和营养的来源。

6. 免疫功能　免疫细胞（如朗格汉斯细胞）能够识别和抵御外来的病原体，参与免疫反应。

7. 反映疾病　机体的疾病常可在皮肤表面呈现半相应病变。

8. 美学和社交功能　皮肤的外观在个人形象和社交互动中起着重要作用，影响心理健康和自信心。

三、淋巴水肿的皮肤变化

淋巴水肿的皮肤变化可能包括以下几种情况：

1. 干燥／菲薄的皮肤。

2. 接触性皮炎。

3. 真菌感染。

4. 角化过度。

5. 乳头状瘤样增生。

6. 毛囊炎。

7. 淋巴漏。

8. 深层褶皱可能伴有浸渍。

9. 溃疡。

10. 纤维化。

11. 瘢痕组织增厚。

12. 淋巴囊肿 / 瘘管。

第二节　瘢痕

瘢痕是创伤修复的产物,是皮肤组织在伤口愈合后形成的外观和组织的变化,通常表现为不同于周围健康皮肤的外观和质地。瘢痕会阻断组织通道、浅表集合淋巴管、深层集合淋巴管。浅表集合淋巴管能够通过淋巴管再生进行修复和再生,但它们不会以同样有序的方式修复或重组,修复后的结构可能缺少瓣膜或平滑肌。如果没有这种修复和再生,轻微的伤害将导致淋巴液持续漏出。对于淋巴水肿治疗而言,大的瘢痕很难治疗,特别是环形瘢痕,但是关节处瘢痕的软化可以促使关节更灵活地运动,进而有助于提高淋巴管的活动性和淋巴结的清空效果。

一、瘢痕的形成机制

1. 炎症期

损伤发生:皮肤或组织受损后,血管破裂,导致出血和液体渗出。

免疫反应:白细胞(如巨噬细胞和淋巴细胞)迁移到伤口区域,清除死细胞和病原体。

细胞因子释放:受损组织释放细胞因子和生长因子,促进愈合过程。

2. 增殖期　成纤维细胞在伤口区域增殖,并合成大量的胶原蛋白和其他基质成分;可溶性胶原蛋白占主导地位。

血管生成:新血管的形成(血管生成)为愈合提供必要的氧气和营养。

基质重建:细胞外基质开始重建,形成新的组织结构。

成纤维细胞的活化。

3. 重塑期

胶原蛋白重组:新形成的胶原蛋白逐渐替换为更强韧的结构,重组排列以增强瘢痕的强度。

血管回归:随着愈合的进展,部分新生血管会退化,瘢痕的颜色可能会变得更淡。

细胞减少:成纤维细胞和其他细胞的数量减少,瘢痕逐渐变得平滑和柔软。

二、瘢痕的类型

瘢痕的形成受到遗传、年龄、性别、营养状态和伤口性质等多种因素的影响。根据组织形态特点,瘢痕可分为普通瘢痕、萎缩性瘢痕、增生性瘢痕、收缩性瘢痕和瘢痕疙瘩。

1. 普通瘢痕

(1)表面平坦,颜色较红或紫,通常在伤口愈合后几个月内形成。

(2)通常会随着时间逐渐变淡,并可能会有所缩小。

2. 萎缩性瘢痕

(1)表面凹陷,通常由于皮肤缺失或胶原蛋白减少造成。

(2)常见于痤疮、风疹或水痘后的瘢痕。

3. 增生性瘢痕

(1)瘢痕超出伤口边缘,形成隆起的组织。颜色通常较深,可能会痒或疼痛。

(2)不易自然消退,可能需要医疗干预。

4. 收缩性瘢痕

(1)由于皮肤或软组织的收缩造成,通常发生在烧伤后。

(2)可能导致关节活动受限,影响功能。

5. 瘢痕疙瘩

(1)一种特殊类型的增生性瘢痕,超出伤口边缘,形成大而坚硬的隆起;颜色可能较深,触感坚硬;可能伴随瘙痒、疼痛或不适。

(2)复发风险高,通常需要综合治疗。

三、瘢痕的治疗

1. 外用药物　如硅胶凝胶或类固醇药膏。

2. 激光治疗　用于软化瘢痕。

3. 手法治疗　采用瘢痕松解技术(图 9-2-1)和改道引流技术。

4. 加压治疗　用于手法治疗后的支持治疗,绷带包扎或者使用压力服装,大面积瘢痕通常穿戴 20~30mmHg 的压力服装,每日使用,持续 12个月。

5. 肌内效贴　可先将 2 条肌内效贴纵向贴于瘢痕两侧,再裁剪几个短条状肌内效贴均匀横向贴于瘢痕上,形成梯子形;或者裁剪几个短条状肌内效贴纵向交叉贴于瘢痕上,形成人字形;也可以裁剪成锯齿形贴于瘢痕上(图 9-2-2)。

6. 手术治疗　在某些情况下,手术可以移除或修复瘢痕。

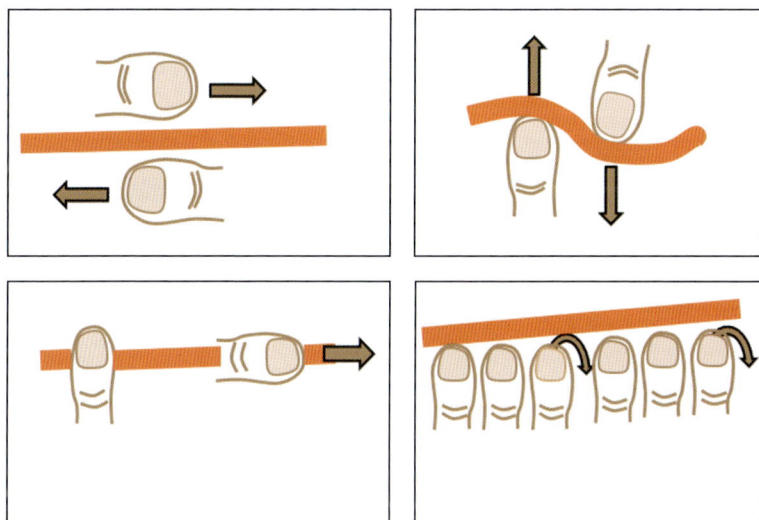

图 9-2-1 瘢痕松解技术

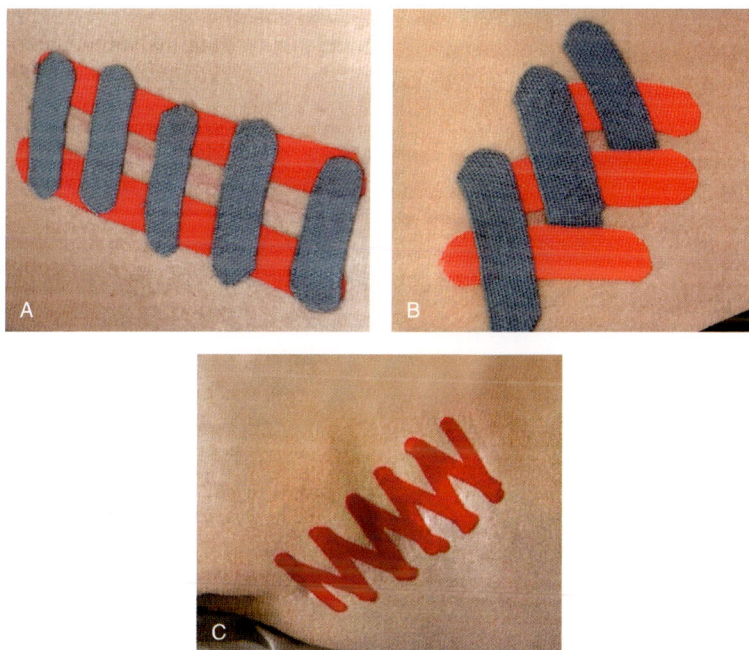

图 9-2-2 肌内效贴用于瘢痕贴扎
A. 梯子形贴扎；B. 人字形贴扎；C. 锯齿形贴扎。

第三节　放射性损伤

放射治疗(简称放疗)是一种使用高能辐射来治疗癌症和某些疾病的方法。辐射能量可以直接破坏癌细胞的 DNA,抑制其生长和分裂,但也会对机体的组织和器官造成伤害。

一、放疗的影响

1. 放射性损伤发生在第一次细胞分裂时。最初影响细胞分裂较快的组织,如皮肤和黏膜;随后影响细胞分裂较慢的细胞,如肌细胞、结缔组织细胞和内皮细胞。

2. 对放射线敏感的癌细胞被消灭后无法修复。健康组织具有自我修复能力,但会导致纹理永久改变,并可能对阳光敏感。

3. 放疗新技术可以将更高浓度的剂量集中在较小的区域,以保护关键器官如心脏、脊髓,但皮肤会受到更高剂量的辐射,影响浅表集合淋巴管。

4. 充血和炎症是早期表现,通常在几周内发生,会导致淋巴管和淋巴内皮细胞消耗,促进纤维化。纤维化常见于肌肉较少的区域或辐射最大剂量的区域,如臂丛神经、胸壁或肿瘤床的瘢痕区域。

5. 可能会发生放射性溃疡、放射性结肠炎、放射性膀胱炎,放射区域的肋骨脆弱性增加。

二、放疗导致纤维化的机制

1. 间充质假说　在正常生理状态下,成纤维细胞与纤维细胞的比例约为2∶1。成纤维细胞通常需要经历 25~30 次分化才能转变为纤维细胞。然而,在辐射的影响下,成纤维细胞仅需经过 3~4 次分化即可转变为纤维细胞,进而产生过量的胶原蛋白。胶原蛋白的积聚会引起组织的硬化与纤维化。辐射通过促进成纤维细胞的过度分化和激活,导致纤维化的进展。

2. 血管损伤理论　辐射对血管的损伤也是导致纤维化的重要因素。辐射可直接损伤动脉、毛细血管及其后微静脉的内皮细胞,甚至影响淋巴管的功能。血管内皮细胞的损伤引发内皮细胞肿胀,并且影响新生血管的形成。血管生成障碍导致局部缺氧,进一步促进纤维化沉积。同时,血管损伤所引发的高蛋白水肿加重了局部的细胞损伤,并加剧了纤维化过程。

细胞间通信的改变也在放射诱导的纤维化过程中起到了关键作用。辐射可导致血管内皮生长因子(VEGF)的过度表达,从而引发慢性炎症反应。VEGF 的上调不仅增加了血管通透性,还可能促进更多的成纤维细胞增生与胶原蛋白合成。慢性炎症的持续存在不仅对局部组织造成伤害,还导致纤维化的加重。

三、放射性损伤的处理

皮肤损伤是放疗过程中可能出现的副作用,通常表现为皮肤红肿、干燥、脱皮或更严重的损伤。以下是处理放射性损伤的一些建议:

1. 预防措施

(1)保持清洁:用温和的肥皂和水清洗照射区域,避免使用刺激性强的产品。

(2)避免摩擦:尽量避免对照射区域的摩擦或挤压,穿宽松的衣物。

(3)保护皮肤:在户外活动时,使用防晒霜保护照射区域,避免阳光直射。

(4)皮肤保湿:使用无香料、无刺激性的保湿霜或乳液,保持皮肤滋润。

2. 症状管理

(1)治疗红肿:可以用干净的冷敷布轻轻敷在受影响区域,缓解红肿和不适。适当使用类固醇药膏,帮助减轻炎症。

(2)治疗脱皮和溃疡:保持受损区域的干爽,避免浸渍。避开香水、酒精和其他可能刺激皮肤的产品。摄入富含维生素 A 和维生素 C 的食物,促进皮肤愈合。

3. 定期检查

(1)监测症状:定期检查受影响区域,观察是否有恶化迹象。

(2)咨询医生:在出现严重红肿、水疱或溃疡时,应及时联系医生,以获得专业的建议和治疗。

4. 后续护理　在皮肤愈合后,继续保持保湿,避免阳光直射,定期进行皮肤检查。

第四节　纤维化

纤维化是淋巴水肿的常见并发症,长期的淋巴水肿会导致皮肤及其下方组织出现硬化和增厚现象,并可能出现色素沉着。真正的纤维化是瘢痕形成。在淋巴学中,仍然使用"纤维化"这一术语。

一、淋巴系统功能不全和纤维化的关系

淋巴系统功能不全导致淋巴回流障碍,组织中的蛋白质无法充分清除。自由基与蛋白质和细胞膜的相互作用产生脂质过氧化物。脂质过氧化物、白蛋白、球蛋白、纤维原等在组织间隙中堆积。组织间隙充满了白细胞、单核细胞、淋巴细胞和粒细胞,单核细胞转化为巨噬细胞,巨噬细胞吞噬脂质过氧化

物蛋白复合物,并产生白细胞介素-1(IL-1),激活成纤维细胞转化为纤维细胞;纤维细胞形成纤维蛋白。巨噬细胞分泌金属酶和弹性蛋白酶,将弹性纤维转化为胶原纤维,导致纤维化;巨噬细胞分泌的血管内皮生长因子(VEGF)促进血管和淋巴管重建及结缔组织的增生,血管生成导致脂肪组织增生,进而导致纤维化。

二、纤维化的治疗

1. 抗纤维化垫中的颗粒可软化纤维化。
2. 抗纤维化垫应联合加压治疗。
3. 手法淋巴引流中的抗纤维化技术手法包括谨慎地向局部区域施加更深的压力,并缓慢地使滞留的液体向前扩散。这些较深的压力不得应用于静脉曲张、深静脉血栓、血友病或正在服用抗凝剂的患者。腹部和骨盆区域放疗后不应行"深腹部引流手法"。
4. 低能量激光可帮助软化纤维化区域,且更适合疼痛患者。
5. 联合使用泡沫条通道或泡沫颗粒的间歇性序贯充气加压治疗也有助于软化纤维化的区域。
6. 肌内效贴剪裁成一个或两个灯笼贴或爪形贴,贴扎或交叉贴扎于纤维化区域,以提升皮下空间和创造局部压力差,促进纤维化区域的淋巴回流和软化纤维化。

第五节　蜂窝织炎

淋巴水肿导致的淋巴液积聚会使局部皮肤屏障受损,增加细菌侵入的可能性。水肿区域的淋巴液可成为细菌滋生的"温床",进一步导致感染,感染又可以进一步加剧淋巴水肿。

一、症状

蜂窝织炎是一种急性细菌感染,主要影响皮肤和皮下组织,常由金黄色葡萄球菌或链球菌引起。症状包括:①急性的疼痛或持续数周的隐痛;②肿胀、皮肤发红、皮温升高,有时出现水疱;③局部触痛;④发热、寒战、头痛、呕吐等。

二、治疗与监测

1. 一旦发现蜂窝织炎的症状,应立即就医,尽早开始治疗,不要延误。
2. 使用抗生素,常用药物包括青霉素、红霉素、头孢氨苄等。
3. 注意药物的相互作用,避免潜在的副作用。

4. 卧床休息并抬高患处。

5. 使用镇痛药。

6. 如果有败血症则需入院治疗。

7. 感染活跃期不应进行手法淋巴引流,在炎症充分减轻之前不可进行压力治疗。

8. 每日进行监测 具体内容包括:

(1)皮疹的范围和严重程度,可标记或拍摄红斑的边缘。

(2)测量脉搏、体温、呼吸等。

(3)监测 C 反应蛋白、红细胞沉降率、白细胞计数。

三、预防复发

1. 尽可能避免已知的诱发因素。

2. 及时识别与治疗感染;考虑预防性使用抗生素;规范治疗真菌感染。

3. 提高免疫力。

4. 有证据表明,常规进行手法淋巴引流可以降低发作频率。

5. 良好的皮肤护理可降低细菌皮肤定植和蜂窝织炎复发的可能性。采用以下方法进行护理。

(1)4% 氯己定洗净全身,每周 2 次,连续 4 周;然后每 3 个月进行 1 周 2 次的清洗。

(2)莫匹罗星软膏,每晚使用,连续 10 天。

(3)所有床单和衣服应热水洗涤,并在阳光下晒干。

(4)使用一次性海绵或洗脸巾清洗皮肤。

第六节 与淋巴水肿相关的其他皮肤疾病

一、深层皮肤褶皱

1. 表现及特征

(1)皮肤浸渍。

(2)可能存在真菌和细菌感染。

(3)降低淋巴液的流动性。

2. 管理

(1)每日检查褶皱区域皮肤。

(2)保持褶皱处清洁、干爽。

(3)发现异常情况及时处理。

(4)使用 MLLB。

二、淋巴漏

1. 表现及特征

(1)液体通过皮肤破溃处渗出。

(2)感觉寒冷、潮湿。

(3)皮肤可能发生浸渍。

(4)患者感到痛苦且难以处理。

(5)有感染的风险。

2. 管理

(1)在皮肤破溃周围使用局部保护霜,可形成一层保护屏障,防止进一步的皮肤损伤和感染。

(2)使用非粘性敷料,可吸收渗出的淋巴液,减少对皮肤的刺激,保护伤口。

(3)保持良好的营养状态,有助于加速伤口愈合和抵抗感染。

(4)使用 MLLB。

(5)抬高患处,帮助减轻肿胀和减少淋巴液的渗出。

三、淋巴管瘤/淋巴管扩张症

1. 表现及特征

(1)淋巴管因充满淋巴液而突起。

(2)如果破裂,会有感染风险。

2. 管理

(1)皮肤感染(如果存在)的护理。

(2)定期监测和评估淋巴管瘤的大小变化。

(3)使用 MLLB。

四、溃疡

1. 表现及特征

(1)常发生于下肢,与慢性静脉功能不全相关。

(2)感染风险高。

2. 管理

(1)咨询伤口护理专家,定期换药。

(2)在可能的情况下使用 MLLB 以减轻淋巴负荷。

(3)检查是否有不合适的压力服装造成的任何擦伤。

（4）在 MLLB 中,考虑为脆弱的皮肤提供更柔软纤维的压力服装和更柔软的衬垫。

五、毛囊炎

1. 表现及特征

（1）细菌引起的浅表性脓疱性毛囊炎。

（2）初起为红色充实性丘疹,可迅速发展成丘疹性脓疱,继而干燥、结痂,痂脱不留痕迹。

（3）皮疹数目多,但不融合,自觉瘙痒或轻度疼痛。

2. 管理

（1）取拭子进行细菌培养,根据培养结果使用局部抗生素。

（2）谨防局部治疗导致病情恶化。

（3）在炎症或感染消失之前,停止使用普通的润肤霜。

（4）避免挤压或抓挠,以免细菌扩散,增加感染的风险。

六、瘀斑

瘀斑可能伴随淋巴水肿出现,但不是由淋巴水肿引起的。

1. 表现及特征

（1）血细胞通过血管壁的损伤渗漏到组织中。

（2）血管紊乱导致淋巴负荷增加。

（3）创伤部位的炎症会增加血管通透性并减慢血液循环。

（4）淋巴管可能受损。

（5）淋巴负荷增加。

（6）巨噬细胞会吞噬死亡的血细胞。

（7）纤维蛋白和胶原蛋白以无序的方式形成。

（8）可能存在肿胀。

（9）压痛或疼痛可能会抑制活动能力。

2. 管理

（1）早期手法淋巴引流有助于消除瘀斑,但必须格外小心,避免增加充血。

（2）手法淋巴引流从近端开始,然后引流中部及两侧,之后使用已经引流的路径引流瘀斑下方。

（3）使用替代途径进行肌内效贴治疗。

第七节　伤口愈合

当伤口肿胀时,伤口供氧将会不足,从而会影响伤口愈合,消肿是当务之急。

一、手法治疗

如果伤口存在感染,请勿进行手法淋巴引流。如果伤口未发生感染,则先在伤口近端引流疏通,再远端。如果肿胀位于伤口的远端,则可以避开伤口向近端引流疏通,也可以直接向开放性伤口区域引流(图9-7-1)。

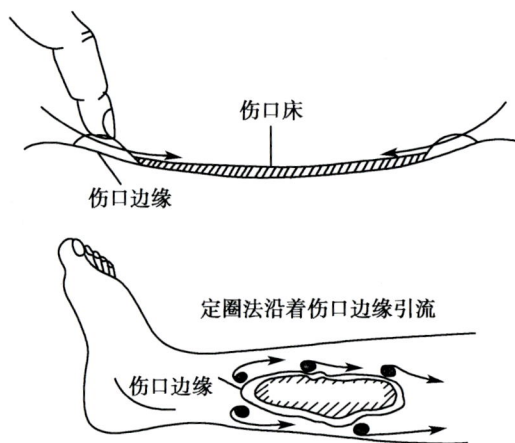

图 9-7-1　伤口周围的手法淋巴引流示意图

二、包扎治疗

1. 伤口感染　勿使用绷带加压。
2. 伤口无感染
(1)按照湿性愈合的理念处理伤口。
(2)伤口处如需加压包扎,应先放置衬垫减压。
(3)压力应具有良好的梯度。
(4)如果需要经常换药,可适当降低绷带包扎的压力。
(5)牢固地固定绷带,以避免因滑动导致敷料磨损或移位。
3. 一般原则　①如感染,请治疗;②如损伤,请覆盖;③如有洞,请填充;④如坏死,请清创;⑤如潮湿,请吸收;⑥如干燥,请保湿;⑦如肿胀,请消肿。

三、伤口清洗

1. 伤口清洗的目的是减少细菌负荷,而不是灭菌。

2. 应保持伤口床湿润,而不是潮湿。

3. 应轻轻冲洗伤口,但要冲洗充分;生理盐水是较好的选择,过氧化物、碘、乙酸、次氯酸盐等会对肉芽组织造成破坏。

4. 为了防止边缘浸渍,应在冲洗后包扎伤口前,在伤口周围使用皮肤保护剂。

四、敷料选择

根据湿性愈合理念,可选择新型敷料。新型敷料包括薄膜类敷料、水凝胶敷料、水胶体敷料、泡沫敷料、藻酸盐敷料、亲水纤维敷料及含银敷料。

1. 薄膜类敷料无吸收性,主要应用于固定敷料、留置针和导管。

2. 水凝胶敷料基本不能吸收渗液,适用于Ⅱ度以内的烧伤、干燥伤口等。

3. 水胶体敷料可吸收少量渗液,主要应用于各种小至中量渗液的创面、肉芽生长期或需溶解腐肉的创面。

4. 泡沫敷料主要应用于各种中至大量渗液的创面、肉芽生长期或肉芽过长时的创面。

5. 藻酸盐敷料适用于中至大量渗液和中至深度的伤口、有空洞与窦道的伤口或感染性伤口、凝血功能欠佳或术后有出血的伤口,还可用于止血。

6. 亲水纤维敷料适用于中到重度渗液的伤口。

7. 含银敷料具有强效、广谱、持久抗菌的特点,可加速伤口愈合。

压力治疗是 DLT 的主要组成部分,是淋巴水肿的主要治疗手段之一,在临床应用中具有重要价值,需与手法淋巴引流、功能锻炼等其他治疗手段相结合,有效地消除水肿。压力治疗分为两个阶段,第一阶段为消肿期,通常使用传统的多层低弹绷带系统(MLLB)或双层自粘绷带系统,以达到尽快消除水肿的目的。第二阶段为维护期,使用压力衣或可调节压力带,以维持第一阶段的治疗效果。

第一节　绷带包扎

一、绷带包扎的原理

拉普拉斯定律: $p = T \times N \times 4630 / C \times W$。其中, p 为绷带下压力, T 为绷带张力, N 为绷带的层数, C 为包扎肢体的周长, W 为绷带的宽度。

1. 绷带张力必须在肢体上保持一致,才能使用这个定律。

2. 绷带下压力与绷带张力成正比,与包扎的肢体周长成反比,与绷带的宽度成反比。可以通过在肢体远心端使用窄绷带,在肢体近心端使用宽绷带,产生压力梯度;也可以通过增加绷带包扎层数,产生压力梯度(图 10-1-1)。

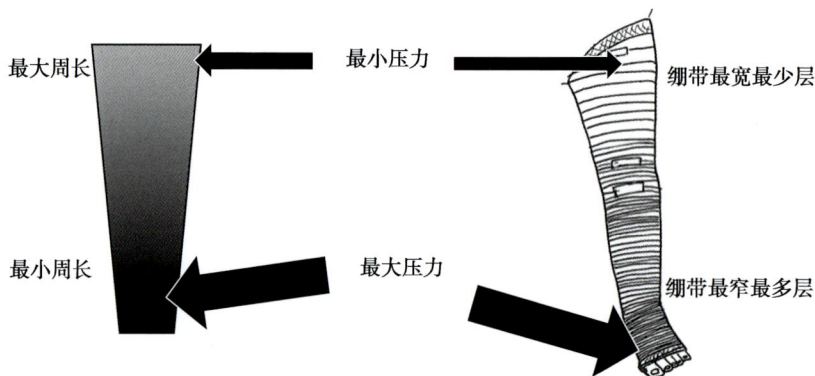

图 10-1-1　绷带包扎产生的压力梯度

3. 绷带新旧状况、绷带包扎时间的长短、绷带清洗次数及治疗师包扎技术均为影响绷带张力的因素。

二、绷带包扎的目的

1. 减轻疼痛和不适,帮助患者提高生活质量。
2. 降低感染风险,预防慢性炎症。
3. 限制毛细血管滤出。
4. 促进毛细淋巴管吸收组织液,增加淋巴液生成。
5. 分解阻碍液体流动的纤维化。
6. 通过促进血液循环来改善皮肤状况。
7. 消除淋巴漏。
8. 通过加压包扎来缩减水肿体积;缩减后,利用压力衣维持治疗效果。
9. 提高肌肉泵效率,产生较高的工作压力,从而改善淋巴管内引流。
10. 产生压力梯度,促使体液向近心端流动。
11. 创造舒适的静息压力,来提高患者依从性。

三、绷带选用原则

绷带的弹性指当变形力被移除后,绷带回到其初始状态的能力(即它的抗拉伸能力)。绷带的弹性是必要的,以允许关节活动和密切贴合肢体曲线。绷带的延展性指当承受恒定牵引力时绷带变形的能力,以百分比表示。

通常,高延展性绷带有较高的弹性和延展性(>100%),低延展性绷带有较低的弹性和延展性(<100%)。高延展性绷带具有工作压力低、静息压力高的特点,使用后组织总压力改变小。低延展性绷带具有工作压力高、静息压力低的特点,使用后组织总压力改变大。组织总压力的变化与绷带弹性成反比。组织总压力变化越大,淋巴流量越大(图 10-1-2)。

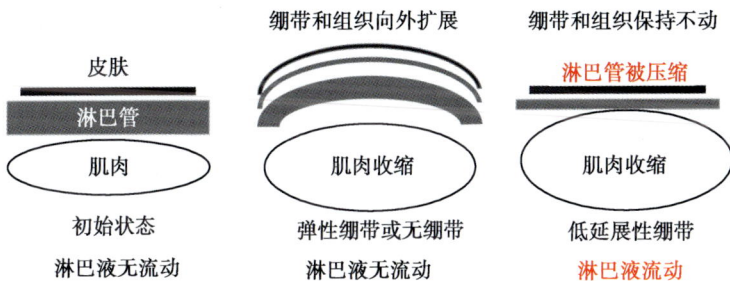

图 10-1-2 绷带弹性与淋巴流量的关系

（1）高延展性绷带：绷带弹性大，可向外扩张为淋巴管留出空间而对其产生较小的压迫，因此淋巴管泵送无法加强。静息压力高，工作压力低，与淋巴水肿治疗所需压力相反，不仅会导致患者不适，还无法控制淋巴水肿。

（2）低延展性绷带：绷带弹性小，组织总压力变化大。工作压力高，静息压力低。使用低延展性绷带能增加间质液的流动，增加毛细淋巴管的吸收量，增加集合淋巴管的泵送，在压力控制上具有优势。

大范围运动的肢体要比小范围运动的肢体需要更多的弹性。大范围运动使组织受到更大范围的组织总压力。例如：轻度韧带撕裂运动员的支撑绷带应该比淋巴水肿腿的绷带更有弹性。运动员处于放松状态时，绷带的弹性要小一些。

四、绷带包扎要点

1. 绷带包扎的操作要点

（1）面对患者，绷带张力和方向始终保持一致。

（2）使用紧贴于肢体而非宽松的管状绷带。在包扎过程中，管状绷带需保持平整，避免褶皱。

（3）将指 / 趾尖暴露在外，以观察肢体末端血液循环状况。

（4）充分使用衬垫，并安全稳妥地使用泡沫加压垫。肘窝和腘窝需充分填充，以确保压力能够到达凹陷处。

（5）低延展性绷带在使用前应始终在张力下卷绕紧，但在储存期间最好不要带张力卷绕。不要使用处于展开状态的绷带或者很松的绷带卷，否则会比较难以实施一致的绷带张力。

（6）卷绕肢体时应握住绷带卷并保持最大拉伸（但不要拉得过紧），紧贴肢体进行包扎，使肢体两边张力均匀。

（7）绷带包扎四肢关节时，四肢关节微微弯曲处于正常功能位进行包扎。使用在肢体远心端的第一条绷带在固定部位缠绕多次，以确保充分固定。避免在肢体其他部位反复缠绕，后续绷带应紧接前一绷带结束处继续使用。

（8）使用胶带将每个绷带的末端粘住，一个牢固的包扎不太可能出现绷带滑落或绷带堆积的情况。

（9）绷带包扎后远心端压力必须大于近心端，可以通过 2 种方式实现绷带包扎后的压力梯度。

方式 1：肢体远心端缠绕层数大于近心端。一般在前臂或小腿使用"八"字形包扎法，肘窝或腘窝处使用"八"字形包扎方法，在上臂和大腿使用螺旋包扎法。

方式 2：肢体远心端绷带重叠数量须大于肢体近心端绷带重叠数量，上层绷带要与下层绷带重叠一半以上。

（10）若绷带不足以完整覆盖关节区域，最好在关节远心端调整绷带的覆盖，尽可能用完此卷绷带，而后在关节处继续使用新的一卷绷带。

（11）在肢体顶部绷带包扎全部完成后，如果仍有多余绷带，不要在肢体顶部反复缠绕，也不要向下缠绕，可将多余的绷带折叠成垫子并用胶带牢固固定在顶部。管状绷带和衬垫的高度要高于外层加压绷带，不要在没有衬垫保护的肢体皮肤上使用绷带进行包扎。

（12）绷带包扎不应造成患者的疼痛。绷带包扎后可能会引起患者一定程度的不适，不应使用镇痛药来缓解不适，可以通过患者活动四肢或进行锻炼来缓解，若仍然无法缓解，需要取下绷带重新进行包扎。

（13）自粘绷带适用于静脉疾病和轻度淋巴水肿患者，可以在肢体上保持更长时间。

（14）排除固定不牢的绷带松脱是肢体体积缩小的标志。

（15）确保绷带清洁干燥，以免滋生细菌。绷带必须经常清洗以恢复弹性。

2. 绷带包扎的风险及预防

（1）内、外侧踝关节尤为敏感，可能会因绷带包扎而引发医源性溃疡，因此在绷带包扎时该部位需充分予以衬垫保护。

（2）胫骨边缘的血液循环容易受阻，可能导致缺血，因此在绷带包扎时该部位需充分予以衬垫保护。

（3）足部外缘，尤其是第5跖骨的基底部，容易因压迫造成血液循环不良而出现损伤，因此在绷带包扎时该部位需充分予以衬垫保护。

五、多层低弹绷带包扎材料

1. 材料　包括管状绷带、指/趾绷带（为纱布绷带）、衬垫、低延展性绷带和固定用胶带。

2. 所需材料数量（表10-1-1）　取决于水肿肢体的长度和肿胀程度。

表 10-1-1　多层低弹绷带包扎材料使用量（估计）统计表

材料	手臂使用长度	腿部使用长度	注释
管状绷带	1.5 倍	1.5~2 倍	
2.5cm 纱布绷带	—	1 倍	
4cm 纱布绷带	2 倍	—	
6cm 衬垫	1 倍	—	宽度也可为 7.5cm
10cm 衬垫	2~4 倍	2~3 倍	

材料	手臂使用长度	腿部使用长度	注释
15cm 衬垫	—	1~3 倍	
6cm 低延展性绷带	1 倍	1 倍	用于手掌或解决特定足部问题；但因过窄不适用于腿部其他部位
8cm 低延展性绷带	1~2 倍	1 倍	
10cm 低延展性绷带	1~4 倍	2~4 倍	
12cm 低延展性绷带	—	2~4 倍	

注:表中"*n* 倍"表示"*n* 倍肢体长度"。

3. 包扎材料使用顺序

(1) 管状绷带(图 10-1-3):套于被包扎的肢体上。使用长度为所包扎肢体长度的 1.5~2 倍。管状绷带能吸收汗水,有效贴合皮肤,隔开皮肤与衬垫材料,对皮肤更友好。应备两条管状绷带,每天清洗,交替使用。管状绷带的尺寸不一,尽可能使用最贴合的尺寸,以防止产生多余折痕和褶皱。确定尺寸时,应测量四肢最宽部位的周长并除以 2,即为管状绷带的宽度尺寸。

(2) 指 / 趾绷带(图 10-1-4):为纱布绷带。足趾和手指所用绷带宽度应分别为 2.5cm 和 4cm。对足趾而言,亦可选用 4cm 绷带,或将 4cm 绷带纵向对折后重新卷起使用。指 / 趾

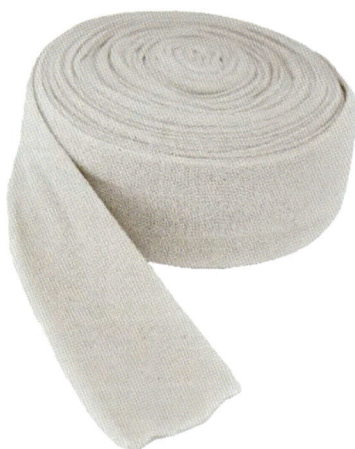

图 10-1-3　管状绷带

绷带比四肢绷带更具弹性,使用时不宜拉伸过多或缠绕过多层,以防手指或足趾受压过大而缺血,包扎后指尖或足趾不应该变白变冷。每次使用后需清洗后再卷好待用。

(3) 衬垫(图 10-1-5):多为合成材料,宽度不一,可为 6cm、10cm、15cm 等。衬垫缠绕于被包扎的肢体,一般从肢体远心端(足或手)开始,逐步向上使用。衬垫可防止外部绷带形成凹痕,并均衡整个肢体的压力,还可防止摩擦并保护受压部位。低密度泡沫绷带(图 10-1-6)也可作为衬垫缠绕于肢体进行塑形和保护;高密度泡沫绷带(图 10-1-7)可裁剪制成衬垫,用于填充凹陷、压迫深层组织和分解纤维化。

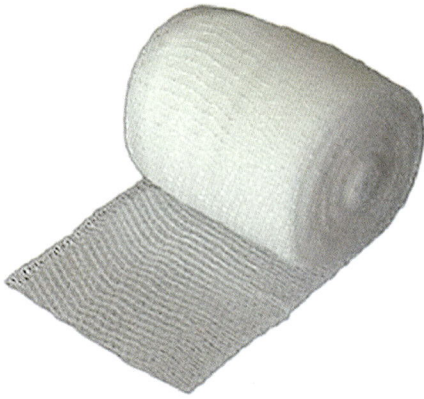

图 10-1-4　指/趾绷带

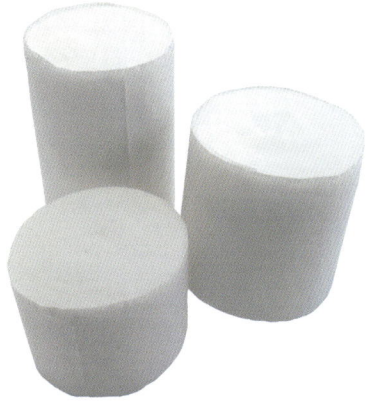

图 10-1-5　不同规格的衬垫

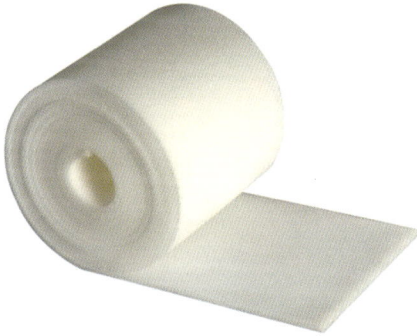

图 10-1-6　低密度泡沫绷带

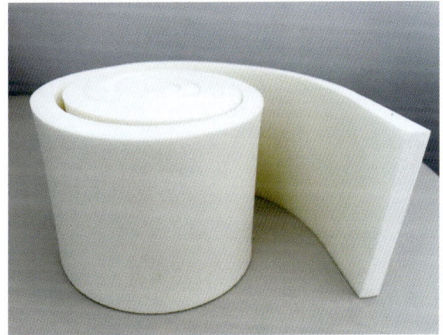

图 10-1-7　高密度泡沫绷带

（4）低延展性绷带（图 10-1-8）：为提供压力的最外层绷带，常用宽度为 6cm、8cm、10cm、12cm。从肢体远心端开始，逐步向上包扎，并逐步增加绷带的宽度。可通过减少远心端到近心端的绷带重叠，或在远心端增加绷带，来形成远心端到近心端递减的压力梯度。当包扎膝关节或肘关节时，需关节弯曲 30° 左右以保证关节的活动度。腹部包扎时，可在腹部使用厚绉纱、宽绷带或加宽加长的低延展性绷带，必要时可使用至腰部。可将两条绷带缝制在一起以增加绷带宽度或长度，可采用锯齿形针法进行端端

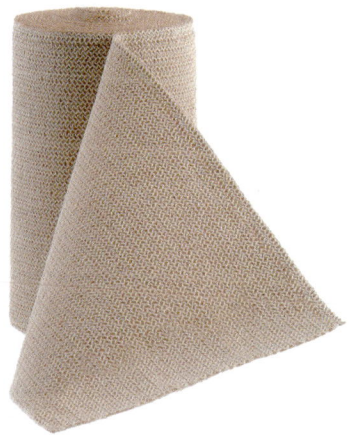

图 10-1-8　低延展性绷带

相接或边边相接以便于使用(图 10-1-9)。包扎时两条绷带连接处需使用胶带而非绷带固定扣(图 10-1-10),绷带固定扣仅为收纳绷带所用,不可用于包扎以免产生皮肤损害。

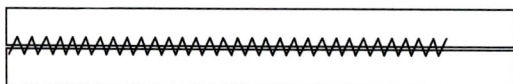

图 10-1-9　锯齿形针法

(5)MLLD 的末端固定:可使用自粘绷带(图 10-1-11)固定 MLLB 的末端防止绷带下滑,穿骑行裤有助于固定顶部绷带的位置,且不会对大腿部位施加太大的压力。

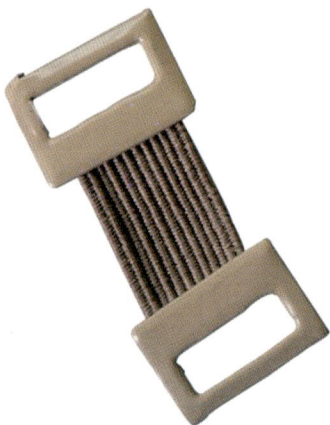

图 10-1-10　绷带固定扣

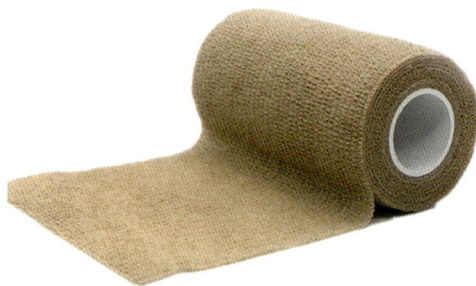

图 10-1-11　自粘绷带

(6)鞋具:下肢绷带包扎后,通常需要通过矫形鞋或可调节宽度的露趾鞋(图 10-1-12)来提供额外的空间容纳肿胀的足部,以确保患者可以正常行走。

六、衬垫的使用

绷带包扎中的衬垫可使用较柔软的衬垫(起到保护作用)和较强硬度的材料例如高密度泡沫制成的衬垫(起到软化纤维组织的作用)。

1. 衬垫所产生的压力分类

(1)同心压:使用圆形旋转,使压力均匀。

(2)偏心压(负压):减轻骨突部位的压力,以保护受压部位。

(3)偏心压(正压):增加纤维化区域的压力,使其软化。

2. 不同形状的衬垫

(1)"三明治"式:将泡沫条/粒置于两层宽胶带之间固定(图 10-1-13)。

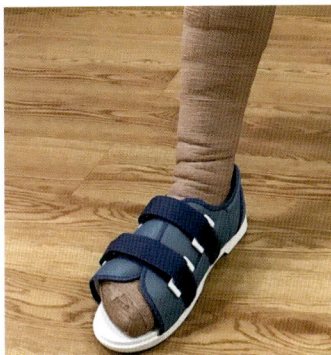

图 10-1-12　可调节宽度的露趾鞋

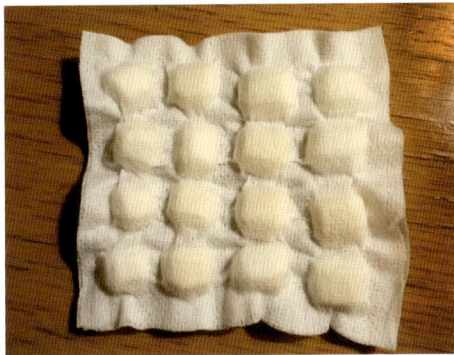

图 10-1-13　"三明治"式泡沫衬垫

(2)"通道"式:将泡沫条粘贴成通道状,并沿患者体液预期流动方向放置(图 10-1-14)。

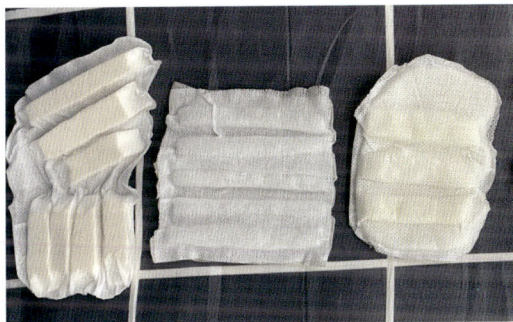

图 10-1-14　"通道"式泡沫衬垫

(3)"华夫饼"式:在泡沫衬垫上剪出正方形或随机形状的通道,或在泡沫上或两层无纺布胶带之间放置条带,置于肢体适当位置,使液体流动(图 10-1-15)。

(4)"胡萝卜"式:将圆柱形泡沫垫包裹无纺布胶带,置于褶皱处或指/趾关节之间。若需提供偏心压(正压),泡沫衬垫需高于指/趾关节放置。若用于防护,则仅需与指/趾关节平行放置,以提供同心压(图 10-1-16)。

3. 不同类型衬垫的应用效果

(1)"泡沫颗粒袋子"衬垫:体积大,比较笨重,但有按摩效果,可以根据需要进行调整。

(2)"条状泡沫芯套筒"衬垫:环绕肢体,有助于延缓纤维化,可以根据需要调整以强化效果。

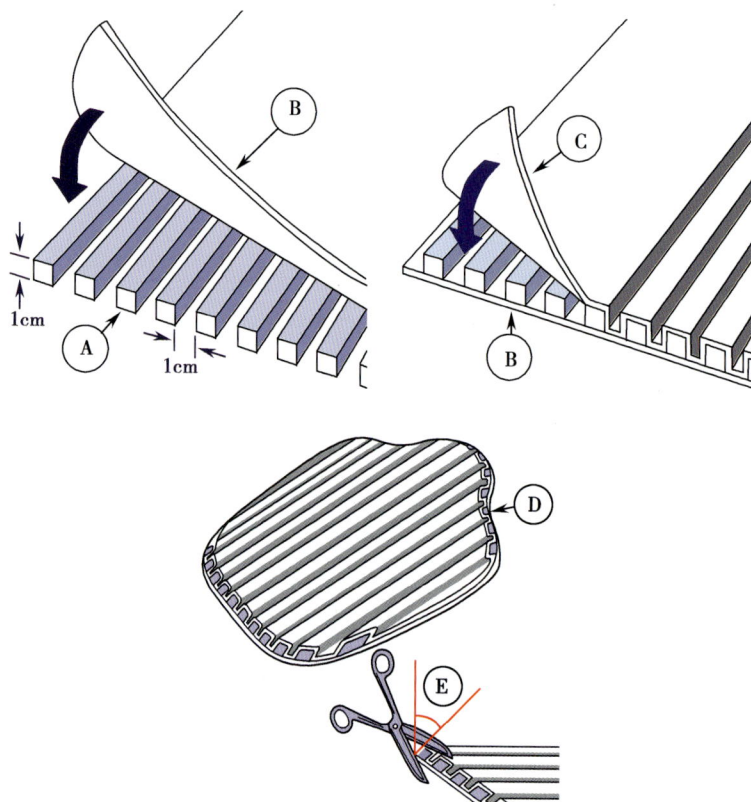

图 10-1-15 "华夫饼"式泡沫衬垫
A 为泡沫条；B 和 C 为上下两面的无纺布宽胶带；D 为修剪后的形状；
E 为修剪成有坡度的边缘。

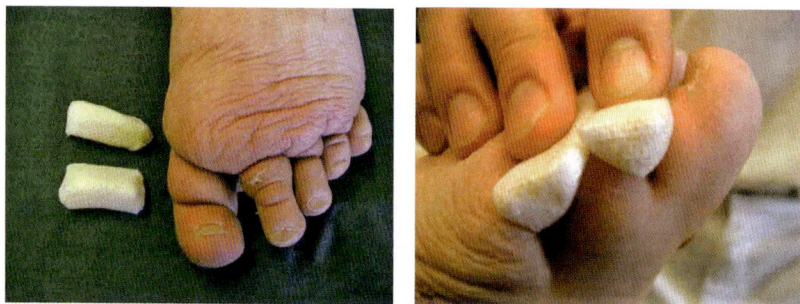

图 10-1-16 "胡萝卜"式泡沫衬垫

（3）常规平面衬垫：无按摩效果，可调性差，但体积小，可根据需要移动至不同区域或为特定区域量身定制。

4. 衬垫使用注意事项　根据肢体表面形状使用合适的衬垫形状。

（1）若肢体表面平整，则衬垫斜面向下，以避免出现突兀的边缘（图 10-1-17）。

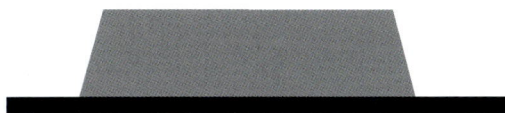

图 10-1-17　平整表面衬垫斜面放置示意图

（2）若肢体表面向下凹陷，则衬垫斜面向上，使衬垫贴合凹陷区域（图 10-1-18）。

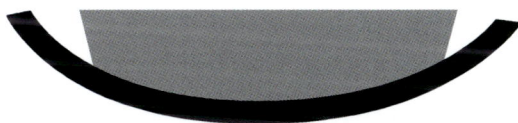

图 10-1-18　凹陷表面衬垫斜面放置示意图

（3）若肢体表面向上凸出，如骨突处，可使用泡沫衬垫帮助贴合肢体形状，或使用高密度泡沫制作出"甜甜圈"（中空）或"帽子"（中凸）等曲线形状衬垫，以更好地进行肢体表面的贴合。

七、绷带包扎注意事项

1. DLT 第一阶段（消肿期）的注意事项

（1）绷带包扎过程中，肢体尺寸会变化迅速，因此所需加压材料数量及压力亦会随之迅速变化。

（2）创造性使用衬垫来重塑肢体形状，衬垫使用应与拉普拉斯定律相符，或将极端变形肢体塑造为更为规则的形状，以建立良好的压力梯度及防止绷带滑动。

（3）与压力衣相比，绷带能适应更大的肢体形状变化。

（4）淋巴水肿会破坏皮肤的弹性纤维，水肿经手法淋巴引流减轻后，皮肤组织会变软，可通过绷带包扎维持引流效果。

（5）患者夜间通常会因为缺乏活动而导致肢体尺寸增大或疼痛，可能需要在夜晚重新包扎绷带。

（6）在姑息治疗中，使用绷带和压力衣通常为治疗的禁忌证，除非目标为缓解患者痛苦。

2. DLT 第二阶段(维护期)的注意事项

(1)患者可能会发现,在夜晚包扎绷带会比穿压力衣更舒适,这是因为绷带的静息压力比压力衣低。压力衣比绷带更具弹性,弹性越大,静息压力越高。

(2)淋巴水肿有增生性成分的患者,例如皮下组织和其他区域有增生的粗大淋巴管,这种增生通常与深层集合淋巴管太少有关,特别建议其在夜间及长途飞行期间选用绷带包扎而非压力衣。

(3)自我绷带包扎不当可能是患者出现不适和皮肤损害的原因之一。

(4)在长时间的飞行期间,建议在压力衣上包扎绷带,这是因为机舱内低气压及长时间被动坐靠所造成的肢体肿胀可能会超出压力衣设计的压力控制范围。

(5)若在夜间穿戴压力衣,可选用旧的压力衣,以降低压力,使患者感觉更为舒适。但需指出的是,在患者可容忍的静息压力范围内,使用多一些的压力支持依旧很重要。若夜间患者肢体肿胀程度可在无压力衣或绷带包扎情形下有所减轻,则无须再穿压力衣或使用绷带。但若肿胀更为严重,则需穿上压力衣或使用绷带包扎。

3. 绷带包扎禁忌证　蜂窝织炎、动脉闭塞性疾病、神经系统疾病、急性深静脉血栓、踝肱指数(ABI)≤0.8 或>1.2、不稳定型心绞痛及无法准确表达疼痛的患者。

4. 其他应考虑的因素

(1)患者能否在必要时调整或重新包扎绷带?

(2)患者能否在家庭、临终关怀场所、老年护理机构等获得帮助支持?

(3)患者状况是否适合使用绷带包扎?

(4)患者能否坚持使用绷带包扎?

(5)患者的目标能否实现?

第二节　Casley-Smith 绷带包扎法

每个培训体系的绷带包扎方法有所不同,本节主要介绍 Casley-Smith 绷带包扎法。

一、手指绷带包扎

1. 手指绷带包扎方法

(1)手背包扎法(dorsal wrap):又称标准包扎法(standard wrap)或拳击手包扎法(boxer wrap),适用于手背为主的手部水肿(图 10-2-1)。

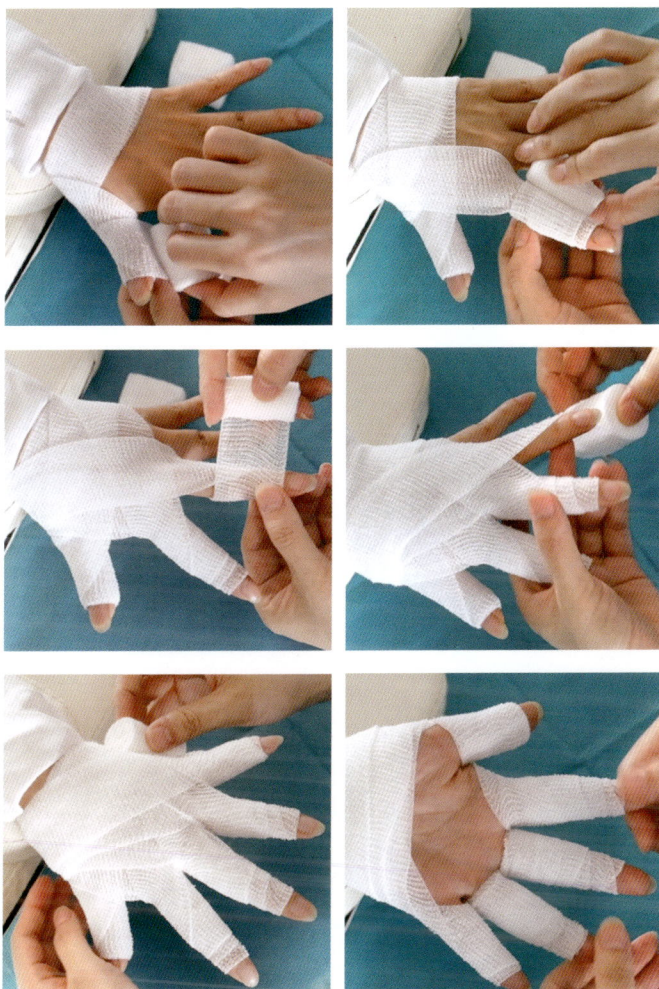

图 10-2-1　手背包扎法

1）从小指侧开始，绷带跨手背拉到拇指侧，或从拇指侧拉向小指侧，在手掌根部缠绕固定绷带。

2）先包扎拇指，再依次包扎示指、中指、环指和小指。也可先包扎小指，再依次包扎环指、中指、示指和拇指。

3）绷带从各手指的甲床下开始向下缠绕到指根。

4）每包扎完一个手指，绷带缠绕掌根一圈。注意不要把绷带缠绕在手腕上。

5）包扎时，绷带从手背开始到各个手指，手指包扎完从手背离开，不要从手掌侧开始和结束。

6)一卷绷带不够包扎完所有手指时,不要在手指上结束和衔接绷带,另一卷绷带从掌根缠绕固定后依次完成余下手指的包扎;一卷绷带刚好完成所有手指的包扎时,则另一卷绷带反方向再次用同样的方法包扎,每个手指可适当减少覆盖层数。

7)若手指包扎完成后有较多的绷带剩余,可用粉红丝带包扎法继续包扎用完剩余绷带(图 10-2-2)。

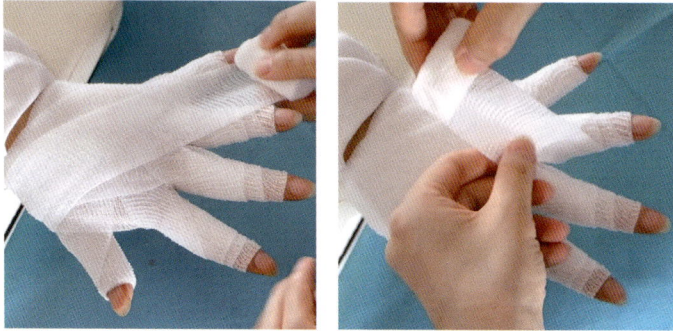

图 10-2-2　粉红丝带包扎法

(2)掌指关节包扎法(knuckle wrap):又称澳大利亚包扎法(Australia wrap),适用于手指关节和 / 或手指为主的手部水肿(图 10-2-3)。

1)绷带在掌指关节(虎口)处缠绕固定。

2)从示指开始包扎,依次是拇指、中指、环指、小指。

3)每根手指,从指根向上缠绕到甲床,再向下缠绕到指根。

4)每包扎完一个手指,绷带缠绕掌指关节(虎口)一圈。

5)包扎时,绷带从手背开始到各个手指,手指包扎完从手背离开,不要从手掌侧开始和结束。

6)绷带宽度与手指长度相等时,缠绕两圈即可。

7)一卷绷带不够包扎完所有手指时,不要在手指上结束和衔接绷带,在掌指关节处重新开始一卷绷带继续包扎完余下手指;一卷绷带刚好完成所有手指的包扎时,则另一卷绷带反方向再次用同样的方法包扎,每个手指可适当减少覆盖层数。

8)若手指包扎完成后有较多的绷带剩余可用粉红丝带包扎法继续包扎用完剩余绷带。

(3)粉红丝带包扎法:可联合以上两种方法,用于处理手指包扎后多余的手指绷带,能有效利用并整理剩余绷带,此方法也可更好地加固手指根部。如果使用较窄宽度的绷带进行粉红丝带法包扎,效果会更好。

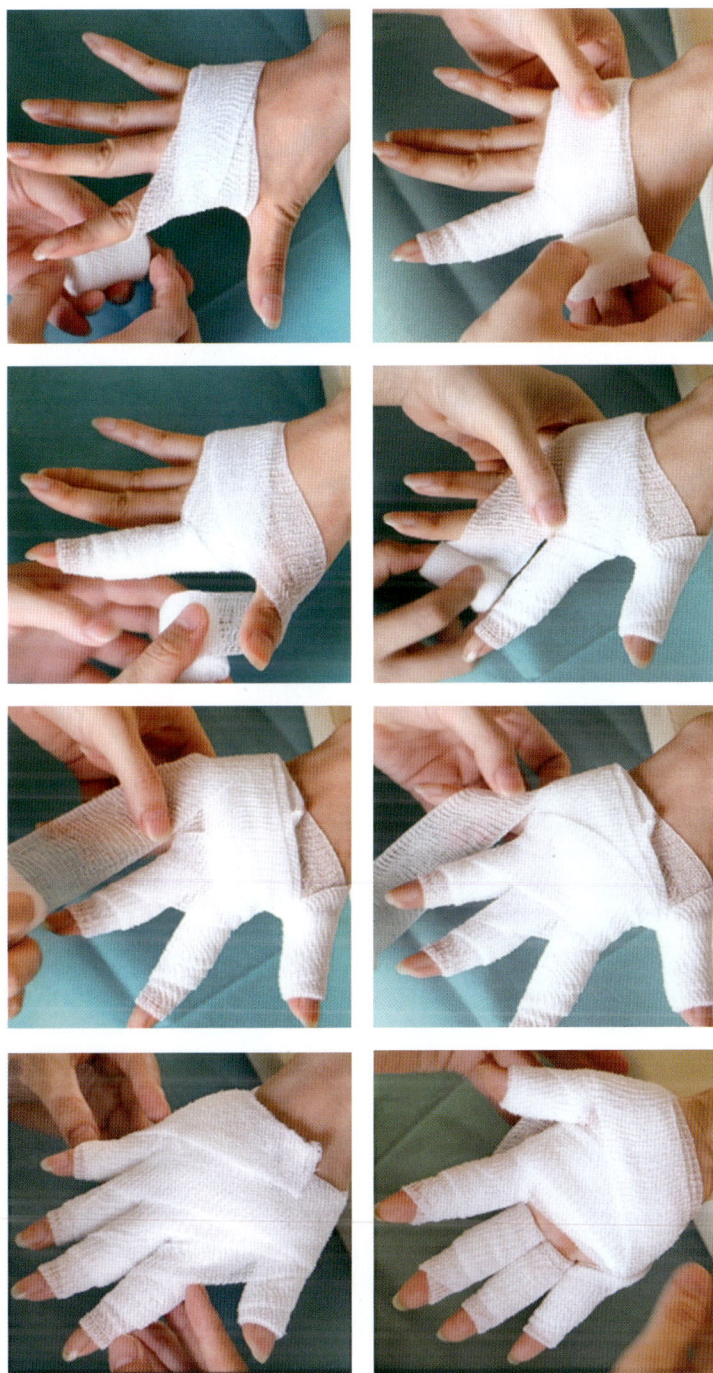

图 10-2-3　掌指关节包扎法

1）绷带全展开。

2）包扎方向从小指侧通过手背到拇指侧。

3）掌根缠绕固定后,从拇指开始包扎。

4）包扎手指,不用螺旋向上或向下缠绕,仅围绕整个手指缠绕一至两圈。每根手指缠绕的层数取决于水肿程度。绷带的高度应该大致覆盖到手指指根到甲床的长度。

5）包扎时,绷带应从手背开始,至手背结束。

6）理想情况下,使用一条绷带可以包扎完所有手指(整只手)。将另一条绷带展开,纵向对折,而后重新卷绕成卷,绷带在掌根缠绕固定后,依次在每根手指的指根处缠绕一圈形成粉红丝带的形状。

(4)哈曼变异包扎法(Harman variation wrap):用于不涉及手指或手背的上肢轻度水肿。

1）绷带从小指侧拉向拇指侧,在手掌根部缠绕固定。

2）先包扎拇指,而后分别包扎其余手指,每根手指包扎一到两层。

3）第二条绷带反方向使用,来压住第一卷绷带指根处形成的"扇形"。

2. 手指绷带包扎要点

(1)绷带不宜拉伸过长,以免张力过大包扎过紧。

(2)包扎时掌心朝下,但需经常检查掌侧。

(3)包扎时手指要充分张开,避免包扎完手指屈曲无法伸展。

(4)包扎时手指绷带每圈至少重叠 50%。

(5)包扎后让患者握拳,检查每根手指是否有覆盖缺口。

(6)确保绷带从同一方向由甲床位置包扎到指根。

(7)包扎时若绷带发生卷起或起皱,需拆开重新包扎。

(8)包扎时切忌在手指上结束和衔接绷带;要在手掌上结束和衔接,再使用另一卷绷带继续完成包扎。

3. 手指绷带包扎后检查

(1)从指根到指尖轻拉手指,查看绷带是否能保持在原位。

(2)包扎后患者是否有不舒适。

(3)包扎是否有未覆盖的缝隙或隆起。

(4)包扎后如果指尖颜色发蓝、发冷或发白,表明绷带缠绕过紧妨碍动脉流动。应立即取下绷带,放下手并反复握拳和松拳,直至指尖颜色恢复正常。重新包扎时务必小心,确保张力更低和／或层数更少。

(5)包扎后如果指尖颜色变暗、变红或变暖,表明绷带缠绕过紧妨碍静脉回流。应抬高肢体,反复握拳和松拳,直至指尖颜色恢复正常。若无效果,拆除绷带。重新包扎时务必小心,确保张力更低和／或层数更少。

二、手臂绷带包扎

1. 皮肤护理　按手法淋巴引流方向涂润肤露。

2. 使用管状绷带，套于水肿肢体上，远心端到达中指指尖，近心端到达腋窝并留有 10~20cm 的反折长度，在拇指指根处给管状绷带剪一个小口作为套拇指的孔。将管状绷带的远心端反折至手腕处，以便包扎手指。

3. 手指绷带包扎。

4. 手指包扎完毕后，从手腕处拉下反折的管状绷带，拇指穿过预剪的小口。

5. 使用衬垫

（1）手部：如使用宽度大于 6cm 的棉垫，在距棉垫边缘 6~8cm 处剪开一条小缝，以便拇指穿过。先在拇指根部固定棉垫，当通过虎口时，可能需要折叠一下过宽的棉垫。如有必要，可以单独填充指蹼。如使用窄棉垫，可以直接过虎口缠绕 2~3 层再过掌根缠绕 2~3 层或者交替缠绕 2~3 次。确保拇指根部的充分覆盖（图 10-2-4）；确保手腕处有充分的衬垫。若需使用额外的加压衬垫（例如在手背或手掌上使用额外的高密度垫），应与柔软的棉垫联合使用，以保证安全。

（2）手臂：棉垫包扎整个手臂直至腋窝下，肘窝处需有充分的衬垫，可将棉垫反复折叠或使用肘窝垫以填充凹陷。随着衬垫向上包扎，手臂上衬垫层间重叠率逐渐扩大到 50% 左右。需要将衬垫处理平整，形成舒适的覆盖层。

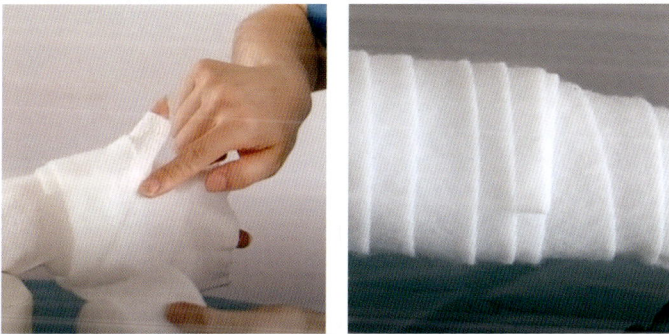

图 10-2-4　拇指根部和肘窝的衬垫技术

衬垫包扎完毕后，将掌指关节区域及手臂顶部的管状绷带反折至衬垫外，手臂顶部的管状绷带也可在最外层绷带包扎后再反折至外层。

6. 低延展性绷带包扎

（1）手部包扎：一般选用 6cm 绷带（图 10-2-5）。

1）包扎时支撑手臂，并张开手指。

2）绕掌指关节（过虎口）固定后加压包扎3圈。

3）交替通过虎口、掌根（拇指的根部），"八"字形缠绕2次，绷带正好包扎在拇指根部，包扎后可见"八"字形在手背而非在手腕。将手翻过来，即手掌朝上，检查拇指根部大鱼际处必须被完全覆盖到，没有压力"空窗"，拇指根部棉垫需超过外层绷带。

4）绷带的剩余部分继续向上包扎手腕和前臂。

5）手部绷带包扎完成后，检查管状绷带及衬垫有无滑动。

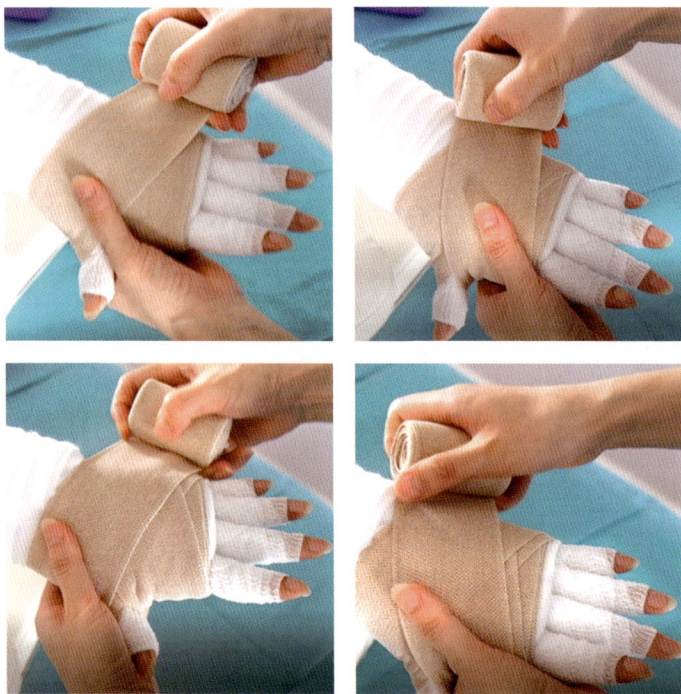

图 10-2-5　手部低延展性绷带包扎

（2）前臂包扎：一般选用8cm绷带。

1）前臂至肘部使用"八"字形（也称"X"形）包扎法，向上包扎，其"八"字间距应逐渐变宽，但不超过绷带宽度的50%（图10-2-6）。

2）绷带到达肘部，肘部弯曲约30°，绷带中间部位对准肘窝中点向上通过肘窝构成半个"八"字形，而后将绷带在肘关节上方轻压力缠绕固定一圈，然后绷带中间部位对准肘窝中点向下通过肘窝构成"八"字的另一半，形成肘窝的"八"字形包扎，肘尖外露。然后在肘部下方开始螺旋向上缠绕覆盖整个肘部，确保绷带中间部位覆盖肘尖（图10-2-7）。

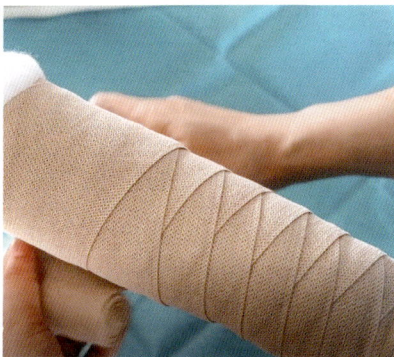

图 10-2-6　前臂低延展性绷带"八"字形包扎

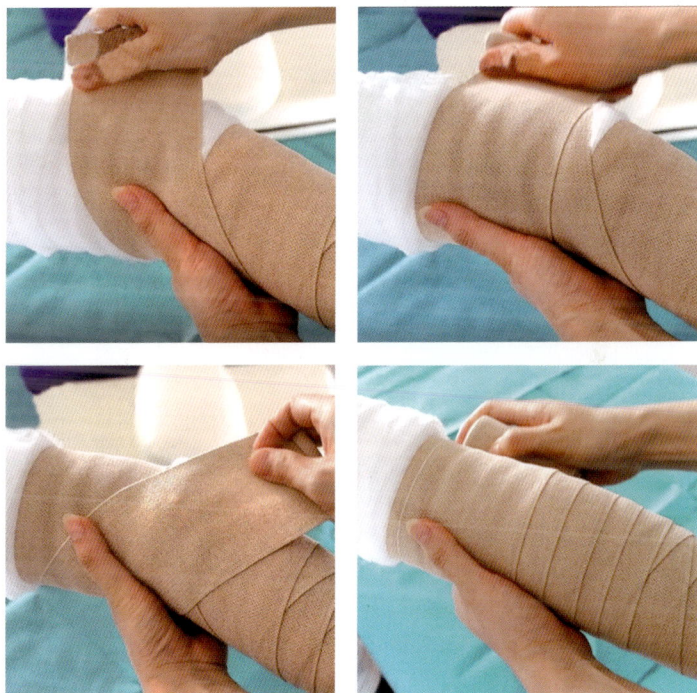

图 10-2-7　肘部低延展性绷带"八"字形包扎

（3）上臂包扎：一般选用 10cm 绷带。

1）螺旋向上包扎直至腋窝处，其间逐步增宽重叠，但至少应保证 50% 重叠（图 10-2-8）。

2）如果包扎完上臂绷带有多余，可打开并折叠固定在绷带顶部，请勿在顶部反复缠绕。

3）最外层绷带是从拇指根部开始反方向螺旋向上包扎到腋窝（图 10-2-9），包扎至肘部时应适当弯曲。

4）包扎完成后，反折顶端的管状绷带。

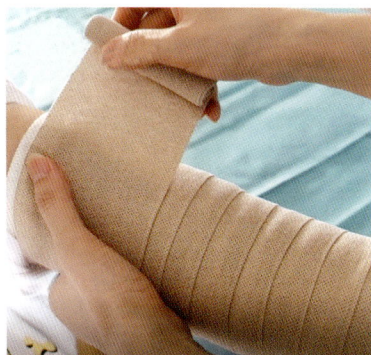

图 10-2-8　上臂低延展性绷带螺旋包扎

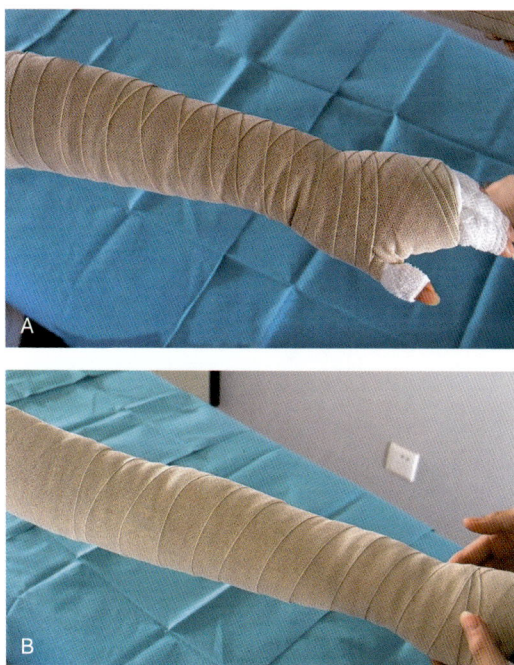

图 10-2-9　最外层低延展性绷带反方向螺旋包扎

A. 外层绷带包扎前；B. 外层绷带包扎后。

三、腿部绷带包扎

患者在治疗床上坐直,支撑足部;检查足趾间有无异物。按手法淋巴引流方向涂润肤露进行皮肤护理。将管状绷带套于水肿肢体上,远心端到达𫐓趾尖,近心端到达腹股沟并留有 10~20cm 的反折长度;将管状绷带的远心端反折至足背处,以便包扎足趾。

1. 足趾包扎(图 10-2-10) 同手背包扎法,绷带缠绕固定在跖趾关节,依次包扎每个足趾(小趾可以不包扎或最后两个足趾包扎在一起)。包扎足趾只需要使用一卷纱布绷带;也可以用足趾绷带来固定足背使用的高密度加压垫。

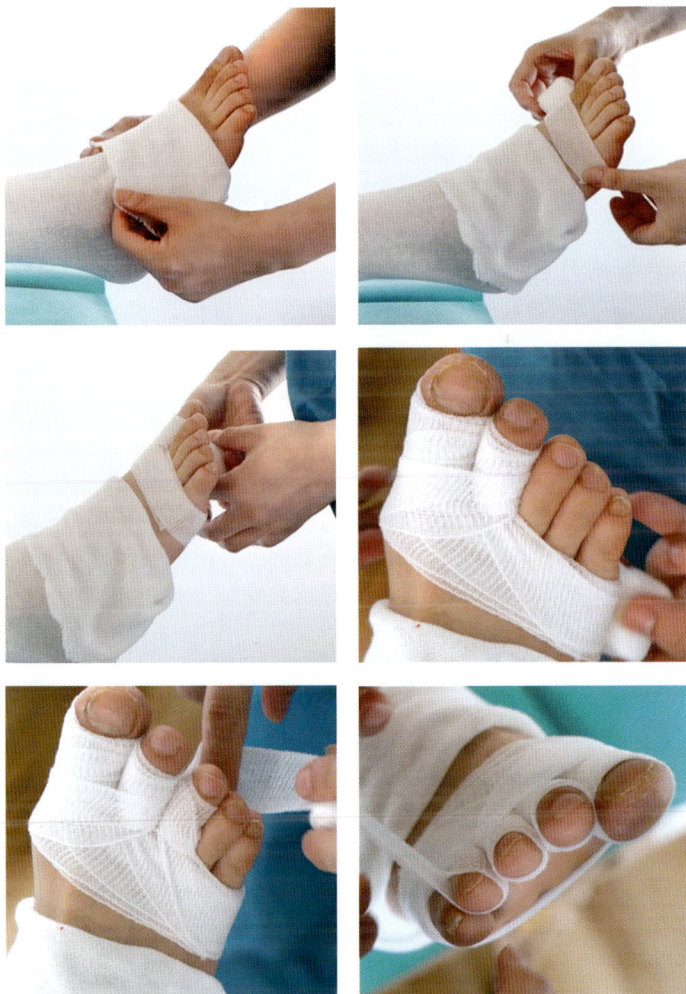

图 10-2-10　足趾绷带包扎

足趾包扎完毕后,从足背处拉下反折的管状绷带,然后在足部螺旋包扎棉垫,足踝处要充分衬垫。腘窝和大腿填充物在站立时完成(图 10-2-11)。安全使用足背、踝区等处的任何额外加压衬垫。

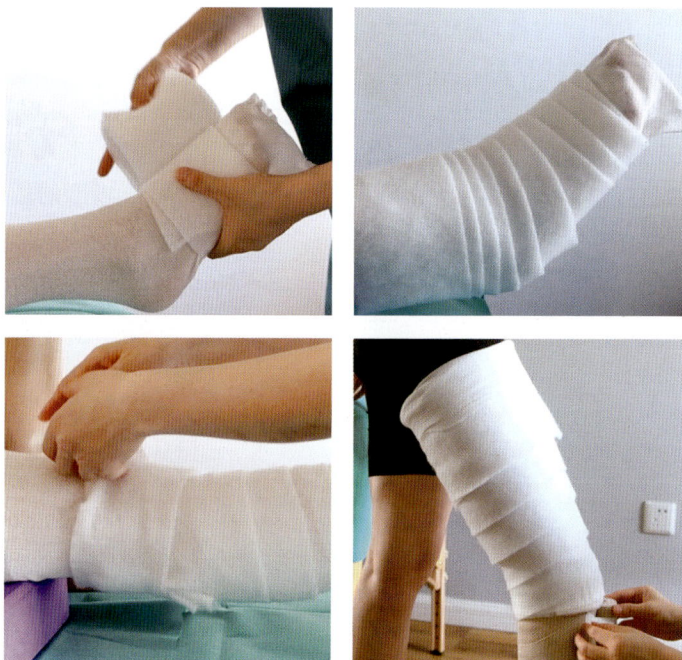

图 10-2-11　腿部的衬垫使用

2. 足部包扎　一般选用 6cm 或 8cm 宽的绷带。

(1)方法一:标准"足跟锁"包扎方法(图 10-2-12)。

使用一条 8cm 宽度的绷带,绷带宽度可根据足部尺寸选择,足部越小则绷带越窄,足部越大则绷带越宽。确保足部呈背屈状态,绷带在跖趾关节处固定后缠绕 2~3 圈,然后两个"八"字形包扎足背;完成后绷带拉向足跟,绷带中间部位覆盖足跟,之后用绷带在足跟绷带的上缘和下缘分别缠绕两圈,形成两个"八"字形(双层"足跟锁"),以固定最内层足跟绷带。最后,将剩余绷带缠绕至小腿。

(2)方法二:治疗足背顽固性肿胀包扎方法。

确保足部呈背屈状态,使用一条 6cm 宽度绷带,在跖趾关节处固定后斜向上到达足踝,绕足踝后方再斜下回到跖趾关节,形成"八"字形来回缠绕 4~6次。需要注意足踝处缠绕多层绷带,需要错开每层绷带包扎的位置。随后使用第二条 8cm 宽的绷带,在跖趾关节处固定后拉向足跟,绷带中间部位覆盖足跟,

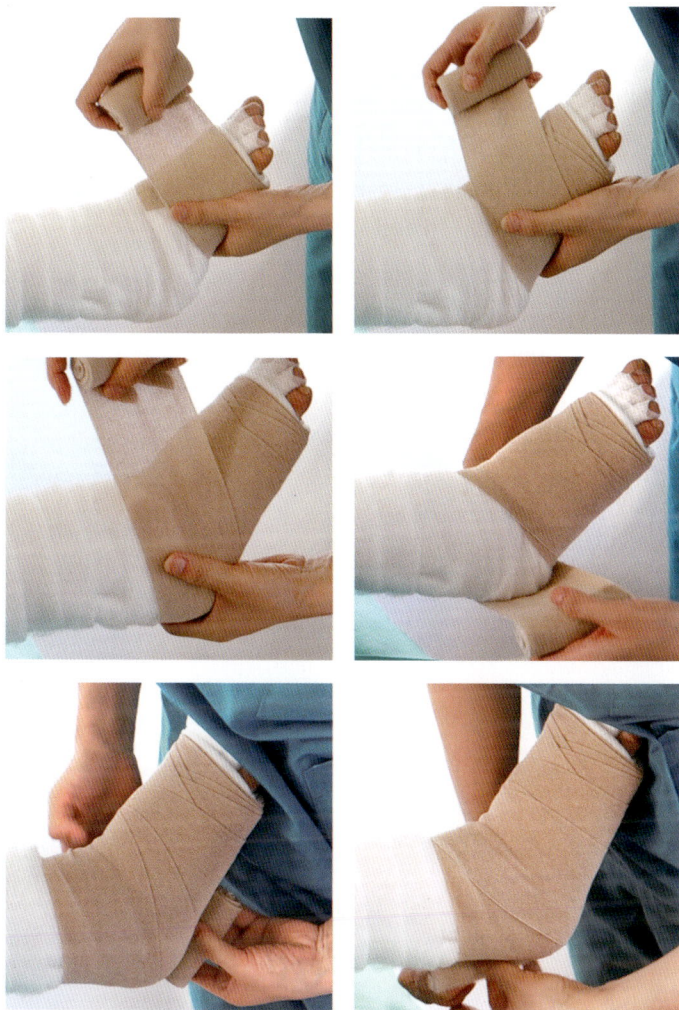

图 10-2-12　足部"足跟锁"包扎

之后用绷带在足跟绷带的上缘和下缘分别缠绕一圈,形成一个"八"字形以完全覆盖足跟。最后,将剩余绷带缠绕至小腿。

(3)方法三:治疗踝后纤维化的包扎方法。

绷带宽度需要根据足底与足踝之间的高度进行选择,通常选择 6cm 或 8cm 宽的绷带。确保足部呈背屈状态。绷带在跖趾关节处固定后"八"字形缠绕至足踝弯曲处,若从小趾侧开始包扎,则需将绷带紧紧缠绕于外踝后方,而后于足踝处无张力缠绕一圈,用拇指按住绷带,以防它收紧,拿起自由的一端,非常有力地拉向内踝后面随后绕足底缠绕一圈,绕足踝缠绕半圈。接着用力下拉至外足踝后方,绕足背 / 足底将绷带拉至内踝后方。用剩余绷带包扎足跟及其他间隙。若需要，可用第二条 8cm 宽绷带来覆盖缝隙，而后继续向上缠绕小腿。若需在足踝后填充，须确保衬垫足够平整，且厚度大于足踝。

3. 小腿包扎 一般选用 8cm 和 10cm 宽的绷带。从足踝开始"八"字形包扎到膝盖下方。"八"字间距应逐渐变宽，但不超过绷带宽度的 50%（图 10-2-13）。

4. 膝关节包扎（图 10-2-14） 一般选用 10cm 宽的绷带。需要特别注意的是，包扎膝关节及上方的衬垫和绷带时，需要让患者站立。

（1）膝关节弯曲至 45°，在膝盖后面来回反折棉垫或放置额外的柔软衬垫以保护安全。使用 15cm 宽度衬垫可以防止膝关节没有被衬垫完全覆盖而出现缝隙。

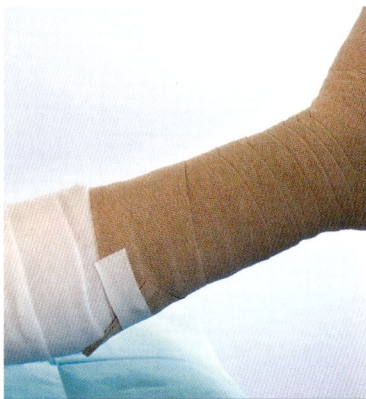

图 10-2-13 小腿低延展性绷带"八"字形包扎

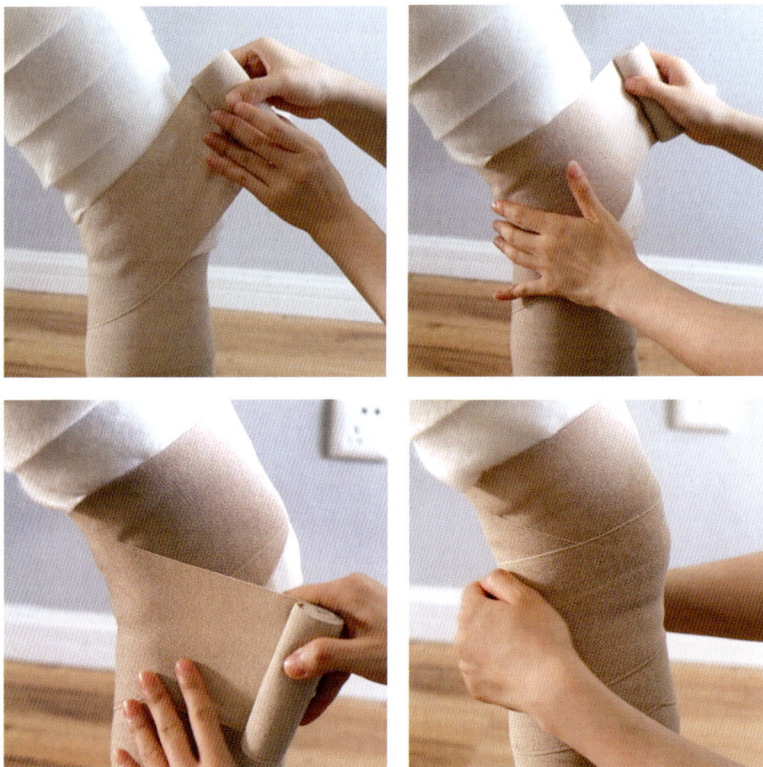

图 10-2-14 膝关节低延展性绷带"八"字形包扎

（2）绷带到达膝关节下方，绷带向后拉向腘窝，绷带的中间部位对准腘窝中点向上通过腘窝构成半个"八"字形，而后将绷带在膝盖上方轻压力缠绕固定一圈，然后绷带中间部位对准腘窝中点再向下通过腘窝构成"八"字的另一半，形成腘窝的"八"字形包扎，膝盖外露。然后在膝盖下方开始螺旋向上缠绕覆盖整个膝盖，确保膝盖的中心被绷带中间部位覆盖，这样当膝盖完全弯曲时就不会有缝隙。

5. 大腿包扎（图 10-2-15） 一般选用 10cm 和 12cm 宽度的绷带。

（1）螺旋向上包扎大腿直至腹股沟处，其间逐步增宽重叠，但至少应保证 50% 重叠。或者，膝关节上方继续采用"八"字形包扎。感觉到绷带的压力梯度不对时，需要及时进行调整或者重新包扎。

（2）如果包扎完大腿绷带有多余，可打开并折叠固定在绷带顶部，请勿在顶部反复缠绕。

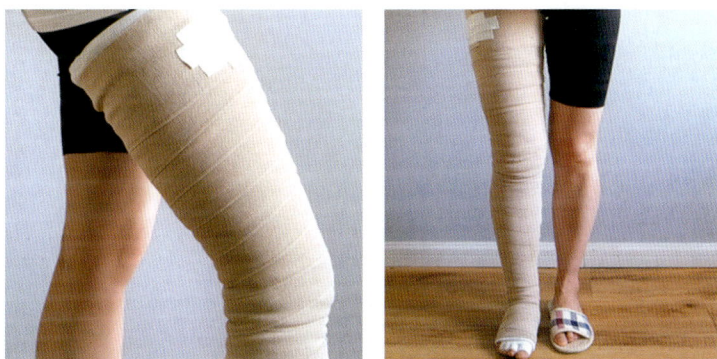

图 10-2-15　大腿低延展性绷带螺旋包扎

（3）可从足踝至大腿螺旋包扎一层绷带以获得额外的压力：最外层绷带是从踝关节上方开始反方向螺旋向上包扎到腹股沟，包扎至膝关节时应适当弯曲。

（4）包扎完成后，反折顶端的管状绷带。

注意：对于压力耐受差的患者，可使用更多的衬垫，或者减少低延展性绷带的缠绕层数，或者增加绷带的重叠间距。此外，还需及时整理收紧绷带的松弛部分，以防滑脱。

第三节　处方压力衣

一、压力服装及梯度压力的起源

19 世纪末，由于技术的进步，人们开始制作和使用长筒压力袜，强化类橡胶应用于早期弹力服装的制作。20 世纪 40 年代,康拉德·乔布斯特(Conrad Jobst)提出了应用压力梯度来影响身体循环系统的概念。

乔布斯特发现,当他站在齐腰深的水中时,其腿部疼痛(血栓发作)感觉减轻,他推断这可能是由渐变性的压力(足部最大,腰部几乎为零)造成的。他决定按照这一思路和原则开发一种服装。乔布斯特认为,服装必须提供反压力,这种反压力可以支持皮肤下方的血管回流,并与施加在血管上的压力成正比。他还认识到需要开发一种测量方法,可以精确传递压力以提供足够准确的压力信息,并且还需要开发一种符合不同张力特性的织物。肢体远心端的静脉和淋巴管内的液体压力最大,随着向肢体近心端靠近,压力逐渐减小。因此,为保证压力服装产生同样效果,就必须遵循这一原则,否则可能会发生止血带效应。

二、压力衣的力学机制

1. 具有静息压和工作压,这两种压力共同作用,有助于淋巴液的有效回流。

2. 有压力梯度,远心端(踝部 / 腕部)压力为 100%,中部(膝部 / 肘部)压力为 70%,近心端(大腿 / 腋窝)降至约 40%,有助于淋巴液的方向性回流。

3. 提高间质压力。

(1)限制毛细淋巴管的滤出。

(2)增加淋巴液的形成,增加组织间血浆蛋白的移除。

(3)增强肌肉泵效能,促进淋巴管的运动。

(4)加强静脉回流:①压缩浅静脉和深静脉,恢复静脉瓣膜的功能;②减少静脉局部血容量,提高流速。

4. 减少皮肤的慢性炎症变化。

5. 防止液体再次积聚,并保持绷带包扎消肿的效果。

6. 可以改善肢体的形状。

7. 为无弹性组织提供支持。

8. 用于淋巴水肿所需的压力应高于用于静脉疾病所需的压力。

三、压力衣的制作

1. 原材料

(1)天然橡胶:具有更多的回弹性,但患者可能对乳胶过敏。

(2)合成材料:随着穿戴而失去回弹性。

(3)棉包裹乳胶:保持回弹性和减少过敏率。

2. 织造工艺

(1)圆织压力衣:圆形编织的机器织造。

(2)平织压力衣:平面编织的机器织造。

（3）定制衣：织物材料的切割缝制。

3. 服装实现压力的方式

（1）在织造过程中，可以控制和调整指定的张力元素。

（2）在服装设计和样板制作过程中，精确的测量决定了服装能达到的压力梯度。

（3）在服装织造过程中，预先确定周向压力。因为织物的张力是周向的，并沿着肢体长度而变化，这与肢体内所需的组织压力成比例。

（4）压力测试：通过在肢体和服装之间放置传感器来对服装进行压力测试。

（5）其他增加压力方法：①织造时针脚更密（使用较小的针）；②针织时每行使用不同的针数；③织造较小的服装，即在肢体最小的状态时测量（晨起或刚拆除绷带时）；④改变材料的弹性。

四、压力衣的作用

1. 预防淋巴水肿　适用于有淋巴水肿风险的人群，可起到预防作用。

2. 控制水肿进展　对于等待治疗的患者，能有效控制水肿的进一步发展。

3. 维持消肿效果　在 DLT 第一阶段结束后，帮助维持肢体消肿后的良好状态。

4. 缓解不适　为姑息治疗的患者减轻水肿带来的不适症状。

5. 比包扎绷带更适合的情况　①肿胀体积 ≤20%；②肢体形状规则；③皮肤完整且有弹性；④患者能够独立或在家人帮助下穿脱压力衣。

五、处方压力衣

（一）压力衣的压力分级

不同品牌或不同产地的压力衣压力分级不同（表 10-3-1），压力衣压力小于 20mmHg 为非医用级。

表 10-3-1　不同国家的压力衣压力分级　　　　单位：mmHg

压力分级	德国压力衣压力	英国压力衣压力	美国压力衣压力
Ⅰ级压力	18~21	14~17	15~20
Ⅱ级压力	23~32	18~24	21~30
Ⅲ级压力	34~46	25~35	31~40
Ⅳ级压力	>49		

（二）处方压力衣选用原则

1. 上肢淋巴水肿　通常使用Ⅱ级压力袖套。

(1)使用较低压力的情况：①轻微淋巴水肿；②血液循环不畅；③仅手臂肿胀，手部没有肿胀；④穿戴压力袖套后手部肿胀；⑤仅晚上穿戴压力衣；⑥高压力下会有明显疼痛、麻木或膨胀感；⑦预防淋巴水肿；⑧未经治疗的淋巴水肿，高压力的服装比较难穿戴。

(2)使用较高压力的情况：①经常活动手臂的人，例如羽毛球、网球等体育运动员；②手臂肿胀明显并需要防止水肿加重的患者；③手臂很容易肿胀的患者。

2. 下肢淋巴水肿　通常使用Ⅲ级压力袜。不同压力分级的压力衣适应证如下：

(1)Ⅳ级压力

1)严重的不可逆淋巴水肿。

2)从中度淋巴水肿开始并至少消肿40%。

3)对高压力有良好的耐受性。

4)消肿后又快速充盈(水肿快速加重)。

5)肢体疼痛、麻木等慎用。

(2)Ⅲ级压力

1)开始有中度的淋巴水肿，未达到较好的消肿效果。

2)开始有轻度的淋巴水肿，快速消肿且耐受绷带。

3)不耐受Ⅳ级压力或无法穿上。

(3)Ⅱ级压力

1)未经治疗的淋巴水肿治疗等待期。

2)有轻微的淋巴水肿。

3)淋巴水肿高风险人群的预防性使用。

4)脂肪水肿。

5)膝关节以下的静脉水肿。

(4)Ⅰ级压力：可用于血栓和下肢静脉疾病的预防。一般不推荐用于淋巴水肿的预防和治疗。

（三）处方压力衣流程

见图10-3-1。

患者适用条件：
- 皮肤状态良好，完整有弹性
- 能够被监护或自我管理
- 无水肿或轻微凹陷水肿
- 能耐受弹力袜的压力
- 没有或轻度的形状改变
- 姑息性治疗的需求

是否有下肢外周动脉闭塞性疾（PAD）

是　　　　　　　　　　　　　　　　否

不可使用压力治疗转诊至血管科医生

重度PAD
踝肱指数
（ABI）< 0.5

中度PAD
0.5≤ABI≤0.8

轻度或正常PAD动脉疾病
ABI > 0.8

亚临床期淋巴水肿
早期/轻度淋巴水肿
- ISL分期 0 ~ 2期早期
- 无或微小的形状改变
- 老龄/关节炎患者
- 可控的心源性水肿
- 体位性水肿
- 神经系统缺陷性水肿
- 脂肪水肿

中重度淋巴水肿
- ISL分期2期晚期~3期
- 肢体有形状改变
- 老龄/关节炎患者
- 脂肪水肿
- 静脉淋巴水肿
（溃疡已愈合）

严重的淋巴水肿
- ISL分期3期
- 水肿快速反弹
- 静脉淋巴水肿
（溃疡已愈合）
- 前足严重水肿
- 踝后水肿

严重复杂的淋巴水肿
- ISL分期3期
- 中高压力无效
- 可耐受超高压

低压：14~21mmHg
- 平织或圆织

中压：23~32mmHg
- 平织、圆织或联合使用

高压：34~46mmHg
- 平织、圆织或联合使用
- 低弹可调节压力装置

超高压：>49mmHg
- 定制压力衣
- 平织、圆织或联合使用
- 低弹可调节压力装置
- 多层低弹绷带包扎

压力治疗有效
肿胀无增加
皮肤和组织密度没有恶化
外形无恶化
患者/照护者的参与度和技能提高

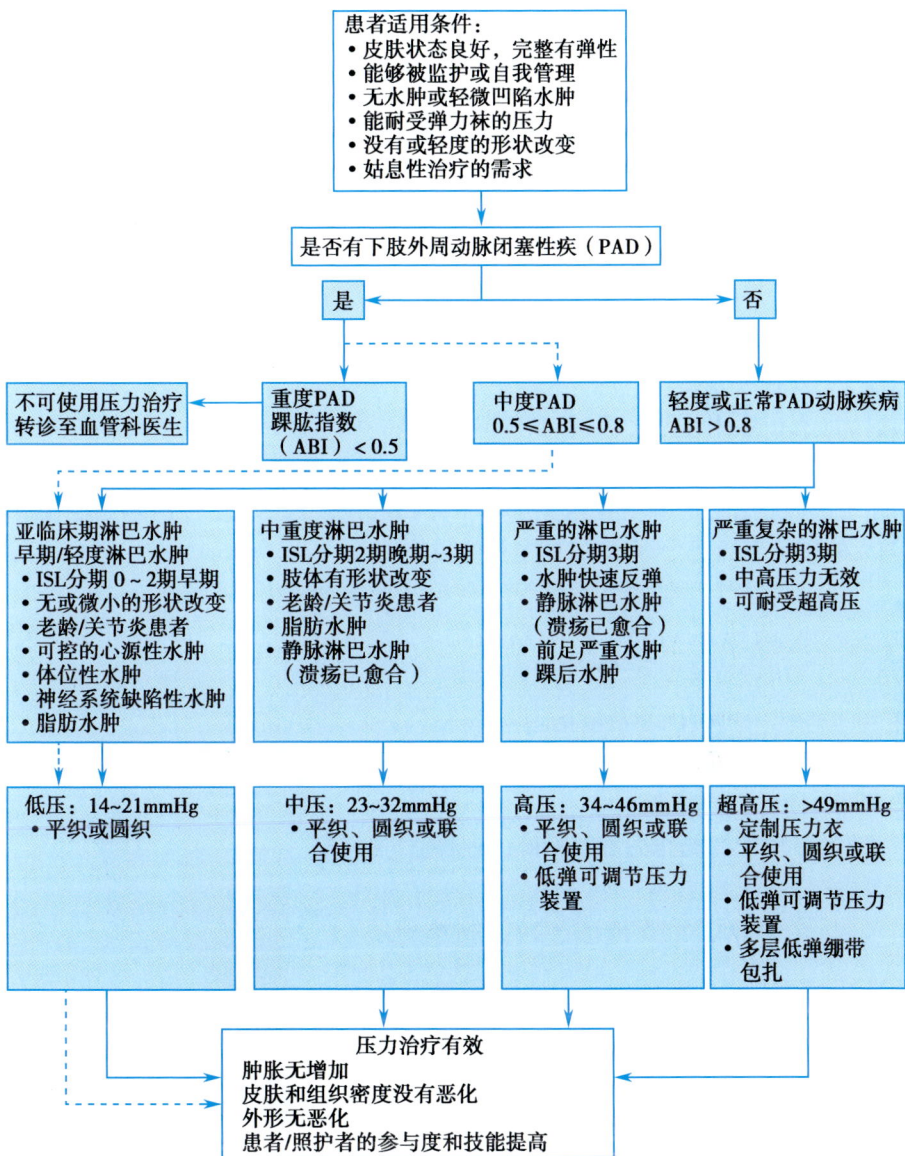

图 10-3-1　处方压力衣流程图

六、定制压力衣

（一）压力衣分类

1. 定制压力衣

（1）上肢款式：手腕至腋窝的款式、手掌至腋窝的款式、手指至腋窝的款式、覆盖肩部的款式、是否有肩带、顶部带或不带硅胶防滑、手臂连身款式、肘窝有插件袋、更柔软的材料制作的款式、有缝或无缝编织、手掌套、露指尖或包指尖的手套。

（2）下肢款式：小腿袜、长筒袜、连裤袜、单腿包臀袜、及膝短裤、顶部带或不带硅胶防滑、到腰部或肩部的吊带配件、腘窝有插件袋、多孔透气材料、有缝或无缝编织、露趾或包趾、开裆或包裆、包足趾或露趾尖的足掌套/足套。

2. 成品压力衣

（1）有一系列预制尺寸，成本和售价更低。

（2）分为圆织款和平织款，圆织款更便宜，但佩戴问题也比平织款多。

（3）如果患者的测量数据介于两个尺码之间，可选择大一个的尺码；如果稍大的尺码也不适合，可尝试更换其他品牌。

（4）如果各个品牌的尺码都不合适，则需要定制压力衣。

3. 可调节压力带/魔术贴压力衣（图 10-3-2） 可以替换某些不方便穿戴的压力衣，在某些情况下可替代绷带包扎。

（1）可用于姑息治疗，因为魔术贴可允许压力变化，且可填充衬垫。

（2）可用于传统压力衣的外部，提供额外的压力。

（3）作为 DLT 治疗前的一种控制水肿的方式。

（4）因为穿戴方便，可在手术后使用。

4. 衬垫型压力衣/夜间压力衣（图 10-3-3）

（1）夹层填充泡沫粒，静息压力较小且有按摩的作用，可作为患者夜间穿戴的选择。

（2）也可替代管状绷带和棉垫，作为一体化的衬垫，直接在其外部包扎绷带。

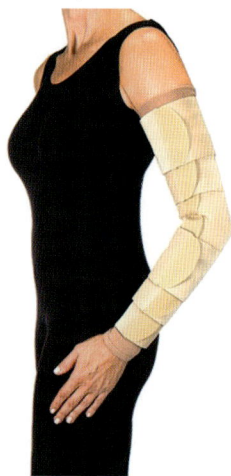

图 10-3-2　可调节压力带

（二）定制压力衣的测量

1. 处方上肢压力衣

（1）处方上肢压力衣的测量点：见图 10-3-4。

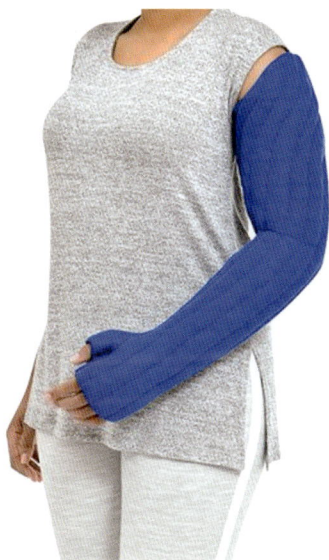

图 10-3-3　衬垫型压力衣

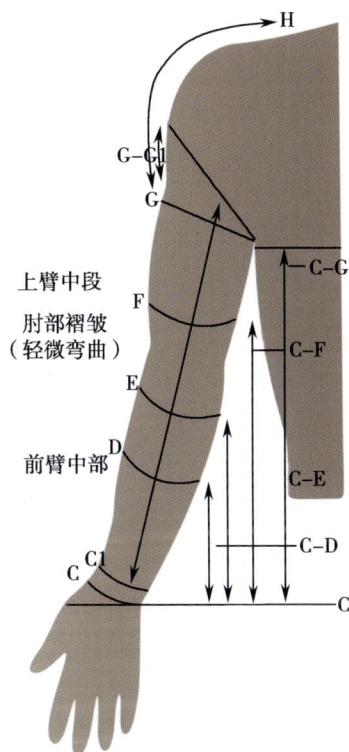

图 10-3-4　处方上肢压力衣的测量点

（2）袖套：手臂置于桌上，放松，稍稍弯曲肘部，手臂不应完全伸直或完全弯曲，测量以下位置：

1）手腕（C）：请患者弯曲手腕，测量第二腕横纹处的周长。

2）腕上（C1）：测量 C 点上端约 5cm 处的周长。

3）前臂中部（D）：测量腕横纹 C 和肘横纹 E 的中点处的周长。此处将尺子拉到有张力抵抗水肿的位置。不要拉得太用力，以免产生压痕。

4）肘部（E）：测量肘部略弯曲时折痕处的周长，不要对尺子施加任何张力；并在其前端 1~2cm 处测量周长，如果这个数据大于折痕处的周长，则取该值记录为 E 周长。

5）上臂中部（F）：测量肘部 E 和腋下 G 中点处的周长。此处测量时，将尺子拉到有轻微张力且能对抵抗水肿的位置。如果这里有下垂的皮肤，尽可能将其推起聚集在一起，并将尺子拉紧一点测量。

6）上臂最末端（G）：测量腋下 2cm 处的周长，测量该处时不要对尺子施加任何张力。

7）测量节段高度：从手腕 C 处依次测量 C–D、C–E、C–F、C–G 节段的高度。

如需定制包含肩部覆盖的袖套,还需要测量:①肩部(G1):测量 G 处上斜 30° 位置的周长;②G–G1 的长度;③G–H(胸衣肩带外缘)的长度。

注意:节段高度是沿着整个手臂的内侧轮廓进行的高度测量。

(3)手掌套:测量时,手放松,掌心向上,把卷尺放置好位置后轻轻拉动,使其不太松弛(图 10-3-5)。测量位置如下:

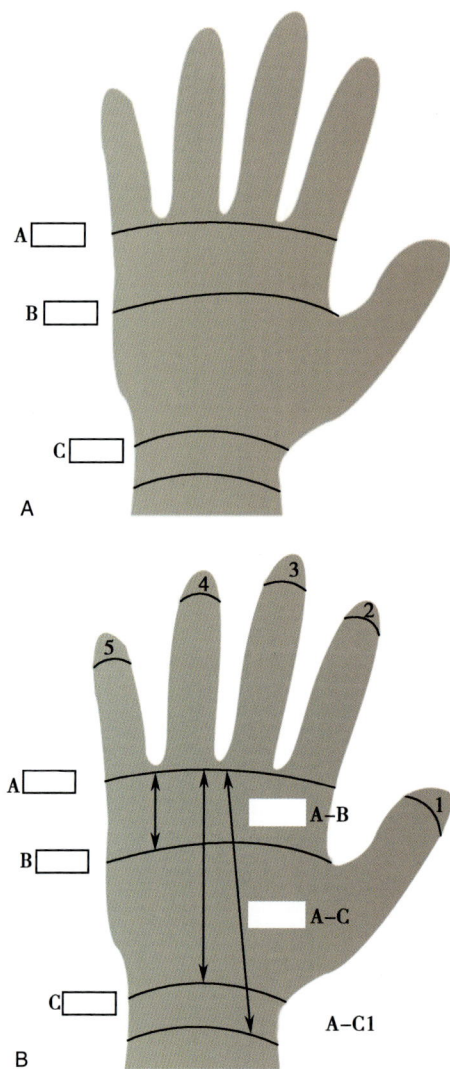

图 10-3-5　处方手部压力衣的测量点
A. 掌套;B. 手套。

1)掌指关节处(A)：即测量从示指底部到小指底部围绕一圈的周长。

2)手掌中部(B)：测量手指张开时手最宽位置的周长。

3)手腕(C)：请患者将手向上弯曲，测量第二条腕横纹处的周长。

手指手套款还需继续测量以下位置：

4)手腕上部(C1)：测量距C点近端3cm处的周长。

5)测量节段长度：从A点分别测量A–B、A–C、A–C1的长度以确定手套的长短。

6)分别测量各个手指的指根和指尖(甲床位置)的周长。

2. 处方下肢压力衣

(1)处方下肢压力衣测量点：见图10-3-6。

(2)膝盖以下(小腿长度)的压力衣：以仰卧或站立的姿势进行以下位置的测量。

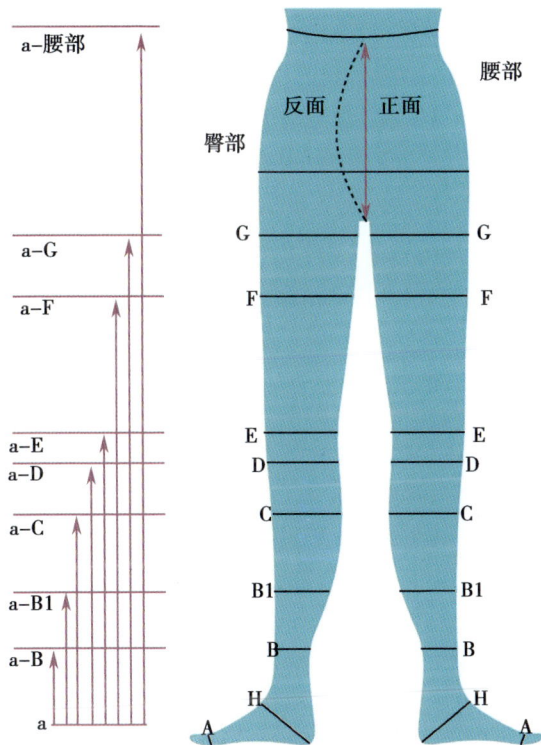

图10-3-6 处方下肢压力衣的测量点
a为脚底平面。

1)足部长度

平露趾的压力衣：沿着足的侧面，测量从踇趾底部到足跟末端的长度。

斜露趾的压力衣：沿着足的侧面，测量从小趾底部到足跟末端的长度。

包足趾的压力衣：沿着足的侧面，测量从踇趾尖到足跟末端的长度。

2)跖趾关节（A）：测量沿着所有足趾根部环绕一圈的周长。

3)足跟（H）：当足背屈时，测量从足背上部末端环绕到足跟一圈的周长。若患者足无法背屈，则测量从足背上部末端环绕到足跟一圈的周长再加1cm。

4)足踝（B）：足站立在地板或置于测量板上，测量内踝上方 2cm 处的周长。

5)肌肉起始处（B1）：在小腿开始变粗的地方测量其周长。

6)小腿最粗处（C）：测量在小腿最粗位置的周长。

7)膝下（D）：测量在膝盖以下 2cm（两个手指宽度）处的周长。

8)测量节段高度：从足底 a 开始分别测量 a–B、a–B1、a–C、a–D 的高度。

(3)膝盖以上（大腿长度）的压力衣：测量包含膝盖以下各位置，且继续测量以下位置，如可以，让患者站立测量。

1)膝盖（E）：将腿稍微弯曲，测量环绕膝盖中点一圈的周长。

2)大腿中部（F）：测量大腿中部（E–G 的中点位置）的周长。

3)大腿根部（G）：臀下褶皱处下 2cm，测量最大大腿围处的周长。

4)测量节段高度：从足底 a 开始分别测量 a–E、a–F、a–G 的高度。

(4)包臀压力衣（连裤袜）：测量包含大腿长度的各位置，且让患者叉腰继续测量以下位置。

1)臀围：从臀部最宽处环绕一圈的周长。

2)腰围：从腰部最细处环绕一圈的周长。

3)测量节段高度：从足底 a 到腰线的高度。

4)从前腰线中点到会阴部的长度；从后腰线到臀下褶皱处的长度。

注意：如果腹部、臀部柔软，在测量过程中对该部位施加轻柔的压力，以模拟穿着衣服时的状态。除非另有要求，节段高度测量应为垂直高度而非沿着身体轮廓的长度。

3. 扫描测量　使用三维扫描测量肢体可以更精准、更高效地测量和个性化定制压力衣。

七、穿戴压力衣

1. 穿戴流程　通常遵循压力衣制造商的穿戴说明进行。

(1)摘下任何可能损坏衣服的首饰。

（2）皮肤护理后不要立刻穿戴压力衣（待护理剂被充分吸收，擦去多余的护理剂，皮肤干爽后再穿戴）。

（3）可戴上橡胶手套后穿戴压力衣，以减少指甲对织物的损伤。

（4）将压力衣的上半部分翻下来。

（5）拉伸打开压力衣的手腕或足踝部分，并将其套于手/足上。

（6）每次覆盖约5cm的长度向上拉并抚平，避免压力衣起皱和压力不均。

（7）重复直到压力衣完全穿上。

（8）确保肘部/膝盖的位置正确。

（9）戴上橡胶手套的手，从手腕/足踝到肢体顶端各个面进行划抚，抚平褶皱，并且使压力均匀分布。

（10）对于圆筒状、没有特定肘部位置的袖套，建议每天旋转方向穿戴，以减少肘部的磨损。

2. 穿戴辅助工具

（1）滑动套（图10-3-7）

1）通常随服装一起提供。

2）如使用滑动套，则无须将服装翻过来。

3）肢体先穿上滑动套，可以更容易地将压力衣穿到手腕/足踝的位置并向上穿戴。

4）当压力衣就位时，拉出滑动套。

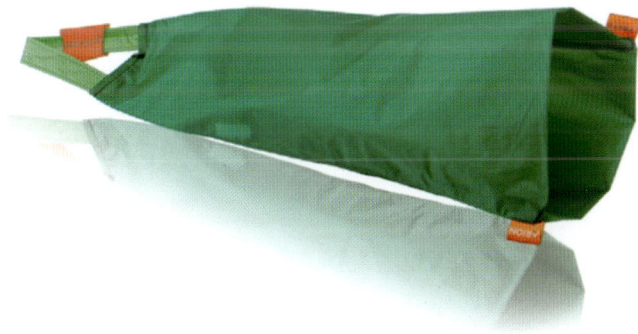

图 10-3-7　穿戴辅助滑动套

（2）穿戴辅助架（图10-3-8）

1）将衣服套在穿戴辅助架上。

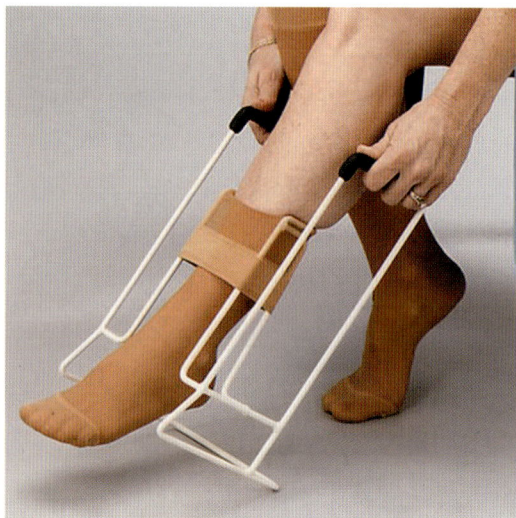

图 10-3-8　穿戴辅助架

2）肢体伸入压力衣中。

3）向近端拉起辅助架，直到压力衣从辅助架上脱落（图 10-3-9）。

4）根据需要，戴上橡胶手套调整压力衣。

5）无法弯腰的人也可以选用超宽加长的穿戴辅助设备。

（3）其他辅助工具

1）使用爽身粉使皮肤更滑有利于穿戴。

2）使用旧的尼龙袜或厚塑料袋作为滑动套。

3. 穿戴禁忌证　①急性炎症发作；②动脉功能不全；③严重心力衰竭；④脆弱或受损的皮肤，包括溃疡；⑤淋巴漏；⑥深层褶皱；⑦不规则肿胀：服装可能会产生止血带效应。

4. 穿戴压力衣可能出现的问题

（1）纤维化袖环（检查压力梯度）。

（2）皮肤红点：可能是皮肤脆弱受损。

（3）皮肤红肿热痛：考虑感染。

（4）对乳胶过敏。

（5）皮肤护理剂可能会损坏压力衣。

（6）肿胀转移 / 延伸至别处。

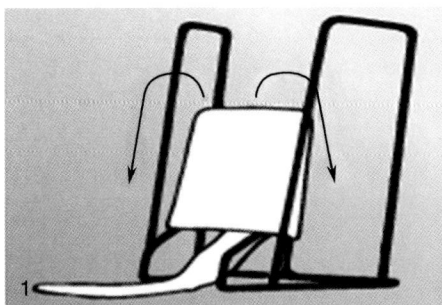

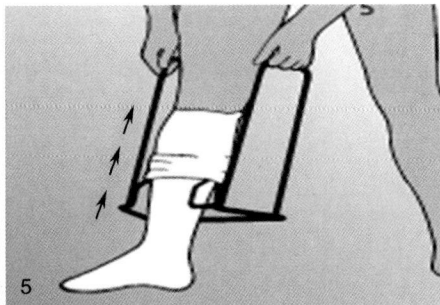

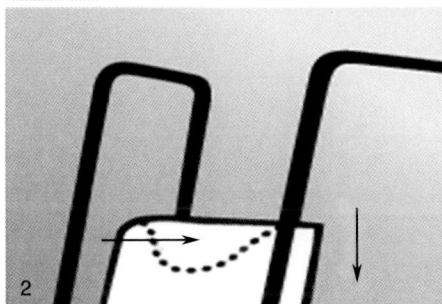

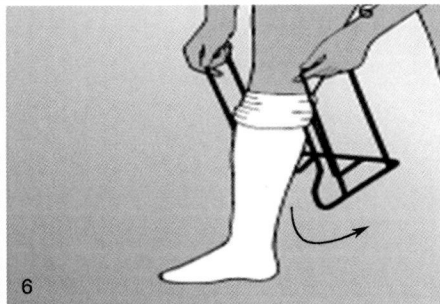

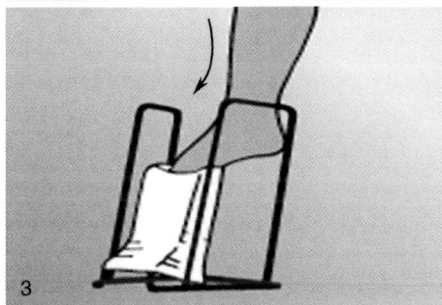

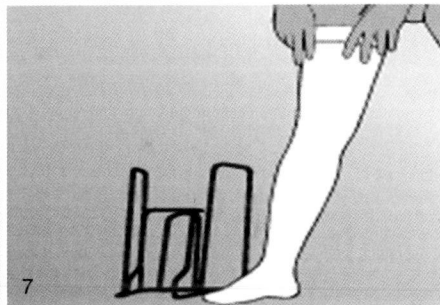

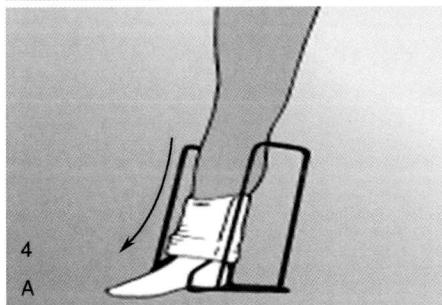

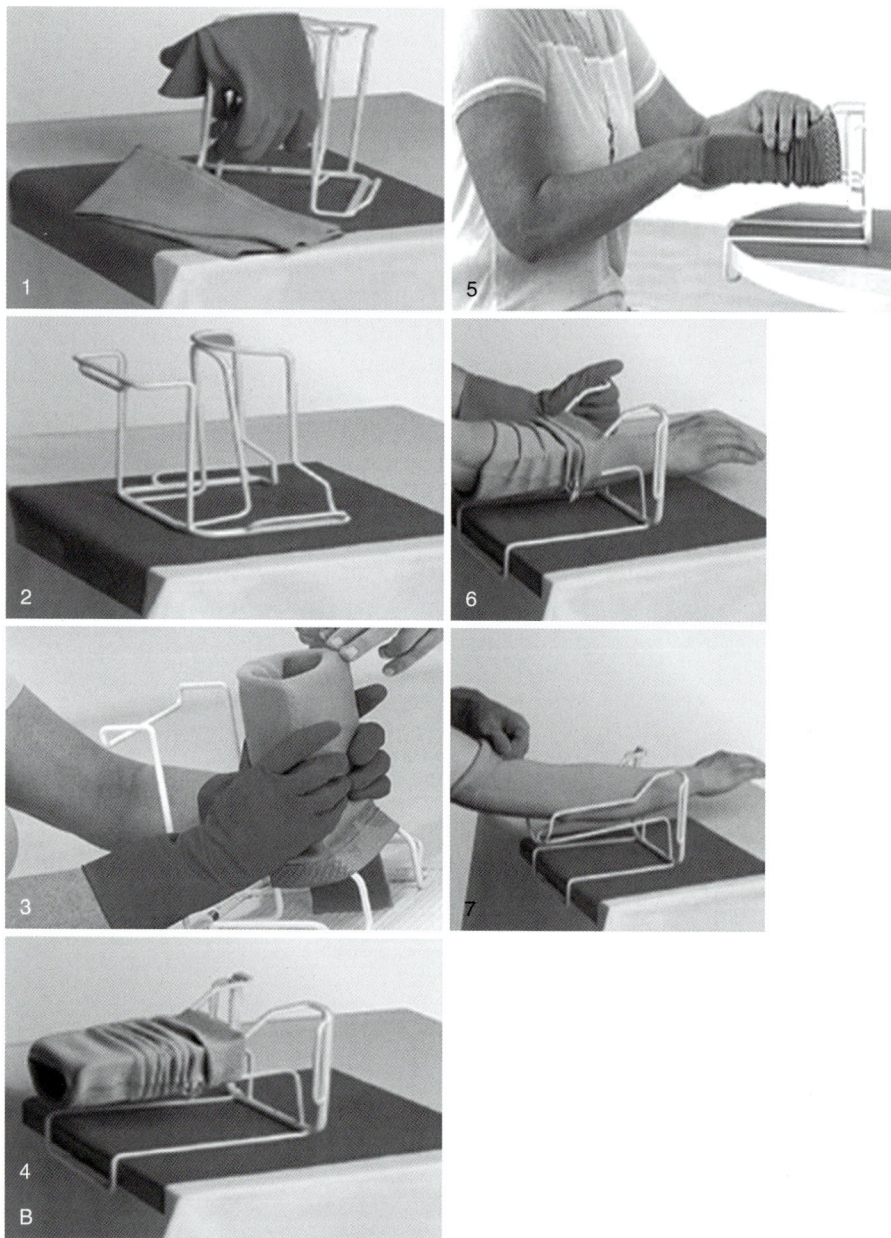

图 10-3-9　穿戴辅助架的使用方法
A. 下肢使用方法；B. 上肢使用方法。

(7)衣服的损坏：会破坏压力和压力梯度。

(8)穿戴区域的瘢痕会阻碍回流，可能出现加压无效或更加肿胀。

(9)社会心理问题：当患者遇到过度被关注、身体形象问题、性生活问题、家庭问题等情况时，应为他们提供心理支持；要注意保护患者隐私，还要考虑其经济压力等。

八、常见问题及解决方案

1. 衣服很难穿

(1)使用穿戴辅助工具。

(2)订购拉链款式。

(3)订购较低压力级别的产品：可用2件较低压力等级的衣服叠穿。

2. 穿戴压力衣之后手或足部肿胀

(1)佩戴压力手套或压力足套，或在手部或足部包扎低延展性绷带。

(2)佩戴连手的袖套。

(3)在手套中放一个手背加压垫。

(4)清洗后把手腕处用罐子或瓶子撑开晾晒。

(5)更换低一级压力的压力衣。

(6)在日间，更频繁地抬高肢体。

(7)穿系带鞋可以在足部额外加压。

(8)足背压力应等于足踝压力，不能小于足踝压力。

3. 皮肤发红/摩擦性损伤

(1)在压力衣内插入棉衬垫/泡沫敷料或水胶体敷料，或穿上贴身衬里的衣服。

(2)选择更柔软的材料。

(3)检查衣服是否太紧、太松或太长，重新测量肢体，更换压力衣。

(4)尝试不同的品牌、不同的接缝位置或无缝款。

4. 压力衣容易下滑，在肘部或膝盖处堆积

(1)选择带顶部硅胶防滑边的款式。

(2)选择过肩款式袖套或连裤袜。

(3)选配压力袜的吊带配件。

5. 压力衣的顶部太紧

(1)尝试过肩款式袖套，或连裤袜，或选配压力袜的吊带配件。

(2)部分品牌有顶部加肥的型号可供选择。

6. 压力衣出现磨损、破洞或脱线　应及时更换。

7. 服装过快失去压力

(1) 如果在保修期内,则返回制造商维护。

(2) 如果条件允许,每次使用后清洗以恢复弹性。

(3) 考虑更高压力的压力衣。

(4) 在压力衣上包裹一层低延展性绷带。

(5) 尝试不同的品牌。

练 习

1. 测量和记录处方上肢压力衣(表 10-0-1)。

表 10-0-1　测量和记录处方上肢压力衣

测量位置	周长 /cm
手腕 C	
前臂中部 D	
肘部 E	
上臂中部 F	
上臂最末端 G	
C–G 节段高度	
品牌：	压力级别：　　　　尺码：

2. 测量和记录处方下肢压力衣(表 10-0-2)。

表 10-0-2　测量和记录处方下肢压力衣

测量位置	周长 /cm
跖趾关节 A	
足踝 B	
小腿最粗处 C	
膝盖 E	
大腿中部 F	
大腿根部 G	
A–G 节段高度	
品牌：	压力级别：　　　　尺码：

学习单元 11
功能锻炼

　　功能锻炼在淋巴水肿综合消肿治疗中的作用主要是通过促进淋巴液回流、增强肌肉力量、改善关节活动度,帮助患者减轻肿胀、缓解疼痛并恢复正常功能。功能锻炼不仅有助于改善血液循环和淋巴流动,还能够增强患者的自我管理能力,提高生活质量。

一、功能锻炼的作用

(一)运动对健康的促进作用

1. 改善患者心肺功能。
2. 降低胆固醇水平、降低血压。
3. 改善骨密度状况,提高力量和灵活性。
4. 控制体重和治疗肥胖,改善体型和身体形象。
5. 提高幸福感,促进独立性。
6. 缓解压力和焦虑水平,有助于治疗抑郁症。

(二)运动对肢体血液循环的影响

1. 肌肉运动量增加,需要更多的氧气和营养物质的供应。
2. 心率增快,增加肌肉中动脉血的灌注。
3. 与动脉血流量成正比,活动越多,动脉血流量越大。

(三)运动对静脉回流的影响

1. 静脉回流最大化对维持机体功能至关重要。深静脉位于肌肉之间,肌肉运动时静脉会作出反应。
2. 每次肌肉收缩时,静脉就会被挤压,推动血液向心流动。缓慢而有节奏地运动有助于静脉回流。
3. 等长运动(如静态的举重或保持某一姿势的运动)阻碍一些交通静脉的回流,并增加了浅静脉的压力,从而导致液体流动缓慢。

(四)运动对淋巴回流的影响

1. 改变组织总压力(TTP)。
2. 增加毛细淋巴管的摄取。
3. 加速淋巴液在集合淋巴管的流动。

4. 增强淋巴结的液体排空。

(五) 内泵、外泵对淋巴回流的影响

1. 内泵　当淋巴管收缩并移动液体流向心脏时,毛细淋巴管就会产生负压,并从周围组织中吸收液体。在慢性水肿中,这种内泵可能缺失,因此外泵更有效。

2. 外泵　肌肉收缩、运动、动脉搏动和呼吸作用等因素通过在静脉和淋巴系统中施加压力推动液体向心脏方向流动。

(六) 呼吸对淋巴回流的影响

1. 吸气对胸导管引流有重要作用,胸导管是主要负责将上半身和下半身的淋巴液回流至静脉系统的淋巴导管。当吸气时,胸腔的容积增大,胸腔内的负压使心脏和大血管的回流量增加,同时也使胸腔内的淋巴液流动更加顺畅。这一负压的作用帮助胸导管的淋巴液有效地回流入血管。

2. 咳嗽和大笑会大大增加腹腔淋巴引流。咳嗽和大笑时,腹腔内的压力会迅速增加,这种突然的压力变化使淋巴管在短时间内收缩,进而推动淋巴液向心脏方向流动。同时毛细淋巴管也会产生负压,并从周围组织中吸收液体。

二、功能锻炼的技术要点

(一) 制订功能锻炼计划

1. 应考虑患者的一般情况和健康状况、既往肌肉骨骼问题。

2. 考虑患者所在地区的可用资源,是否可以与其他患者建立联系,是否需要协助。

3. 制订功能锻炼计划时,要考虑患者的业余爱好与工作环境,将适宜的运动计划融入日常生活;对静态的肌肉运动进行补充;计划内容应具体,如锻炼次数、频率、持续时间等;寻找一些运动激励方式,让患者能长期保持运动兴趣;应考虑如何达成设定目标并量化目标成效。

4. 对于关节活动度(ROM)降低的具体问题,应进行专业的物理治疗。

(二) 淋巴水肿患者的运动原则

1. 保持良好的姿势,根据身体情况合理运动。

2. 保持锻炼动作缓慢、有节奏。

3. 应避免静态运动,增加动态活动。

4. 将建议信息以书面形式记录下来提供给患者。

5. 需要定期进行水肿监测,根据结果及时调整方案。

6. 运动方案应根据患者的需要、能力和疾病状态进行调整。

7. 患者尽可能保持积极的运动心态。

（三）淋巴水肿患者的运动类型

1. 从低到中等强度的运动开始。
2. 瘫痪肢体可以被动活动。
3. 推荐进行步行、游泳、骑自行车和低强度的有氧运动。
4. 进行柔韧性练习，保持运动范围。
5. 应避免负重和重复性运动，避免剧烈运动。
6. 进行阻抗／力量训练，应咨询淋巴水肿治疗师或康复治疗师。
7. 根据患者的健康水平，选取合适的运动类型。

（四）淋巴水肿患者的运动禁忌

1. 接受过放疗的部位不应受到拉力或被大幅度转动、摆动。
2. 需要十分谨慎地对待由放射线引起的骨质疏松和肺部问题。
3. 颈部避免过度拉伸。
4. 避免任何可能导致姑息治疗患者疲劳的运动。
5. 避免对病情不稳定或有水恐惧症的患者使用水淋巴疗法。

三、功能锻炼的注意事项

（一）常规锻炼

1. 应穿戴压力衣或包扎绷带。
2. 应包括适当的运动前预热和运动后放松阶段，以避免肿胀加剧。
3. 应保持良好、舒适的姿势，保持正常呼吸。
4. 保持动作缓慢且有节奏。
5. 鼓励患肢的近端关节进行活动，同时包括伸展运动。
6. 所有动作均应避免引起疼痛。
7. 从放松腹式呼吸开始，以避免头晕。
8. 从近端关节动作开始逐渐到远端关节动作，从躯干活动到肢体活动。
9. 每个关节都要进行锻炼，并关注关节活动的范围。

（二）体育运动

1. 随着身体状况的改善，逐渐增加活动量。
2. 定期监测运动对水肿的影响。
3. 鼓励进行游泳运动，注意卫生问题。
4. 步行和骑自行车运动有利于治疗下肢淋巴水肿。
5. 体育运动有助于控制肥胖，减少肥胖本身对淋巴水肿的不利影响。
6. 参加运动课程有助于增加能动性，可由专业的指导老师制订循序渐进的运动计划。
7. 注意接触性运动（如竞技体育）会带来创伤的风险，要做好预防措施来减少这种风险。

（三）被动运动

被动运动是指在外力作用下帮助患者完成运动，通常用于无法自主运动的患者，目的是保持关节的灵活性和促进血液循环。在进行被动运动时，需要注意以下几点：①在无疼痛的范围内活动关节；②肢体有良好的支撑，保持活动缓慢且有节奏；③照顾者尽可能参与；④逐渐增加活动强度；⑤避免过度疲劳；⑥注意肢体的休息与恢复。

四、功能锻炼示例

1. 减轻手臂肿胀的简单运动

(1)患者可采取舒适坐姿，确保手臂与肩部保持平齐。如有需要，可使用枕头支撑手臂。握紧拳头后，伸展手指。此动作可根据舒适度进行多次重复。

(2)在手臂有支撑的情况下，尝试弯曲和拉直肘部。

(3)双臂自然下垂，练习耸肩，从1数到5慢慢放下肩膀；重复多次。

(4)慢慢地向前转动肩膀，然后再向后转动；重复多次。

2. 减少腿部肿胀的简单运动　可以在休息时经常做以下运动：

(1)坐位时抬起腿，膝盖后方要有支撑。

(2)活动足踝，将足趾向上勾，然后向下拉；重复多次。

(3)重复屈膝和伸直腿。

五、水淋巴疗法

除了具有其他运动带来的常见益处，水淋巴疗法（aqua lymphatic therapy，ALT）还有减轻负重、放松躯体、调节温度、活动自由等益处。静水压力随着水疗池深度的增加而增加，导致血液从周围向中心转移，中心血容量可增加多达40%；血管舒张后血压降低；排尿量随着心输出量和肾小球滤过率的增加而增加。

大多数水疗池的水温不会改变人体的体核温度。如果浸泡时间超过1小时或水温超过35℃，情况可能会发生变化。如果水温低于32℃，躯体感觉寒冷，就会发生血管收缩，中心血容量增加。

学习单元 12

乳房淋巴水肿

第一节　乳腺癌与乳房淋巴水肿

乳房淋巴水肿是指淋巴液回流障碍导致乳房及其周围组织出现异常液体积聚和肿胀的情况。这种现象常见于乳腺癌手术后、放疗后或其他导致淋巴系统损伤的情况。

一、乳腺癌

定期进行乳腺癌筛查有助于早期发现潜在异常，在筛查基础上，对疑似病例进行进一步检查和病理诊断，及时确定病情。

（一）乳腺癌发生部位

乳腺癌发生部位的比例见图 12-1-1。

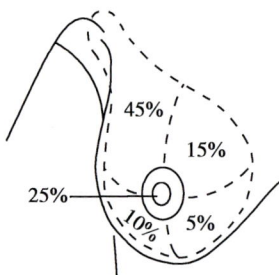

图 12-1-1　乳腺癌发生部位的比例

（二）乳腺癌手术方式

1. 改良根治术（modified radical mastectomy，MRM）。
2. 单纯乳房切除术（simple mastectomy，SM）。
3. 乳腺癌保乳根治术（breast conserving surgery，BCS）
4. 腋窝淋巴结清扫术（axillary lymph node dissection，ALND）。
5. 前哨淋巴结切除术（sentinel lymph node dissection，SND）。

（三）乳腺癌保乳根治术

对于早期乳腺癌患者，保乳根治术在确保肿瘤被完全切除的前提下，尽量保留乳房外观和功能。关键操作包括：

1. 乳房肿块局部扩大切除术（WLE）　在保留尽可能多的正常乳腺组织的前提下，切除乳房内的肿块及其周围少量正常组织，以确保癌细胞被完全清除。

2. 前哨淋巴结活检（SND）或腋窝淋巴结清扫术（ALND）　前哨淋巴结活检用于检测癌细胞是否已扩散至腋窝淋巴结，若结果为阳性，则可能需要进一步进行腋窝淋巴结清扫术，以移除受影响的淋巴结，控制癌症扩散。

另外，在保乳根治术后，乳房整形和美容修复可以改善乳房外形，恢复自然美观，提升患者的自信心和生活质量。

（四）乳腺癌放疗

在手术后进行辅助放疗，针对残留的微小癌细胞进行治疗，可降低局部复发风险，同时进一步巩固保乳治疗效果。

放疗主要针对原发乳腺肿瘤区域和手术切除后的乳房残留组织。根据病情，放疗可能扩展至乳腺周围的淋巴结区域，特别是腋窝和锁骨上区域，以控制可能的癌细胞扩散，并预防远处转移。

（五）保乳根治术和放疗对淋巴系统的影响

1. 乳房淋巴水肿　保乳根治术和局部放疗可能影响乳房的淋巴排出功能，导致乳房或周围区域出现肿胀、沉重感甚至皮肤变硬等淋巴水肿症状。

2. 手臂淋巴水肿　由于腋窝淋巴结活检或清扫术破坏了手臂淋巴回流通道，患者术后可能出现手臂肿胀，表现为手臂皮肤紧绷、沉重或活动受限。

3. 躯干淋巴水肿　在放疗过程中，若周边淋巴管受到影响，可能引起躯干或胸壁区域的水肿。患者可能感觉该区域皮肤松弛、肿胀或活动受限。

二、乳房淋巴水肿

在未进行腋窝手术的患者中，乳房淋巴水肿的发生率约为 6%。接受腋窝手术的患者，术后 1 年内约 70% 发生乳房淋巴水肿；在手术后 2 年随访期间，9%~10% 的患者会出现乳房淋巴水肿；长期随访显示，在手术后 8 年仍有约 3% 的患者首次出现乳房水肿。此外，乳房淋巴水肿患者还可能伴随皮肤变化、血清肿、血肿及感染等并发症。这些数据提示临床上需对不同时间节点的患者密切监测，以便及时干预和管理乳房淋巴水肿及其并发症。

（一）危险因素

1. 腋窝清扫的范围　清扫范围越广，淋巴回流障碍的风险越大。乳腺癌腋窝淋巴结清扫的分级见图 12-1-2。

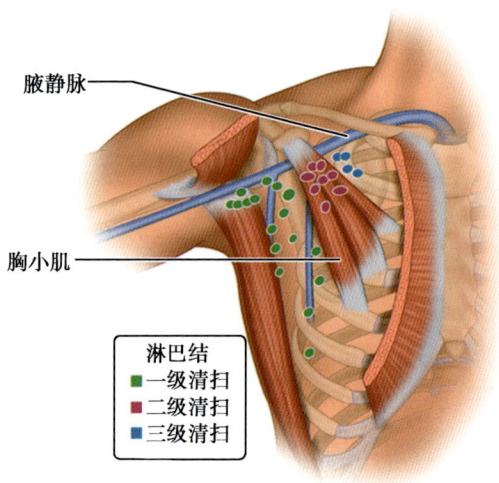

图 12-1-2　乳腺癌腋窝淋巴结清扫的分级

（1）一级清扫：腋下组，在胸小肌外缘。

（2）二级清扫：腋中组，位于胸小肌后方靠近腋静脉。

（3）三级清扫：腋上组，位于胸小肌内侧上方。

2. 放疗　放疗可损伤淋巴管及周围组织，增加淋巴水肿的发生率。

3. 伤口感染　感染会引起局部炎症和瘢痕形成，进一步阻碍淋巴回流，加重水肿。

4. 肥胖与特定手术区域　肥胖患者，尤其是接受上外象限手术者，由于脂肪组织丰富，手术创伤大，淋巴系统易受损，发生水肿的风险增高。

5. 乳房特征　胸衣罩杯尺寸为 C 的大乳房和 / 或下垂乳房在手术后更容易发生水肿，可能与术中乳房组织处理和重力影响有关。

6. 急性术后乳房水肿　手术后早期出现的急性水肿提示淋巴回流受阻，需引起重视并及时管理。

7. 血清肿　手术后形成的血清肿会增加局部液体积聚，可能导致慢性淋巴水肿的发生。

（二）临床表现

1. 乳房变形　淋巴液积聚导致乳房形状发生改变。

2. 肿胀、硬化和凹陷　乳房组织出现肿胀，质地变硬，局部甚至形成凹陷。

3. 发红　受影响区域皮肤呈现潮红或发炎状态。

4. 发热　局部皮肤温度升高，可能伴有轻度灼热感。

5. 有胸衣的压痕　长期穿着压力衣或胸衣，皮肤上可能留下明显的压痕或印痕。

6. 沉重感　患者常感乳房沉重、不适,影响日常活动。

7. 疼痛　受影响区域可能出现钝痛或压痛感,影响生活质量。

(三) 鉴别诊断

乳房淋巴水肿的诊断需与多种疾病相鉴别,以确保准确诊断和治疗。

首先,排除感染性疾病,如丹毒和蜂窝织炎。感染性疾病通常伴随明显红肿、疼痛、发热及局部或全身反应,与单纯的水肿不同。

其次,需鉴别血清肿、血肿和脓肿。血清肿为术后液体积聚,通常柔软且无炎症表现;血肿则由于出血形成,触之可能硬实或有压痛;脓肿则表现为局部肿块,伴有红、热、痛及脓液排出,提示感染性积液。

最后,需与乳腺癌新发或复发相鉴别,这需要结合影像学检查和病理学分析。因为乳腺癌可能引起肿块形成和局部组织改变,临床表现与淋巴水肿有重叠。

通过临床表现、实验室检查和影像学评估,可有效区分乳房淋巴水肿与上述疾病。

(四) 辅助检查

在评估乳房淋巴水肿时,除常规的临床检查外,还可采用一些辅助但并非常规执行的检查方法,以提供更全面的诊断信息。

1. 磁共振成像(MRI)　MRI能提供高分辨率的乳腺软组织影像,有助于评估水肿的范围及其与周围组织的关系,特别是在疑难病例诊断或需排除肿瘤复发时具有参考价值。

2. 超声检查　超声具有无创、安全、便捷的特点,可用于观察乳房组织结构、液体积聚情况及其动态变化,帮助判断水肿的性质和可能的病因。

3. 皮肤张力测量　通过测量皮肤的弹性和紧致度,可以客观评估水肿区域皮肤的变化情况。这一方法有助于监测疾病进展和治疗效果,但在临床上应用相对有限。

4. 生物电阻抗检测　生物电阻抗检测通过测量组织对电流的阻抗来评估局部组织中液体含量的变化。该方法可以定量反映乳房淋巴水肿的程度,对早期发现和随访观察具有一定辅助作用。

(五) 评估与记录

在乳房淋巴水肿临床评估时,应全面比较和记录相关体征,以便后续监测和治疗调整。

1. 比较两侧乳房、上躯干、肩膀和腋窝的情况,注意有无肿胀、变形或功能障碍。

2. 观察胸衣罩杯和肩带是否留有压痕,评估穿戴适应性和局部压力情况。

3. 详细检查皮肤变化,包括皮肤皱褶处是否存在炎症或真菌感染的迹象。

4. 确定肿胀受累区域,通过水肿皮肤按压检测了解液体积聚程度和皮肤弹性变化。

5. 触诊查找硬结、纤维化及评估疼痛程度。

6. 所有临床表现应在人体图表上详细标记,并拍摄照片留档,以便后续比较和疗效评估。

在乳房淋巴水肿临床评估过程中,除常规症状外,还可能发现其他异常情况,这些发现对于制订全面的治疗和康复方案至关重要。具体包括:①肩部活动范围受限;②患侧上臂内侧皮肤感觉缺失;③腋网综合征;④疼痛、硬化的瘢痕组织;⑤残留的手术缝线导致局部肿胀;⑥上肢深静脉血栓。

(六)两种常见肿胀情况

1. 治疗后患侧乳房肿胀　经过乳房局部扩大切除术、前哨淋巴结活检、腋窝淋巴结清扫术及辅助放疗等治疗后,患侧乳房可能出现局部肿胀。这种肿胀多由于淋巴回流受阻引起,手法淋巴引流、压力治疗等治疗措施可用于缓解症状。临床上需定期监测肿胀程度、皮肤状态及相关并发症,以便及时调整治疗方案。

2. 患侧堵塞导致对侧乳房肿胀　当患侧淋巴回流严重受阻时,淋巴液可能溢出至对侧乳房,导致对侧乳房出现肿胀,并可能波及患侧躯干区域。这种情况提示淋巴系统压力异常增高,可能预示新的病理变化。若没有观察到躯干肿胀,临床医生应仔细检查患者,以排除新的肿瘤或其他潜在病理原因。针对不同情况,需采取相应的诊断和治疗措施,以控制肿胀,防止病情恶化。

第二节　乳房淋巴水肿治疗

乳房淋巴水肿的管理采用多学科综合治疗方案,旨在减轻肿胀、改善功能并提高生活质量。

一、手法淋巴引流

在乳腺淋巴水肿的手法淋巴引流中,通常采用先引流健侧再引流患侧的方法,以优化淋巴回流路径,提高治疗效果。治疗师可根据患者呼吸节律进行手法淋巴引流,通过温和按压和推拿促进淋巴液回流,缓解肿胀。

(一)乳房淋巴引流路径

1. 乳房外侧引流至腋窝淋巴结。

2. 乳房上部先引流至锁骨下淋巴结,再引流至锁骨上淋巴结。

3. 乳房内侧引流至胸骨旁淋巴结,胸骨旁淋巴结引流至胸导管。

（二）手术后健侧乳房肿胀手法淋巴引流

1. 清空锁骨上淋巴结、锁骨下淋巴结。

2. 锁骨下区域轻抚引流至锁骨上淋巴结,然后再次清空锁骨上淋巴结。

3. 清空健侧的腋窝淋巴结和胸骨旁淋巴结。

4. 引流乳房上部至锁骨下和锁骨上淋巴结。

5. 引流乳房外侧至腋窝淋巴结,再次清空腋窝淋巴结。

6. 将乳房上内侧引流至胸骨旁淋巴结,再次清空胸骨旁淋巴结。

7. 引流乳房下外侧和下内侧至腋窝淋巴结,再次清空腋窝淋巴结。

8. 乳房下方和侧方可以向同侧腋窝淋巴结引流,但也可以穿过水平的腰线分水岭,向腹股沟淋巴结引流(先清空腹股沟淋巴结)。

9. 在肿胀消退之前,鼓励患者多进行腋窝、胸骨旁、锁骨上、锁骨下淋巴结的排空。

10. 液体也可以引流向同侧躯干下象限。

11. 液体不应引流向乳房手术侧。

（三）手术后患侧乳房淋巴水肿手法淋巴引流

1. 清空双侧锁骨上淋巴结和腋窝(可能术侧腋窝不存在淋巴结)。

2. 清空两侧的胸骨旁淋巴结。打开通往对侧腋窝淋巴结的通路后,将液体从乳房上部外侧和内侧移动至三处:①同侧锁骨下淋巴结,然后引流向锁骨上淋巴结;②对侧锁骨下和锁骨上淋巴结;③对侧腋窝淋巴结。

3. 清空患侧腹股沟淋巴结,将患侧侧腹壁引流至腹股沟淋巴结。

4. 将患侧侧胸壁引流至腹股沟淋巴结。

5. 将患侧乳房的下半部分引流至腹股沟淋巴结,再次清空腹股沟淋巴结。

二、压力治疗

使用压力服装或绷带对患处施加适当压力,辅助淋巴液回流,并防止液体再度积聚。

（一）乳房淋巴水肿的压力垫

1. 胸部软垫　置于内衣下(图 12-2-1)。

2. 圆形覆盖乳房并延伸至躯干外侧的特殊定制垫(图 12-2-2)。

3. 高密度泡沫或低密度泡沫按需剪裁(图 12-2-3)。

4. 自制垫子　在边缘周围剪开缝隙来塑造形状,同时在乳头处做一个凹陷;U 形或新月形垫放在乳房下面然后包扎(尤其是大乳房)(图 12-2-4)。

5. 多种方法组合使用。

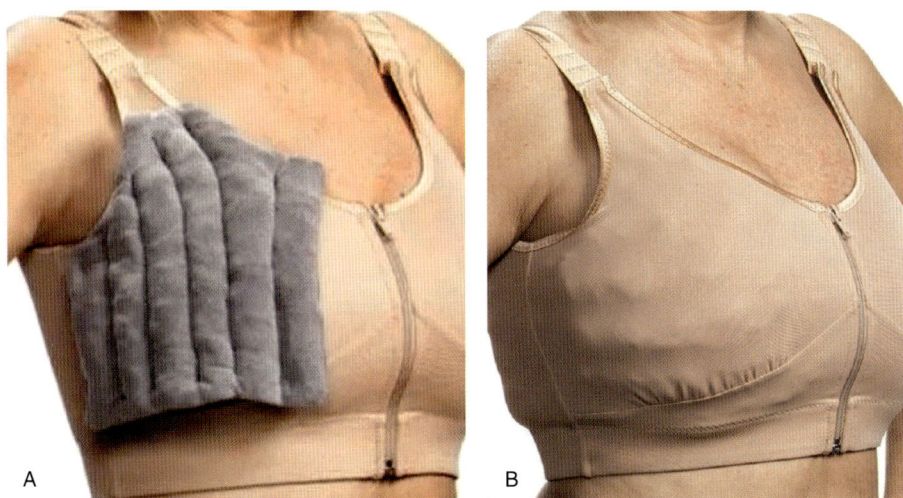

图 12-2-1 胸部软垫

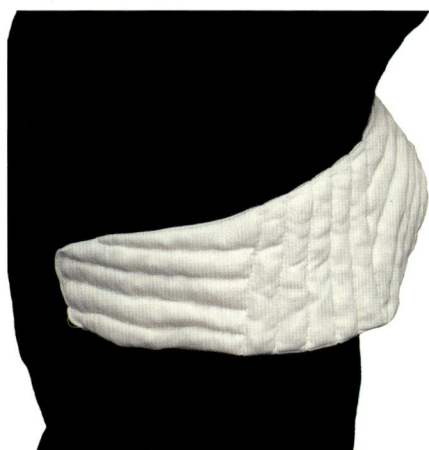

图 12-2-2 腋窝胸部垫

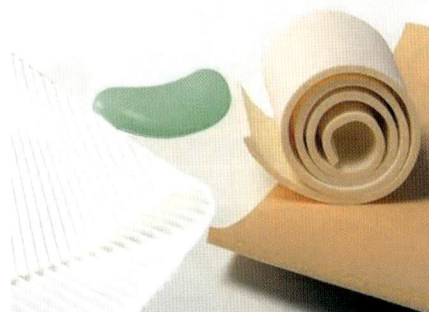

图 12-2-3 高密度泡沫（可按需剪裁）

（二）乳房淋巴水肿的包扎

在乳房淋巴水肿的综合治疗中,合理的包扎技术有助于控制水肿、促进淋巴回流并提高治疗效果。常用的包扎方法有两种。

1. 管状绷带包扎法 患者可选择穿着 T 恤衫,然后在胸部和躯干区域应用管状绷带进行包扎。此方法可选择是否添加衬垫以增强舒适度和支撑力。外层使用双向拉伸绷带进行压迫,提供均匀的压力分布,帮助改善淋巴回流和减轻水肿。

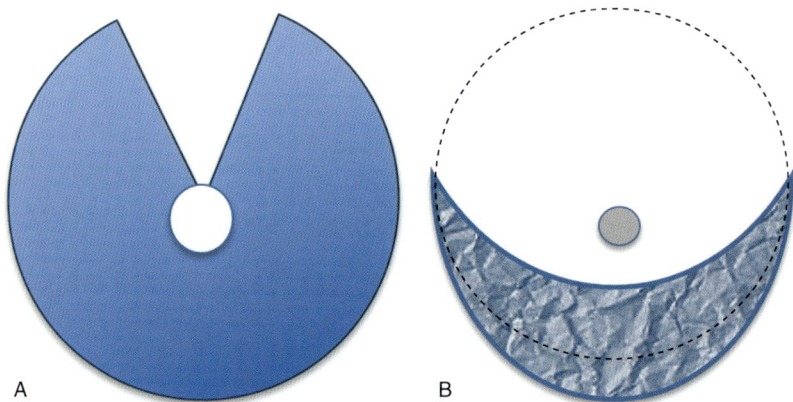

图 12-2-4　乳房垫的剪切形状示意图

A. U 型；B. 新月型

2. "十"字形包扎法　采用"十"字形绷带包扎技术：将绷带置于乳房下方,沿乳房向上拉伸,越过肩膀,或者拉向中线至对侧肩膀。此过程中应注意：

（1）当绷带越过肩部时,不宜使用过宽的绷带,可选择对折绷带以增加压力集中性,同时避免肩部负担过重。

（2）保持包扎紧密而不过度压迫,以免影响血液和淋巴循环,同时确保舒适性和活动自由度。

（三）紧身胸衣的应用

紧身胸衣是专门针对乳房淋巴水肿患者设计的支持性产品,常用于术后康复阶段和长期管理。其特点包括：

1. 设计上考虑淋巴回流需求,提供适当压力和支撑,帮助控制水肿,改善乳房形态。

2. 在手术后提供良好的支撑,减轻组织压力,有助于伤口愈合和乳房外形恢复。

3. 可根据患者的具体需求定制,确保精准压迫效果和舒适性。

4. 胸衣内可嵌入泡沫质地的垫片,放置于胸衣或绷带下,以增加舒适度,同时保持有效的压力分布。

5. 通过双层自粘绷带技术,制作出形似胸衣的包扎方法,既能提供持续均匀的压力,又便于调整和拆卸,适用于部分患者的日常管理。

三、皮肤护理

针对瘢痕和皮肤皱褶区域进行细致护理,以预防感染、保持皮肤柔软,并促进局部循环。

四、功能锻炼

针对乳房淋巴水肿的患者,通过一系列功能锻炼可以有效促进淋巴液回流、减轻肿胀并改善上肢活动能力。为患者制订个性化运动方案,包括呼吸运动、姿势矫正,肩部、胸椎和颈椎的活动性与力量训练,有氧运动等,增强肌肉泵作用,改善淋巴和血液循环。以下具体步骤可作参考:

1. 深呼吸 进行深呼吸练习,以增加胸腔负压,促进胸导管和淋巴回流。

2. 清空双侧锁骨上淋巴结 通过手法按摩锁骨上淋巴结区域,刺激淋巴液向心脏方向排出。

3. 清空健侧腋窝淋巴结 对健侧腋窝进行按摩,促进淋巴循环,平衡两侧淋巴液分布。

4. 清空患侧腹股沟淋巴结 轻柔按摩患侧腹股沟区域的淋巴结,帮助液体回流。

5. 耸肩 向上耸肩以放松肩部肌肉,促进肩胛周围的淋巴排出。

6. 肩部向前、向后旋转 缓慢旋转肩部,增加肩关节活动度,改善局部血液和淋巴循环。

7. 再次按摩锁骨上淋巴结 重复按摩锁骨上区域,进一步激活淋巴回流。

8. 双臂向后打开再向前交叉(活动肩部),重复五次 活动肩部,将双臂向后打开,再向前交叉,重复五次,以增强肩部和上肢的灵活性。

9. "展翅"练习 双臂外展,与肩平齐,保持数秒后向上方伸展(如展开翅膀),重复五次,有助于扩张胸腔、促进淋巴引流(图 12-2-5)。

10. 做自我手法淋巴引流 根据专业指导,患者对自身进行轻柔地淋巴引流按摩,主要针对重点区域如锁骨上、腋窝及腹股沟淋巴结。

11. 再次按摩引流目标淋巴结 按摩之前重点引流的淋巴结区域,加速淋巴液排出。

12. "撑杆"练习(图 12-2-6)

(1)手掌向下握住一根杆子,向前举起双臂至与肩平齐,保持数秒后放下,重复五次。

(2)手掌向下握住杆子,患侧手臂将杆侧拉向天花板,健侧可辅助撑杆,重复五次,以增强上肢力量和淋巴引流效果。

13. 深呼吸并再次完成淋巴结按摩 最后再次进行深呼吸,结合对淋巴结的按摩,巩固前述锻炼的效果。

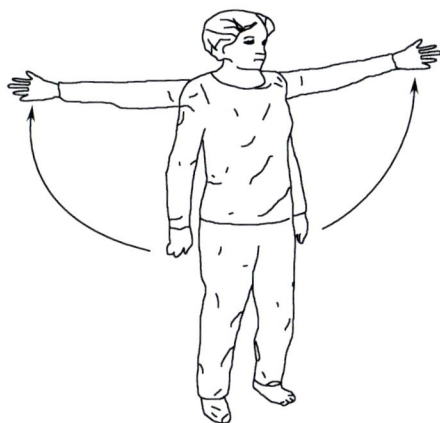

图 12-2-5 "展翅"练习

通过以上步骤的系统性练习,可促进乳房及上肢区域的淋巴循环和血液流动,缓解淋巴水肿,改善患者的活动能力和生活质量。建议在专业人员指导下进行,以确保动作正确和安全。

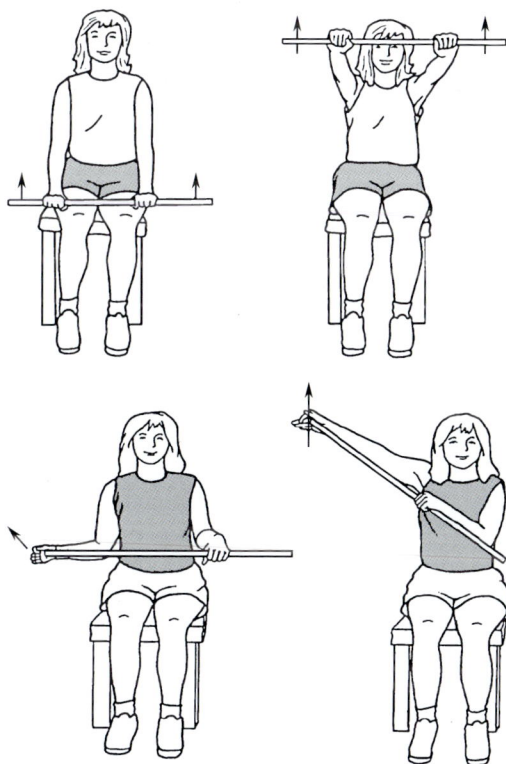

图 12-2-6 "撑杆"练习

五、肌内效贴贴扎

该技术通过轻柔地将皮肤从筋膜上抬起以产生局部低压,在患者运动或皮肤拉伸时利用组织压力的变化,促进淋巴液流动,从而辅助减轻乳房淋巴水肿(图 12-2-7)。该技术主要用于淋巴水肿的辅助治疗,主要应用于 DLT 第二阶段(维护期)。

1. 将贴布剪切成条状,贴于水肿区域的皮肤上,以引导液体流向引流更佳的部位。在贴扎过程中,必须避免对水肿区域的皮肤过度拉伸,因为过度拉伸可能引起皮肤刺激甚至损伤。

2. 品质较好的贴布可佩戴 5~7 天。

3. 放射性损伤的皮肤不推荐贴扎,可能会被贴布刺激。

4. 湿润皮肤和贴布后再将其揭离,而不是直接从皮肤上撕下。

5. 在预防乳腺癌手术后血清肿形成方面具有一定的临床价值。

六、低能量激光治疗

运用低能量激光软化纤维化组织,改善局部组织柔软度和淋巴液流动性。

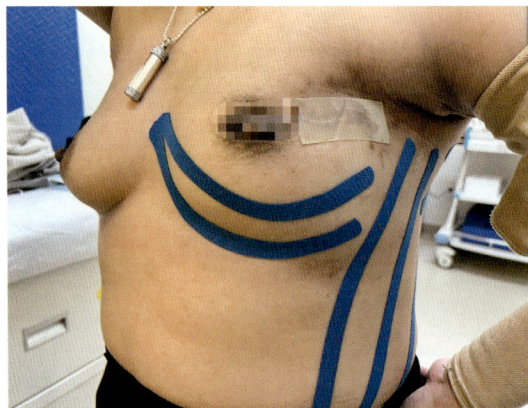

图 12-2-7　乳房淋巴水肿的肌内效贴贴扎

第三节　腋网综合征

腋网综合征(axillary web syndrome,AWS),又称"绳病",目前对于本病名称的术语使用不统一,还有腋窝皱襞综合征、淋巴管纤维化、血栓闭塞、胸壁硬化性静脉炎、蒙道尔病、小提琴弦现象等名称。

一、腋网综合征概述

1. 常出现在癌症手术治疗后，表现为紧绷的、可见和可触及的条索；可能伴有活动范围受限，包括肩部外展、肘部和手腕伸展受限。

2. 常见于腋下，可向手臂内侧延伸，进入肘窝，直至拇指根部；当手臂外展时，可以看到腋索（图 12-3-1）；对于消瘦的患者，条索也可出现在躯干上，但在肥胖患者中很难看到；可能有一根或多根条索，条索可以很细，或发展成粗的结节状带。

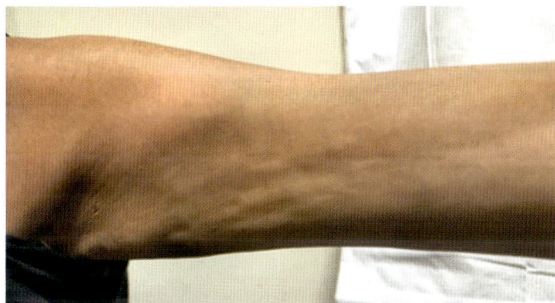

图 12-3-1　腋网综合征患者手臂外展，可见腋索

手术解剖显示其为充血／纤维化／血栓形成的淋巴管或静脉纤维蛋白凝块，可能是淋巴和静脉通道中断而形成的。

3. 大多数情况下，在乳腺癌术后的早期几周出现急性症状，也可能在数月或数年后出现；通常在 3 个月内自行消退。

二、腋网综合征的治疗

1. 治疗目的为增加活动范围并减少疼痛。

2. 组织软化治疗可以减少紧绷感。

3. 直接在条索及其远端和近端区域应用肌筋膜松解技术。

4. 用拇指互为反向从外侧和内侧拉伸条索。

5. 在条索上用手指指腹按压，沿其长度向反方向拉伸。

6. 从远端向近端在皮肤／条索上施加牵引力。

7. 让患者拉伸手臂／条索，用两个拇指靠近条索，向着彼此远离的方向横向拉伸。

8. 可能会发生条索"折断"或"砰"的声音，如果患者担心，可向患者解释,这是一种松解的方法,不影响其功能。

三、腋网综合征的功能锻炼

1. 雪天使(图 12-3-2)

(1)平躺于床或地板上。

(2)手臂伸直,手掌朝向天花板。

(3)在床或地板上上下滑动双臂,身体不要移动,幅度以不产生不适为宜。

(4)练习 3 分钟,然后伸直双臂,手掌朝向天花板休息 1 分钟。

(5)可以用计时器来做这个练习。

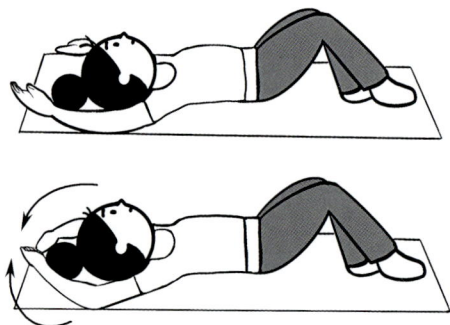

图 12-3-2　腋网综合征功能锻炼动作——雪天使

2. 蝴蝶飞(图 12-3-3)

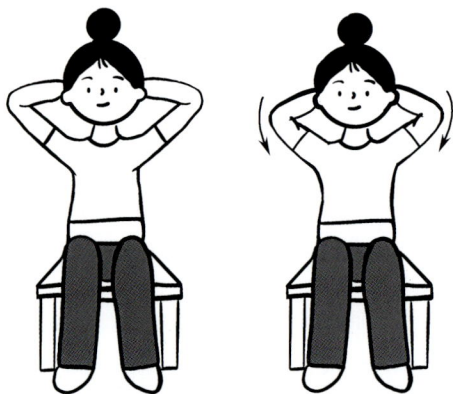

图 12-3-3　腋网综合征功能锻炼动作——蝴蝶飞

(1)取坐位或仰卧位,双手放于脑后,十指交叉。

(2)手肘向身体前方移动。

(3)手肘再向身体两侧打开。

(4)重复动作。

3. 前抬杆(图 12-3-4)

(1)取坐位或仰卧位,用一根定位杆/棍子做练习。

(2)手掌向下握住棍子举起双臂,保持棍子水平,尽量使肘部靠近耳。

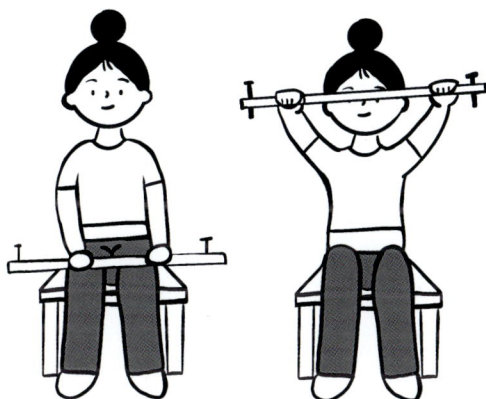

图 12-3-4 腋网综合征功能锻炼动作——前抬杆

4. 侧拉杆(图 12-3-5)

(1)取坐位或仰卧位。

(2)手掌向下握住杆/棍子。

(3)将杆/棍子移向身体一边,患侧手臂尽量将杆/棍子拉向天花板。

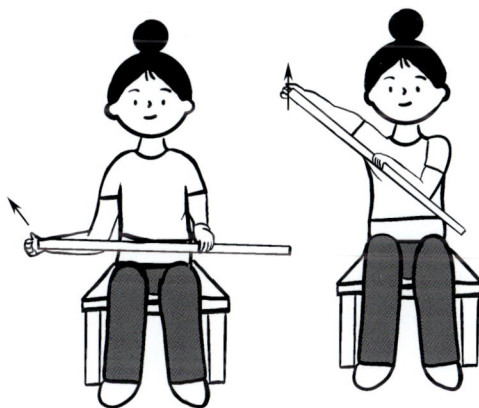

图 12-3-5 腋网综合征功能锻炼动作——侧拉杆

5. 正滑墙（图 12-3-6）

(1)站在墙前。

(2)指尖放于墙上,双手轻轻压在墙上,往上滑动手臂,直到觉得手臂
拉伸。

(3)保持 5 秒。

(4)再把手臂顺着墙往下滑动。

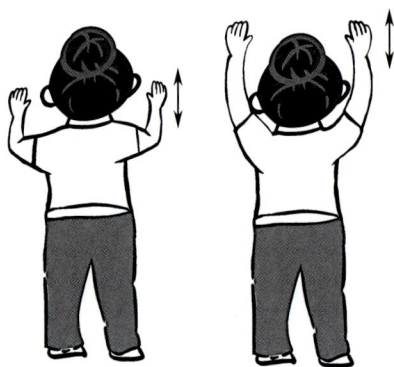

图 12-3-6　腋网综合征功能锻炼动作——正滑墙

6. 侧滑墙（图 12-3-7）

(1)侧立于墙边,患侧靠墙。

(2)保持指尖放在墙上,不要把身体靠在墙上。

(3)手臂向上移动时,朝墙壁走一步。

(4)手臂再沿墙滑下,同时离开墙一步。

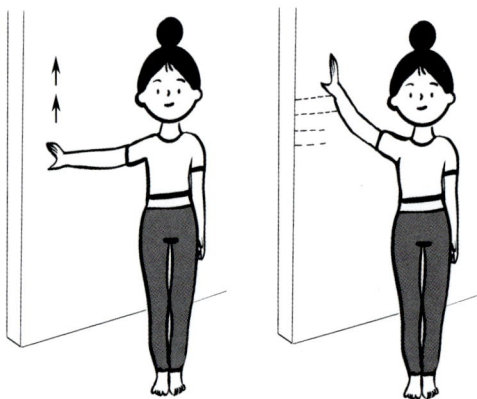

图 12-3-7　腋网综合征功能锻炼动作——侧滑墙

7. 压墙角（图 12-3-8）

(1)面对墙角站立,双手和前臂放在墙上。

(2)用手和前臂向墙角施加压力。

(3)保持 5 秒。

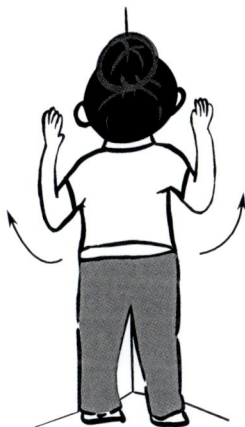

图 12-3-8　腋网综合征功能锻炼动作——压墙角

8. 侧展胸（图 12-3-9）

(1)侧立于门框处,患侧靠近门槛。

(2)手和前臂放于门框上,肘部呈 90° 角弯曲。

(3)保持手肘不移动将身体外旋。

(4)保持 5 秒。

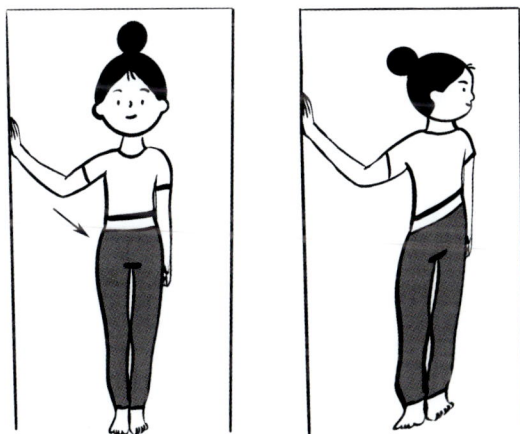

图 12-3-9　腋网综合征功能锻炼动作——侧展胸

9. Y/T 拉伸(图 12-3-10)

(1)Y 拉伸(图 12-3-10A)

1)仰卧,伸开双臂呈"T"位。

2)保持这个姿势至少 3 分钟。

3)手臂再向头上伸展成"Y"形的姿势。

4)保持 3 分钟。

5)加大难度,可站立做此组动作。

(2)T 拉伸:减小难度(图 12-3-10B)。

1)站立或仰卧,手臂自然垂下或靠近身体。

2)手臂再向两侧伸展呈"T"位。

3)保持这个姿势至少 3 分钟。

4)手臂放下休息。

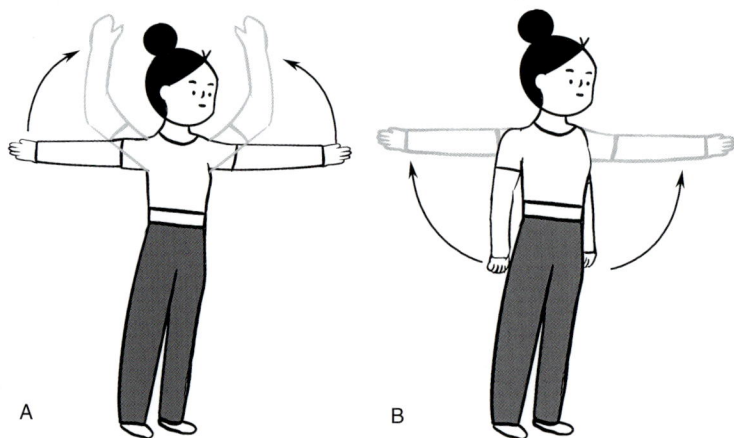

图 12-3-10　腋网综合征功能锻炼动作——Y/T 拉伸

A.Y 拉伸;B.T 拉伸。

10. 侧拉伸(图 12-3-11)

(1)一手紧握另一只手的手腕。

(2)在身体前面,慢慢举起双臂,直到头顶。

(3)手臂带动躯干侧弯。

(4)保持双臂伸直。

(5)回到起始位置,向对侧弯曲。

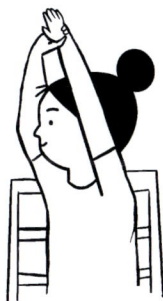

图 12-3-11　腋网综合征功能锻炼动作——侧拉伸

学习单元 13

生殖器淋巴水肿

　　生殖器淋巴水肿指的是生殖器区域软组织因液体积聚而发生肿胀,男性和女性均可发生,常伴有性活动问题、排尿问题及心理问题。因其发生在隐私部位,常常给早期诊断带来困难。

一、生殖器淋巴回流路径

　　1. 女性生殖器淋巴回流路径

　　(1)卵巢和子宫回流到腰淋巴结再到腰淋巴干。

　　(2)子宫和阴道上部回流到髂淋巴结再到腰淋巴干。

　　(3)会阴和阴道下部回流到腹股沟浅淋巴结再到腹股沟深淋巴结。

　　2. 男性生殖器淋巴回流路径

　　(1)睾丸回流到腰淋巴结再到腰淋巴干。

　　(2)前列腺和精囊回流到髂淋巴结再到腰淋巴干。

　　(3)会阴和外生殖器回流到腹股沟浅淋巴结再到腹股沟深淋巴结。

　　男性和女性外生殖器均引流到大腿内侧淋巴分区的腹股沟淋巴结(图13-0-1)。

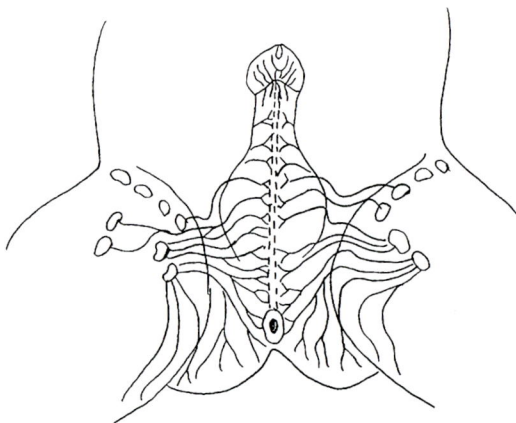

图 13-0-1　男性和女性外生殖器均引流到腹股沟淋巴结

二、生殖器淋巴水肿的病因

(一) 原发性病因

1. 淋巴管发育畸形。
2. 淋巴系统发育不全。
3. 瓣膜功能不全和/或过大的淋巴管径使瓣膜关闭不全。
4. 大腿内侧淋巴分区和相关的腹股沟淋巴结的任何功能障碍。

(二) 继发性病因

继发性病因比较多见,男性更容易发生。

1. 最常见的继发性病因是感染(包括丝虫病)。
2. 与癌症手术相关。
3. 可由放疗和其他瘢痕引起。
4. 慢性炎症。
5. 体外受精。
6. 错误的治疗方法导致,如错误地使用空气压力泵治疗、错误地进行绷带包扎。
7. 不良生活方式,如久坐、长距离骑行(高温、摩擦与受压)。
8. 肥胖。

(三) 慢性生殖器水肿的病因

1. 心力衰竭或肝衰竭,生殖器水肿可能由下肢肿胀累及。
2. 静脉阻塞。
3. 鞘膜积液。
4. 前列腺增生,尿潴留导致膀胱扩张和静脉受压。
5. 前列腺切除术/减瘤术、膀胱引流术相关。
6. 临床管理不良造成。

三、生殖器淋巴水肿的诊断

(一) 病史采集

1. 如果出现下肢水肿,应该询问是否有生殖器水肿。
2. 了解相关淋巴结是否被切除或经过放疗。
3. 了解是否有排尿问题。
4. 了解有无感染史。
5. 检查生殖器区域的皮肤卫生状况。

(二) 评估

1. 评估是单侧还是双侧,水肿范围,下躯干部位、腿部是否受到影响。

2. 评估有无疼痛和不适及其出现位置。

3. 评估有无淋巴囊肿、瘘管或淋巴管破裂。

4. 评估有无深层皮肤褶皱以及皮肤完整性。

5. 评估有无感染。

6. 评估组织有无硬化、角化过度或水疱。

7. 评估腹部有无瘢痕。

8. 评估是否影响排尿，有无导尿。

9. 评估患者活动能力。

10. 男性患者，应检查包皮是否缩回，阴茎是否缩回阴囊。

（三）测量

1. 测量阴茎周长和阴囊最大部分的周长。

2. 双脚并拢站立时，标记阴囊到达大腿内侧的位置，测量阴囊最低点与膝盖的距离。

3. 经患者知情同意后，正面和侧面拍照留存图片。

（四）注意事项

注意患者的隐私保护、信息保密，向患者和家属充分解释治疗方案。评估时建议有第三人在场，知情同意后执行。

（五）辅助检查

1. 血液检测　检测可能导致淋巴水肿的相关疾病的指标，如感染指标、肿瘤标志物等。

2. 尿液分析　检查尿液中是否有丝虫的卵，特别是在感染引起尿路症状时。

3. 淋巴液抽吸　检查淋巴液的颜色、透明度和细胞成分，评估是否存在感染、肿瘤细胞或其他病理变化。

4. 淋巴造影　评估淋巴系统的功能和淋巴回流情况。

5. CT/MRI　能提供更详细的解剖结构影像图像，帮助排除其他可能的疾病。

6. 丝虫病检测　通过显微镜检查外周血中是否存在丝虫的微丝蚴，通常在夜间取血样更为有效。检测血清中的特异性抗体，以判断是否感染丝虫。

四、生殖器淋巴水肿的治疗

（一）手法淋巴引流

1. 注意事项

(1)生殖器淋巴水肿手法淋巴引流时需佩戴手套。

（2）应有第三人在场，可选择其他医务工作者、患者家属等。

（3）避免在昏暗条件下操作。

（4）定位：用毛巾卷抬高阴囊，并用小毛巾将阴茎从阴囊上提起（患者在可行的情况下可提供协助）。

（5）指导患者进行自我手法淋巴引流。

2. 步骤

（1）指导患者做腹式呼吸。

（2）清空锁骨上和腋窝淋巴结，引流躯干侧方皮肤以创建通路。

（3）如果没有禁忌证，做腹部深层引流手法。

（4）清空未受影响的对侧腹股沟淋巴结（如果可用）。

（5）患者俯卧（如果可以），引流躯干背部到骶淋巴结。

（6）引流大腿外侧到同侧腋窝的通路。

（7）臀部外侧／大腿上部外侧朝向同侧腋窝引流。

（8）臀部内侧朝向臀部外侧或下躯干引流。

（9）引流大腿外侧，大腿内侧向大腿外侧引流。

（10）患者取仰卧位，排空腋窝淋巴结和腹股沟淋巴结。

（11）生殖器区域引流。①女性：先引流阴唇外侧再内侧，向大腿内侧分区的腹股沟淋巴结横向引流。②男性：从阴囊上部开始引流，再引流阴囊下部，引流外侧到大腿内侧淋巴分区的腹股沟淋巴结，再将阴囊中央液体引流向外侧，然后向上引流向躯干。

（12）引流大腿内侧向大腿外侧，再朝向同侧腋窝引流，必要时用阻塞流动的手法阻隔液体流向会阴部区域。

（二）压力治疗

1. 女性　在下肢压力衣内、内裤外插入会阴部淋巴垫（图13-0-2）或自制会阴部淋巴垫（图13-0-3）联合加压。压力衣最好是裤式且在生殖器部位有额外的加压。

2. 男性　只有在进行了所有的相关检查和治疗后，在医生的建议下，才能进行阴囊加压治疗。阴囊的血液供应有限，所以压力治疗需谨慎，以免造成缺血性损伤。压力衣包括阴囊压力托袋（图13-0-4）、髋部吊带或背带，可搭配连裤袜或骑行短裤，也可以绷带包扎阴囊或者根据患者能力指导其自我绷带包扎。

男性生殖器淋巴水肿绷带包扎步骤：

1）让患者靠桌或墙站立，治疗师应该在患者侧面而非正面操作。

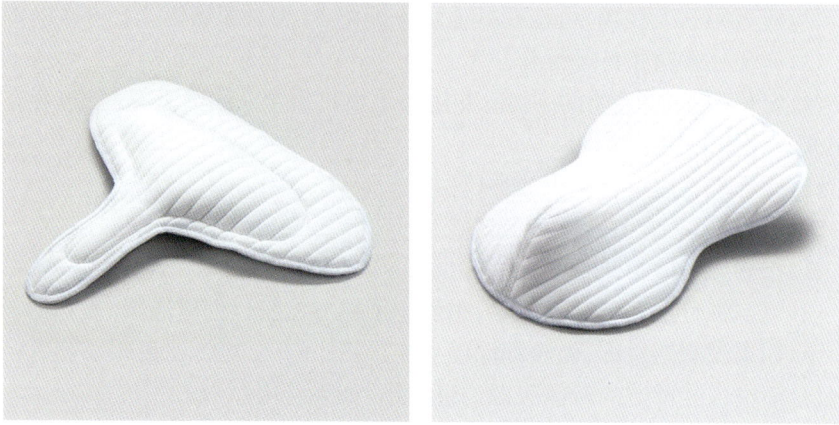

图 13-0-2　会阴部淋巴垫

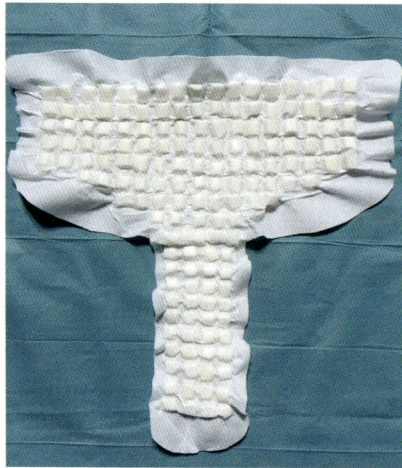

图 13-0-3　自制会阴部淋巴垫

2）用泡沫垫垫在阴茎底部的周围，必要时全覆盖。

3）如果阴茎肿胀，用纱布绷带固定在阴茎底部，从阴茎顶端开始缠绕，然后继续缠绕到底部。此处的绷带是为了遏制继续肿胀而不是压迫阴茎，压力不宜过大。缠绕时应确保留出排尿空间。

4）从阴茎底部（与阴囊连接处）开始包扎阴囊，围绕着阴囊最大周长反复缠绕绷带，直到覆盖整个阴囊（图 13-0-5）。

5）确保绷带不会在阴茎或阴囊底部卷曲或滑动。

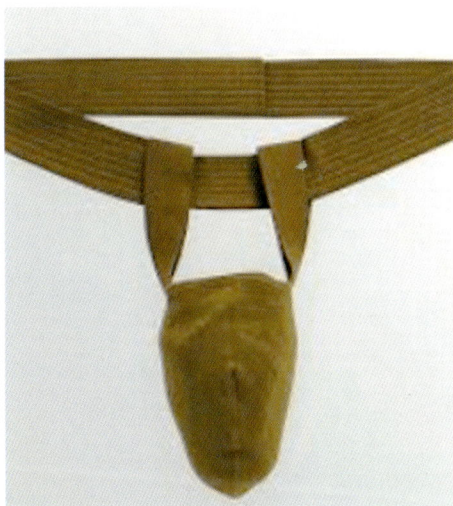

图 13-0-4　阴囊压力托袋

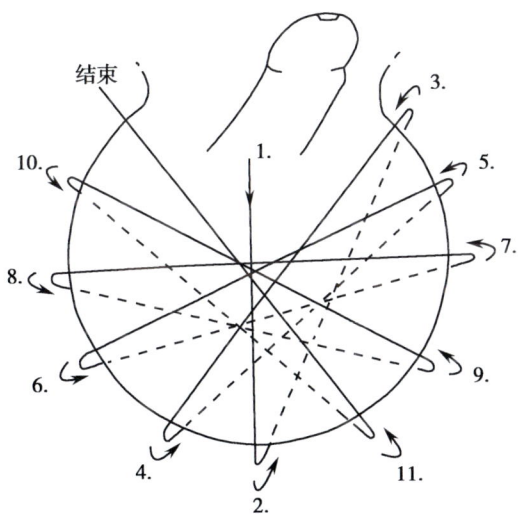

图 13-0-5　纱布绷带缠绕阴囊的方法示意图

(三) 治疗注意事项

1. 下肢和生殖器同时存在淋巴水肿,优先处理生殖器淋巴水肿,腹部区域和胸导管也应排空。

2. 做好皮肤护理,养成良好的卫生习惯。

3. 警惕高感染风险。

4. 仰卧时可用毛巾或枕头抬高阴囊。

5. 鼓励患者适当锻炼,例如游泳、散步,多做腹式呼吸和盆底锻炼,并穿戴压力衣。

学习单元 14

头颈部淋巴水肿

第一节 头颈部淋巴水肿概述

头颈部淋巴水肿（head and neck lymphedema，HNL）多数继发于头颈部手术、放疗、感染之后，是由于淋巴液流动受阻，头颈部区域组织间隙内积聚过多液体导致肿胀的病理状态。如果水肿未得到治疗，可能会影响患者睁眼、呼吸、吞咽、咀嚼和言语等功能。头颈部淋巴水肿需要专业的评估与管理，且需要综合考虑患者的个体情况和长期监测，以确保最佳治疗效果和预后。

一、头颈部淋巴结分布及引流路线

头颈部淋巴结引流丰富，其中颈部淋巴结就占据全身淋巴结数量的 1/3。头部和颈部浅表集合淋巴管主要分布在头皮、面部及颈部区域。头颈部分布有耳前淋巴结、耳后淋巴结、腮腺淋巴结、颊肌淋巴结、下颌下淋巴结、颏下淋巴结、枕淋巴结及颈浅和颈深淋巴结等（图 14-1-1）。收集来自头部、颈部、部分胸部及部分上肢的淋巴液。颅部、面部及颈部的不同部位流向不同的淋巴结群，最后均汇入锁骨上淋巴结。

头颈部的淋巴液主要引流至颈链和锁骨上淋巴结。

（一）头部淋巴分区

头部淋巴分区大致与颅骨接近，分为额淋巴分区、顶淋巴分区、颞淋巴分区和枕淋巴分区（图 14-1-2）。

1. 额淋巴分区　该分区有 4 个额部集合淋巴管分支。前额区域引流至耳前淋巴结、耳后淋巴结和腮腺淋巴结；额中部区域及眼睑的外侧 2/3 引流至腮腺淋巴结或颊肌淋巴结。

2. 顶淋巴分区　该分区有 6 个顶部集合淋巴管分支。引流到耳后淋巴结，有时也会引流至耳前淋巴结或者枕淋巴结群，再汇入颈深淋巴结后下行至锁骨上淋巴结。

3. 颞淋巴分区　该分区引流至耳前、耳后淋巴结。

（1）前额引流到耳前淋巴结，然后引流到腮腺淋巴结。

（2）眼睑的外侧 2/3 流向腮腺淋巴结。

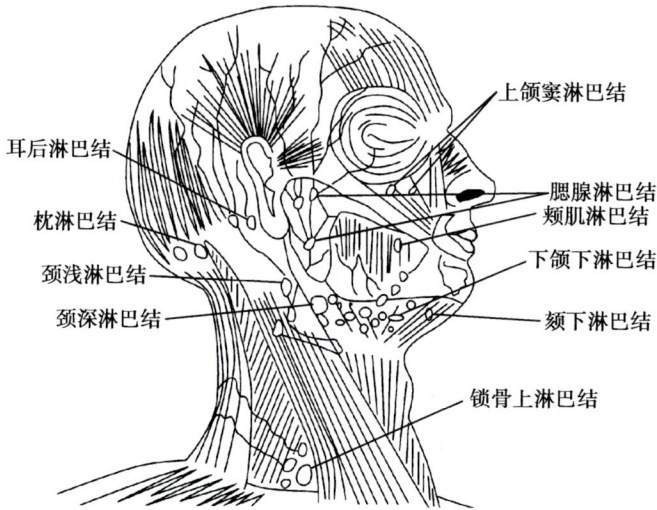

图 14-1-1　头颈部的淋巴结

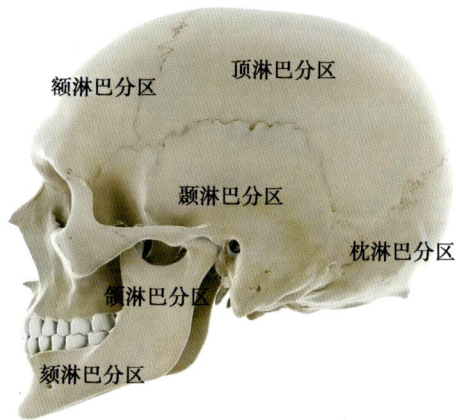

图 14-1-2　头部的淋巴分区

4. 枕淋巴分区　该分区有 6 个枕部集合淋巴管分支。引流入枕浅、枕深淋巴结群,然后引流至颈深淋巴结再进入锁骨上淋巴结。还有一条引流到椎旁淋巴结,沿着胸锁乳突肌的后缘向下延伸,最后到达颈深淋巴结。

（二）面部淋巴分区

面部淋巴分区淋巴管分布较为稀疏,可见 4 个淋巴管分支;分为颌淋巴分区和颊淋巴分区(图 14-1-2)。

1. 颌淋巴分区　外侧眼睑引流至下颌下或腮腺淋巴结;内侧眼睑引流至下颌下、腮腺或颊肌淋巴结;下眼睑、鼻根引流至下颌下或腮腺淋巴结;上唇和下唇外侧、脸颊引流至颊肌淋巴结,然后流入下颌下淋巴结。

2. 颏淋巴分区　下唇和下颌引流至颏下淋巴结,再引流至下颌下淋巴结。

(三) 颈部淋巴分区

颈部淋巴分区分为颈前、颈外及颈后淋巴分区。颈部两侧各有 2 条淋巴结链,一个浅链和一个深链,通向锁骨上淋巴结。颈深淋巴结下段、上中段引流见图 14-1-3、图 14-1-4。

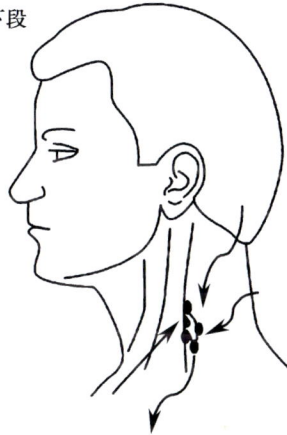

位置:
颈动脉和颈静脉下段

引流:
颈后
枕骨下
前胸壁上部

引流至
颈静脉深干

图 14-1-3　颈深淋巴结下段引流

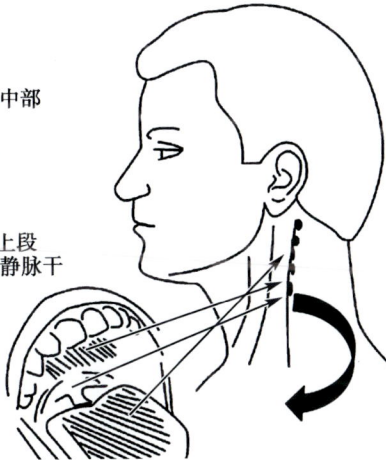

位置:
颈动脉和颈静脉向(在胸锁乳突肌后面)

引流:
·颈后
·枕后
·外耳
·后部和中部
　·舌
　·上腭
　·鼻咽
　·鼻
　·喉
　·食管上段
引流至颈静脉干

图 14-1-4　颈深淋巴结上中段引流

1. 颈前淋巴分区　颈前浅表两层淋巴管分别引流来自颏下淋巴结和下颌下淋巴结的淋巴液,再汇入锁骨上淋巴结。

2. 颈外淋巴分区　该分区淋巴管位于耳下和颈根部之间的区域,数目多且复杂,也称为结间集合淋巴管;引流至锁骨上淋巴结。

3. 颈后淋巴分区　颈后淋巴分区引流至锁骨上淋巴结。

扁桃体、咽喉、鼻窦等处也有深层引流至腮腺和其他各种深层淋巴结,这些区域手法淋巴引流通常无法操作(图14-1-4)。

2013年,欧洲放射肿瘤学协会发表了新的颈部淋巴结分区标准:

(1) Ⅰ区:Ⅰa,颏下三角区包含颏下淋巴结;Ⅰb,颌下三角区包含下颌下淋巴结。

(2) Ⅱ区:颈深淋巴结上群。Ⅱa,颈动脉前;Ⅱb,颈动脉后。

(3) Ⅲ区:颈深淋巴结中群。

(4) Ⅳ区:颈深淋巴结下群。Ⅳa,颈深淋巴结下群;Ⅳb,锁骨上内侧组。

(5) Ⅴ区:颈后三角区。Ⅴa,环状软骨下缘以上区;Ⅴb,环状软骨下缘至锁骨上缘区,Ⅴc,锁骨上外侧组。

(6) Ⅵ区:颈前淋巴结群。Ⅵa,颈前淋巴结;Ⅵb,喉前、气管前和气管旁淋巴结。

(7) Ⅶ区:椎前淋巴结群。Ⅶa,咽后淋巴结;Ⅶb,茎突后淋巴结。

(8) Ⅷ区:腮腺淋巴结群。

(9) Ⅸ区:面颊淋巴结群。

(10) Ⅹ区:颅底后淋巴结群。Ⅹa,耳后、耳下淋巴结;Ⅹb,枕淋巴结。

颈部淋巴结分区(正面观)见图14-1-5。

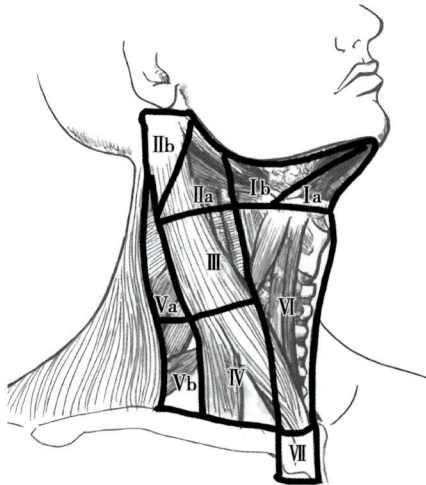

图 14-1-5　颈部淋巴分区(正面观)

二、头颈部淋巴水肿的类型及临床表现

头颈部淋巴水肿可分为原发性和继发性两类,原发性与继发性的发病率为1:10。大部分头颈部淋巴水肿继发于头颈部恶性肿瘤手术,30%~60%的病例会出现术后水肿。在临床上,水肿的表现与其严重程度平行。早期头颈部淋巴水肿可能表现为"沉重"或"紧绷"感,无明显水肿。随着头颈部淋巴水肿进展,水肿逐渐肉眼可见,没有明显的饱胀感,没有功能损害;渐进性发展至凹陷性水肿,伴有或不伴有功能障碍。虽然头颈部淋巴水肿在头颈部恶性肿瘤患者中不多见,但水肿进展至最后的象皮肿阶段会导致严重毁容的面部畸形表现。

(一) 原发性头颈部淋巴水肿

1. 多数与先天性畸形有关。

2. 容易与黏液水肿和特发性周期性水肿(激素失衡)相混淆。

3. 只发生在头部或颈部的淋巴水肿较为少见。通常与上身躯干/手臂淋巴水肿同时发生,并且可能累及结膜,多为单侧水肿;双侧水肿局限于下颌/唇部区域。

4. 较少并发蜂窝织炎。

(二) 继发性头颈部淋巴水肿

继发性头颈部淋巴水肿的原因:①头颈部的恶性肿瘤、皮肤癌或恶性肿瘤治疗所致;②淋巴结炎症/阻塞、积脓所致;③创伤、烧伤、瘢痕组织导致;④整容手术后也可能会出现急性肿胀,但通常会很快消失。其中喉癌和口腔癌手术和放疗后淋巴水肿最为常见。

头颈部恶性肿瘤患者的淋巴水肿因其亚临床症状不像肢体水肿那样明显,往往被忽视,或因证据不足而无法确诊;并且可能进一步发展为外部(面部、颈部、胸部)或内部(喉、咽、口腔)的淋巴水肿晚期效应。淋巴水肿不仅影响外貌、社交,还会引起疼痛、肌肉骨骼和神经功能障碍、感染、呼吸或吞咽困难,或各种其他严重的后遗症,甚至可能产生心理影响。

1. 头颈部恶性肿瘤的症状　颈部触及肿块/包块或肿大的淋巴结,口腔溃疡长期不愈合,持续的喉咙疼痛或声音嘶哑,咀嚼困难,吞咽困难,不明原因鼻塞或鼻出血等。

2. 头颈部恶性肿瘤的治疗

(1)手术治疗:头颈部恶性肿瘤的手术根据肿瘤侵犯组织的严重程度进行淋巴结组群的清扫。

1)功能性颈部淋巴结清扫术:切除附着周围结缔组织和脂肪组织的淋巴结和淋巴管。

2) 选择性颈部淋巴结清扫术：保留一个或多个淋巴结。

3) 根治性颈部淋巴结清扫术：可能切除副神经、胸锁乳突肌、颈阔肌、颈深和颈浅淋巴结、腮腺（可能被切除或放疗）、颈内静脉，其中胸锁乳突肌和颈阔肌的切除并不罕见；还可能切断肩胛舌骨肌。如果副神经被切断，斜方肌也可能被切除。

4) 改良后根治性颈部淋巴结清扫术：此类手术可能保留一些淋巴结构。保留颈内静脉、胸锁乳突肌及副神经，以保存功能。下颌也可能被切除用肋骨或其他骨骼替换。

(2) 放疗：放疗可导致唾液分泌减少或功能丧失、口腔溃疡/黏膜增厚、味觉改变、放疗区域组织纤维化和皮肤改变等；并伴有头颈部活动能力下降和治疗区域淋巴引流减少。口腔颌面经过放疗后甚至可出现牙龈坏死；口腔感染最为常见。

(3) 化疗：化疗引起的呕吐可能使头颈部淋巴水肿加剧。

(4) 联合治疗。

三、头颈部淋巴水肿的临床评估

头颈部淋巴水肿可分为外部头颈部淋巴水肿（external head and neck lymphedema，EHNL）和内部头颈部淋巴水肿（internal head and neck lymphedema，IHNL）。EHNL 涉及面部和颈部外部结构（如眼、面部、颈部软组织及颏下组织等），可导致肿胀、皮肤紧绷感、疼痛和身体形象问题，并伴相关的功能下降和活动度减小等不适症状；IHNL 主要累及软组织层面以下，上呼吸道、消化道等内部结构（如舌、会厌、咽喉部黏膜等），其受累可导致咀嚼困难、吞咽困难、声音嘶哑、气道损伤、说话困难等功能缺陷；混合型，EHNL 和 IHNL 结合，大多数头颈部淋巴水肿患者会累及内部组织。有研究表明 75.3% 继发性淋巴水肿会出现不同表现的晚期效应。9.8% 只表现为 EHNL，39.4% 只表现为 IHNL，50.8% 为混合型水肿。头颈部淋巴水肿可导致感觉、运动功能障碍甚至心理障碍，长期的功能障碍易诱发焦虑、抑郁等心理问题。

头颈部淋巴水肿评估有患者自我评估、影像学评估（如成像技术、卷尺测量和数码照片）、淋巴水肿生活质量评估、临床评估。

(一) 患者自我评估

指患者对自我健康状况、功能状态、治疗后情况的自我评价。

(二) 影像学评估

1. CT　可以清晰显示淋巴结的增大和周围组织的变化，帮助诊断潜在的肿瘤或感染。

2. 超声　可以评估淋巴结的大小、形状和内部结构，帮助判断水肿的程度及其原因。

3. MRI　可以更好地观察淋巴水肿的范围和与周围结构的关系。

4. 淋巴造影　通过 ICG 淋巴造影可以看到淋巴回流通路,判断淋巴管的功能和堵塞情况,并可定位淋巴管和淋巴结。

(三) 淋巴水肿生活质量评估

1. 淋巴水肿生活质量量表　包含 45 个条目、3 类(躯体、社会心理和实践),分为无(0 分)、一点(1 分)、有些(2 分)和很多(3 分)4 个等级。量表内容针对患者对淋巴水肿本身感知,并结合过去 4 周的生活质量,可利用该量表进行随访。

2. 安德森吞咽困难量表(MDADI)　是专门针对头颈部肿瘤患者吞咽困难情况的评价量表,一共 20 个条目。分为总体(1 项)、情绪(6 项)、生理功能(8 项)、社会生活(5 项)4 类,最终计算出得分,得分越高代表吞咽功能越好。

(四) 临床评估

临床评估是基于临床检查(体格检查评估 EHNL 和内镜检查内部水肿)的临床分级标准。

1. 问诊　进行病史评估,包括原发疾病史及淋巴水肿病史。

(1)原发疾病史(恶性肿瘤病史)

1)询问原发疾病的诊断时间、阶段及是否扩散。

2)询问手术时间,是否做根治性颈部淋巴结清扫术或改良后根治性颈部淋巴结清扫术。

3)询问头颈部或手术切口有无任何感染史。

4)询问是否行化疗,以及进行化疗的时间及治疗类型。

5)询问是否行放疗,以及放疗的方式(体内或体外)、范围及频次。

6)询问是否有口干、唾液黏稠,进食、吞咽或讲话时需要持续喝水、进食和讲话存在困难等放疗后相关并发症状。大多数接受了放疗的头颈部恶性肿瘤患者常出现口干燥症。口干燥症是放疗的晚期并发症之一。

7)询问是否有口腔牙齿、牙龈问题,如有无龋齿、黏膜疼痛和敏感,甚至溃疡。

8)询问是否出现张口困难或牙关紧闭、吞咽困难或流涎,是否发生过呼吸困难或窒息。

9)询问是否有言语障碍、听力受损,是否出现眩晕和近乎晕厥症状。

(2)淋巴水肿病史

1)询问水肿发生的时间,始发水肿部位,水肿为突发性还是渐进性。

2)询问水肿是 EHNL 还是 IHNL。

3)询问有无诱发因素,是否有颈强直存在。

4）询问肿胀是否受睡眠影响（晨轻暮重）。

5）询问是否接受过淋巴水肿相关治疗，症状是否得到改善。

6）询问是否接受过压力治疗，如气压泵或压力头套。

病史还应包括社会和生活环境（包括配偶状态、日常生活和职业相关等）、生活方式因素（如吸烟和饮酒），以及性健康和体征。

2. 视诊

（1）检查头颈部肿胀是单侧还是双侧。

（2）检查是否有气管切开术史。

（3）检查是否有面神经麻痹。

（4）检查是否有肩部下垂情况。甲状腺癌的治疗可能会导致前颈部纤维化，从而引起肩部下垂。

（5）检查头颈部有无纤维化/瘢痕形成的改变；检查皮肤的完整性，有无结节性皮肤改变或溃疡，包括头部皮肤、眼周围、脸颊、鼻腔和鼻孔周围、唇部及下颌。

（6）头颈部肿胀影响的范围（表14-1-1）：评估是表面肿胀还是包括口腔内肿胀。涉及部位包括眼睑、脸颊；唇部、颈部、颌下、枕部、锁骨上区域。

1）与之前正常时比较，评估患者眼能睁开的百分比。

2）评估眼周围是否肿胀凸起，从垂直和水平方向测量。

3）评估唇部是否肿胀，从垂直和水平方向测量。

4）评估是双侧还是单侧，哪一侧更严重。

表 14-1-1　肿胀范围评估表

分期	肿胀范围
N_1 期	仅颈部受累
N_2 期	颌下（下颌）
C_1 期	脸颊肿胀
C_2 期	唇部受累
E_1 期	眼睑肿胀
E_2 期	肿胀无法睁眼
H_1 期	肿胀延伸至额头
H_2 期	肿胀延伸至头皮

3. 触诊

（1）水肿的影响范围（包括口腔）。

（2）水肿皮肤的质地。

4. 功能评估

（1）头颈部活动能力是否下降或疲软乏力（尤其是颈部）。

（2）眼的睁开程度：睁开 1/2 或 1/3 等（可拍摄正面 / 侧面照片记录）。

（3）评估舌或唇部是否肿胀，口齿表达是否清晰。

（4）吞咽功能评估。

（5）呼吸功能评估 / 气道评估：如果以前经历过气管切开，可能会有瘢痕。

（6）评估患者头颈、颜面部外观有无改变及其程度（患者能否提供水肿前的照片）。

5. 评估工具

（1）头颈部淋巴水肿和纤维化症状量表（head and neck lymphedema and fibrosis symptom inventory，HN-LEF SI）：HN-LEF SI 包括 33 个项目和 7 个分量表。33 个项目（症状）以"是"或"否"的格式回答。如果患者对任何给定项目回答"是"，以五分制对相应症状的强度进行评分。每个项目都会收到从"0 分"（没有症状）到"5 分"（有严重症状）的分数。7 个分量表包括：①软组织和神经毒性损害；②全身症状和社会生活；③下颌和口腔功能障碍；④吞咽和味觉变化；⑤身体形象和性行为；⑥言语沟通；⑦黏膜刺激情况。

（2）2006 年美国癌症协会（American Cancer Society，ACS）《头颈部肿瘤幸存者护理指南》中的头颈部淋巴水肿的分期标准（表 14-1-2）。

表 14-1-2　美国癌症协会头颈部淋巴水肿的分期标准

分期	症状
0 期	局部肿胀，但不影响正常的功能
Ⅰ 期	局部肿胀，影响正常的功能
Ⅱ 期	面部或颈部的肿胀，影响正常的功能（例如转动头部困难或张口 / 闭口困难）
Ⅲ 期	严重肿胀，可能伴随皮肤溃疡或头部肿胀；进食能力受到严重影响

（3）头颈部外淋巴水肿 - 纤维化评估标准（表 14-1-3）。

A. 类型：在体格检查中所见的软组织异常的特征描述。患者在不同的部位可能有一种以上的异常类型。

B. 分级：描述了软组织异常的严重程度。

表 14-1-3　头颈部外淋巴水肿 - 纤维化评估标准

类型	描述
A 型	无可见组织肿胀,可触及皮肤增厚和 / 或紧绷
B 型	可见组织肿胀,受累组织柔软,组织肿胀可波动减少(可逆) 分级: 　　轻度:近距离检查可见软组织肿胀 　　中度:明显看到的肿胀,已改变正常的组织轮廓 　　重度:组织存在极端或明显肿胀
C 型	可见软组织肿胀,受累组织纤维化,肿胀持续存在(不可逆) 分级: 　　轻度:近距离检查可见软组织肿胀 　　中度:明显看到的肿胀,已改变正常的组织轮廓 　　重度:组织存在极端或明显肿胀
D 型	在没有肿胀的情况下,皮肤纤维化严重,质硬,顺应性降低

头颈部所有部位是否存在软组织肿胀和纤维化,可使用部位评估表记录(表 14-1-4)。如果存在软组织改变,可使用"头颈部外淋巴水肿 - 纤维化评估标准"中概述的标准来描述检查中记录的异常类型和级别。

表 14-1-4　头颈部组织肿胀 / 纤维化的部位评估表

组织肿胀 / 纤维化的部位	类型	分级
左眼眶周围区域		
右眼眶周围区域		
左脸颊		
右脸颊		
颏下区		

(4)M.D. 安德森癌症中心(M. D. Anderson Cancer Center,MDACC)头颈部淋巴水肿评定量表(表 14-1-5)。

表 14-1-5　M. D. 安德森癌症中心头颈部淋巴水肿评定量表

分期	症状
0 期	无显性水肿,患者自诉有沉重感
1a 期	明显水肿,柔软;无凹陷,可逆
1b 期	柔软,凹陷性水肿;可逆
2 期	非凹陷性水肿;不可逆;无组织变化
3 期	不可逆;有组织变化

注:改编自 Földi 淋巴水肿评定量表。本量表将 Földi 1 期分为 1a 期和 1b 期,以反映头颈部淋巴水肿患者是否存在柔软的非凹陷性水肿。

6. 水肿测量　MDACC 头颈部淋巴水肿评定包括患者访谈,面部、颈部和肩部的视觉和触觉评估,以及沟通和吞咽的功能评估;检查还结合摄影、卷尺测量和水肿分期来描述水肿的整体外观和严重程度。

（1）面部测量:面部点对点测量见图 14-1-6,通过这七个部位的点对点测量提供综合面部测量值。

（2）颈围测量:颈部测量值结合了三个颈围的测量值。将上段颈围、中段颈围和下段颈围数值生成颈部测量结果（图 14-1-7）。①上段颈围（A）:下颌骨正下方处颈围;②中段颈围（B）: A 和 C 之间的中点处颈围;③下段颈围（C）:最低处颈围。

（3）面围测量:测量周长 / 半周长均选择与患者水肿有关的部位。为比较每一侧水肿程度,可以从脸部中间或从面容的边缘（眼、鼻孔、嘴）到耳,或绕到头的后部中间进行测量,而不是测量整个周长。①下颏到头顶:对角线面围;②颏下到耳屏前（<1cm）:垂直面围（图 14-1-7）。

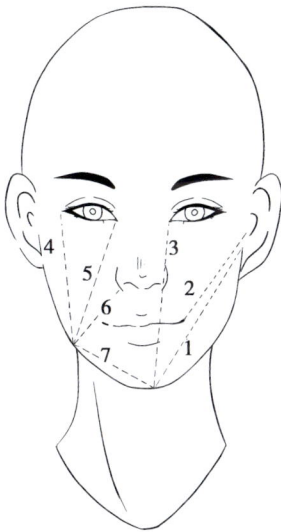

1. 耳屏至颏隆凸; 2. 耳屏至嘴角; 3. 颏隆凸至内眼睑; 4. 下颌角至外眼睑; 5. 下颌角至内眼睑; 6. 下颌角至鼻翼; 7. 下颌角至颏隆凸。

图 14-1-6　面部七个部位的点对点测量示意图

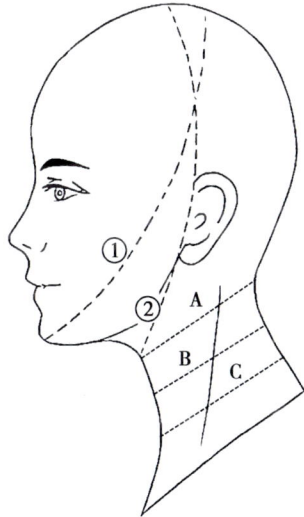

①下颏到头顶;②颏下到耳屏前; A. 上段颈围; B. 中段颈围; C. 下段颈围。

图 14-1-7　颈围和面围测量示意图

当唇部或眼严重水肿时,需要额外地面部测量。准确地测量对于基线比较和记录改进至关重要。

7. 照片记录 每周至少用照片记录一次,看到有明显变化时,可对头颈部的正面、侧面、背面进行同角度的拍照记录。

8. 其他 头颈部恶性肿瘤治疗导致的损伤可影响声带、面神经、膈神经、臂神经,较大的肿瘤可能需要切除喉部(喉切除术),与治疗相关的情况包括:

(1) 斜角肌可能张力过高:通常与气管切开术有关。

(2) 颈椎问题:活动能力下降,头痛,肌平衡失调。

(3) 头颈部水肿:感觉不舒适,有紧绷、僵硬感,活动度受限。

(4) 头颈部软组织纤维化。

(5) 声音嘶哑、变音、言语困难(别人难以理解其所说的话)。

(6) 吞咽困难(内部可能存在水肿)、张口困难、咀嚼困难、口腔异味 / 感染、味觉丧失。

(7) 窒息 / 喉咙异物感、呼吸困难。

(8) 舌肿胀、舌活动困难。

(9) 视力障碍:眼睑肿胀。

(10) 容易感到疲劳,有睡眠问题。

(11) 自我形象紊乱:害怕他人的注视,感到不适或自尊心受损。

四、头颈部淋巴水肿的预防措施

头颈部恶性肿瘤患者进行放疗,或面部、喉咙或颈部的淋巴结切除,导致头颈部区域有发生淋巴水肿的风险。术后出现急性水肿是正常的,通常会很快消失;但如果未消失,建议患者尽早寻求帮助,这对预防和及时改善头颈部淋巴水肿是很重要的。应对患者进行充分的健康知识宣教,让他们了解头颈部恶性肿瘤治疗前、治疗中和治疗后可能存在的风险及相关预防措施;应定期对患者进行全面的体格检查,并在每次就诊时评估相关的体征或症状,根据情况必要时转诊至专科人员。

头颈部淋巴水肿的危险因素包括可改变的危险因素及不可改变的危险因素。可改变的危险因素有体重指数(BMI)、术后和进行性组织纤维化、炎症生物标志物[IL-6、IL-1β、肿瘤坏死因子 α(TNF-α)、肿瘤坏死因子 β(TNF-β)、基质金属蛋白酶 9(MMP-9)]。不可改变的危险因素有放疗、手术切除的淋巴结数量、双侧颈部手术、化疗、较高的疾病分期、肿瘤发生的部位、治疗完成的时间等。

为降低头颈部淋巴水肿风险,建议:①保持健康的体重和 BMI<25kg/m²;②降低皮肤感染的风险;③尽可能地减少淋巴结清扫范围;④针对可能产生症

状的患者进行关于淋巴水肿风险、症状和体征的早期健康科普宣教；⑤根据肿瘤治疗可能产生的风险水平制订随访监测频率；⑥加强治疗后日常监测以早期识别和诊断肿胀；⑦如出现早期肿胀可使用压力治疗。

受损的淋巴系统合并感染可能引发淋巴水肿或进一步恶化。所以在日常生活中要避免引发感染的危险因素，可采取的日常预防措施如下：①每天使用牙线，但要注意不要割伤牙龈部位；每次刷牙（使用软牙刷）或使用牙线时使用强效抗菌漱口水；如需口腔科就诊，治疗前服用抗生素。②剃须时要注意不要划伤皮肤，推荐使用电动剃须刀；不要拔眉毛；不要在面部、颈部或耳上穿刺或文身，美容护理时避免面部去角质。③避免进食过烫的食物，避免舌起疱进而发生溃疡。④避免使用烫发、染发、蓬松头发等刺激性化学物质；⑤因有感觉改变或缺失，避免极端温度，包括长时间的热水淋浴、桑拿、吹头发、高温下烹饪。⑥在夏天注意防晒，外出涂防晒霜或戴帽子和丝巾；尽量避免炎热环境，可通过凉爽的毛巾冷却脸部、头部和颈部的温度；冬天注意保暖，外出佩戴帽子及围巾；在刮风时注意保护面部。⑦必要时使用抗生素或抗真菌药。⑧每日检查头颈部皮肤完整性，警惕新的病变、肿块等。

第二节 头颈部淋巴水肿的治疗

治疗开始前需要确定哪些淋巴结和引流路径是可用的。如果需要进行压力治疗，需要确定患者适宜的压力治疗方式。

一、手法淋巴引流

（一）操作流程

1. 淋巴结结构和功能正常的头颈部水肿

（1）清空淋巴结，包括锁骨上淋巴结、颈链、下颌下淋巴结、颏下淋巴结、枕淋巴结；清空颈部淋巴结至锁骨上淋巴结；清空腮腺、耳前、耳后淋巴结。

（2）轻抚引流：首先面部内 1/3 区域（含内眼睑、鼻、上唇、嘴角）引流至下颌下淋巴结，外眼睑引流至腮腺淋巴结然后流向颈部淋巴结，眉毛、前额区域引流至耳前淋巴结至腮腺淋巴结、再流向颈深淋巴结。

（3）清空枕淋巴结。

（4）进行头皮手法淋巴引流。顶叶至耳后和枕淋巴结，再引流到颈深淋巴结或直接引流至椎旁淋巴结，椎旁淋巴结引流到胸导管。

（5）结束前再次清空锁骨上淋巴结。

2. 单侧面部淋巴水肿 锁骨上淋巴结发生病变或者受损失活后，可能导致同侧面部淋巴水肿。原发性单侧面部淋巴水肿较为少见，其治疗手法与继发性淋巴水肿基本一致。

（1）确定邻近正常淋巴结/有效淋巴路径。

（2）从对侧的颈部和面部引流开始。

（3）打开垂直面部分水岭，把淋巴液顺着下颌、前额、头皮和后颈处引流。

（4）将眼、耳和鼻子处的液体从同侧耳上方区域引流至头皮/颈部的背面，再汇入同侧腋窝淋巴结；或者将液体引流到前额，跨过垂直分水岭到未受影响的另一侧。

3. 双侧面部淋巴水肿　双侧锁骨上淋巴结均发生病变或者受损失活后，可导致面部淋巴水肿。

（1）确定邻近正常淋巴结/有效淋巴路径。

（2）从胸锁乳突肌开始轻柔地拉伸，以增加关节活动度。

（3）清空双侧腋窝淋巴结。

（4）对躯干淋巴分区的上半部分进行手法淋巴引流。

（5）打开锁骨、肩胛骨及脊柱旁分水岭。

（6）将颈部液体向腋窝淋巴结处进行引流。

（7）清空枕淋巴结。

（8）将头皮和颈部液体引流至双侧腋窝淋巴结。

还可以建立一个椎旁淋巴结通路：

（1）将耳上方、前额、眉毛和眼睑液体引流到头皮。

（2）通过耳上方或下方将脸颊的液体排至头皮。

（3）将鼻部的液体引流至脸颊。

（4）将上唇及下唇处液体引流至脸颊。

（5）重建从腋窝至椎旁淋巴结的通路。

（6）再次清空腋窝淋巴结后结束引流。

注意：筋膜拉伸、收缩、放松等也可以在手法淋巴引流时完成。

头颈部淋巴水肿引流途径见图 14-2-1～图 14-2-3。

（二）注意事项

1. 首次手法淋巴引流可在评估当天进行。如果肿胀至眼睑闭合或部分闭合，首次治疗以改善这种情况为目标。

2. 确定可用的路径/淋巴结，排除手法淋巴引流禁忌证。

3. 确定考虑目标的优先次序　如存在呼吸或吞咽困难，先给予医疗干预。

4. 采用半坐卧位（半直立的姿势）或平卧位，头部抬高 45°。

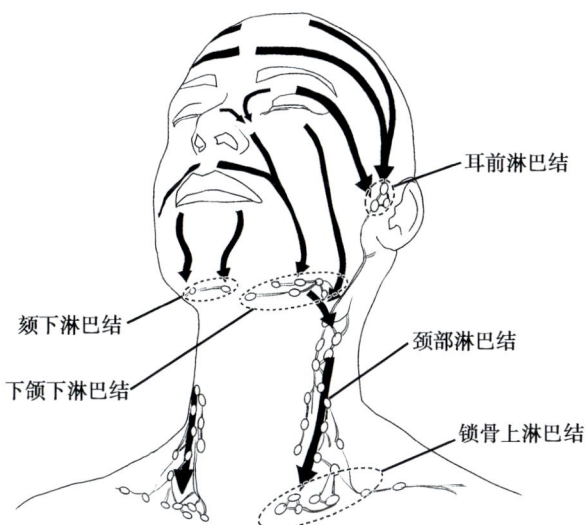

图 14-2-1　头颈部淋巴水肿引流途径示意图（正面）

耳前淋巴结

颏下淋巴结

下颌下淋巴结

颈部淋巴结

锁骨上淋巴结

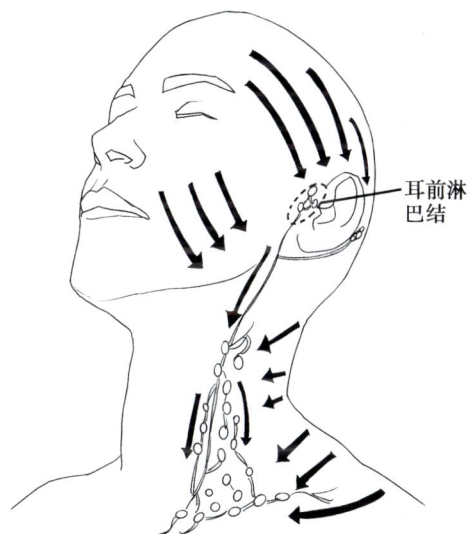

图 14-2-2　头颈部淋巴水肿引流途径示意图（侧面）

耳前淋巴结

5. 指导患者进行自我手法淋巴引流，每日可进行多次，可经常性地进行面部引流。

6. 可使用大而柔软的化妆刷和柔软的毛巾进行手法淋巴引流，这样更容易掌握手法力度。

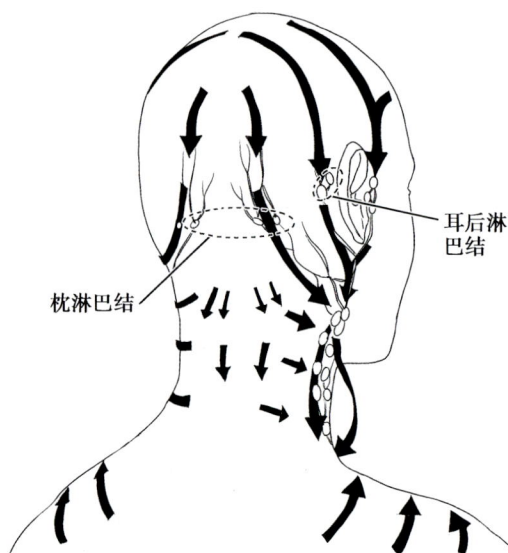

图 14-2-3 头颈部淋巴水肿引流途径示意图(背面)

耳后淋巴结

枕淋巴结

二、压力治疗

（一）压力治疗方式选择

如果选择全包式医用压力头套(图 14-2-4)进行压力治疗,需注意通常只在晚上佩戴。如使用绷带治疗,选择低延展性绷带,放置足够泡沫垫以保护颌部,并使用自粘绷带固定。也可使用下颌式医用弹力套(魔术贴固定)进行包扎(图 14-2-5)。此外,还可选择弹性大的绷带包裹、固定泡沫垫,再用低延展性双层自粘绷带进行压力治疗。如有颈动脉阻塞或上腔静脉综合征,则禁用压力治疗。

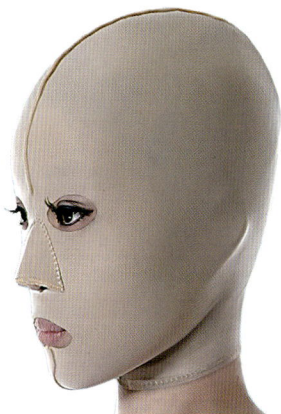

图 14-2-4 全包式医用压力头套

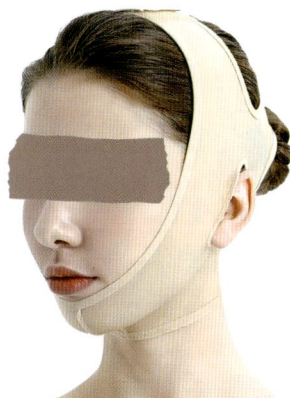

图 14-2-5 下颌式医用弹力套

头颈部压力服装类型众多,应充分了解各类型压力服装的压力及产品面料等,谨慎选择及推荐,避免因选择不当造成患者皮肤损伤或过敏等不良反应发生。

1. 眼罩　可以选择凝胶、记忆海绵、滑雪面罩等。

2. 治疗烧伤瘢痕的压力面罩　可以选择常规款或定制款;其缺点是大眼孔可能引起或加重眼周围的水肿。

3. 商用软垫面罩　可以选择有弹性搭扣、可固定在头顶上的软垫面罩。

4. 颈圈(图 14-2-6)　在使用期间如果水肿转移到其他区域,则需要观察或停止使用。

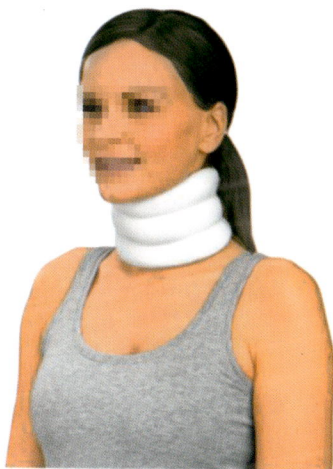

图 14-2-6　颈圈

(二) 压力衣定制测量方法

面部压力衣定制测量方法(图 14-2-7、图 14-2-8):

1. 为比较每一侧水肿程度,可以从脸部中间(眼、鼻孔、嘴)至脸部的边缘到耳,或绕到头后部进行测量,而不是测量整个周长。

2. 左、右侧均从外眼睑到耳顶部进行测量(或在该水平上环绕头部)。

3. 测量从鼻翼边缘或人中到耳的长度。

4. 测量从外眼睑垂直往下到下颌骨的长度。

5. 测量从内眼睑到唇部的长度。

6. 测量从眼中间垂直往下到下颌骨的长度。

7. 测量从下唇到下颌骨的长度。

8. 测量从颏下到头顶的长度。

9. 头围从颏下区域开始,将测量卷尺拉到头顶,让卷尺接触耳廓内缘,直到绕到头部后方一周。

服装描述	数量
下颌带	
下颌带圆领款	
面罩	
开放式面罩	
开放式头面罩	
开放式头套/开放式面罩	

服装规格	数量
包鼻	
包耳　　　　L/R	
包嘴唇	
衬里（标明位置）	
分离式圆领1.3cm	
分离式圆领2.5cm	
分离式圆领5.0cm	

A 对角线面围	cm
B 鼻子的长度	cm
C 外眼睑到耳屏的距离	cm
D 从下唇到下颌的距离	cm
E 颏下到喉的距离	cm
F 喉到胸骨上窝的距离	cm
G 颈围	cm
H 前额至枕部的围度	cm
I 前额围度	cm
J 耳长度	cm
K 眼间距	cm
L 单眼的长度	cm
M 人中长度	cm
N 鼻翼的宽度	cm
O 眉毛上缘至下巴下缘的高度	cm

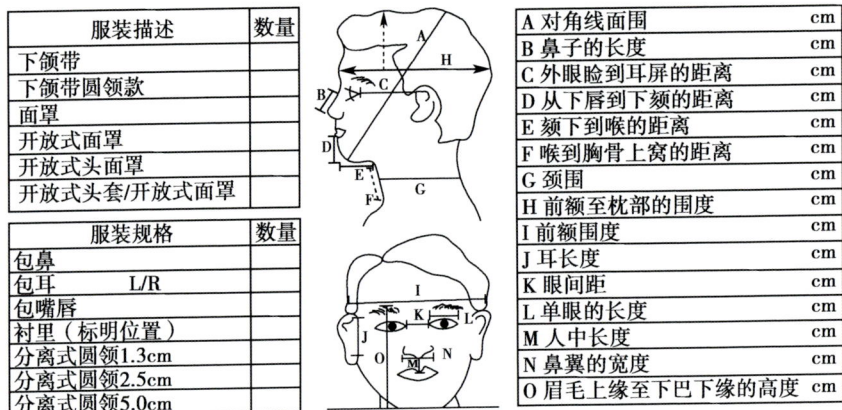

图 14-2-7　面部压力衣定制测量

面部测量说明

· 将所有的测量值填入面部测量表的框内。
· 周长的测量必须用卷尺来测量。其余的垂直和水平测量必须用尺子测量。
· 除非有特别说明，所有的系带头套都有拉链固定
· 所有的下颌带都有尼龙搭扣
· 如果需要衬里，建议在面部图上注明位置

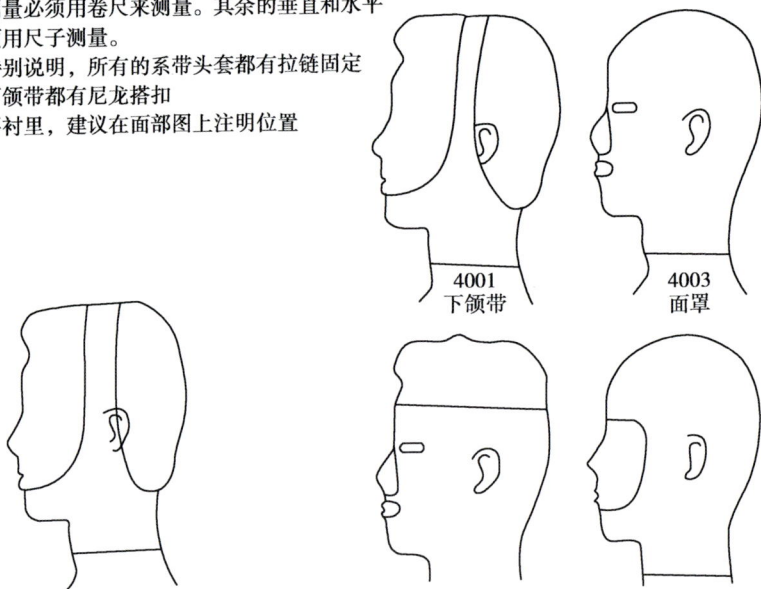

4001
下颌带

4003
面罩

图 14-2-8　面部压力衣定制测量说明

三、功能锻炼

1. 保持头部直立可以限制重力造成的液体聚集。

2. 如果颈椎活动度受限,特别是由纤维化和瘢痕引起的,应改善颈椎活动度。

3. 面部锻炼,特别是与压力治疗相结合时,有助于减少超滤、转移液体和泵送滞留的液体。

4. 头颈部功能锻炼需要专业训练来改善活动度。面部消肿功能锻炼:①尽量咧嘴笑,然后回到嘟嘴的姿势(图14-2-9A);②尽可能张大嘴巴(图14-2-9B);③轻轻地闭上眼,然后尽可能地睁大眼,保持最大睁眼状态数5下,再轻轻地闭眼(图14-2-9C);④尽量把眉毛抬高,然后放松,并重复练习(图14-2-9D)。

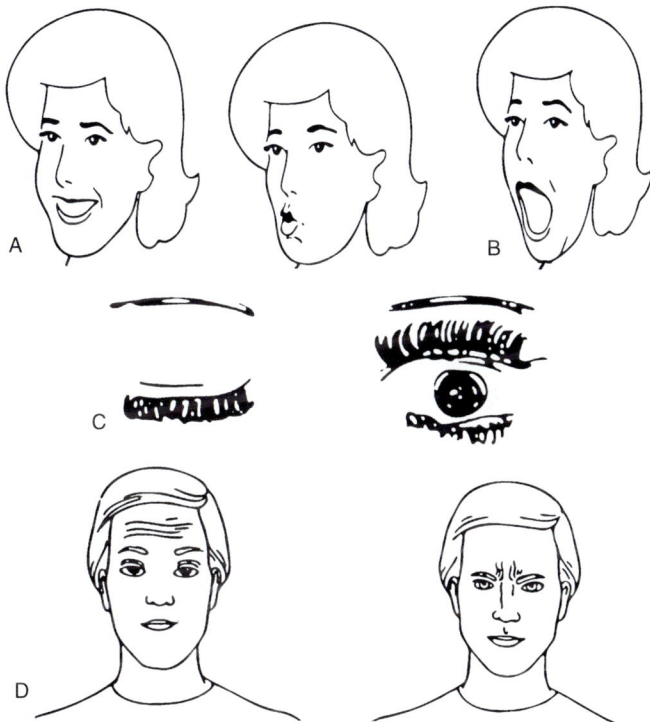

图 14-2-9　面部消肿功能锻炼

A.尽量咧嘴笑,然后回到嘟嘴姿势;B.张大嘴巴;C.闭眼,然后睁大眼;D.抬眉毛,然后放松。

四、低能量激光治疗

激光治疗可用于预防和治疗头颈部恶性肿瘤治疗引起的口腔黏膜炎,并且能很好地消除纤维化,但不可应用于活动性肿瘤。

五、肌内效贴贴扎

相比于压力治疗,肌内效贴贴扎的患者耐受性更好,患者更容易接受,尤其是在白天。引流通路可参考手法淋巴引流的路径,剪裁为爪形,锚点贴于目标淋巴结附近,尾端贴于水肿区域,进行贴扎。贴扎前需要做过敏测试。

画出头颈部淋巴结群并命名,用箭头画出头颈部淋巴液引流路径(图 14-0-1)。

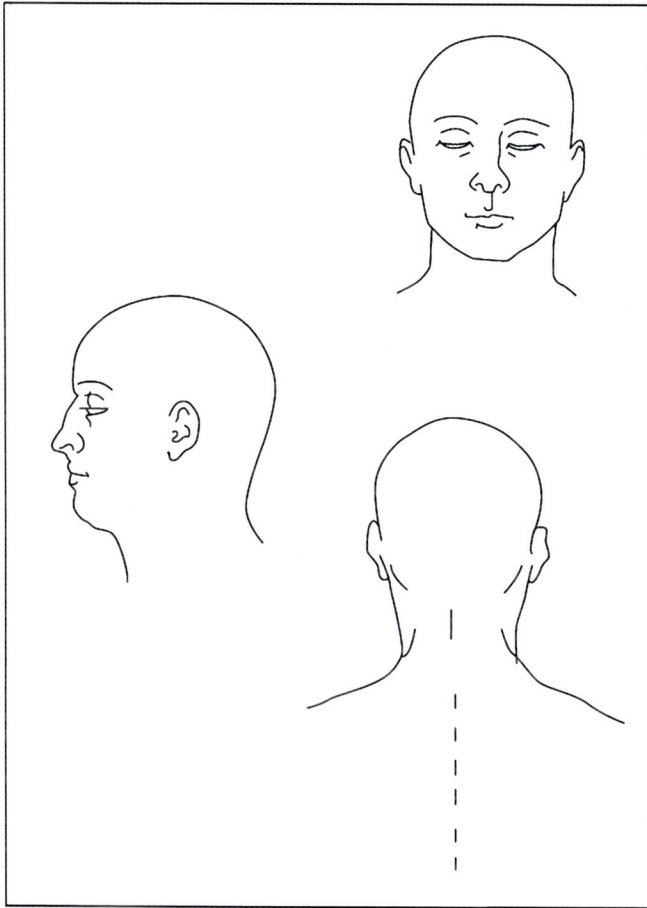

图 14-0-1　头颈部淋巴结及引流路径绘图

学习单元 15

妊娠期淋巴水肿与儿童淋巴水肿

淋巴水肿在妊娠期女性和儿童群体中有着独特的发病机制、临床表现及治疗策略,本单元详细阐述两类淋巴水肿的发病机制、临床特征及治疗等内容。

第一节　妊娠期淋巴水肿

妊娠期淋巴水肿是一种在怀孕期间可能出现的局部或全身性液体潴留现象,常由淋巴系统回流障碍引起。该病发生率相对较低,主要出现在存在既往淋巴系统损伤、肥胖或其他慢性疾病的孕妇中。妊娠可能是淋巴水肿的一个诱因,或者可能加剧已有的淋巴水肿。

一、发病机制

1. 生理与激素变化　怀孕期间,体内雌激素、孕激素等激素水平升高,导致全身水分潴留和血管通透性增加,增加组织间液体积聚的风险。孕激素使结缔组织松弛,血管变脆弱。站立时静脉扩张肿胀,静脉血容量显著增加,血液循环速度在过度充盈的静脉中减慢。

2. 机械性压迫　子宫逐渐增大,对盆腔血管和淋巴管产生压迫,特别是在晚孕期,这种压迫可显著影响下肢和骨盆区域的液体回流。

3. 淋巴系统应激　妊娠增加的体液负担可能超出淋巴系统的处理能力,加上激素作用可能降低淋巴管的弹性和收缩能力,从而导致淋巴液回流受阻。

4. 静脉压力改变　无论站立位或卧位,妊娠期静脉压力比非妊娠期增加数倍。体重增加的胎儿压迫腹部和盆腔静脉,致静脉压力增加,引发足部肿胀。

5. 局部诱因　孕期体重增加,长时间站立或久坐,肌肉泵不动,即静脉不排空等因素,导致下肢淋巴液循环不畅,加重水肿。

二、临床特征

1. 肿胀表现　主要表现为下肢(尤其是足踝、小腿)肿胀,乳房可能出现局部膨胀或紧绷感。水肿通常对称,但在淋巴回流受限的情况下可能表现为单侧或不对称性。

2. 皮肤变化 长期水肿可导致皮肤增厚、出现凹陷纹或"橘皮样"改变。初期皮肤柔软且有光泽,但随着纤维化进展,皮肤可能变得坚硬且失去弹性。

3. 功能受限 严重水肿可能影响下肢活动,导致行走困难、关节僵硬等症状。乳房水肿则可能引起不适、沉重感和影响睡眠等问题。

三、诊断与鉴别诊断

1. 诊断 基于病史、体格检查和必要的辅助检查,可作出诊断。应详细询问水肿出现的时间、部位、持续性及伴随症状,并评估是否存在感染迹象、淋巴回流障碍等。超声检查、生物电阻抗分析等技术可用于量化水肿程度和评估淋巴系统功能。

2. 鉴别诊断 需排除妊娠高血压综合征导致的全身性水肿、深静脉血栓、心肾疾病等其他原因引起的水肿。淋巴水肿通常局限于下肢、乳房等部位,不伴高血压或器官功能衰竭的症状。

四、治疗与管理策略

鉴于妊娠期间对母婴安全的要求,治疗重在保守管理和生活方式调整,根据水肿情况和治疗效果随时调整方案,以确保治疗有效、安全。

1. 姿势与体位 建议孕妇避免长时间站立或久坐,可定时起身活动。下躯体抬高至与心脏平齐,有助于减轻下肢水肿。

2. 有氧运动 如散步、孕妇瑜伽、游泳等低冲击运动等有氧运动,结合深呼吸,有助于改善心肺功能、促进全身血液和淋巴循环,但需遵循安全原则。

3. 压力治疗 选用适用于孕妇的医用压力袜或压力衣,以施加温和而均匀的压力促进液体回流。使用前应咨询医生或专业人士,确保产品合适且正确穿戴。

4. 皮肤护理 保持皮肤清洁干燥,使用温和保湿剂维护皮肤完整性,预防因压迫或水肿引发的皮肤损伤和感染。

5. 手法淋巴引流 在专业治疗师的指导下,进行温和的手法淋巴引流,缓解水肿、改善组织松弛和减轻不适。

6. 营养与心理支持 ①饮食调整,均衡饮食、低盐饮食可减少体液潴留;保持适量水分摄入,避免过多盐分导致水肿加重。②心理支持,妊娠期情绪波动较大,支持性心理咨询和放松技巧有助于减轻压力,改善整体生活质量。③密切监测体重和水肿变化。若水肿明显加重或出现呼吸困难等异常情况,应及时就医。

五、注意事项

1. 安全优先　所有治疗措施应在专业指导下进行,确保不影响胎儿健康。尤其在使用压力治疗装置和进行运动时,需特别注意孕妇安全和舒适度。

2. 个体化治疗　每位孕妇体质和病情不同,管理方案应个性化设计,考虑患者的健康状况、活动能力和生活习惯等因素。

3. 监测并发症　持续关注可能出现的并发症,如皮肤破损、感染、深静脉血栓等,及时干预和治疗。

通过全面细致的管理,结合生活方式调整、适度运动、压力治疗、手法淋巴引流及营养心理支持,可以有效地控制和缓解妊娠期淋巴水肿,提高孕妇的舒适度和生活质量,同时确保母婴安全。

第二节　儿童淋巴水肿

一、原则与目标

1. 快速诊断　由于儿童处于生长发育阶段,淋巴水肿若不能及时诊断,可能会影响身体正常发育。因此,快速准确地判断病情至关重要。

2. 尽早实施治疗　早期治疗能够有效控制病情发展,减少并发症的发生,提高儿童的生活质量。

3. 控制淋巴液的形成　通过各种治疗手段,减少淋巴液的生成,缓解水肿症状。

4. 改善淋巴引流　促进淋巴液的正常回流,恢复淋巴系统的功能。

二、评估与测量

1. 评估水肿类型与发病情况　在儿童期,1 期淋巴水肿最为普遍,2 期淋巴水肿和脂肪水肿也时有出现。评估时,需要明确水肿是原发性还是继发性,以及发病是先天的、后天的还是由其他原因引起的。

2. 评估诱发因素与家族史　了解诱发因素对于制订治疗方案很关键,同时要了解家族史,排除出生缺陷或遗传性疾病,如 Klippel-Trenaunay-Weber 综合征等。

3. 评估儿童的头、颈、躯干、人体中线、生殖器、手臂、手、腿、足等部位,观察水肿、胎记、生长发育情况以及系统受累程度。

4. 评估淋巴水肿相关临床特征　①观察水肿是否为凹陷性;②检

查皮肤有无改变,如皮肤增厚、粗糙等,同时注意组织是否增厚;③检查 Stemmer 征。

5. 评估其他异常情况　是否存在感染、呼吸困难、腹泻、腹胀、生长发育迟缓等异常情况。

6. 测量与记录　在测量和记录水肿情况时,要考虑到儿童快速生长的特点,选择合适的测量部位,如标志性部位(足踝、膝盖、大腿上端、膝盖和大腿上端中间的 1/2 或 1/3 处、胎记部位等),并定期进行测量,以便准确评估病情变化。

三、辅助检查

1. 淋巴显影　淋巴显影有助于了解淋巴管的形态和功能,但要考虑儿童的年龄,选择合适的时机进行检查。

2. 静脉扫描　静脉扫描用于检查浅静脉和深静脉瓣膜,判断静脉系统是否存在异常。

3. 基因检测　针对一些遗传性淋巴水肿,如 Milroy 病等,基因检测可以明确病因,为精准治疗提供依据。

4. 影像学检查　MRI 能够区分肥厚成分、组织过度生长及血管畸形等情况,如 Klippel-Trenaunay-Weber 综合征、脂肪水肿等;超声可检测水肿的继发性原因。

5. 血液检查　通过血液检查,如检查白蛋白水平、免疫功能标志物、肾功能等,排查水肿的继发性原因。

四、治疗与管理策略

(一) DLT 治疗方案

1. 团队合作　儿童淋巴水肿的治疗需要多学科团队合作,包括医生、护士、治疗师、营养师等,共同为患儿制订个性化的治疗方案。

2. 手法淋巴引流　遵循常见禁忌证,通常治疗时间较短。

3. 皮肤护理　常见的儿童感染性疾病(如水痘、手足口病)给皮肤护理带来额外的挑战。

4. 压力治疗　根据儿童年龄段调整包扎的压力和方式,避免影响其正常活动和生长发育。快速生长是儿童压力治疗的主要挑战,需要找到既不抑制生长又能有效治疗的解决方法。选择合适的压力衣,定期测量并及时调整压力衣的尺寸等。

5. 运动　鼓励儿童进行适当的运动,避免跌倒和磕碰,防止损伤衣物,造成割伤、擦伤。可以选择一些适合儿童的运动,如游泳、骑自行车、散步等非接触性运动。

6. 家庭计划　家庭在儿童治疗过程中起着重要作用,要加强对家庭成员的培训,让他们了解治疗流程和注意事项,协助进行治疗。

(二) 不同年龄段的干预方法

1. 出生时　若诊断为 Miroy 综合征或更复杂的综合征,需及时采取相应的治疗措施,为后续治疗奠定基础。

2. 4月龄　该年龄可能仍未得到诊断。肿胀的发生情况具有个体差异性,最初可能是间歇性的、皮肤褶皱不对称、粗腿、足部水肿等表现;可进行手法淋巴引流和绷带包扎。

3. 6月龄　独立坐立,微笑回应;这个阶段可接受治疗,可考虑夜间包扎和/或管状绷带支持及压力衣。

4. 9~10月龄　爬行,开始绕着家具走。这个阶段治疗设施很重要,服装需要有保护措施(如软鞋、衣服底部有硅胶点)。

5. 1岁　第一次行走,应穿合适的鞋子。孩子活动较频繁,一旦可以行走就可以购买压力衣(1级压力);与笨重的绷带相比,压力衣整体重量更轻,对儿童走路影响小。

6. 18月龄　此阶段的儿童开始玩耍,应选择更结实的长筒袜,跌倒时能保护皮肤。需要定期测量和定制压力产品。

7. 2~5岁　此阶段的儿童不断交谈,与他人互动,喜欢画画,了解自己,喜欢和其他孩子玩。这个阶段治疗师可采用游戏治疗,注意选择能够吸引儿童的压力衣。

8. 8岁以上　此阶段的儿童喜欢跑步、追逐、攀爬、设计自己的游戏。这个阶段要考虑环境对服装造成的损坏、孩子活动中容易受伤等问题,这个阶段的儿童可能会意识到由身体条件造成的和其他儿童的差异。

9. 青少年　①身体的生长:青少年处于生长发育阶段,身体的生长和体形的变化会影响治疗效果,需要及时调整治疗方案。②尊重隐私:就诊时给予青少年独处的机会,尊重他们的隐私,让他们能够更坦诚地表达自己的想法。③沟通方式:青少年可能不想在父母面前谈论困难,治疗过程中可能会使用隐喻来探讨内心不安的想法。医护人员要注意沟通方式,耐心倾听,理解他们的心理需求。④共同决策:坦诚地与青少年讨论治疗方案,包括需要做的和不该做的,有时候可能需要双方的妥协;注意优先考虑患儿本人同意,提高他们对治疗的依从性。⑤时尚意识:考虑到青少年的时尚意识,在选择治疗服装和设备时,尽量选择符合他们审美需求的产品,减少他们对治疗的排斥。

(三) 治疗中的挑战

1. 治疗需求与童年生活的平衡　儿童淋巴水肿往往需要更多的治疗,但在治疗过程中,要保证儿童有玩耍和享受童年的能力,避免过度治疗影响他们的身心健康。

2. 个性化治疗方案的制订 每个孩子的病情和身体状况不同,需要确定合适的压力治疗方式、使用时间,并进行个性化制订,这对医护人员提出了更高的要求。

3. 家庭负担 治疗儿童淋巴水肿可能会给家庭带来经济和心理负担,如何减轻家庭负担,提高家庭对治疗的依从性,也是需要关注的问题。

4. 病情发展的应对 随着病情的发展,可能会出现日益严重的淋巴水肿问题,需要探索更有效的治疗方法来应对。

5. 心理方面的问题 淋巴水肿可能使儿童身体出现残疾,导致他们产生沮丧、尴尬等负面情绪,影响生活质量,进而影响其社交活动;儿童淋巴水肿也会给家庭带来负担,需要给予更多的关注和支持。

(四) 护理注意事项

1. 调整治疗方式以适应不同年龄患儿的发展特点,尽可能使治疗像玩耍一样。

2. 包扎需要比较轻的压力和良好的填充,便于儿童扭动;对于婴儿来说,绷带应当适时穿脱,而不是连续穿戴(例如可以在每次换尿布时进行);应注意不要限制患儿的活动能力或者干扰骨骼生长;皮肤护理很重要;当患儿准备开始行走时,可以订购 1 级压力衣。

3. 及时用照片记录进展;测量水肿时需考虑到正常生长意味着水肿体积的增加;测量部位应位于特定部位。

4. 功能锻炼时,尽量让活动充满乐趣;鼓励患儿游泳、骑自行车、散步、田径运动和其他非接触性运动;鼓励患儿通过唱歌、吹奏木管乐器或铜管乐器等来促进腹式呼吸。

5. 鼓励并教会患儿尽早进行自我护理。即便是非常年幼的患儿,也可以开始尝试自己卷绷带或做自我手法淋巴引流。

6. 使用游戏和故事来引导患儿进行自我护理。例如在洗澡的时候可以用毛巾做手法淋巴引流,在手法淋巴引流期间使用一个小毛绒玩具来指导患儿跟随路径,用吹泡泡来练习深呼吸,用游戏来指导功能锻炼等。

7. 鼓励家人(包括患儿的兄弟姐妹)参与家庭治疗,提高家庭对治疗的支持度,共同帮助患儿应对疾病。

8. 如果患儿受伤,即使是轻微的割伤或擦伤,学校相关人员也应当知道预防措施,知道患儿需要抬高和 / 或活动肢体,而不是长时间坐立不动。

学习单元 16

姑息治疗中的消肿淋巴疗法

姑息治疗聚焦患者身心需求,尊重患者意愿,在缓解疼痛、控制症状的同时,给予心理和精神支持,提升生活质量。在生命终末期淋巴水肿的患病率较高,常导致患者痛苦和衰弱,支持性治疗和干预可以帮助患者减少痛苦,提高生活质量。

一、姑息治疗概述

1. 定义 世界卫生组织对姑息治疗的定义:针对那些伴有致命性疾病的患者及患者家属,通过对疾病的早期识别、准确评估、疼痛管理和相关症状的控制,以及对心理、社交和精神等方面的干预,达到预防和缓解痛苦、改善生活质量的目标。生命终末期患者的身体变化包括多方面(图 16-0-1)。

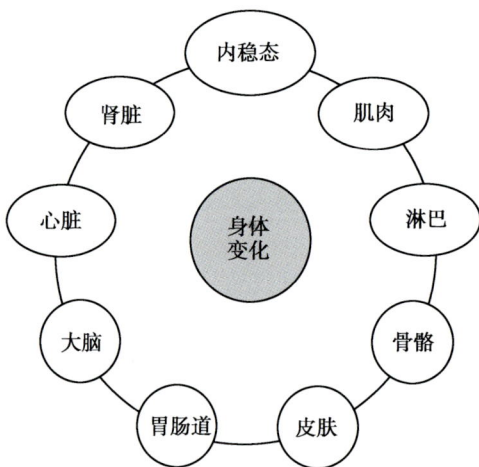

图 16-0-1 生命终末期患者的身体变化

2. 姑息治疗服务内容
(1)缓解疼痛和其他痛苦的症状。
(2)肯定生命,并把死亡看作是一个正常的过程;既不加速也不延缓死亡。
(3)关注心理和精神的需求。

（4）提供支持以帮助患者尽可能过上积极的生活，直至死亡；提供支持以帮助家属应对患者整个疾病过程及丧亲后的痛苦；采用团队合作的方式处理患者及其家属的需求，包括在需要时提供丧亲辅导。

（5）提高生活质量，对病程产生正面影响。

（6）在疾病早期，姑息治疗可与化疗、放疗等疗法联合使用。同时，还需要开展相关调研，以便更深入地了解并妥善处理那些令人痛苦的临床并发症。

（7）社会心理/家庭方面的服务：①患者及家庭全方位支持；②专业转介与沟通规划，根据需要将患者转介给社会工作者、心理学家、精神科医生等专业人士，同时做好沟通、教育与规划工作。

3. 姑息治疗的主要目标

（1）以疼痛管理为主要目标。

（2）以患者的意愿为指导，让患者更舒适，而不一定是恢复功能。

4. 姑息治疗患者可能并发的疾病或症状

（1）疾病：结肠造口、肺气肿、骨转移、腹水、肝肾功能不全、心脏疾病。

（2）身体异常情况：淋巴漏、血小板减少、中性粒细胞减少、厌食症、难以平卧、长期卧床。

（3）治疗相关问题：化疗、放疗、疼痛药物的副作用。

（4）症状：恶心、针刺感、疼痛、呼吸困难或临终不安。

（5）心理状况：焦虑，抑郁。

二、姑息治疗中水肿的病因

在身体健康状况恶化的情况下水肿的病因很复杂，在姑息治疗中，通常使用术语"水肿"或"慢性水肿"，优先于使用"淋巴水肿"。姑息治疗中常见的水肿原因见图 16-0-2。

1. 晚期癌症

（1）既往手术/放疗。

（2）肿瘤细胞淋巴结转移。

（3）长期卧床。

（4）静脉压迫。

（5）静脉血栓形成。

（6）药物副作用。

（7）低蛋白血症。

（8）长期输液增加的流量（高输出衰竭）。

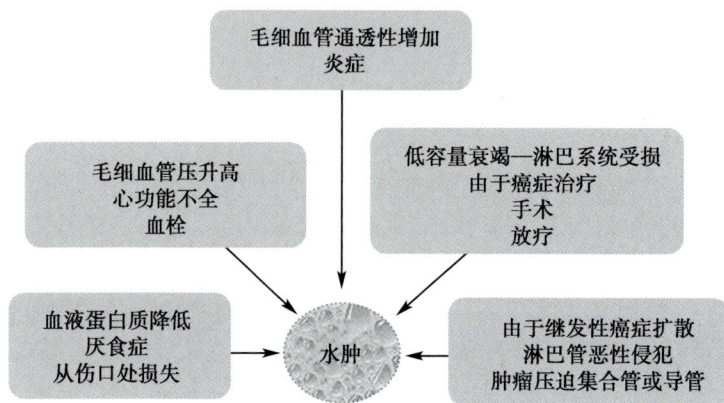

图 16-0-2 姑息治疗中常见的水肿原因

2. 慢性心力衰竭

(1)静脉高压(可能导致腹水)。

(2)长期卧床。

(3)低蛋白血症(厌食症／恶病质)。

(4)贫血(加重心力衰竭／静脉高压)。

3. 晚期神经系统疾病

(1)长期卧床。

(2)神经功能障碍。

4. 晚期肝病

(1)静脉高压：醛固酮增多导致的液体潴留、门静脉高压和腹水。

(2)低蛋白血症(蛋白尿)。

(3)长期卧床。

5. 终末期肾病

(1)静脉高压(液体超负荷)。

(2)低蛋白血症(蛋白尿)。

(3)长期卧床。

6. 终末期慢性呼吸道疾病

(1)长期卧床。

(2)心力衰竭。

(3)低蛋白血症(厌食症、恶病质)。

7. 获得性免疫缺陷综合征(AIDS)。

8. 药物　钙通道阻滞剂、皮质类固醇、非甾体抗炎药、性激素、抗癫痫药、降血糖药、抗帕金森病药、双膦酸盐、细胞毒性的化疗用药。

三、姑息治疗中的消肿治疗

治疗师应适时调整治疗方式,避免过度决定(要尊重患者及其家属的意见);对于可能面临的否认、愤怒、悲伤情绪,做好心理准备;治疗时,正直坦诚地回应患者,交谈时集中注意力,学会沉默,建立开放、信任、安全的医患关系。

(一)手法淋巴引流

1. 手法淋巴引流对姑息治疗患者的生理作用　①减轻疼痛;②预防压力性损伤等问题;③减少水肿和淋巴水肿;④减少因长时间卧床而引起的肌肉酸痛;⑤放松呼吸肌群,提升呼吸深度;⑥减轻由化疗和放疗引起的相关症状;⑦可能改善睡眠质量。

2. 手法淋巴引流对姑息治疗患者的心理作用　①带来幸福感、宁静感和愉悦感;②通过关怀性的触摸来增加幸福感;③可以放松身体;④减轻痛苦、抑郁和焦虑;⑤分散注意力;⑥缓解孤立状态;⑦可提供有意义的社交互动;⑧缓解触摸匮乏;⑨重建积极的身体形象。

3. 治疗前准备

(1)获取详细的患者病史,以及用药和健康状况变化的记录。

(2)获得患者的许可,与患者讨论治疗时间和时长,患者可能只能忍受短时间的治疗,并期待休息。

(3)为姑息治疗设定切合实际的目标。

(4)治疗可能对减轻水肿的效果有限,应以患者舒适为目标。

(5)注意遮挡和保暖,尊重患者对身体外观改变的敏感性。

(6)根据患者的体位和治疗师自身技术水平适度调整方案。考虑因素具体包括:①能够接触到的身体部位;②患者舒适度;③治疗师自己的舒适度;④使用枕头或卷起的毛巾作为道具,以达到舒适或减轻紧张感。

4. 注意事项

(1)未经治疗的活动性癌症患者、正在接受治疗的活动性癌症患者或无法治疗的癌症患者,治疗时应谨慎;在肿瘤部位不要手法淋巴引流,需考虑癌细胞转移。

(2)不能在医疗植入物(如 PICC 管道、输液港、注射泵)的上方或周围进行手法淋巴引流。

(3)避免在放疗期间和放疗后立即对放疗部位进行手法淋巴引流。

(4)关注出现任何异常感觉的患者。

(5)如果疾病累及肾脏或者淋巴系统负荷过重,不要进行手法淋巴引流。

(6)不要进行深层组织按摩。

(7)治疗时可能会有异常的感觉,如刺痛、麻木、热或冷,需注意观察和沟通,报告治疗中观察到的变化。

(8)治疗方案要根据治疗的具体情况和患者偏好适时调整。

(9)患者的不适反馈可能是非语言的:①肌肉收紧,呼吸变化;②握紧拳头或不断扭动;③流泪,可能是突然释放紧张情绪的结果。

5. 手法淋巴引流中的疼痛问题

(1)如果患者在手法淋巴引流期间感到疼痛,治疗应避开该区域(这些可能是需要避免或最需要关注的区域),了解患者疼痛病史。

(2)"疼痛"也可能是情绪的反映:①不知道未来会发生什么,对生命极度的不确定性的反映;②简单的日常生活已经很难保持,对生命终末期感到震惊和恐慌;③身体外形的变化使患者对自我感到陌生。

(二)皮肤和伤口管理

1. 姑息治疗中皮肤和伤口管理的目的是改善生活舒适性、控制感染。

2. 润肤剂起到屏障的作用,可防止皮肤进一步破损。

3. 淋巴漏和压力性损伤很常见,注意多学科会诊,共同管理。

4. 压力治疗时,必须考虑到皮肤脆弱性和伤口存在的情况。

(三)压力治疗

当姑息治疗时,患者对压力治疗的需求可能存在很大差异,舒适度、减轻疼痛和改善生活质量是优先考虑的;皮肤完整性和伤口不能因压力治疗而恶化。

1. 绷带包扎　舒适和轻松地包扎,使用柔软的材料,可能需要使用吸收淋巴的敷料。

2. 压力服装

(1)压力袜/袖套:可能穿脱困难。

(2)首选魔术贴压力衣或夜间压力衣。

(3)需要较低的压力。

(4)可能需要照顾者的协助。

(5)不要订购在24~48小时内无法获得的产品,建议使用临时替代品。

(6)注意考虑患者家庭的经济负担。

(四)功能锻炼

功能锻炼不应消耗患者的体力和精力。需要根据目前患者的身体状况,考虑其能够做些什么,例如深呼吸,有利于胸腔引流。功能锻炼通常需要照顾者的协助。

(五)注意事项

1. 皮肤护理/伤口护理　可能存在的淋巴漏、压力性损伤、恶性伤口等增加了护理的难度。注意患者的肿瘤部位、伤口、皮肤脆弱性,以及其他治疗造成的损伤。

2. 手法淋巴引流 可能有用,但效果有限;但对疼痛和焦虑具有舒缓的作用。

3. 压力治疗 采用改良式压力包扎或压力衣。

4. 激光疗法 禁用于活动期癌症,但在获得许可的情况下可用于缓解疼痛。

5. 空气压力波治疗仪 禁止使用,或在最低设置下谨慎使用。

6. 肌内效贴 由于皮肤完整性降低,应谨慎使用。

7. 皮肤负压提升引流装置 由于皮肤完整性降低和可能的肿瘤阻塞,应谨慎使用。

8. 促排水药物。

在姑息治疗过程中,注意观察正在进行的治疗对患者精神和身体的影响,以及疲劳、恶心和任何恶化迹象的变化;因为患者的状况瞬息万变,及时调整治疗方案至关重要。

四、姑息治疗中常见疾病的管理

(一) 腹水

1. 定义 液体在腹膜腔内积聚,导致腹部肿胀。

2. 症状和体征 疼痛、呼吸问题、食欲减退、体重减轻、疲乏、抑郁和焦虑、困惑、恶心和呕吐、便秘/肠梗阻。

3. 治疗 腹水的治疗方法取决于其病因,15%~50% 的癌症患者会出现恶性腹水,最大限度地提高舒适度和生活质量是首要任务。可采用利尿剂、化疗、腹腔穿刺术和腹腔 - 静脉分流术等方法控制腹水;淋巴消肿治疗不起作用,但触摸和情感支持对患者有帮助;注意体位调整,压力治疗时应避免在腹部施加压力。

(二) 厌食症 / 恶病质

1. 定义 食欲减退,体重下降,肌肉质量和脂肪组织减少,常见于恶性肿瘤患者。

2. 症状和体征 体重减轻,疲乏,抑郁,焦虑,注意力和警觉性降低。

3. 治疗

(1)淋巴消肿治疗可能没有作用,但触摸和情感支持对患者有帮助。

(2)保持舒适体位,采用手法淋巴引流、压力适中且可耐受的压力治疗。

(三) 淋巴漏

1. 定义 淡琥珀色、富含蛋白质的淋巴液渗漏称为淋巴漏。皮肤表面的破裂会使淋巴液渗出,或者可能是肢体非常肿胀和紧绷,通过皮肤渗漏出来。

2. 并发症

（1）开放性皮肤损伤：皮肤可能变得脆弱易碎，有破损的危险。

（2）皮肤可能会感到非常寒冷、潮湿，并浸透敷料、衣服和床单；液体可能会聚集在鞋子里；全天可能需要频繁更换敷料。

（3）淋巴漏可能会引起社交困难。

3. 管理

（1）"渗漏"周围的区域需要仔细清洁，以降低感染风险；最好清洗整个肢体，以便尽可能多地去除细菌负荷。

（2）应使用润肤剂（保湿霜/隔离霜/润肤乳）来改善皮肤状况，防止皮肤进一步破损。

（3）应在渗漏部位使用非粘性、吸收性无菌敷料，以防止对皮肤造成进一步创伤，并吸收渗漏物渗出液。

1）压力是阻止淋巴漏的关键，轻度的压力可能就足够。

2）使用绷带、压力衣或可调节压力带缠绕包裹。

3）材料的选择取决于耐受程度和渗漏量。如果只是少量，可以用一小块不粘的敷料贴于渗漏处（如泡沫敷料），然后将压力衣套于肢体或绷带包扎。压力治疗可与敷料结合使用。

4）应优先考虑耐受度和舒适度。

（4）淋巴漏通常在施加有效压迫后48小时内停止。

五、姑息治疗中的消肿淋巴疗法的特殊性

在生命终末期姑息治疗中开展消肿淋巴疗法，治疗师应注意考虑疾病风险和医疗安全问题。姑息治疗的环境通常不利于治疗师的操作，要确保选择对患者和治疗师都安全的操作；应考虑进入治疗场所的便利性，考虑是否需要防护服和外科手套及口罩；还要调整心态，降低患者及家属负面情绪的影响。

学习单元 17

淋巴水肿门诊的建立与管理

　　淋巴水肿门诊能够为患者提供精准的诊断、有效的治疗和全面的护理。本学习单元将详细介绍淋巴水肿门诊建立与管理的各个关键环节，帮助从业者建立规范、高效的诊疗服务平台。

一、诊室硬件设置

　　1. 申请门诊诊室，设立"淋巴水肿门诊"标牌。分诊疗区和候诊区，候诊区设诊疗椅、宣传栏。

　　2. 诊室布局　包括：①诊查床，摆放位置便于评估与治疗；②诊室内设围帘以保护患者隐私；③测量设备（测量板、三角板、卷尺、记号笔、体重秤等）；④拍照背景墙、照相机；⑤检查和治疗的相关设备；⑥材料柜；⑦文件柜、电脑、打印机、洗手池、手部消毒液、医疗和生活垃圾桶。

　　3. 诊室科普资料　包括：①淋巴水肿患者就诊流程；②淋巴水肿科普知识（如认识淋巴水肿、预防措施、治疗方法及自我管理技巧等）；③自媒体咨询平台二维码。

　　4. 可配置的专科设备　包括：①间歇性序贯充气加压治疗仪；②皮肤负压提升装置；③按摩器，如震荡仪；④生物电阻抗检测仪；⑤踝肱指数测量仪。

　　5. 医院支持性设备　包括：①磁共振成像；②血管、淋巴结超声；③CT血管成像（CTA）；④吲哚菁绿淋巴造影；⑤放射性核素淋巴闪烁显像等。

二、人员配置

　　1. 人员架构　专科门诊主要由淋巴水肿治疗师组成，设置淋巴水肿专科护理小组，治疗师轮流排班，负责院内及院外淋巴水肿患者的处理、疑难问题会诊，同时开展健康宣教活动，提升患者健康意识。

　　2. 人员资质要求

　　（1）专业资格认证：治疗师需取得淋巴水肿治疗师资格，具备扎实的专业知识和技能基础。

　　（2）继续教育培训：每年要接受院、科级的课程培训，以及淋巴水肿护理专项组培训，成绩合格。

（3）综合能力要求：具有较好的实践操作能力和教学能力，具备较好的人际交往能力和良好的组织管理能力，具有团队合作精神。

（4）法规与伦理知识：熟悉相关政策法规及伦理知识，能充分理解医院、护理部及科室的护理理念及宗旨。

三、规章制度

包括淋巴水肿治疗室工作制度、管理制度、消毒隔离制度、仪器设备管理制度；治疗师工作职责；患者治疗知情同意书；淋巴水肿手法淋巴引流操作流程；压力绷带包扎操作流程；淋巴水肿测量规范；淋巴水肿手法淋巴引流操作标准；多层低弹绷带包扎质量标准；功能锻炼质量标准。

四、患者就诊流程

（一）首诊流程

1. 患者至淋巴水肿门诊初诊。

2. 医生开具相关检查明确诊断。

3. 资料采集与测量　淋巴水肿治疗师接诊后，完善治疗前病史资料收集，建立个案登记手册。拍照要求：每周拍照 1~2 次，每次拍照选择同一背景、体位、角度、高度，每次拍摄后必须进行回顾检索，保证照片清晰。

4. 治疗方案制订　分析患者肢体水分检查结果、肢体周径、皮肤状况等资料。专科医生与淋巴水肿治疗师共同讨论，为患者制订个性化的治疗方案；对于病情复杂、超出门诊诊疗范围的患者，及时安排转诊。

5. 治疗准备　患者签署淋巴水肿治疗知情同意书后，治疗师向患者宣教治疗前及治疗期间的注意事项。根据治疗方案，准备患者治疗周期所需材料，并预约治疗时间，确保治疗顺利进行。

（二）复诊流程

1. 复诊预约　患者按照预约时间前往淋巴水肿门诊复诊。

2. 复诊检查与资料更新　完成相关检查，再次测量患肢周径并拍摄照片。同时，完善和维护患者治疗前后的病史资料，全面记录患者病情变化。

3. 方案调整　专科医生与淋巴水肿治疗师共同分析肢体水分检查结果、肢体周径、皮肤状况等指标，了解患者居家自我维护能力和效果，据此确定巩固疗程的方案和治疗时间，并向患者详细交代巩固治疗的重要性及注意事项。

4. 压力衣处方与定制　根据检查结果和肢体周径的分析，判断患者是否需要处方或定制压力衣，为患者提供更精准的治疗支持。

5. 治疗总结与备案　巩固治疗结束后，完成患者数据录入、病案整理工作，并进行疗效评估和分析。根据分析结果和患者个体差异，对个案治疗进行总结并备案,为后续诊疗提供参考。

五、团队支持

淋巴水肿门诊的治疗和管理需要多学科协作,包括肿瘤专家、伤口护理专家、淋巴水肿治疗师、康复科专家、血管科专家、营养科专家、显微外科专家等。各学科专家发挥专业优势,共同为患者提供全面、精准的诊疗服务。

六、患者教育

1. 提供自我手法淋巴引流、自我绷带包扎、皮肤护理、功能锻炼等方面的指导材料,帮助患者掌握自我护理技能,提高自我管理能力。

2. 制作人体淋巴循环图,帮助患者了解淋巴系统的生理结构;展示治疗效果对比图,让患者直观感受治疗效果;提供紧急联系人 / 支持小组信息,以便患者在需要时能及时获得帮助。

七、治疗收费及医疗保险

完善淋巴水肿综合消肿治疗的收费项目,积极争取医疗保险等相关支持,减轻患者经济负担,提高患者就医的可及性。

八、团体支持与患者信心建设

1. 病友支持小组　建立病友支持小组,组织患者分享治疗经验,互相鼓励支持,帮助患者树立战胜疾病的信心。

2. 教育材料优化　提供教育材料,并询问患者家人、朋友或同事对材料的理解程度,根据反馈及时调整内容,确保教育材料通俗易懂、实用有效。

3. 健康宣讲活动　通过健康宣讲、科普视频等形式,向所在地区的其他专业人士或普通公众讲解淋巴水肿知识,提高社会对淋巴水肿的认知度。

4. 定期评估与改进　定期评估患者及家人的自我管理情况,认真观察并及时发现需要改进的地方,为患者提供更优质的护理服务。

5. 鼓励患者参与公益活动　鼓励治疗成功的患者参与社会公益活动,分享自己的治疗经验,帮助更多患者增强治疗信心。

推荐阅读文献

［1］ ZUTHER J E, NORTON S. Lymphoedema management: the comprehensive guide for practitioners. 3rd ed. New York: Thieme, 2013.

［2］ CASLEY-SMITH J R. Modern treatment for lymphoedema. 5th ed. Adelaide: LAA, 1997.

［3］ UREN R F, THOMPSON J F, HOWMAN-GILES R B. Lymphatic drainage of the skin and breast: locating the sentinel nodes. London: Informa Healthcare, 1999.

［4］ FÖLDI M, CASLEY-SMITH J R. Lymphangiology. Stuttgart: Schattauer, 1983.

［5］ TWYCROSS R, JENNS K, TODD J. Lymphoedema. London: CRC Press, 2000.

［6］ LEVICK J R, MICHEL C C. Microvascular fluid exchange and the revised Starling principle. Cardiovasc Res, 2010, 87 (2): 198-210.

［7］ CABAN M E. Trends in the evaluation of lymphoedema. Lymphology, 2002, 35 (1): 28-38.

［8］ AUSTRALASIAN LYMPHOLOGY ASSOCIATION. Monitoring for the early detection of breast cancer related lymphoedema.[2024-05-21]. https://www. oedemaclinics. com. au/files/ALA%20Position%20Statement%20on%20Monitoring%20For%20the%20Early%20Detection%20of%20BCRL. pdf.

［9］ INTERNATIONAL LYMPHOEDEMA FRAMEWORK. Care of children with lymphoedema.[2024-05-21]. https://www. lympho. org/uploads/files/files/Care-of-Children-with-Lymphoedema. pdf.

［10］ FÖLDI M, FÖLDI E. Földi's textbook of lymphology. 2nd ed. Saint Louis: Mosby, 2007.

［11］ MACDONALD G. Medicine hands: massage therapy for people with cancer. Moray: Findhorn Press, 2007.

［12］ CURTIES D. Massage therapy and cancer. Toronto: Curties-Overzet Publications, 1999.

［13］ M. 福迪, E. 福迪. 福迪淋巴学. 3 版. 曹烨民, 阙华发, 黄广合, 等译. 北京: 世界图书出版社, 2018.

［14］ 潘伟人. 人体躯干淋巴系统解剖图谱, 北京: 人民卫生出版社, 2014.

［15］ DENG J, MURPHY B A, NIERMANN K J, et al. Validity testing of the head and neck lymphedema and fibrosis symptom inventory. Lymphat Res Biol, 2022, 20 (6): 629-639.

［16］ DENG J, RIDNER S H, WELLS N, et al. Development and preliminary testing of head and neck cancer related external lymphedema and fibrosis assessment criteria. Eur J Oncol Nurs, 2015, 19 (1): 75-80.

［17］ PURCELL A, NIXON J, FLEMING J, et al. Measuring head and neck lymphedema:

the "ALOHA" trial. HEAD NECK, 2016, 38 (1): 79-84.

[18] BARTALENA L, KAHALY G J, BALDESCHI L, et al. The 2021 European Group on Graves' orbitopathy (EUGOGO) clinical practice guidelines for the medical management of Graves' orbitopathy. Eur J of Endocrinol, 2021, 185 (4): G43-G67.

[19] STARMER H M, CHERRY M G, PATTERSON J, et al. Head and neck lymphedema and quality of life: the patient perspective. Support Care Cancer, 2023, 31 (12): 696.

[20] CHOTIPANICH A, KONGPIT N. Precision and reliability of tape measurements in the assessment of head and neck lymphedema. PLoS One, 2020, 15 (5): e0233395.

[21] ATAR S, ATAR Y, UYGAN U, et al. The efficacy of kinesio taping on lymphedema following head and neck cancer therapy: a randomized, double blind, sham-controlled trial. Physiotherapy Theory Pract, 2023, 39 (9): 1832-1846.

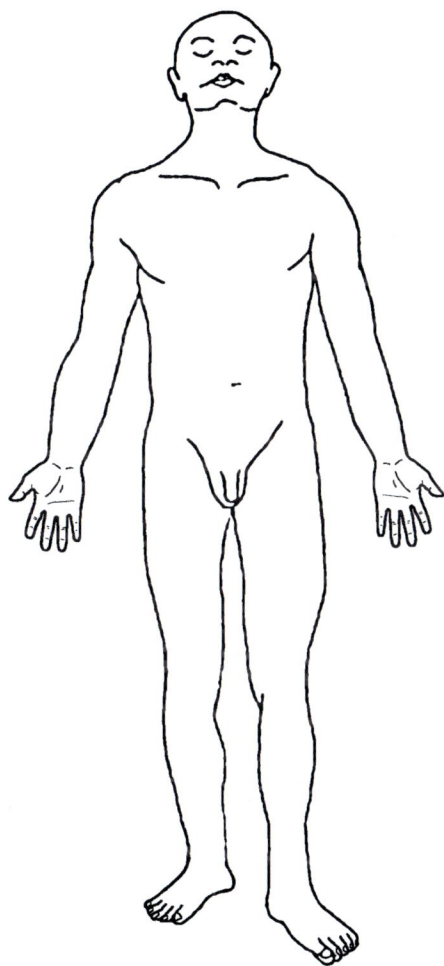

图 2-0-2　绘制淋巴结练习

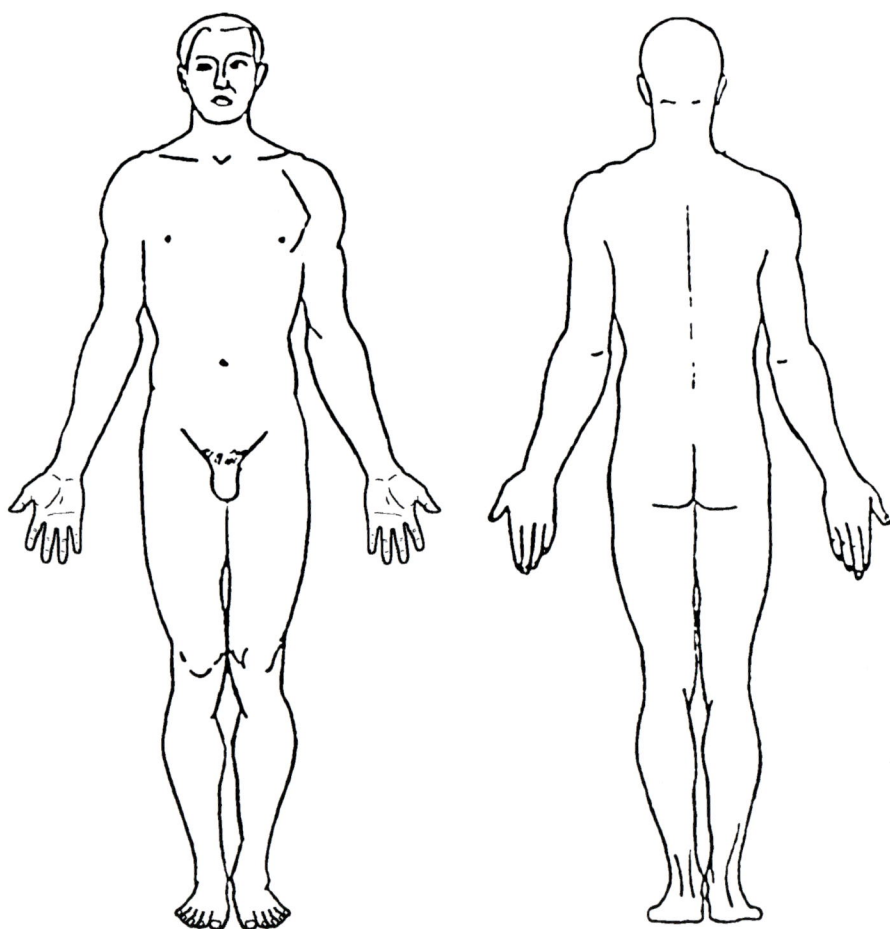

图 2-0-4　绘制淋巴分区练习

编委名单

主　编　张德康　林承光

副主编　张　寅　李林涛　丁生苟　孙　丽

编　者（按姓氏笔画排序）

丁生苟　江西省肿瘤医院	张　龙　西安交通大学第一附属医院
刘吉平　浙江省肿瘤医院	张　坚　海南省人民医院
刘博宇　吉林省肿瘤医院	张　寅　中国医学科学院肿瘤医院
许　青　复旦大学附属肿瘤医院	张德康　四川省肿瘤医院
许森奎　中山大学附属肿瘤医院	陆惠忠　复旦大学附属肿瘤医院
孙　丽　江苏省肿瘤医院	陈　林　哈尔滨医科大学附属肿瘤医院
孙显松　北京协和医院	林承光　中山大学附属肿瘤医院
李　君　北京大学第三医院	郇福奎　中国医学科学院肿瘤医院
李　需　山东省肿瘤医院	郑祖安　华中科技大学同济医学院附属
李林涛　四川省肿瘤医院	同济医院
何合良　中国中医科学院广安门医院	高绪峰　四川省肿瘤医院
应　微　四川省肿瘤医院	

秘　书

黄　娜　四川省肿瘤医院	
秦　远　四川省肿瘤医院	
谢继锐　四川省肿瘤医院	
吴德全　四川省肿瘤医院	
王　宇　四川省肿瘤医院	

肿瘤放射治疗核心能力建设系列教材
丛书编委会名单

顾　　问　于金明　申文江　刘友良
总 主 编　王俊杰
副 主 编　李晔雄　郎锦义　王绿化　李宝生
执行秘书　江　萍　吉　喆　邱　斌　王占英

编　　委（按姓氏笔画排序）

丁生苟	于　剑	门　阔	王　皓	王　颖	王小虎	王卫东
王若雨	王俊杰	王绿化	王颖杰	王攀峰	毛　凯	孔　琳
石　梅	石汉平	卢　洁	卢　铀	冯　梅	曲宝林	吕家华
伍　钢	刘士新	刘晓冬	刘锐锋	江庆华	祁振宇	孙　丽
孙丽娟	孙时斌	李　光	李　勇	李　涛	李宝生	李晔雄
李高峰	杨永净	肖绍文	吴松波	吴瀚峰	何　侠	张　珂
张　南	张　盛	张　寅	张火俊	张秋宁	张福泉	张德康
陈晓钟	林　勤	林承光	易俊林	金　风	金献测	郑颖娟
郎锦义	赵　充	胡伟刚	胡德胜	俞　伟	徐本华	章　真
曾昭冲	谢丛华	谢聪颖	蔡博宁	樊锐太	潘绵顺	戴相昆

丛书序

随着我国人口老龄化进程加速，肿瘤发病率呈逐年上升趋势，根据官方统计，每年约有 460 万人罹患恶性肿瘤。恶性肿瘤已经成为严重威胁国人健康的主要疾病。现阶段，肿瘤治疗主要包括三大技术手段：手术、放疗和化疗。根据世界卫生组织统计，肿瘤患者中约 70% 需要借助放疗达到根治、姑息治疗目的，或需配合手术行术前、术后放疗。

自伦琴发现 X 线、居里夫人发现放射性元素镭后，利用射线治疗肿瘤成为人类抗击肿瘤的有效手段。射线治疗肿瘤包括外照射和内照射两大类。外照射就是利用各种仪器设备产生的高能 X 线通过人体外进入体内，对肿瘤细胞进行杀伤；内照射又叫近距离治疗，其原理是利用各种影像引导技术将放射性核素植入到肿瘤体内或附近，通过放射性核素释放低能伽马射线，对肿瘤细胞进行灭活。历时 120 年的发展，放疗已经成为独立的临床学科体系。

由于计算机技术的进步、设备研发水平的提高、集成能力的加强，放疗技术不断更新，涌现出三维适形放疗、调强放疗、影像引导下放疗等全新的照射技术，疗程进一步缩短，治疗精度和效率大幅度提高，放疗专业已经全面进入精确和精准时代，在皮肤癌、鼻咽癌、喉癌、早期肺癌、肝癌、前列腺癌、宫颈癌等病种治疗方面已达到与外科相媲美的效果，催生出了放射外科、立体定向放疗、放疗消融、近距离消融、介入放疗等全新的领域，极大地丰富和发展了传统放疗内涵。

由于放疗技术更新日新月异，国内尚没有一套全面系统介绍放疗先进技术、放疗与其他治疗结合的标准化丛书，因此，中华医学会放射肿瘤治疗学分会、中国核学会近距离治疗与智慧放疗分会组织全国来自 26 个省市的从事放疗专业的 200 多位知名专家学者，编写了这套《肿瘤放射治疗核心能力建设系列教材》，该套丛书旨在进一步向国内同行介绍放疗领域的新技术、新疗法和新理念，缩小地区之间、医院之间、医生之间的差距，实现我国放疗专业的标准化、同质化和高质量学科发展，造福更多的肿瘤患者，为健康中国战略的实施作出应有的贡献。

丛书主要面向放疗科住院医师、主治医师和硕士、博士研究生，充分考虑住院医师规范化培训、各级医师阶段考试和晋升等，结合我国具体的疾病特点、技术特色和临床实践要求,深入浅出、图文并茂、言简意赅、条理清晰,侧重临床逻辑思维、逻辑分析和临床解决实际问题能力建设。由于本套丛书涉及面广,参与专家众多且对放疗的理解、实践难免存在一定差距,难免存在谬误之处,还望各位放疗同行批评指正,以便进一步完善。

王俊杰
《肿瘤放射治疗核心能力建设系列教材》总主编
中华医学会放射肿瘤治疗学分会第十届主任委员
中国核学会近距离治疗与智慧放疗分会理事长
2024 年 3 月

前　言

放射治疗是恶性肿瘤综合治疗最重要的手段之一。近年来放射治疗技术快速发展，由传统的常规二维放射治疗进入了三维精准放射治疗时代，对放射治疗从业人员的要求也日益提高。

随着我国肿瘤放射治疗事业的高速发展，放射治疗设备不断更新换代，放射治疗师数量也随之增多。在放射治疗的流程中，放射治疗师不仅是参与者，更是放射治疗计划的最终执行者，其专业水平和临床实践能力都影响到最终的治疗效果。因此，编写一本针对放射治疗师日常工作的工具书十分必要。

本书内容简洁精练，突出实用性，以期为放射治疗师的日常工作提供参考和指导。重点环节配以图片和表格进行说明，通俗易懂、易于掌握。在临床工作中遇到问题时，可以根据病种按图索骥找到参考。

在编书过程中，众多编写专家倾注了大量的心血，同时还得到了以下专家的大力支持（按姓氏笔画排序）：王祥、马栋辉、毛开金、叶素贞、朱延东、刘永胜、许洲莹、杜瑞琴、李波、杨思燕、余文军、张秀甫、张若辉、阿如汗、周锐、侯晓彤、秦远、郭振能、梁增奇、梁广立、傅万凯。在此表示诚挚的感谢！

书中内容难免有不足和疏漏之处，敬请各位专家和读者批评指正，以期不断完善。

张德康　林承光

2025 年 5 月 20 日

目　录

第一章

放射治疗设备的日常质量保证与质量控制

第一节 X线模拟定位机日常质量控制

X线模拟定位机在普通X线诊断机的基础上发展而来,具有放射成像增强的功能。X线模拟定位机是放射治疗(以下简称"放疗")常用的辅助定位设备。该设备采用X线球管来代替实际治疗机的辐射源,并通过影像系统提供有关肿瘤和重要器官的影像信息。X线模拟定位机一方面可以为医生和物理师提供患者的影像信息用于设计简单的放疗计划,另一方面可以用于治疗方案的模拟和复位验证。在长期的使用过程中,由于运动摩擦损耗、环境微小振动、日常维护维修等,设备会出现一些机械偏差,如灯光野和激光定位系统漂移、光栅和臂架转动角度不到位、床面变形、靶面旋轴距(target-to-axis distance,TAD)变化以及射野偏移等。这些偏差将影响放疗的全过程,因此有必要对X线模拟定位机进行日常质量控制检测。国家卫生健康委员会发布的《医用X射线诊断设备质量控制检测规范》(WS 76—2020)、国家质量技术监督局发布的《放射治疗模拟机性能和试验方法》(GB/T 17856—1999)、国家癌症中心/国家肿瘤质控中心发布的《医用电子直线加速器质量控制指南》(NCC/T-RT 001—2019)等标准和规范要求,规定了X线模拟定位机的日常质量控制检测项目、标准及检测方法。

(一) X线模拟定位机的日常质量控制检测项目及标准(表1-1)

表1-1 X线模拟定位机的日常质量控制检测项目及标准

频次		检测项目	性能标准
日检	D.1	防护门联锁	功能正常
	D.2	防护门防夹	功能正常
	D.3	出束状态指示灯	功能正常
	D.4	激光灯定位准确度	±2mm
月检	M.5	紧急开门	功能正常
	M.6	防碰撞联锁功能	功能正常
	M.7	激光灯定位准确度	±2mm
	M.8	界定辐射野的数字指示	±2mm 或 ±1%
	M.9	界定辐射野的光野指示	±1mm 或 ±0.5%

续表

频次	检测项目	性能标准
	M.10 界定辐射野重复性	±1mm
	M.11 界定器几何形状	±1mm
	M.12 入射表面界定辐射束轴的指示	±1mm
	M.13 出射表面界定辐射束轴的指示	±2mm
	M.14 等中心	±1mm
	M.15 界定辐射束轴随焦点改变的偏移	±0.5mm
	M.16 到等中心距离的指示装置	±1mm
	M.17 到辐射源距离的指示装置	±2mm
	M.18 影像接收器平面到等中心的距离	±2mm
	M.19 辐射源到等中心距离的数字指示	±2mm
	M.20 治疗床的垂直运动	±2mm
	M.21 治疗床的等中心旋转	±1mm
年检	A.22 高对比度分辨力	±20%
	A.23 低对比度分辨力	±4%
	A.24 紧急开关功能	功能正常
	A.25 依照厂家检测指南完成其他安全联锁功能测试	功能正常
	A.26 定位床床面负重下垂幅度和水平度	下垂幅度≤2mm；水平度≤0.5°

（二）X线模拟定位机的日常质量控制项目检测方法（表1-2）

表1-2 X线模拟定位机的日常质量控制项目检测方法

	检测项目	检测方法
1	防护门联锁	出束时开启门，会出现门联锁，射束能自动中断；当门关闭后，射束不能自动恢复，需要手动按下出束按钮，方可继续出束
2	防护门防夹	在防护门关闭过程中，放一个障碍物在防护门口，防护门能自动停止关闭
3	出束状态指示灯	目测出束时，出束显示指示灯开启；出束结束时，指示灯关闭
4	激光灯定位准确度	日检方法：机架和准直器旋转至0°，射野尺寸为20cm×20cm，调整床面高度至源皮距（SSD）=100cm；白纸平铺在定位床面，读取定位床Y轴方向上激光线偏离光野十字线竖线的距离，并观察两者的平行度，其数值应满足性能要求；观察定位床两侧激光灯在对侧墙面所投照的激光线偏离基准位置的距离，并观察两者的平行度，其数值应满足性能要求

续表

	检测项目	检测方法
5	紧急开门	在断电和有电的情况下,通过紧急开门机制尝试打开门,确认可正常开启
6	防碰撞联锁功能	模拟定位机运动过程中(比如机架旋转、机头旋转、探测板伸出等),人工触发各碰撞开关,检测碰撞联锁功能是否激活,运动能否中断
7	激光灯定位准确度	月检方法:机架和准直器旋转至 0°,射野尺寸为 20cm×20cm,调整床面高度至源皮距(SSD)=100cm;白纸平铺在定位床面,读取定位床 Y 轴方向上激光线偏离光野十字线竖线的距离,并观察两者的平行度;通过升降床将 SSD 调整至 120cm 和 80cm,再次读取激光线偏离光野十字线竖线的距离,其数值应满足性能要求;机架旋转至 90°,在机械等中心附近竖直放置一张半透明纸,透过纸张读取机头对侧的激光线偏离光野十字线的距离,并观察两者的平行度;平移坐标纸至 SSD=80cm 和 120cm,再次读取激光线偏离光野十字线的距离,其数值应满足性能要求;机架旋转至 270°,重复以上操作
8	界定辐射野的数字指示	①将 X 线摄影胶片放在机架旋转轴处且垂直于界定辐射束轴的平面内,位于界定辐射野的中心;②用辐射数字指示器设定界定辐射野 10cm×10cm;③调整床面高度至源轴距(SAD)=100cm;④对 X 线摄影胶片曝光,分析 X 线摄影胶片的光密度,取界定器投影的中心为参考点,确定辐射野的尺寸;⑤将数字指示器指示的辐射野尺寸与实测辐射野尺寸进行比较,给出两者之间的偏差
9	界定辐射野的光野指示	①将 X 线摄影胶片放在机架旋转轴处且垂直于界定辐射束轴的平面内,位于界定辐射野的中心;②用辐射数字指示器设定界定辐射野 10cm×10cm;③调整床面高度至 SAD=100cm;④对 X 线摄影胶片曝光,将胶片从曝光位置移开,用针尖在靠近界定光野拐角点给各边扎孔,确定界定光野的边,并在被十字叉丝指示为界定光野中心轴的位置扎孔。分析 X 线摄影胶片的光密度,取界定器投影的中心为参考点,确定辐射野的尺寸
10	界定辐射野重复性	用数字野指示器分别从大于设定值和小于设定值两个方向交替设定同一个辐射野尺寸值,比较试验测得的界定辐射野的尺寸之间的最大偏差
11	界定器几何形状	直接在界定器或界定光野上测量界定器几何大小
12	入射表面界定辐射束轴的指示	①将 X 线摄影胶片装在封套内,放在机架旋转轴处且垂直于界定辐射束轴的平面内,位于界定辐射野的中心;②在胶片的封面上用一个不透射的标记物标记被指示的界定辐射束轴,并用一针尖立即穿孔;③每一试验条件曝光一张胶片;④测量 X 线影像的光密度,找出两主轴上辐射束轴所在点,并与胶片上针孔位置比较

	检测项目	检测方法
13	出射表面界定辐射束轴的指示	①将 X 线摄影胶片装在封套内,放在机架旋转轴处且垂直于界定辐射束轴的平面内,位于界定辐射野的中心;②在胶片的封面上用一个不透明的标记物标记被指示的界定辐射束轴,并用一针尖立即穿孔;③每一试验条件曝光一张胶片;④测量 X 线影像的光密度,找出两主轴上辐射束轴所在点,并与胶片上针孔位置比较
14	等中心	机架和界定器旋转至 0°;将一细针粘贴于治疗床前方,针尖对齐光野十字中心,且与 Y 轴方向平行;将机架旋转至 90°,通过升降床使细针与光野十字水平线重合,此时观察针尖是否位于十字叉丝中心,若有偏差记录误差值;将准直器旋转至 180°和 270°观察针尖是否位于十字叉丝中心,若有偏差记录误差值
15	界定辐射束轴随焦点改变的偏移	①将 X 线摄影胶片放在垂直于界定辐射束轴的等中心平面内,机架和界定器角度为 0°;②分别在小焦点 10cm×10cm 界定辐射野和另一焦点用 15cm×15cm 曝光,第二次曝光时中间 10cm×10cm 用铅覆盖;③在胶片上形成的两个重叠的 X 线影像上,找出每一 X 摄像辐射轴的位置,测量束轴位置之间的距离
16	到等中心距离的指示装置	在指示装置的工作范围内,用一个经校准的刻度尺测量到等中心的距离,并与指示装置指示的距离相比较。在机架角度 0°、90°、180°和 270°分别测量
17	到辐射源距离的指示装置	在指示装置的工作范围内,用一在等中心处校准的刻度尺测量到辐射源的距离,并与指示装置指示的距离相比较。在机架角度 0°、90°、180°和 270°分别测量
18	影像接收器平面到等中心的距离	①设置机架角度为 0°,SAD=100cm,床面高度到等中心;②设置影像接收器平面到允许的最小距离,测量床面到影像接收器平面的距离;③设置影像接收器平面到允许的最大距离,测量床面到影像接收器平面的距离
19	辐射源到等中心距离的数字指示	用一经校准的刻度尺测量辐射源的位置与等中心指示装置所指示的位置之间的实际距离。在机架角度 0°、90°、180°和 270°分别测量
20	治疗床的垂直运动	机架和准直器旋转至 0°,射野尺寸为 20cm×20cm,调整床面高度至 SAD=100cm,定位床在 X 轴、Y 轴、Z 轴方向的位置为 0、0、0;将直尺分别沿定位床 X 轴和 Y 轴固定于床面,记录激光线在直尺的投影位置,依照数值显示进床(20cm、40cm、60cm、70cm)、左右移床(两侧分别移动 10cm、20cm),观测对应的定位床位置数字显示值与实际值的偏差,其数值应满足性能要求;放置高度为 20cm 的模体在床面上,降低定位床,直到模体上沿与激光线持平;升高定位床,直到激光线与模体下沿持平,观测定位床位置数字显示值与实际值的偏差,其数值应满足性能要求

	检测项目	检测方法
21	治疗床的等中心旋转	机架和准直器旋转至 0°，射野尺寸为 30cm×30cm，调整床面高度至 SSD=100cm；坐标纸平铺在治疗床面，将坐标纸中心十字线和光野十字线对齐；分别旋转治疗床至 270°、300°、330°、0°、30°、60° 和 90°，观测光野十字线中心与坐标纸十字中心的偏差，与基准值进行比较，其数值应满足性能要求
22	高对比度分辨力	检测时应将高对比度分辨力测试卡紧贴在影像接收器的入射屏，并使显示器中测试卡的线条影像与扫描线的方向成 45° 夹角，以自动曝光控制（automatic exposure control，AEC）条件或常用透视条件进行透视。如果出现影像饱和现象（影像全白），可以在限束器出口处放一块适当厚度的铝板或铜板以避免影像饱和。最后从显示器上观察并记录能分辨的最大线对数
23	低对比度分辨力	可使用低对比度分辨力检测模体进行检测，要求模体有 7~11mm 直径中的一组细节，对比度至少包含 2%~4%。将低对比度分辨力检测模体放在 X 线管和影像接收器之间，尽量靠近影像接收器。设置照射野小于检测模体尺寸。并根据模体说明书要求，选择适当的滤过参数。检测条件同 22，无须放置水模体，使用自动条件进行透视，若无自动条件，则手动设置管电压、管电流为 70kV、3mA 进行透视。调整显示器的亮度、对比度（如无自动曝光控制时，可同时调整 X 线管电压、管电流），使模体在显示器中的影像达到最佳状态，用目视法读出低对比模体中直径为 7~11mm 的一组细节的低对比度细节阈值。依据所使用的低对比度分辨力检测模体，验收检测时应看到对比度不低于 2% 的细节；状态检测时应看到对比度不低于 4% 的细节
24	紧急开关功能	在模拟定位机处于运动和出束状态时，依次（每年至少选择 1 个）按动各紧急开关，确认模拟定位机的运动和出束会立即中断
25	依照厂家检测指南完成其他安全联锁功能测试	依照厂家检测指南完成其他安全联锁测试
26	定位床床面负重下垂幅度和水平度	机架和准直器旋转至 0°，调整床面高度至 SSD=100cm；床面完全缩回，将直尺以竖立姿态贴于床沿（如果床沿不便粘贴，也可将固体水模置于床沿，直尺以竖立姿态贴于固体水模上），水平尺平放于床面，记录激光线在直尺的投影位置。70kg 负载均匀分布在床面 2m 的范围内，读取床头、床中、床尾位置有无负载时床面高度和水平度的变化，其数值应满足性能要求；床面完全推出，70kg 负载均匀分布在床面 2m 的范围内，读取床头、床中、床尾位置有无负载时的床面高度与水平度的变化，其数值应满足性能要求

第二节   CT 模拟定位机的日常质量控制

以 CT 模拟定位扫描为基础的精确放疗,已成为现代放疗的主流。作为专业的模拟扫描定位机,设备的机械和几何精度远比普通的诊断 CT 扫描机严格。从肿瘤的扫描定位、剂量分布的计算、放疗计划的设计到放疗计划的模拟和实施,CT 模拟定位贯穿于放疗的各个阶段,是三维适形放疗和调强放疗的关键环节。CT 模拟定位机的机械几何精确度直接影响到放疗能否精确定位和设计计划。为提高放疗的精确度,需要定期对 CT 模拟定位机的机械性能和图像质量进行检测。表 1-3 所列内容为 CT 模拟定位机的日常质量控制检测项目及技术要求。表 1-4 所列内容为 CT 模拟定位机性能检测项目与要求。

表 1-3   CT 模拟定位机的日常质量控制检测项目及技术要求

检测频次		检测项目	技术要求
日检	1	防护门联锁	功能正常
	2	防护门防夹	功能正常
	3	视听监控设备	功能正常
	4	出束状态指示灯	功能正常
	5	外置激光共面性	±1mm
月检	6	紧急开门	功能正常
	7	外置激光与扫描中心层面的平行性和垂直性	±2mm 或 ±0.5°
	8	外置激光移动精度	±2mm
	9	定位床水平度、伪影	±2°
	10	纵向移动时与扫描中心层面的垂直性	±2mm
	11	纵向移动的到位精度	±1mm
	12	升降移动的到位精度	±1mm
	13	CT 值(水)	基准值 ±4Hu
	14	均匀性	基准值 ±2Hu
	15	图像噪声	基准值 ±10%
半年检	16	空间分辨率	>5.0lp/cm
年检	17	重建层厚偏差	±20% 或 ±1mm,以较大者控制
	18	内激光与扫描中心层面的平行性和垂直性	±2mm 或 ±0.5°
	19	内激光指示中心点与扫描中心点的重合性	±2mm
	20	加权 CT 剂量指数($CTDI_w$)	与基准值相差 ±15%

续表

检测频次	检测项目	技术要求
	21 空间完整性(有条件的医疗机构做)	基准值±3%
	22 CT值线性(有条件的医疗机构做)	60Hu
	23 低对比探测能力(有条件的医疗机构做)	±3.0mm
更换球管后	24 CT值-电子密度曲线	基准值±2%

表1-4　CT模拟定位机性能检测项目与要求

序号	检测项目	检测要求	验收检测技术要求	状态检测技术要求
1	诊断床定位精度	定位	±2mm	±2mm
		归位	±2mm	±2mm
2	定位光精度	内定位光	±2mm	±3mm
3	扫描架倾角精度	长方体模体或倾角仪	±2°	不做
4	重建层厚偏差	s①>2mm	±1mm	±1mm
		2mm≥s≥1mm	±50%	—
		s<1mm	±0.5mm	—
5	CTDIw	头部模体	与厂家说明书指标相差±15%内	与厂家说明书指标相差±20%内,若无说明书技术指标参考,应≤50mGy
		体部模体	与厂家说明书指标相差±15%内	—
6	CT值(水)	水模体内径18~22cm,CTDIw不大于50mGy,噪声检测层厚10mm	±4Hu	±6Hu
7	均匀性		±5Hu	±6Hu
8	噪声		<0.35%	<0.45%
9	高对比分辨力	常规算法 CTDIw<50mGy	线对数 MTF10 >6.0lp/cm	线对数 MTF10 >5.0lp/cm
		高分辨力算法 CTDIw<50mGy	线对数 MTF10 >11lp/cm	—
10	低对比可探测能力	—	<2.5mm	<3.0mm
11	CT值线性	—	±50Hu	—

注:检测方法按照WS 519—2019《X射线计算机体层摄影装置质量控制检测规范》。"—"表示不检测此项。

①s为层厚。

建议临床物理师与厂家工程师共同参与设备的安装验收测试,按照厂家提供的验收手册和本科室的临床需求建立并保存好各项验收基准值。建议安装验收测试时,首先确定扫描基准层面(即轴扫的中心层面)的位置与机架内激光指示的准确性,然后再依次展开定位床、机架、图像部分的检测。验收测试和周期性测试均建议尽可能减少重复摆放检测模体,避免因模体多次摆位造成的误差。

检测所选择的模体,如激光质控模体、图像质量检测模体等,应具备以下特征:表面需要具有清晰的定位标记,内部嵌有特定形状的高密度物质且该高密度物质的形状、位置应与表面定位标记有严格的空间几何关系,表面与内部标记均应在扫描图像上清晰显示。实际操作时可根据测试原理和测试项目选择不同种类的模体。

一、定位激光的检验

CT模拟定位机有两套激光系统,一套安装在CT扫描机的机架内,用来指示扫描层面,另一套安装在两侧墙壁和天花板上(或者安装在专用龙门架上),用来对患者摆位和设置患者体表的初始中心标记点。

机架内两侧的激光(机架内A/B激光灯)用于定义冠状面和横断面,机架顶部的激光用于定义矢状面和横断面,两组激光束应当分别与扫描平面平行和正交,并相交于扫描平面的中心。

外部激光安装在两侧墙壁或墙壁刚性固定架上以及机房天花板或天花板刚性固定架上。两侧墙壁激光(墙壁A/B激光灯)同样用于定义冠状面和横断面,天花板的激光用于定义矢状面和横断面。两侧墙壁激光必须平行于扫描平面,矢状面激光必须垂直于扫描平面并通过扫描中心。外部的激光灯为可移动激光灯,既可以确定虚拟等中心(CT模拟定位机等中心沿矢向和轴向平面相交线向床方向移动60cm处),又可以进行移位来设置患者体表的初始中心标记点。

(一)机架内激光的检验

机架内激光线必须与扫描平面重合,机架内A/B激光灯和顶部激光灯所确定的平面必须水平和垂直且相交于扫描平面中心。

检测方法如下:

(1)将机架激光打开,在整个成像范围内,将白纸垂直于冠状面(或矢状面或横断面)激光放置,遮挡一侧激光线的局部并评估两侧激光间最大偏差,依次检测机架激光的共面性,若超容差需要进行调整。

(2)将激光质控模体如图1-1所示摆放在定位床上(模体应放置在床的左右中分位置且垂直于床的长轴线),使得模体每一个模块的十字线与机架内激光对齐,设置此位置为床坐标$Y=0$。

(3)采用最小层厚、层间距进行轴扫。

(4)观察扫描图像,查看模体内标记(十字线)之间的位置关系,若内标记清晰地显示在同一个层面,则表示机架内横断面激光可准确指示扫描平面且冠状面激光与扫描平面垂直;若内标记同时清晰地出现在非零平面,则表示机架内横断面激光与扫描中心平面平行且冠状面激光与扫描平面垂直;若内标记显示在不同的层面或显示在同一层面的清晰程度不一样,则表示机架内横断面激光与扫描中心平面不平行且冠状面激光与扫描平面不垂直,超容差需要进行调整。

(5)在扫描图像中找到中间模块十字线层面,调出扫描图像的网格标记线工具,观察模体十字中心与图像中心的重合性,以此判断内激光指示中心与扫描中心点的重合性。

(6)退床观察矢状面激光与中间模块十字线的一致性,以此判断矢状面激光与扫描平面的垂直性。

注:采用 Civco-MTTG66 激光质控模体,只是为了更清晰地介绍,也可采用与其功能相同的其他模体。图 1-1 为激光质控模体。

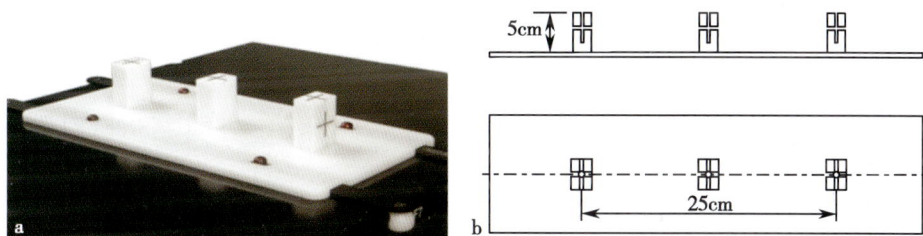

图 1-1　激光质控模体
a. 模体实物图;b. 侧视示意图(上)和俯视示意图(下)。

(二)外部激光的检验

虚拟等中心由两侧墙壁激光(墙壁 A/B 激光灯)和天花板的矢状面激光相交指示。墙壁 A/B 激光灯和天花板激光灯定义的矢状面必须垂直于扫描平面并通过扫描中心,定义的横断面平行于扫描平面且距离 60cm(不同单位有所差别)。

1. 外置激光共面性及移动精度　测试步骤如下:

(1)将外置激光打开,在整个成像范围内,将白纸垂直冠状面(或矢状面或横断面)激光放置,遮挡一侧激光线的局部并评估两侧激光间最大偏差,依次检测每个外置激光面的共面性,若超容差需要进行调整。

(2)将钢尺固定在定位床上,依次检查各方向移动激光的移动精度。各方向检查的移动范围应尽可能包括临床使用的范围。

2. 外置激光垂直度与水平度检查　利用激光水平仪,检测横断面激光和矢状面激光的垂直度及冠状面激光的水平度。若不一致需要进行调整。

3. 外置激光横断面与扫描中心平面的平行性　外测试步骤如下:

(1)移动激光灯归零,将激光质控模体固定在定位床上,各模块十字线与外置激光对齐,设置床坐标 $Y=0$。

（2）用最小层厚、层间距进行轴扫。

（3）观察扫描图像，查看模体内标记（十字线）之间位置关系，若内标记清晰地显示在同一个层面，则横断面激光与扫描中心平面平行。

（4）若内标记没有同时清晰地出现在同一层面，说明横断面激光与扫描平面不平行。可利用模体几何参数和图像中 Y 坐标偏差值计算平行性偏差。

注：以上测试步骤需要保证定位床纵向移动与扫描中心层面的垂直性符合要求。

4. 外置激光矢状面、冠状面与扫描平面的垂直性　测试步骤如下：①移动激光灯归零，将激光质控模体固定在定位床上，使得各模块十字线与机架内激光对齐；②退床一定距离至外置激光定位层面，观察外置激光是否对准模块各十字线，以此判断矢状面、冠状面激光与扫描平面的垂直性。

另外，也可采用如下测试步骤：①将激光水平仪放置于定位床面，调整水平仪的激光线垂直于 CT 扫描平面（机架内横断面激光所指示的平面）；②分别检测外置激光灯的矢状面和冠状面激光线与水平仪激光线的一致性。

注：以上测试步骤需要保证机架激光的质控符合要求。

二、定位床的检验

定位床床板必须保持水平，并垂直于影像扫描平面；定位床在负载 70kg 的情况下垂直及轴向运动必须有较高的精确性、重复性，自动控制步进移动误差应小于 1mm。

（一）定位床纵向移动与扫描中心层面的垂直性

定位床纵向移动与扫描中心层面的垂直性的测试步骤如下：①在定位床长轴方向放置两个相距一定距离的铅点；②微调铅点的位置，使床在纵向移动过程中两个铅点均能对齐机架内激光交叉点；③扫描两个铅点，通过扫描图像上铅点的坐标值和定位床上两铅点的距离计算定位床纵向移动方向与扫描平面的垂直性。

另外，也可采用如下测试步骤：①若已经验证外置激光矢状面垂直于扫描平面，则可以在床板上沿着矢状面激光画一条标记线；②进床或者出床过程中查看标记线与矢状面激光的一致性。

（二）定位床水平度、伪影

在床空载和均匀负重 70kg 条件下，利用水平仪进行测量。也可以进床轴向扫描，得到床板扫描图像，调出网格标记线工具，调节窗宽窗位，查看床板的上表面边缘与网格水平线是否平行或重合，若平行或重合，可判断定位床的水平度。同时，可得到床的扫描图像用于评估定位床是否含有任何产生伪影的物质。床面材料应为碳素纤维，或类似材料，以减少对射线的干扰。

（三）纵向移动的到位精度

将长直尺沿 Y 轴方向水平放置在定位床面上，横断面激光对准 0 刻度，进出床，读取刻度值，将尺子上的距离与 CT 模拟定位机指示仪数值作对比。

（四）升降移动的到位精度

将长直尺垂直放置在床面上，冠状激光对准 0 刻度，升降床，观察激光灯在尺子上的升降距离并与指示仪数值对比。

三、机架倾斜角度

（一）机架倾角指示精度

机架倾角指示精度的测试步骤如下：①将机架调零，激光质控模体固定在定位床扫描中心层面上，调节模体水平；②采用最小层厚和层间距进行轴扫；③查看扫描图像是否清晰完整地显示模体十字线的竖线，若清晰完整，则说明机架 0° 指示准确；否则说明机架 0° 指示存在偏差；④确认机架 0° 指示准确后，将胶片固定在 2～4cm 厚的固体水模中；⑤通过机架内激光，将固体水模竖直放于 CT 模拟定位机扫描环内且垂直于扫描平面；⑥CT 模拟定位机在机架 0° 薄层扫描固体水模后，将机架向前、后两个方向，分别倾斜一定角度，用同样方法薄层扫描；CT 模拟定位机机架倾角可以通过量角器测量曝光的胶片获得，测得的结果与指示器读数的偏差为机架倾角的指示精度。

（二）机架倾角校正能力

机架倾角校正能力的测试步骤如下：①将坐标纸粘贴于定位床上，使机架内激光交于坐标纸某一点，做好标记；②倾斜机架至一定角度后再重新恢复至机架 0°；③观察机架内激光交叉点与坐标纸标记点的重合度，即反映 CT 模拟定位机机架的垂直校正能力。

四、图像质量检测

（一）扫描层厚的检测

CT 模拟扫描时，扫描层厚越小，重建的三维图像失真度越小，三维空间分辨率越高，越有利于医生对肿瘤靶区和周围组织的区分和勾画，但球管连续扫描的时间就越长、损耗越大。

扫描重建层厚偏差的测试步骤如下：①采用临床常用头部标准条件扫描模体，如图 1-2 所示；②得到图像后将窗宽调整到最小，逐渐调高窗位，分别记录斜线消失的窗位和背景出现的窗位；③把窗位调整至前面两个窗位的中间值，测得此时斜线的投影长

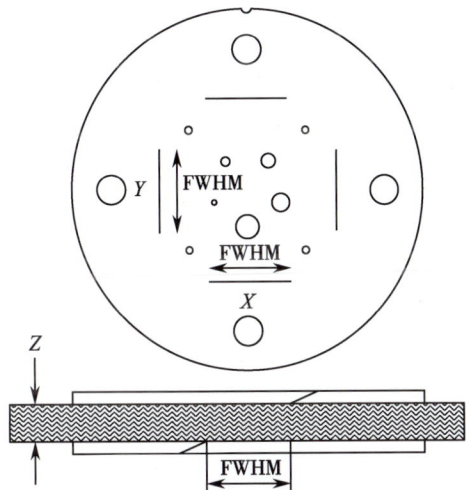

图 1-2　重建层厚模块结构示意图
FWHM. 半高全宽。

度，乘以 0.42，得到实际层厚，验证其与标称层厚的偏差。

注 1：验证重建层厚偏差采用 Catphan500 模体 CTP401 模块，只是为了更清晰地介绍，也可采用与其功能相同的其他模体。

注 2：利用的是几何投影原理，即金属丝在扫描影像上的长度（CT 值分布曲线的半宽高）乘以金属丝与扫描平面的夹角的正切（$\tan\alpha = 0.42$），不同模体可能有所不同，请根据模体参数具体计算。

（二）CT 值线性的检测

CT 模拟定位机扫描所采集的图像 CT 值将用于放疗计划剂量分布的设计，不同物理密度的物体对应不同的 CT 值，也对应着不同的射线线性衰减系数。因此，CT 模拟定位机扫描的 CT 值的准确性将直接影响放疗计划剂量分布的准确性。

CT 值线性的测试步骤如下：①采用嵌有 4 种以上不同 CT 值模块的模体，且模块 CT 值之差均应大于 100Hu；②采用模体说明书指定扫描条件或分别使用临床常用头部和体部扫描条件分别扫描；③在不同模块中心选取大约 100 个像素点大小的感兴趣区（ROI），测量各模块的平均 CT 值；④按照模体说明书中标注的各种衰减模块在相应射线质条件下的衰减系数，计算得到各种模块在该射线质条件下的标称 CT 值；然后计算各 CT 值模块中，标称 CT 值与测量所得该模块的平均 CT 值之差，差值最大者即为 CT 值线性的评价参数。

（三）图像的空间分辨率的检测

空间分辨率又称高对比度分辨率，是 CT 成像时分辨细小结构的能力，能够较为直接地反映设备的性能。看到越多的高密度线代表空间分辨率越高。

空间分辨率的测试步骤如下：①仔细摆放模体水平。由于分辨率插件比较薄，同时扫描层厚也比较薄，如果未水平或是定位不准会造成扫描不全或漏扫描，影响结果的评价。②采用临床常用的头部和体部扫描条件扫描模体的相应模块。③得到图像后调节窗宽窗位使空间分辨率栅条显示清晰，如图 1-3 所示。④评判能分辨的线对数。评判标准一般是单条线不断，线与线之间不相连。

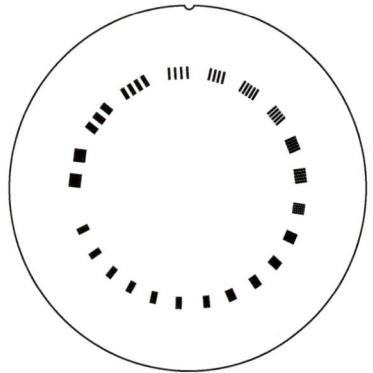

图 1-3　空间分辨率模块结构示意图

注：验证空间分辨率采用 Catphan500 模体 CTP528 模块，只是为了更清晰地介绍，也可采用与其功能相同的其他模体。

（四）图像的密度分辨率的检测

密度分辨率又称低对比度分辨率，是 CT 成像时能识别低对比度的细节的最小尺寸，通常用百分比来表示。密度分辨率越高，越能分辨密度差异小的组织。一些肿瘤组织和周围组织密度差异小，只能依赖密度分辨率较高的 CT 模拟定位机来分辨。通过调节窗宽窗位，看到越小直径的圆孔，密度分辨率越高。

密度分辨率的测试步骤如下：①采用临床常用的头部和体部扫描条件扫描模体的相应模块；②得到图像如图 1-4 所示。评判能够分辨出的不同对比度的圆柱形，并与验收时的基准值比对。

注：验证密度分辨率采用 Catphan500 模体 CTP515 模块，只是为了更清晰地介绍，也可采用与其功能相同的其他模体。

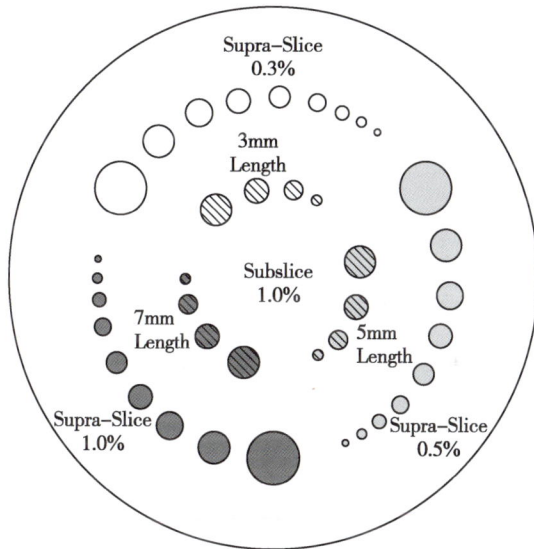

图 1-4　密度分辨率模块结构示意图

（五）CT 值精度（水）、图像噪声和均匀性

场均匀性是指在均匀模体扫描时在不同位置或区域出现不均匀的 CT 值变化，出现不确定性伪影；噪声是均匀模体扫描时出现的高低不同水平的 CT 值，噪声的产生是扫描时 X 线光子的随机分布造成的，某个区域的光子聚集而另外某个区域的光子减少，形成的 CT 值高低差别。

CT 值精度（水）、图像噪声和均匀性的测试步骤如下：

（1）采用均质水圆柱形模体，薄层扫描，常用球管电压条件扫描模体。

（2）圆柱形模体中心轴线与扫描层面垂直并处于扫描野中心，对圆柱中间层面进行扫描。

（3）在得到的图像中取一小块 ROI，计算该 ROI 的平均 CT 值，要求 CT 值精度的偏差为 ±5Hu，若超出需要进行校准。

（4）选取图像中心大约 500 个像素点大小（约模体面积的 1/10）的 ROI，测量该 ROI 的平均 CT 值并计算标准偏差,其中平均 CT 值作为水 CT 值的测量值,标准偏差除以对比度标尺作为噪声的测量值 n,见下式:

$$n = \frac{\delta_水}{CT_水 - CT_{空气}} \times 100\%$$

式中:$\delta_水$——水模体 ROI 中测量的标准偏差;$CT_水$——水的 CT 值;$CT_{空气}$——空气的 CT 值。

(5)另外在扫描图像圆周相当于钟表时针 3 点、6 点、9 点、12 点的方向,距模体影像边沿约 10mm 处,选取大约 500 个像素点大小的 ROI,分别测量这四个 ROI 的平均 CT 值,其中与图像中心 ROI 平均 CT 值的最大差值作为均匀性的测量值。

注:均匀性也可用 CT 值中最大值与最小值之差除以最大值与最小值之和来表示。

五、流程质控

(一)建立 CT 模拟定位操作规程

科室应针对不同肿瘤部位建立相应的放疗 CT 模拟定位规程,该规程应包括以下内容:

(1)体位说明,如:仰卧位或俯卧位、双手摆放位置等。采用的体位固定方式及体位固定装置应使患者在整个疗程中舒适并得到良好的固定效果,且不应产生任何伪影和图像失真。

(2)扫描条件,包括扫描球管电压(kV)、电流(mAs)、层厚、层间距、螺距、重建算法、扫描视野(field of view,FOV)、总扫描时间。建议在 CT 模拟定位机控制系统中预先设置相应的扫描协议,扫描协议的设置以获取最佳图像质量为参考标准,应至少每年检查一次各扫描协议的完整性并根据临床实践持续优化。

(3)扫描范围,一般应至少扫描预期靶区外上下方向 5cm,应完整扫描进行剂量-体积评估的危及器官(如肺、肝等);若拟采用非共面射野计划时,应至少扫描预期靶区外上下方向 15cm;若拟采用头部野射野计划时,应扫描完整头部。

(4)造影剂使用,应明确不同部位的用量、流速、延迟时间等设置;应明确造影剂的使用所导致的计划系统剂量计算误差;应明确患者对造影剂过敏时的应急预案。

(5)体表标记,应尽量标记在预期靶区中心位置;建议除在患者体表标记 3 个激光指示点外,还应利用激光灯在患者体表标记一些长线,以便在摆位时明确患者与固定装置的相对位置,防止患者身体旋转、扭动等情况发生。

(二)建立与呼吸运动管理相关的 CT 模拟定位操作规程

与呼吸运动管理相关的 CT 模拟定位主要包括四维 CT 扫描、屏气状态下 CT 扫描、慢速 CT 扫描和门控 CT 扫描。其中自由呼吸状态下回顾式四维 CT 扫描和屏气状态下前瞻式 CT 扫描两种较为常见，具体规程应包括以下内容：

（1）病患宣教，自由呼吸状态下回顾式四维 CT 扫描嘱患者尽量平静、自然、有规律地呼吸，屏气状态下前瞻式 CT 扫描根据临床需要嘱患者吸气末或呼气末一定时间内保持稳定的屏气状态。

（2）呼吸训练，选择合适体位固定后，使用呼吸监测设备对患者进行相应的呼吸训练以期达到扫描要求。

（3）病患筛选，如患者配合困难或经训练后不能满足呼吸要求，应在评估治疗可行性前提下慎重选择。

（4）呼吸信号获取，可选用红外感应、压力传感或光学表面成像系统等设备，放置在体表的传感器或光学表面监测门控点应尽可能反映真实呼吸状态。门控点常选取剑突下，压力传感器摆放位置应考虑患者的呼吸方式。另外，体表附属金属设备应尽量避开需要照射范围以免造成金属伪影。

（5）音视频辅助，可通过音视频呼吸信号反馈模块帮助患者保持良好的呼吸状态。

（6）通过呼吸曲线学习，根据自由呼吸幅度及频率选择合适螺距行回顾式 CT 扫描；待患者屏气状态稳定后行前瞻式 CT 扫描。

（7）扫描结束后根据采集到的呼吸信号完整文件完成图像重建及传输。应回顾检查患者呼吸曲线波形或不同时相序列的 CT 图像。

（三）数据传输测试

数据传输的测试步骤如下：

（1）验证 CT 包含的头文件信息是否能被正确地导入治疗计划系统（treatment planning system，TPS）。

（2）验证导入 TPS 的 CT 图像方向的正确性。

（3）验证导入 TPS 的图像几何尺寸（横断面、冠状面、矢状面），体积和层厚的精度。

（4）验证 CT 值与电子密度值转换曲线的准确性。

（5）验证在 CT 模拟定位机工作站上靶区及危及器官的结构勾画文件传输至 TPS 后的一致性。

（6）验证从 TPS 回传到 CT 模拟定位机工作站信息的一致性。

六、辐射防护要求

CT 模拟定位机辐射防护要求的基本内容如下：

（1）CT 模拟定位机房放射防护要求参照《放射诊断放射防护要求》（GBZ 130—2020）。最小有效使用面积（有效使用面积指机房内可划出的最大矩形的面积）不得小于 30m²，机房内最小单边长度不小于 4.5m。机房屏蔽防护铅当量不小于 2.5mmPb，机房外的周围剂量当量率应不大于 2.5μSv/h。CT 模拟定位机房为受检者至少配备一套铅橡胶性腺防护围裙（方形）或方巾、铅橡胶颈套、铅橡胶帽子。

（2）CT 剂量指数（CTDI）：①采用人体组织等效材料的均质圆柱模体，头部模体直径为 160mm，体部模体直径为 320mm，分别在中心和距表面 10mm 处有可放置剂量探头的孔，剂量测量仪器的相对误差值应小于 5%，并已得到校准；②将头部模体或体部模体置于扫描野中心，模体圆柱轴线与扫描层面垂直，探头的有效探测中心位于扫描层的中心位置；③按照临床常用头部或体部条件进行轴向扫描；④记录计量仪读数，通过计算得到 $CTDI_{100}$ 和 $CTDI_W$。验收标准，头部模体：与厂家说明书指标相差 ±10% 以内；体部模体：与厂家说明书指标相差 ±10% 以内。稳定性检测：与基准值相差 ±15% 以内。

（3）CT 模拟定位机房应设置动力通风装置，保持良好的通风。

（4）CT 模拟定位机房门外明显处应设置电离辐射警告标志和风险告知，并安装醒目的工作状态指示灯。

（5）CT 模拟定位机房屏蔽参照相关屏蔽规范要求：CT 模拟定位机房的墙壁应有足够的防护厚度，机房外人员可能受到照射的年有效剂量小于 0.25mSv（相应的周有效剂量小于 5μSv），距机房外表面 0.3m 处空气比释动能率应小于 2.5μGy/h。

（6）CT 模拟定位机组件防护：X 线源组件应当有足够铅当量的防护层，使距焦点 1m 远处球面上漏射线的空气比释动能率小于 1.0mGy/h。随机文件中应有设备生产单位提交符合法定资质的有效证明材料。随机文件中应提供等比释动能图，描述设备周围的杂散辐射的分布。

（7）CT 模拟定位机工作人员应定期检查控制台上所显示出患者的剂量指示值［$CTDI_W$，体积 CT 剂量指数（$CTDI_{vol}$）和剂量长度乘积（DLP）］，若发现异常，应找出原因并加以纠正。

（8）实施 CT 模拟定位时，其他人员不得滞留在机房内。当患者需要陪伴或携扶时，应对其采取必要的防护措施。

（9）防护门包括门灯指示、门机联锁、防夹功能。

第三节　MRI 模拟定位机的日常质量控制

一、质控的意义

MRI 模拟定位在整个放疗流程中主要作用是提供影像引导，一般是在 CT 模拟定位扫描后进行，其质量好坏会影响靶区勾画等多个关键环节。随着 MRI 定位系统的使用，其性能参数可能会发生改变，图形质量会逐渐下降，定期进行质控可以发现这种变化并及时进行系统调试，可以确保在整个临床使用过程中图形质量保持一致且维持在一个最佳状态。

总体来说，MRI模拟定位系统质控主要包括扫描前的相关内容（外置激光定位系统、对讲机、扫描床升降等检查）；通过图像反映系统硬件相关标准；几何形变质控。表1-5为MRI模拟定位系统的主要质控内容及意义。

表1-5 MRI模拟定位系统的主要质控内容及意义

质控项目	目的
成像不相关质控	
患者呼叫装置及对讲机	确保及时了解患者情况
扫描床升降	确定扫描床稳定性
外置激光定位系统	确保准确送入等中心
成像相关质控	
图像质量检测	反映硬件系统性能是否达标
几何形变分析	评估不同球形体积（DSV）范围内几何偏移大小

二、质控操作流程

1. 外置激光灯质控 一般采用外置激光定位系统（external laser positioning system，ELPS）及患者体位固定装置来解决CT模拟定位扫描和MRI模拟定位扫描患者体位的一致性问题。为了消除模拟定位扫描前的不确定性，保证外置激光灯的位置能够把患者送入MRI的等中心，需要定期检查它的一致性和空间准确性，并对激光灯位置进行质控扫描。下面是其质控操作流程。

（1）简单检查激光灯开关是否正常，发出的激光光源是否正常，远处会不会发散，激光灯归零是否正常，左右两侧高度是否一致。图1-5为检查外置激光灯左右对齐及水平高度。

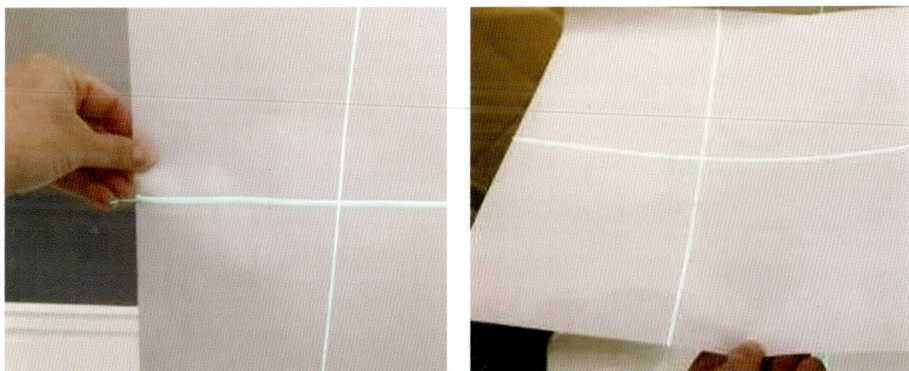

图1-5 检查外置激光灯左右对齐及水平高度

（2）采用 ACR 体模对激光灯送入磁体等中心位置的精准度进行质控。图 1-6 为 ACR 质控体模的摆放。

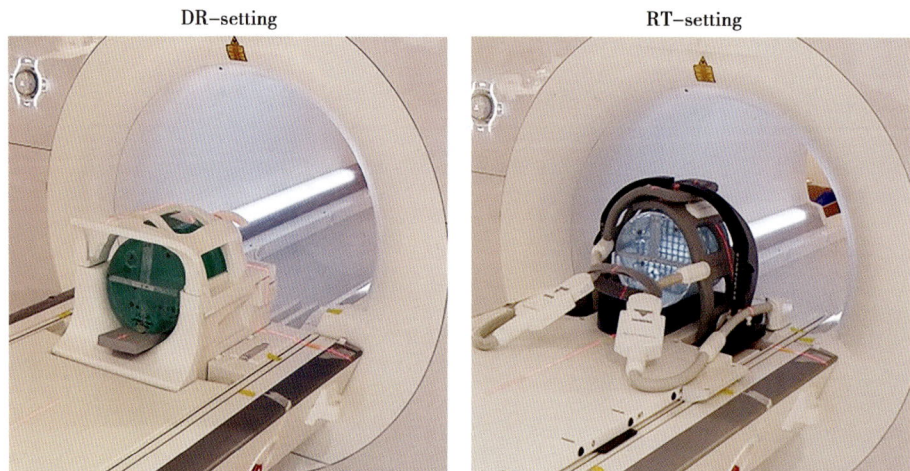

图 1-6   ACR 质控体模的摆放

首先保证外置激光灯 3 个方向的光对准体模 3 个正交方向的轴线，然后送入等中心进行扫描。推荐使用层厚 1mm 的薄层扫描。表 1-6 为外置激光定位系统质控推荐的扫描序列参数。

表 1-6   外置激光定位系统质控扫描序列参数

参数	参数值
扫描方式	3D
扫描方位	3 个方位（横断位、矢状位、冠状位）
序列类型	横渡回波
视野（FOV）	200mm × 200mm × 200mm
采集体素	1mm × 1mm × 1mm
扫描层数	9×3（每个方位 9 层）
层厚 / 间距	1mm/0
翻转角	15°
重复时间（TR）	25ms
回波时间（TE）	2ms

扫描一共 3 个方位，每个方位扫描 9 层图像，每层层厚 1mm。以某 ELPS 质控扫描横断面为例，图 1-7 为横断面图像。

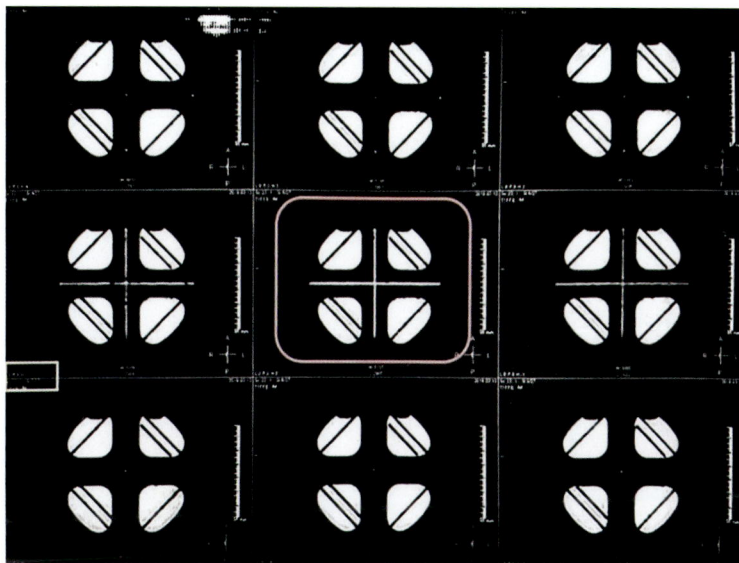

图 1-7 横断位图像

哪一层十字线图表显示得最清楚，哪一层即为激光灯认为的"0点位置"，若恰好在中间一层，则说明激光灯刚好把定位的位置送到磁体等中心。否则清楚的十字线出现在哪个位置，就可以根据对应的数值知道偏离了多少，根据"+-"号可以判断偏离方向。

由于扫描的时候梯度系统会震荡，所以允许±2mm的偏移层。如果进行两次 ELPS 检测，偏移都大于 2mm，则代表外置激光灯并不能够准确地把定位的区域送到磁体等中心，此时需要激光灯厂家进行调整。

2. **图像质量及 MRI 硬件系统质控**　一般采用质控扫描得到 MRI 图像，通过分析 MRI 图像来反映其硬件性能是否处于最佳状态。

可以采用 ACR 的标准进行图像质量测试，一般需要以下工具或者体模：①ACR 专用体模；②均匀的体部体模或头部体模；③放置线圈的体模架子，其他的一些特殊体模，定量序列质控测试体模等。

除了各种质控体模，可能还需要放置体模的支架，MRI 兼容的水平仪和尺子等，可以辅助进行一些硬件的定量测量。

图像质量测试操作步骤大致分为以下步骤：

（1）放置好质控体模、相应线圈。

（2）固定好体模位置，对齐激光灯。

（3）将体模送入磁体等中心。

（4）启动扫描，分析得出图像。

（5）得出测试结果并形成质控报告。

如果是系统自带的质控程序,则完成扫描后系统会自动分析图像结果生成质控报告,报告中会给出详细的测量值以及分析结果,还有最后指标是否通过。

一般来说,如果图像测试有一项没有通过,则推荐再进行一次操作。如果还是这项指标没有通过,说明真的存在问题,可以联系厂家工程师进行调试,以保证 MRI 系统随时处于最佳运行状态。

3. **几何形变评估**　需要采用面积比较大的体模,这样有助于对大范围的空间区域进行几何形变的测量。

进行几何形变评估操作步骤如下:

(1)放置体模。

(2)对齐激光灯。

(3)将体模送入磁体等中心。

(4)启动扫描序列。

(5)分析图像。

(6)评估空间几何形变结果。

这里需要注意的是,几何形变评估是为了知道在不同大小的空间区域可能产生的几何形变,一般扫描的视野(FOV)是非常大的。所以进行该操作不需要放置其他专业线圈,采用的是 MRI 孔径中自带的正交线圈。如果系统自带了几何形变评估扫描程序则同样先启动程序,然后根据操作要求进行体模位置的摆放。图 1-8 为 3D(左)、2D(右)Geometric 体模的摆放。

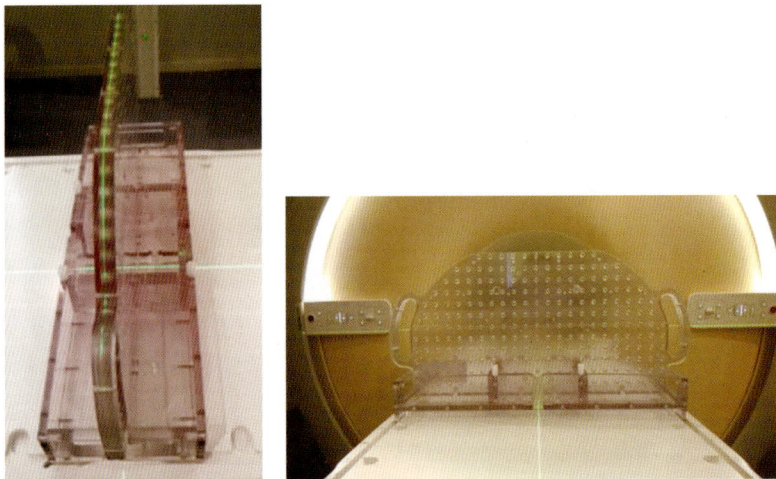

图 1-8　3D(左)、2D(右)Geometric 体模的摆放

由于几何形变评估会对很大的空间范围进行测试,所以扫描的时候会在不同的偏中心(Z轴方位)进行。如果采用的是 2D Geometric 体模,则扫描过程中会

不停地移床以保证在足够大的区域进行测试；而最新的体模已经有 3D Geometric 形态，此时体模本身在 Z 轴范围足够大，不需要移床。

　　完成扫描后，进行自动或手动分析图像以测量不同空间范围内的几何偏移。目前国际上还没有明确的几何形变标准。一般认为在 400mm 球形体积（DSV），几何形变最好要小于 2.0mm，在 300mm DSV，几何形变要小于 1.0mm，达到这个标准则几何形变测试通过。图 1-9 为几何形变评级结果及标准。

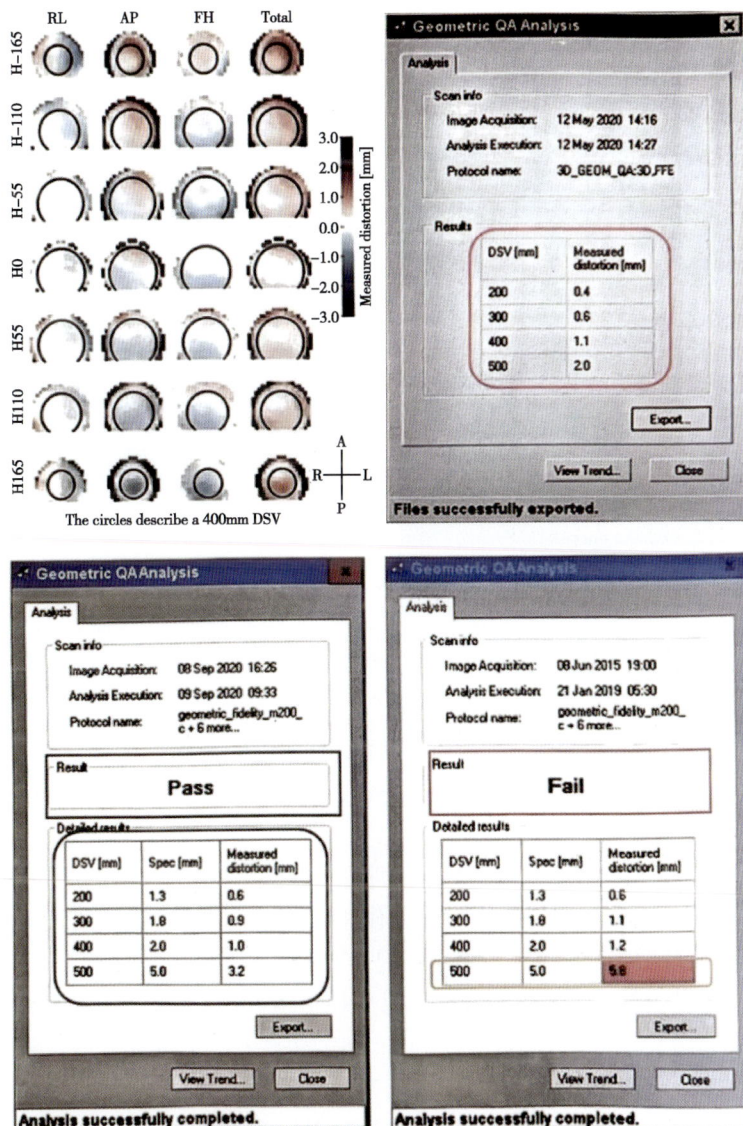

图 1-9　几何形变评级结果及标准

4. 功能及定量序列质控　弥散加权成像（diffusion weighted imaging，DWI）
是一种很有发展前景的功能 MRI 技术，该技术可用于放疗计划靶区定位及治疗
后的疗效评估。然而，该序列虽然对肿瘤病变非常灵敏，但是由于其对磁场均
匀性的高度依赖及采集序列的特殊方式导致 DWI 图像会产生明显的几何形变。
该序列还可以进行定量评估，通过完成两个 B 值以上的扫描获得表观扩散系数
（ADC）图，而 ADC 值的准确性及一致性也需要进行严格的评估。QIBA DWI 体
模是进行 DWI 定量质控的常用工具，该体模以及扫描的序列是由北美放射学会
（Radiological Society of North America，RSNA）和其他组织成立的定量成像生
物标志物联盟（Quantitative Imaging Biomarkers Alliance，QIBA）协作组开发的。
图 1-10 为 QIBA DWI 体模。

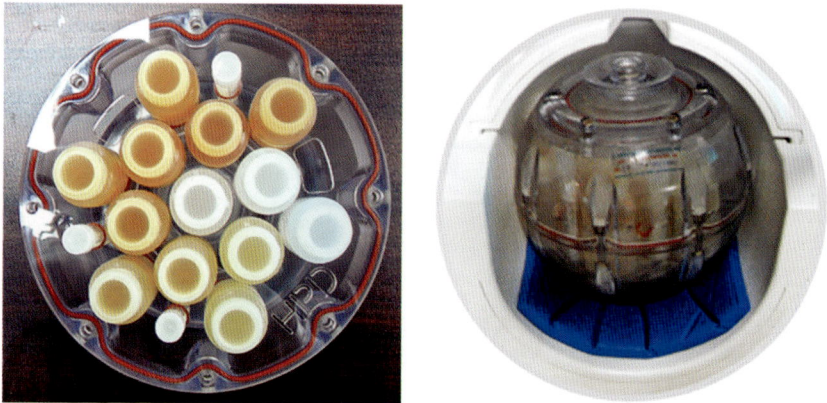

图 1-10　QIBA DWI 体模

　　不同的 DWI 序列具有不同的性能，如几何形变大小不同、ADC 值精准度不
同，并且还取决于 MRI 系统的硬件性能（梯度性能、磁场均匀度等）。因此，DWI
和其他功能成像的质控对于确保其在放疗反应评估的准确性至关重要。

　　采用 QIBA DWI 进行 DWI 的质控测试，图 1-11 显示了不同 DWI 序列的几
何失真以及 ADC 值的准确性。

　　由于质控涉及不同的内容和不同的扫描流程，所以不同部分质控的频率及
周期是不相同的。有些质控内容可能操作相对复杂，扫描时间相对长，所以建议
一周甚至一个月做一次，而有些内容则是应该每天检查的，如检查激光灯光线的
发散、检查对讲机等，这种情况就推荐每天扫描患者前都做。表 1-7 为主要质控
内容的推荐频次。

　　参考说明：本文中 ACR 的操作指南参考美国医学物理学家协会（AAPM）发
布的 MRI 质控指南。本文内容参考《磁共振引导放射治疗原理及临床应用》（中
国协和医科大学出版社）。

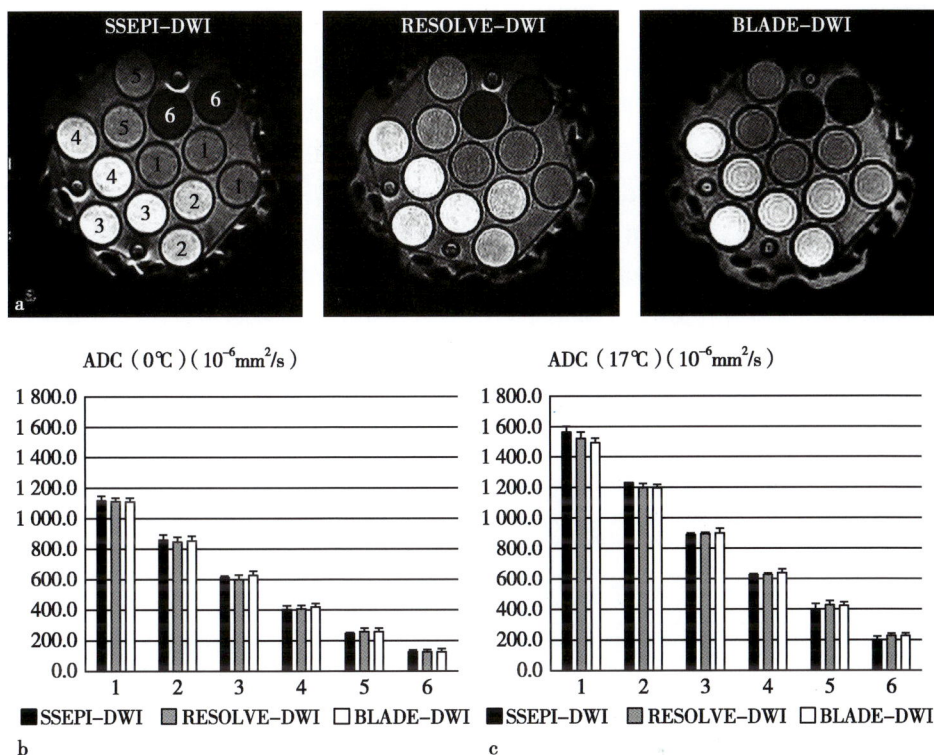

图 1-11 不同 DWI 序列的几何失真及 ADC 准确度比较

表 1-7 主要质控内容的推荐频次

质控项目	频次及周期
呼叫装置及对讲机	每天/日检
扫描床升降	每天/日检
外置激光定位系统	每天/日检
液氮水平	每天/日检
图像质量检测（ACR 或厂家测试方式）	每周/周检
线圈质量检测	6 个月或年检
几何形变评估	每周/周检

第四节 医用电子直线加速器的日常质量控制

医用电子直线加速器是放疗的主要设备，其结构复杂、精密度高且使用频率高，做好直线加速器的日常质量控制工作是放疗能够精确、安全进行的关键。直线加速器在安装验收时,对其各项性能指标都做了严格的测定,但随着时间的延长且使用频率高,这些性能指标有些发生了变化,需要定期对加速器进行重新检测。直线加速器的机械精度影响着患者放疗时位置的准确性,而加速器的射线质量和束流控制则影响患者所接受到的剂量的准确性。目前的直线加速器多采用等中心照射的设计原理,即准直器的旋转中心、臂架的旋转中心和治疗床的旋转中心相交于一点,这一中心点既是加速器机械的旋转等中心,也是灯光野和辐射野的旋转等中心。根据国家卫生健康委员会发布的《医用电子直线加速器质量控制检测规范》(WS 674—2020)、国家癌症中心/国家肿瘤质控中心发布的《医用电子直线加速器质量控制指南》(NCC/T-RT 001—2019)、《放射治疗记录与验证系统质量控制指南》(NCC/T-RT 004—2019)和《调强放疗剂量验证实践指南》(NCC/T-RT 005—2019)等标准和规范要求,本节制定医用电子直线加速器的日常质量控制检测项目、标准及检测方法。

(一)医用电子直线加速器的日常质量控制检测项目及标准(表 1-8)

表 1-8　医用电子直线加速器的日常质量控制检测项目及标准

频次	检测项目		性能标准
日检	D.1	防护门联锁	功能正常
	D.2	防护门防夹	功能正常
	D.3	视听监控设备	功能正常
	D.4	出束状态指示灯	功能正常
	D.5	激光灯定位准确度	±2mm(SRT 或 SBRT:±1mm)
周检	W.1	临床常用 X 线束输出剂量偏差	±3%
	W.2	临床常用电子束输出剂量偏差	±3%
	W.3	光距尺指示准确度	±2mm
月检	M.1	防碰撞联锁功能	功能正常
	M.2	电子束限光筒联锁功能	功能正常
	M.3	立体定向配件联锁功能	功能正常
	M.4	楔形板、托架联锁功能	功能正常
	M.5	激光灯定位准确度	±2mm(SRT 或 SBRT:±1mm)
	M.6	钨门到位准确度	±2mm
	M.7	多叶准直器到位准确度	±2mm(SRT 或 SBRT:±1mm)
	M.8	十字叉丝中心位置准确度	±2mm(SRT 或 SBRT:±1mm)
	M.9	准直器旋转同心度	±2mm(SRT 或 SBRT:±1mm)
	M.10	机架旋转同心度	±2mm(SRT 或 SBRT:±1mm)

续表

频次	检测项目	性能标准
	M.11 治疗床旋转同心度	±2mm
	M.12 机架和准直器角度指示准确度	±0.5°
	M.13 治疗床角度指示准确度	±1°
	M.14 辐射束轴相对于等中心点的偏移	±2mm（SRT 或 SBRT：±1mm）
季度检	Q.1 X 线方形照射野的均整度	≤106%
	Q.2 X 线方形照射野的对称性	≤103%
	Q.3 电子线照射野的均整度	沿两主轴方向上 80% 等剂量线，≤15mm；沿两主轴方向上 90% 等剂量线，≤10mm；两对角线上 90% 等剂量线，<20mm
	Q.4 电子线照射野的对称性	≤105%
	Q.5 kV/MV 二维图像校位准确度	±2mm（SRT 或 SBRT：±1mm）
	Q.6 CBCT 图像校位准确度	±2mm（SRT 或 SBRT：±1mm）
	Q.7 kV/MV 二维图像中心与 MV 辐射野中心一致性	±1mm
	Q.8 kV/MV 二维图像几何形变	±1mm
	Q.9 CBCT 图像中心与 MV 辐射野等中心一致性	±0.5mm
	Q.10 CBCT 图像几何形变	±1mm
半年检	H.1 托架附件到位准确度	±2mm
	H.2 治疗床运动准确度	±2mm（SRT 或 SBRT：±1mm）
	H.3 X 线束输出剂量稳定性	±0.5%
	H.4 电子束输出剂量稳定性	±2%
	H.5 日稳定性（剂量）	±2%
	H.6 临床常用 X 线深度吸收剂量特性	±3% 或 ±3mm
	H.7 临床常用电子线深度吸收剂量特性	±3% 或 ±3mm
	H.8 kV/MV 二维图像空间分辨率	与基准值一致
	H.9 kV/MV 二维图像密度分辨率	与基准值一致
	H.10 kV/MV 二维图像均匀性和噪声	与基准值一致
	H.11 CBCT 图像空间分辨率	与基准值一致
	H.12 CBCT 图像密度分辨率	与基准值一致
	H.13 CBCT 图像 CT 值稳定性	与基准值一致
	H.14 CBCT 图像均匀性和噪声	与基准值一致

续表

频次	检测项目	性能标准
年度检	A.1　紧急开门	功能正常
	A.2　紧急开关功能	功能正常
	A.3　依照厂家检测指南完成其他安全联锁功能测试	功能正常
	A.4　光野与辐射野一致性	±2mm（SRT 或 SBRT：±1mm）
	A.5　治疗床床面负重下垂幅度和水平度	下垂幅度≤5mm；水平度≤0.5°
	A.6　X线束剂量线性	±2%
	A.7　楔形因子稳定性	基准值±2%
	A.8　EPID 沿 SDD 方向运动到最大范围时的到位精度	±2mm
	A.9　CBCT 成像剂量	基准值±3%
调强计划验证	点剂量验证	±3% 为验证通过，超过±5% 不能用于临床治疗患者
	剂量分布验证	剂量 3%、DTA 3mm，10% 剂量阈值时，伽马通过率应大于 95% 为验证通过；低于 90% 不能用于临床治疗患者

　　注：kV/MV，千伏级 / 兆伏级；SRT，立体定向放射外科治疗；SBRT，立体定向放射治疗；CBCT，锥形束 CT；EPID，电子射野影像系统；SDD，射线源到探测器；DTA，距离一致性。

（二）医用电子直线加速器的日常质量控制项目检测方法（表 1-9）

表 1-9　医用电子直线加速器的日常质量控制项目检测方法

检测项目	检测方法
D.1　防护门联锁	方法一：出束时开启门，会出现门联锁，射束能自动中断；当门关闭后，射束不能自动恢复，需要手动按下出束按钮，方可继续出束。方法二：开启门时，检测是否能出束；门关闭时能正常出束
D.2　防护门防夹	在防护门关闭过程中，放一个障碍物在防护门口，防护门能自动停止关闭
D.3　视听监控设备	目测各通道的视频监控是否全部开启（至少包括两个室内监视器、一个迷路监视器），与室内工作人员通过对讲机联系，确认功能正常
D.4　出束状态指示灯	目测出束时，出束状态指示灯开启；出束结束时，指示灯关闭
D.5　激光灯定位准确度	机架和准直器旋转至 0°，射野尺寸为 30cm×30cm，调整床面高度至源皮距（SSD）=100cm；白纸平铺在治疗床面，读取治疗床 Y 轴方向上激光线偏离光野十字线竖线的距离，并观察两者的平行度，其数值应满足性能要求；观察治疗床两侧激光灯在对侧墙面所投照的激光线偏离基准位置的距离，并观察两者的平行度，其数值应满足性能要求

续表

检测项目	检测方法
W.1 临床常用X线束输出剂量偏差	机架和准直器旋转至0°，射野尺寸为10cm×10cm，SSD=100cm；将电离室有效测量点置于水模体下水等效深度5cm射野中心处，电离室下方放置至少5cm厚水模体；加速器出束200MU，重复2次并计算平均剂量，与基准值的偏差应满足性能要求 $$B=\frac{D_1-D_0}{D_0}\times100\%$$
W.2 临床常用电子束输出剂量偏差	机架和准直器旋转至0°，限光筒尺寸为10cm×10cm（或15cm×15cm），SSD=100cm；根据电子束能量，将电离室有效测量点置于水模体下对应标定深度的射野中心处，电离室下方放置至少5cm厚水模体；加速器出束200MU，重复2次并计算平均剂量，与基准值的偏差应满足性能要求 $$B=\frac{D_1-D_0}{D_0}\times100\%$$
W.3 光距尺指示准确度	机架和准直器旋转至0°，射野尺寸为30cm×30cm，调整床面高度至SSD=100cm；治疗头悬挂经过校准的长度为100cm的前指针，调整指针位置直到触碰床面，观察此时指针实际读数与光矩尺示数的偏差，其数值应满足性能要求；调整床面高度至SSD=80cm；治疗头悬挂经过校准的长度为80cm的前指针，调整指针位置直到触碰床面，观察此时指针实际读数与光矩尺示数的偏差，其数值应满足性能要求；调整床面高度至SSD=120cm；治疗头悬挂经过校准的长度为120cm的前指针，调整指针位置直到触碰床面，观察此时指针实际读数与光矩尺示数的偏差，其数值应满足性能要求
M.1 防碰撞联锁功能	加速器运动过程中（比如机架旋转、机头旋转、探测板伸出等），人工触发各碰撞开关，检测碰撞联锁功能是否激活，运动能否中断
M.2 电子束限光筒联锁功能	检测当限光筒部分插入治疗机头且未固定时，相应联锁是否开启；当限光筒完全固定后，确认在各个机架角度时都能保持紧固连接；人工触碰限光筒的防碰撞开关，检测碰撞联锁功能是否激活；当插入的限光筒和控制台的选择不符时，机器会有相应提示且处于不可运行状态
M.3 立体定向配件联锁功能	检测当立体定向配件部分插入治疗机头且未固定时，相应联锁是否开启；当立体定向配件固定后，确认在各个机架角度时也能保持紧固连接；人工触碰其防碰开关，检测碰撞联锁功能是否激活；当放入的立体定向配件和控制台的选择不符时，机器会有相应提示且处于不可运行状态
M.4 楔形板、托架联锁功能	当楔形板和托架没有完整插入时，会有对应联锁显示；当楔形板和托架固定后，确认在各个机架角度时都能保持紧固连接；当机器具备多个楔形板时可显示楔形板的度数和插入方向

	检测项目	检测方法
M.5	激光灯定位准确度	机架和准直器旋转至 0°，射野尺寸为 30cm×30cm，调整床面高度至 SSD=100cm；白纸平铺在治疗床面，读取治疗床 Y 轴方向上激光线偏离光野十字线竖线的距离，并观察两者的平行度；通过升降床将 SSD 调整至 120cm 和 80cm，再次读取激光线偏离光野十字线竖线的距离，其数值应满足性能要求；机架旋转至 90°，在机械等中心附近竖直放置一张半透明纸，透过纸张读取治疗头对侧的激光线偏离光野十字线的距离，并观察两者的平行度；平移坐标纸至 SSD=80cm 和 120cm，再次读取激光线偏离光野十字线的距离，其数值应满足性能要求；机架旋转至 270°，重复以上操作
M.6	钨门到位准确度	机架和准直器旋转至 0°，坐标纸平铺在治疗床面，调整床面高度至 SSD=100cm，多叶准直器开到最大位置；将坐标纸中心十字线和光野十字线对齐，分别调整单侧钨门到 15cm、10cm、5cm、0cm、−10cm（或到对侧极限位置），观察光野投影位置与坐标纸相应位置的偏差，其数值应满足性能要求
M.7	多叶准直器到位准确度	机架和准直器旋转至 0°，坐标纸平铺在治疗床面，调整床面高度至 SSD=100cm，钨门开到最大位置；将坐标纸中心十字线和光野十字线对齐，分别调整两侧多叶准直器到 15cm、10cm、5cm、0cm、−10cm，观察光野投影位置与坐标纸位置的偏差，其数值应满足性能要求
M.8	十字叉丝中心位置准确度	机架和准直器旋转至 0°，射野尺寸为 30cm×30cm，调整床面高度至 SSD=100cm；坐标纸平铺在治疗床面，将坐标纸中心十字线和光野十字线对齐；分别旋转准直器至 45°、90°、315°、270°，观测光野十字线中心与坐标纸十字中心的偏差，其数值应满足性能要求
M.9	准直器旋转同心度	机架和准直器旋转至 0°；将一细针粘贴于治疗床前方，针尖对齐光野十字中心，且与 Y 轴方向平行；将机架旋转至 90°，通过升降床使细针与光野十字水平线重合，此时观察针尖是否位于十字叉丝中心，若有偏差记录误差值；将准直器旋转至 180° 和 270° 观察针尖是否位于十字叉丝中心，若有偏差记录误差值
M.10	机架旋转同心度	机架和准直器旋转至 0°，射野尺寸为 30cm×30cm；将一根细指针末端粘贴于治疗床的床头，针尖伸出床外，使针尖置于 SSD=100cm 处的光野十字线中心位置；旋转架角为 90°、180°、270° 时，通过升降治疗床使针尖位于光野十字线中心的平均位置处；将坐标纸竖直放置于针尖后方，评价不同机架角度下光野十字线与针尖投影位置的距离偏差，与基准值进行比较，其数值应符合性能要求
M.11	治疗床旋转同心度	机架和准直器旋转至 0°，射野尺寸为 30cm×30cm，调整床面高度至 SSD=100cm；坐标纸平铺在治疗床面，将坐标纸中心十字线和光野十字线对齐；分别旋转治疗床至 270°、300°、330°、0°、30°、60° 和 90°，观测光野十字线中心与坐标纸十字中心的偏差，与基准值进行比较，其数值应满足性能要求

续表

检测项目	检测方法
M.12 机架和准直器角度指示准确度	机架和准直器旋转至 0°，将水平尺长轴沿准直器 X 轴方向，紧贴治疗头基准面，旋转机架到水平尺显示 0°、90°、180°、270° 或对应气泡处于居中位置，观测机架角度数字显示值与水平尺示数的偏差，其数值应满足性能要求；机架和准直器旋转至 0°，将水平尺长轴沿准直器 X 轴方向，紧贴治疗头基准面，旋转机架到水平尺显示 90° 或 270°。旋转准直器到水平尺显示 0°、90°、180°、270° 或对应气泡处于居中位置，观测准直器角度数字显示值与水平尺示数的偏差，其数值应满足性能要求
M.13 治疗床角度指示准确度	机架和准直器旋转至 0°，治疗床旋转为 0°，射野尺寸为 30cm×30cm，调整床面高度至 SSD=100cm；坐标纸平放于治疗床，将坐标纸中心十字线和光野十字线对齐，标记当前光野十字线在坐标纸的位置，评价治疗床 0° 的显示准确度。进床 20cm，再次标记光野十字线在坐标纸的位置，将两次标记位置连线，此线与光野十字线在 Y 轴方向的夹角应满足性能要求；检测治疗床其他角度的显示准确度：重新将坐标纸中心十字线和光野十字线对齐，旋转治疗床到 45°、90°、270°、315° 附近，直到光野十字线与坐标纸对应的刻度线对齐，观测对应的治疗床角度数字显示值、床底座刻度值与实际值的偏差，其数值应满足性能要求
M.14 辐射束轴相对于等中心点的偏移	机架和准直器旋转至 0°，前指针固定于准直器，前指针尖端位于 SSD=100cm 处；水平地放置一张坐标纸与前指针尖端相接触；当准直器全范围旋转时，调节前指针使其在准直器的旋转中具有最小的位移；然后检查机架位于 90°、180°、270° 时的情况，以保证前指针尖端在准直器的旋转中保持较小位移；当机架角位于 0°、90°、180°、270° 时，固定参考指针使其位于前指针尖端的平均位置处，该点即机械等中心点的近似位置；移走前指针，将 X 线摄影胶片放在与辐射束轴相垂直的位置，胶片到辐射源的距离比参考指针到辐射源的距离略远，以便可以插入足够的建成材料；在参考指针与 X 线摄影胶片之间放置一定厚度的水模体，以便产生足够的建成，使参考指针投影在胶片上；以 10cm×10cm 辐射野对 X 线摄影胶片进行曝光，机架位于 90° 和 270° 时各用一张胶片曝光，机架位于 0° 时，曝光 2 张胶片，1 张顺时针旋转到位，1 张逆时针旋转到位。同样地，机架位于 180° 时也曝光 2 张胶片，1 张顺时针旋转到位，1 张逆时针旋转到位，共曝光 6 张胶片；对胶片进行光密分析，参考指针再调到确定辐射束轴的所有中心线的平均位置处，该点即辐射野等中心点的近似位置；利用参考指针的尖端确定进一步测试的参考点；通过分析胶片获得辐射束轴与参考点间的最大位移

检测项目	检测方法
Q.1　X线方形照射野的均整度	机架和准直器旋转至 0°，射野面积为 10cm×10cm，SSD=100cm；将二维电离室矩阵或胶片放置在治疗床上，上面放置 10cm 固体水模，下面放 5cm 固体水模；加速器出束，采集辐射野离轴剂量曲线数据；分别调整射野面积到 5cm×5cm 和 20cm×20cm，出束采集；计算最大剂量点与最小剂量点的比值，其数值应满足性能要求
Q.2　X线方形照射野的对称性	机架和准直器旋转至 0°，射野面积为 10cm×10cm，SSD=100cm；将二维电离室矩阵或胶片放置在治疗床上，上面放置 10cm 固体水模，下面放 5cm 固体水模；加速器出束，采集辐射野离轴剂量曲线数据；分别调整射野面积到 5cm×5cm 和 20cm×20cm，出束采集；计算对称于射野中心轴，剂量偏差最大的一对剂量点比值（大比小），其数值应满足性能要求
Q.3　电子线照射野的均整度	机架和准直器旋转至 0°，限光筒尺寸为 10cm×10cm，SSD=100cm；将二维电离室矩阵或胶片放置在治疗床上，上面放置 1.5cm 固体水模，下面放 5cm 固体水模；加速器出束，采集辐射野离轴剂量曲线数据；旋转准直器 45°，重新采集数据；分别使用最大限光筒重复测量。在辐射野均整区内（90% 射野宽度内收 10mm），计算最大剂量点与最小剂量点的比值，其数值应满足性能要求
Q.4　电子线照射野的对称性	方法一：机架和准直器旋转至 0°，限光筒尺寸为 10cm×10cm，SSD=100cm；将二维电离室矩阵或胶片放置在治疗床上，上面放置 1.5cm 固体水模，下面放 5cm 固体水模；加速器出束，采集辐射野离轴剂量曲线数据；在辐射野均整区内（90% 射野宽度内收 10mm），计算最大剂量点与最小剂量点的比值，其数值应满足性能要求 方法二：如医疗机构有条件可使用二维或三维水箱采集相关数据
Q.5　千伏级/兆伏级（kV/MV）二维图像校位准确度	将具有 X 线束下可见标记模体的 CT 图像上传至计划系统，设计生成一个包含多个机架角度（0°、90°、180° 和 270°）的数字重建放射影像（DRR）图像计划；机架和准直器旋转至 0°；依据模体外部标记，使用激光灯对模体进行摆位，然后人为移动特定距离模拟发生摆位误差；分别在机架角度 0°、90°、180° 和 270°，使用基准成像条件拍摄 MV 透视图像并与 DRR 配准，评价测量结果与实际结果的偏差，其数值应满足性能要求；在机架角度 0°、90°、180° 和 270°，使用基准成像条件拍摄 kV 透视图像，并与 DRR 配准，评价测量结果与实际结果的偏差，其数值应满足性能要求
Q.6　锥形束 CT（CBCT）图像校位准确度	将具有 X 线束下可见标记模体的 CT 图像上传至计划系统，生成参考 CT 图像和计划等中心数据，导入 CBCT 系统；机架和准直器旋转至 0°；依据模体外部标记，使用激光灯对模体进行摆位，然后人为移动特定距离模拟发生摆位误差；使用基准成像条件拍摄 CBCT 图像并与参考图像配准，评价测量结果与实际结果的偏差，其数值应满足性能要求

续表

检测项目	检测方法
Q.7 kV/MV 二维图像中心与 MV 辐射野中心一致性	机架和准直器旋转至 0°；依据模体外部标记，使用激光灯将模体摆放到机械等中心的位置；分别在机架角度 0°、90°、180° 和 270°，使用基准成像条件拍摄 kV/MV 透视图像，根据辐射野中心，调整治疗床位置，直到图像中小球位于射野中心为止；重复以上步骤，评价小球中心与图像中心标识的偏差，其数值应满足性能要求
Q.8 kV/MV 二维图像几何形变	机架和准直器旋转至 0°，SSD＝100cm；将在 X 线束下可显示刻度的模体平置于加速器治疗床上，模体位于光野中心；使用基准成像条件进行曝光，采集 kV/MV 透视图像；按照图像上刻度测量 X 轴方向和 Y 轴方向距离，评价测量结果与实际结果的偏差，其数值应满足性能要求；在机架角度 90° 或 270° 条件重复以上步骤
Q.9 CBCT 图像中心与 MV 辐射野等中心一致性	将含有金属小球的模体置于治疗床上，依据模体外部标记，使用激光灯对模体进行摆位；分别在机架角度 0°、90°、180° 和 270°，准直器角度 0°、90° 的情况下，使用基准成像条件拍摄 CBCT 图像，测量 CBCT 图像中心与小球中心三维方向的距离偏差；根据小球中心与 CBCT 中心的偏差，计算 CBCT 图像中心与 MV 辐射野等中心在三维方向的距离偏差，其数值应满足性能要求
Q.10 CBCT 图像几何形变	机架和准直器旋转至 0°；将 CBCT 图像质量检测模体置于加速器治疗床上，基于模体外部标记使用加速器光野十字线和激光灯对模体进行摆位；使用基准成像条件对模体进行 CBCT 扫描，在横断面图像，找到几何形变测量层面，分别测量垂直和水平两对插件圆心间的距离；在矢状面图像，找到几何形变测量层面，测量位于边缘位置的刻度线距离，评价测量结果与实际值的偏差，其数值应满足性能要求
H.1 托架附件到位准确度	机架和准直器旋转至 0°，调整床面高度至 SSD＝100cm；坐标纸平铺床面，将坐标纸中心十字线和光野十字线对齐；托架附件安装于治疗头上，准直器角度保持 0°，在坐标纸上观测托架附件中心的投影位置与光野十字线中心的偏差，其数值应满足性能要求
H.2 治疗床运动准确度	机架和准直器旋转至 0°，射野尺寸为 30cm×30cm，调整床面高度至 SSD＝100cm，治疗床在 X 轴、Y 轴、Z 轴方向的位置为 0、0、0；将直尺分别沿治疗床 X 轴和 Y 轴固定于床面，记录激光线在直尺的投影位置，依照数值显示进床（20cm、40cm、60cm、70cm）、左右移床（两侧分别移动 10cm、20cm），观测对应的治疗床位置数字显示值与实际值的偏差，其数值应满足性能要求；放置高度为 20cm 的模体在床面上，降低治疗床，直到模体上沿与激光线持平，升高治疗床，直到激光线与模体下沿持平，观测治疗床位置数字显示值与实际值的偏差，其数值应满足性能要求

续表

检测项目	检测方法
H.3 X线束输出剂量稳定性	机架和准直器旋转至 0°，射野尺寸为 10cm×10cm，SSD＝100cm；将电离室有效测量点置于水模体下水等效深度 5cm 射野中心处，电离室下方放置至少 5cm 厚水模体；加速器出束 200MU，重复 5 次并记录每次测量值 R_i，计算平均值 $\overline{R}$ 和重复性 S
H.4 电子束输出剂量稳定性	机架和准直器旋转至 0°，限光筒尺寸为 15cm×15cm，SSD＝100cm；根据电子束能量，将电离室有效测量点置于水模体下对应标定深度的射野中心处，电离室下方放置至少 5cm 厚水模体；加速器出束 200MU，重复 5 次并记录每次测量值 R_i，计算平均值 $\overline{R}$ 和重复性 S
H.5 日稳定性（剂量）	机架和准直器旋转至 0°，射野面积为 10cm×10cm，SSD＝100cm；典型放疗条件的吸收剂量率，使用常用能量的 X 线；每次出束 200MU 照射后，按 30s 间停时间进行间停后再进行下次照射，按此方法照射 10 次以上；当设备进入准备状态后，再次出束 200MU 照射 3 次，测得 3 次的剂量，计算出平均值；间隔 4h，按相同的条件照射 3 次，比较前后测量的平均值误差，其数值应满足性能要求
H.6 临床常用X线深度吸收剂量特性	机架和准直器旋转至 0°，射野面积为 10cm×10cm，SSD＝100cm；典型放疗条件的吸收剂量率，使用常用能量的 X 线；分别在最大剂量深度（查加速器验收建模数据）、固体水模下 5cm、10cm、15cm、20cm 和 30cm 测量；每次出束 200MU；采集数据后将数据转换为百分数据，即将固体水模下 5cm、10cm、15cm、20cm 和 30cm 测量数据除以最大剂量深度时测量数据乘以 100%；比较以上数值与验收时的误差，其数值应满足性能要求
H.7 临床常用电子线深度吸收剂量特性	机架和准直器旋转至 0°，限光筒尺寸为 10cm×10cm，SSD＝100cm；典型放疗条件的吸收剂量率，使用常用能量的电子束；分别在最大剂量深度（查加速器验收建模数据）、固体水模下 5cm、10cm、15cm、20cm 和 30cm 测量；每次出束 200MU；采集数据后将数据转换为百分数据，即将固体水模下 5cm、10cm、15cm、20cm 和 30cm 测量数据除以最大剂量深度时测量数据乘以 100%；比较以上数值与验收时的误差，其数值应满足性能要求
H.8 kV/MV 二维图像空间分辨率	机架和准直器旋转至 0°，SSD＝100cm；将 kV/MV 二维高对比度图像质量检测模体置于治疗床上，模体位于光野中心；使用基准成像条件拍摄 kV/MV 透视图像，观察不同能量下能清晰分辨的线对数量，其数值应与基准值一致；在机架 90° 或 270° 条件重复以上步骤。使用 5 年以上的电子射野影像系统（EPID）可降低要求
H.9 kV/MV 二维图像密度分辨率	机架和准直器旋转至 0°，SSD＝100cm；将 kV/MV 二维低对比度图像质量检测模体置于治疗床上，模体位于光野中心；使用基准成像条件拍摄 kV/MV 透视图像，观察不同能量下能看到的圆孔数量，其数值应与基准值一致；在机架 90° 或 270° 重复以上步骤。使用 5 年以上的 EPID 可降低要求

检测项目	检测方法
H.10 kV/MV 二维图像均匀性和噪声	机架和准直器旋转至 0°，SSD = 100cm；将 4cm 水模体或 MV 二维均匀度图像质量检测模体置于治疗床上，模体位于光野中心；使用基准成像条件拍摄 MV 透视图像，测量图像中 5 个（中心、上、下、左、右）1cm^2 区域的平均灰度值、标准差，按如下公式计算，其数值应与基准值一致；在机架 90° 或 270° 重复以上步骤。使用 5 年以上的 EPID 可降低要求 $$均匀性 = \frac{外围平均值 - 中心平均值}{中心平均值} \times 100\%$$ $$噪声 = \frac{外围标准差 - 中心标准差}{中心标准差} \times 100\%$$
H.11 CBCT 图像空间分辨率	机架和准直器旋转至 0°；将 CBCT 图像质量检测模体置于加速器治疗床上，参照模体外部标记使用加速器光野十字线和激光灯对模体进行摆位；使用基准成像条件对模体进行 CBCT 扫描，在横断面图像，找到空间分辨率测量层面，观察能清晰分辨的线对数量，其数值应与基准值一致
H.12 CBCT 图像密度分辨率	机架和准直器旋转至 0°；将 CBCT 图像质量检测模体置于加速器治疗床上，参照模体外部标记使用加速器光野十字线和激光灯对模体进行摆位；使用基准成像条件对模体进行 CBCT 扫描，在横断面图像，找到密度分辨率测量层面，读取装有聚苯乙烯和低密度聚乙烯（LDPE）插件 0.16cm^2 区域像素的平均值和标准差；按如下公式计算密度分辨率，其数值应与基准值一致 $$低对比识别度 = \frac{6.5}{\dfrac{平均值_{聚苯乙烯} - 平均值_{LDPE}}{\dfrac{标准差_{聚苯乙烯} + 标准差_{LDPE}}{2}}} \times 100\%$$
H.13 CBCT 图像 CT 值稳定性	机架和准直器旋转至 0°；将 CBCT 图像质量检测模体置于加速器治疗床上，参照模体外部标记使用加速器光野十字线和激光灯对模体进行摆位；使用基准成像条件对模体进行 CBCT 扫描，在横断面图像，找到 CT 值测量层面，检测各插件 0.16cm^2 区域的像素平均值，其数值应与基准值一致
H.14 CBCT 图像均匀性和噪声	信噪比测量方法：机架和准直器旋转至 0°；将 CBCT 图像质量检测模体置于加速器治疗床上，参照模体外部标记使用加速器光野十字线和激光灯对模体进行摆位；在横断面图像，读取 7 个插件内 0.16cm^2 区域像素的平均值和标准差以及插件周围背景 0.16cm^2 区域像素的平均值和标准差；按如下公式计算各插件的信噪比（SNR），其数值应与基准值一致 $$SNR = \frac{平均值_{插件} + 平均值_{背景}}{\sqrt{标准值_{插件}^2 + 标准值_{背景}^2}} \times 100\%$$

检测项目	检测方法
	图像均匀性测量方法:机架和准直器旋转至 0°;将 CBCT 图像质量检测模体置于加速器治疗床上,参照模体外部标记使用加速器光野十字线和激光灯对模体进行摆位;使用基准成像条件对模体进行 CBCT 扫描;在横断面图像,找到均匀性测量层面,读取图像中心和边缘任意 5 个位置的 $1cm^2$ 区域的像素平均值,使用如下公式计算均匀度,其数值应与基准值一致 $$均匀性 = \frac{平均值_{最大} - 平均值_{最小}}{平均值_{最大} + 平均值_{最小}} \times 100\%$$
A.1 紧急开门	在断电和有电的情况下,通过紧急开门机制尝试打开门,确认可正常开启
A.2 紧急开关功能	在加速器处于运动和出束状态时,依次(每年至少选择 1 个)按动各紧急开关,确认加速器的运动和出束立即中断,治疗中断后未完成的治疗数据可正确记录;解除紧急开关,确认加速器能够正常重新启动,可正确继续执行未完成的治疗
A.3 依照厂家检测指南完成其他安全联锁功能测试	依照厂家检测指南完成其他安全联锁测试
A.4 光野与辐射野一致性	机架和准直器旋转至 0°;将慢感光胶片平放在 SSD=100cm 处,在胶片下方放置至少相当于 5cm 厚的水模体,在胶片上方覆盖相当于 1cm 厚的水模体;设置 X 轴方向准直器宽度为 10cm,Y 轴方向准直器宽度为 10cm,在胶片上标记当前光野位置,随后对胶片进行曝光照射;调整 X 轴方向准直器宽度到 30cm,Y 轴方向准直器宽度到 30cm,在胶片上标记当前光野位置,再次曝光;对胶片进行光密度分析,测量辐射野与光野边界位置的偏差,其数值应符合性能要求
A.5 治疗床床面负重下垂幅度和水平度	机架和准直器旋转至 0°,调整床面高度至 SSD=100cm;床面完全缩回,将直尺以竖立姿态贴于床沿(如果床沿不便粘贴,也可将固体水模置于床沿,直尺以竖立姿态贴于固体水模上),水平尺平放于床面,记录激光线在直尺的投影位置。70kg 负载均匀分布在床面 2m 的范围内,读取床头、床中、床尾位置有无负载时床面高度和水平度的变化,其数值应满足性能要求;床面完全推出,70kg 负载均匀分布在床面 2m 的范围内,读取床头、床中、床尾位置有无负载时的床面高度与水平度变化,其数值应满足性能要求
A.6 X 线束剂量线性	机架和准直器旋转至 0°,射野尺寸为 10cm×10cm,SSD=100cm;将指型电离室有效测量点置于水模体下水等效深度 10cm,电离室下方放置至少 5cm 厚水模体;剂量仪输入正确的各种修正因子;对常用 X 线能量,在标称吸收剂量范围内,以近似相等的间隔选取 $i(i=5)$ 个不同吸收剂量预置值(如 50MU、250MU、500MU、700MU、900MU)在 j 档($j=4$)吸收剂量率(如 100MU/min、200MU/min、400MU/min、600MU/min)下进行 3 次辐照并测量,记录剂量测量结果,验证机器跳数(MU)线性

续表

检测项目	检测方法
A.7　楔形因子稳定性	机架和准直器旋转至 0°，射野尺寸为 10cm×10cm，SSD=100cm；将电离室置于固体水模下 10cm 射野中心处；加速器每次出束 100MU，分别记录开野及各角度楔形野的剂量读数；计算两者的比值（楔形野/开野），与基准值的偏差应满足性能要求
A.8　EPID 沿射线源到探测器（SDD）方向运动到最大范围时的到位精度	机架和准直器旋转至 0°；将 EPID 置于 X 轴方向 0cm，Y 轴方向 0cm，Z 轴方向 0cm 处，在 EPID 粘贴白色胶带，并描出光野十字线投影；将 EPID 沿 Z 轴方向移到最大运动范围处，测量此时光野十字线投影在 X/Y 轴方向与原来白色胶带上标记的偏差，其数值应满足性能要求

（三）螺旋断层放疗系统的日常质量控制检测项目与标准（表 1-10）

表 1-10　螺旋断层放疗系统的日常质量控制检测项目与标准

频次	检测项目	性能要求
日检	静态输出剂量	±2%
	红激光灯指示准确性	±1mm
周检	旋转输出剂量	±4%
	射线质（百分深度剂量，PDD）	±3%
	后墙激光灯 X 轴、Z 轴方向偏移	距离 ±1mm，角度 ±1°
	头顶激光灯的旋转及在 Y 轴方向的偏移	旋转 0.3°，距离 ±1mm
	绿激光灯指示虚拟等中心的准确性	±1mm
月检	横向截面剂量分布曲线	±3%
	纵向截面剂量分布曲线	±1.0mm
	治疗床的水平度	±0.5°
	治疗床移动准确性	±1mm
	治疗床的沉降偏差	5.0mm
	几何精度	±1mm
	图像均匀性	25Hu
	空间分辨率	1.6mm
	图像噪声	中心 50～70Hu，外围 25～35Hu
	密度分辨率	目测能看到所有的密度插棒
	成像剂量	3cGy
	CT 值线性	水 30Hu/肺、骨 50Hu

续表

频次	检测项目	性能要求
季度检	叶片打开和机架旋转同步性	±1°
	床移动和机架旋转同步性	±1mm
年检	射线源在 X 轴方向的偏移	±0.34mm
	铅门在 Y 轴方向与射线源一致性检测	±0.3mm
	铅门在 Y 轴方向与机架旋转平面的偏移	±0.5mm
	射野中心［多叶准直器（MLC）对称性］	±0.5mm
	MLC 扭转和横向偏移	±0.5° 和 ±1.5mm
计划验证	点剂量验证	±3% 为验证通过,超过 ±5% 不能用于临床治疗患者
	剂量分布验证	剂量 3%、距离一致性（DTA）3mm,10% 剂量阈值时伽马通过率应大于 95% 为验证通过;低于 90% 不能用于临床治疗患者

（四）螺旋断层放疗系统质量控制检测方法（表 1-11）

表 1-11　螺旋断层放疗系统质量控制检测方法

检测项目	检测方法
静态输出剂量	设置机架角度为 0°,照射野为 40cm×5cm 或 10cm×5cm;将矩形平板等效固体水模水平放置于治疗床上,模体中剂量测量点中心与虚拟等中心对准,调整源皮距（SSD）为 85cm;将 A1SL 电离室置于矩形平板等效固体水模表面下 1.5cm 深度处,并与 Tomo Electrometer 剂量仪连接,剂量仪完成 5min 预热,进行温度和气压校正,加 ±300V 偏转电压(说明:手册上是要求 +300V 电压,实际上只要保证日常质控时电压与电离室校准检测报告上所用的正负电压一致即可),清零等待出束;执行静态输出剂量测量计划（机架角度 0°、照射野为 40m×5cm 或 10cm×5cm）,记录 Tomo Electrometer 剂量仪读数;结合测量仪器检定或校准因子等参数计算模体参考点的吸收剂量
红激光灯指示准确性	将红激光灯置于初始位置,距虚拟等中心 ±20cm 范围内,检查与绿激光灯的重合度
旋转输出剂量	在圆柱形模体上设计螺旋断层计划;调取该放疗计划,将圆柱形模体放置在治疗床上,按照激光灯指示进行精准摆位;将 A1SL 电离室置于模体测量位置,并与 Tomo Electrometer 剂量仪连接;执行治疗计划进行照射,记录 Tomo Electrometer 剂量仪的读数,结合测量仪器检定或校准因子等参数计算出模体参考点的吸收剂量

续表

检测项目	检测方法
射线质（百分深度剂量，PDD）	设置机架角度为 0°，照射野为 40cm×5cm；将专用扫描水箱或矩形平板等效固体水模放置于治疗床上，电离室有效测量点与机器虚拟等中心对准完成精确摆位，调整源皮距为 85cm；测量并获取 40cm×5cm 照射野的百分深度剂量曲线，或在矩形平板等效固体水模上获取模体表面下 10cm 和 20cm 处的剂量测量值
后墙激光灯 X 轴、Z 轴方向偏移	将设备自带的圆柱形等效固体水模放置在治疗床上，固体水模中心与绿激光灯对齐，调取激光灯校准计划扫描兆伏级 CT（MVCT）后进行图像配准，确定绿激光灯在 Z 轴和 X 轴方向上的偏移
头顶激光灯的旋转及在 Y 轴方向的偏移	将胶片放置到 5cm 平板等效固体水模上，确保胶片处于等中心高度，标记好头顶激光灯位置，再放上 1cm 建成固体水模，选择预设计划自动进床扫描
绿激光灯指示虚拟等中心的准确性	模体法测量：使用测量模体，模体中心与绿激光灯对齐，扫描图像后进行配准，确定绿激光灯在 Z 轴和 X 轴方向的偏移 胶片法测量：在胶片上标记绿激光灯位置，进床 70cm 后实施照射，照射时 Y 轴照射野宽度为 1cm，测量绿激光灯在 Y 轴方向的偏移
横向截面剂量分布曲线	采用专用扫描水箱或其他测量工具（胶片、电离室矩阵等）进行测量，设置机架角度为 0°，照射野为 40cm×5cm、40cm×2.5cm 和 40cm×1cm，源皮距为 85cm；在 3 个照射野条件下分别测量出模体表面下 1.5cm 深度处的横向截面剂量分布曲线
纵向截面剂量分布曲线	使用扫描水箱或其他测量工具（胶片、电离室矩阵等）进行测量，机器机架角度固定为 0°，设置同一源皮距 85cm 处的 40cm×5cm、40cm×2.5cm 和 40cm×1cm 照射野；在 3 个照射野条件下分别测量出距模体表面1.5cm 深度处的纵向截面剂量分布曲线；分析并确定每条剂量分布曲线的半高宽，同时与治疗计划系统建模时的剂量分布曲线进行对比
治疗床的水平度	在治疗床无负重情况下，使用水平尺分别测量治疗床头部、中段和尾部的水平度
治疗床移动准确性	在治疗床无负重情况下，在治疗床上标记出虚拟等中心位置；通过控制面板控制治疗床运动，将治疗床进出 50cm、升降 20.0cm 和左右移动 2.0cm；用钢板尺分别测量该标记点偏离激光灯的距离
治疗床的沉降偏差	在治疗床无负重的情况下，将模体摆在治疗床床头，中心与绿激光灯对齐，扫描 MVCT。测量模体从虚拟等中心到机架等中心的沉降距离
几何精度	对确定尺寸的立方模体进行 MVCT 扫描（扫描参数与日常患者扫描参数相同），调整合适的窗宽、窗位；测量立方模体 MVCT 图像的长度，将其测量值与标准值进行比较

续表

检测项目	检测方法
图像均匀性	扫描圆柱形模体或内插有均匀插件的圆柱形虚拟水模体(扫描参数与日常患者扫描参数相同),选取均匀层面 MVCT 图像;调整合适的窗宽、窗位;分别在模体图像靠近边缘的上下、左右方向和中心区域选取直径为 1cm 的感兴趣区域;读取 5 个感兴趣区域的像素平均值和标准值差
空间分辨率	扫描内插成排高对比度测试棒的圆柱形模体(扫描参数与日常患者扫描参数相同),找到出现线对的 MVCT 图像,如能分辨第三排线对(由粗到细),即空间分辨率达到 1.6mm
图像噪声	扫描圆柱形模体进行图像噪声测试(扫描参数与日常患者扫描参数相同),选取圆柱形模体均匀密度区域中边长为 15cm 的正方形区域,测量出该区域的 CT 值与标准差;用感兴趣区域中均匀物质 CT 值的标准差除以对比度标尺
密度分辨率	扫描插入不同密度的测试棒圆柱形模体(扫描参数与日常患者扫描参数相同),找到出现测试棒的 MVCT 图像,目测能看清所有不同密度测试棒,剂量要和测量 CT 剂量指数时的值保持一致
成像剂量	将圆柱形模体放置于治疗床上,分别将 A1SL 电离室置入模体中心及周边感兴趣点;选择 1、2 和 3 三种螺距分别以"normal"模式进行扫描,扫描长度设置为 108mm、156mm 和 204mm。完成 MVCT 扫描后记录剂量仪读数
CT 值线性	扫描插入不同密度的测试棒圆柱形模体(扫描参数与日常患者扫描参数相同),扫描后调整合适的窗宽、窗位。采用边长为 2cm 的正方形感兴趣区域分别读取各个不同密度插棒的像素值,并计算标准差
叶片打开和机架旋转同步性	设置铅门宽度 2.5cm,螺距比为 0.1,治疗床沿机架进床方向移动 10cm 的测试程序;在治疗床上轴向(X-Z 轴平面)放置两张胶片,从虚拟等中心沿着 Y 轴方向 ±3cm 处采用三明治式将两张胶片夹在其中,机架角度为 0°、120° 和 240°,打开多叶准直器(MLC)中间 32 号和 33 号两个叶片。机架旋转期间在 0°、120° 和 240° 处打开中心叶片,床驱动 Y 轴方向,床面上相隔 6cm 轴向放置两张胶片
床移动和机架旋转同步性	将胶片放置在床面上加 1.5cm 建成,在胶片上标记激光灯位置;旋转照射的参数设置为 1cm 的射野宽度,螺距为 1,旋转 13 圈;控制 MLC 设置第 2、第 7 和第 12 圈时打开所有叶片并旋转半圈
射线源在 X 轴方向的偏移	利用机载 CT 探测器采集照射曲线,奇数叶片打开的照射曲线和偶数叶片打开的照射曲线数据与全部叶片打开的照射曲线的数据进行归一;射线源在 X 轴方向上的偏移测试主要利用 MLC 的(凹凸)槽效应进行,通过专用软件完成对称性的分析

续表

检测项目	检测方法
铅门在 Y 轴方向与射线源一致性检测	确保射线源始终保持在射野中心，通常使用 A17 电离室进行检测；更换或移动部件影响到该校准时都需要进行该项测试；设置 Y 轴方向铅门宽度为 2mm；分别对铅门在 Y 轴方向偏移 ±24mm、±20mm、±15mm、±10mm、±5mm、0mm 进行照射；各个位置的电离室读数作为离轴函数，用抛物线拟合数据；射线源的位置为抛物线的峰值
铅门在 Y 轴方向与机架旋转平面的偏移	机架设置为 0°，胶片置于固体水模之间（深度为 2cm）；胶片位于机器治疗等中心下方 23cm 处，采用 40cm×1cm 射野（中心轴左侧 MLC 全部打开，另一侧 MLC 全部遮挡）进行照射；将机架旋转至 180°，采用相同预设条件对胶片进行第二次照射；用扫描仪扫描胶片，主要确保治疗射野的中心横断面轴与旋转轴垂直相交
射野中心（MLC 对称性）	垂直于射野中心轴在源皮距为 85cm 处放置一张胶片，上置固体水模，建成厚度为 1~2cm。设置以下两个不同照射条件进行胶片照射：准直器 2.5cm，序号为 11~18、29~36 和 47~54 的叶片打开；准直器 5cm，序号为 2~9、20~28、38~45 和 56~63 的叶片打开
MLC 扭转和横向偏移	将测量胶片放置于机架等中心平面，源轴距（SAD）：85cm；机架角度：0°，打开 27 号、28 号、32 号、33 号 MLC 叶片；机架角度：180°，打开 27 和 28 号 MLC 叶片。确定中间照射野的中心和两侧照射野的中心距离偏差在 ±1.5mm 以内，MLC 扭转应在 ±0.5° 以内

（丁生苟 刘吉平 陆惠忠）

第二章

鼻咽癌放射治疗技术操作规范

第一节 放疗前的准备与宣教

一、鼻咽癌放疗的不良反应

（一）早期放疗反应

早期放疗反应是治疗开始后 90 天内发生的急性反应。

1. 早期全身反应 临床表现为头晕、失眠、乏力、恶心呕吐、味觉异常等，一般全身反应较为轻微，无须特殊处理，对个别反应较重者可对症处理。

2. 早期局部反应

（1）皮肤急性反应：在放疗中颈部皮肤会出现急性放射性皮炎，表现为皮肤红斑、瘙痒、灼热感、色素沉着、表皮起水疱、血清渗出、脱皮甚至溃疡性皮炎。

（2）口腔、口咽黏膜急性反应：临床表现为口干、咽痛、干咳、口咽内黏膜充血、伪膜形成溃疡、出血甚至脓性分泌物。

（3）腮腺急性反应。

（二）后期放疗反应

1. 口腔干燥

2. 放射中耳炎 临床表现为耳鸣，听力减退，严重者失聪。

3. 放射性下颌关节炎 临床表现为张口困难、张口疼痛、门齿距变窄等。

4. 放射性颈部皮肤萎缩和肌肉纤维化 临床表现为皮肤表层变薄、萎缩、色素减退呈花斑样改变，皮下组织纤维化。

5. 放射性龋齿 临床表现为牙质疏松、碎裂、变黑。

二、饮食指导

清淡饮食为主，注意补充高蛋白、高能量以及高纤维素食物，放疗期间出现吞咽困难等症状，可采用半流质或流质食物，少食多餐。放疗期间应保持口腔清洁。

三、注意事项及心理干预

放疗师应提供适当的心理支持，使患者及家属更好地了解鼻咽癌放疗相关知识，缓解紧张焦虑的情绪，提高患者的就医依从性。

心理干预要点如下：

（1）使用流程示意图介绍放疗流程（图 2-1）。

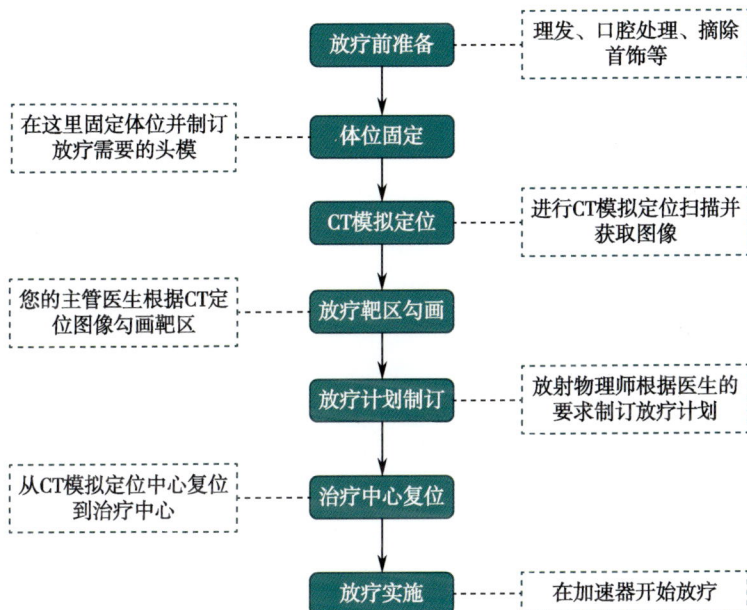

图 2-1　放疗流程示意图

（2）对放疗各个具体环节采用通俗易懂的语言进行讲解，消除患者恐惧心理。

（3）嘱咐患者在治疗期间应加强营养，保持体重稳定。

（4）机房环境应保持整洁、明亮，可播放音乐缓解患者的紧张情绪。

（5）初次治疗时告知患者的内容主要包括：①向患者简述加速器的工作原理；②嘱患者出现身体不适时使用报警铃或肢体动作示意；③预约放疗时间以维持放疗秩序；④出现放疗并发症的处理办法；⑤可能出现的意外情况（如机器故障、停电、坠床、呕吐等）及其应急处理。

（6）及时与患者进行交流，了解患者的病情变化，患者出现负面情绪时给予心理支持。

（7）疗程结束时应指导患者康复知识并提醒定期复查。

第二节　体位固定

鼻咽癌的放疗体位固定主要有：头颈肩热塑膜＋传统标准头枕固定、头颈肩热塑膜＋水活化枕固定、头颈肩热塑膜＋传统靶型真空垫固定、头颈肩热塑膜＋发泡胶个体化适形固定等。其中发泡胶固定适形度和精确度更为理想，可做到高度个体化适形。另外也可以在以上固定方式基础上再加上口腔支架咬合器以减轻口腔反应、保护味觉,且能减少头颈部的摆位误差,更好地控制下颌的仰度。传统的口腔支架有瓶塞、修剪后的口咽管等,目前个体化的口咬器装置有热塑型口咬器(图2-2)、牙模型口咬器(图2-3)、3D打印口咬器等。鼻咽癌体位固定方式的选择基本原则是兼顾舒适性、重复性、精确度以及成本支出。

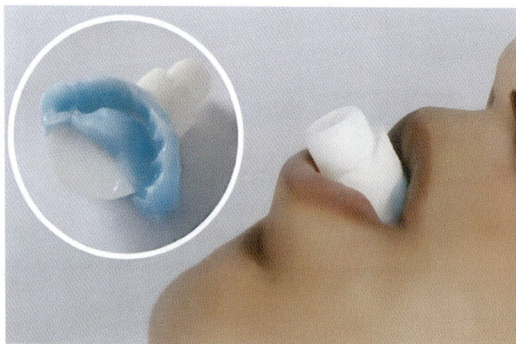

图2-2   热塑型口咬器

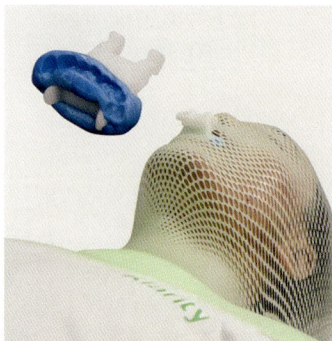

图2-3   牙模型口咬器

一、体位固定前准备

(1)头发:尽量剪短。

(2)衣着:单件低领口的棉质薄内衣,暴露颈部及锁骨区域的皮肤。

(3)口腔处理:去除金属牙冠,拔除龋齿残根、活动的智齿等。

(4)装饰附件:摘掉首饰。

(5)核对患者的信息及确认医嘱信息。

二、体位固定实施

使用个体化适形垫或口腔支架的需要在热塑膜制作前准备妥当。

(1)摆好头颈肩底板后将底板的正中标识线与纵轴激光线重合。

(2)面罩联合传统头枕固定方式流程:①选择与患者颈部生理曲度相似的头枕。②由治疗师托住患者的颈部,协助其缓慢躺下。嘱患者双手放于体侧,掌心贴大腿两侧。

三、面罩联合发泡胶垫固定方式

1. 发泡胶头垫制作

(1)放置固定板(图2-4)。

(2)在固定板上放置限位边框(图2-5)。

(3)在限位边框内放置固定塑料薄膜袋(图2-6)。

(4)固定泡沫头枕及泡沫垫(图2-7)。

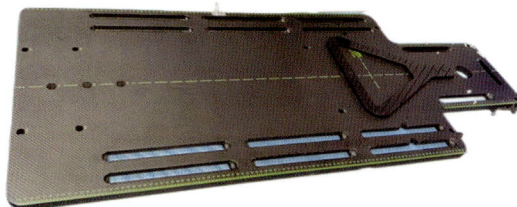

图 2-4 头颈部固定板

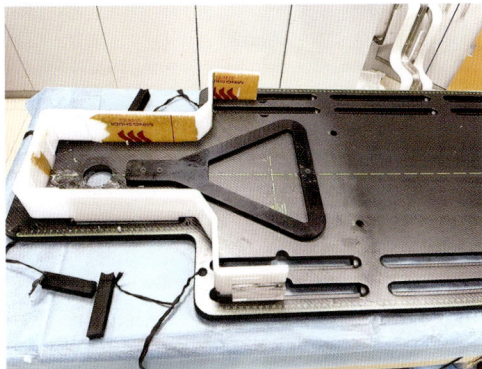

图 2-5 限位边框

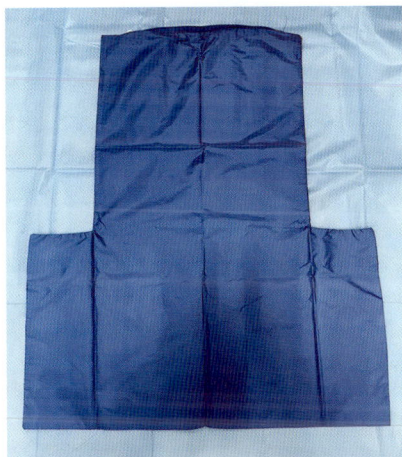

图 2-6 塑料薄膜袋

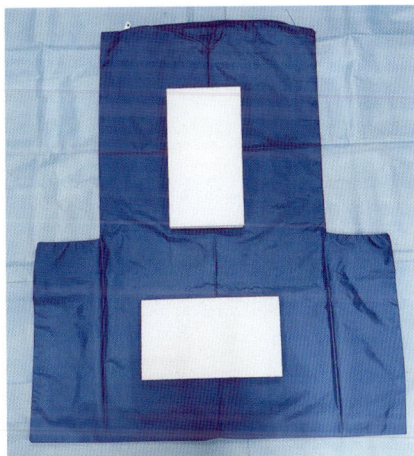

图 2-7 泡沫垫

（5）预摆体位：调整患者体位，使其舒适、自然。肩部顶着固定框架，调整好位置后，嘱患者保持原来位置（图 2-8）。

（6）混合液体：将发泡胶 B 料匀速倒入 A 料中，密封后，均匀摇晃 10 秒，反应剂与催化剂的比例保持 1∶1（图 2-9）。

（7）混合物的投放：将混合好的液体倒入薄膜袋中，并慢慢抹均匀（图 2-10）。

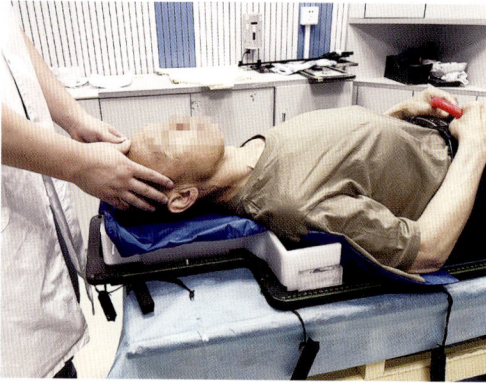

图 2-8　预摆体位

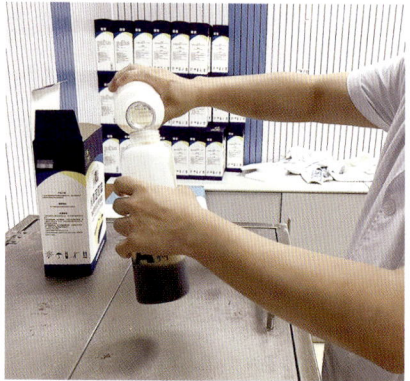

图 2-9　混合液体

（8）塑形：待发泡胶膨胀，让患者按照预摆体位躺好，等待发泡胶塑形、固化，然后修整切除周围多余的边角料（图 2-11）。

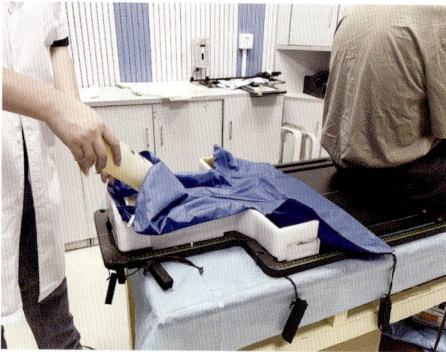

图 2-10　混合物的投放

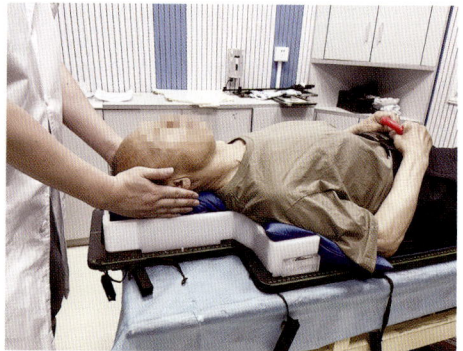

图 2-11　塑形

2. **口腔支架使用**　若需要使用口腔支架，制作热塑面罩时应先准备好并咬合在口中，并训练患者正确使用口腔支架（图 2-12）。

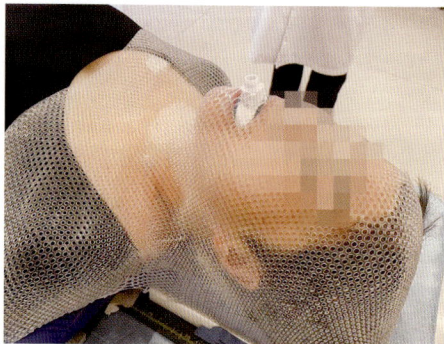

图 2-12　口腔支架

3. 热塑面罩制作

（1）摆位：让患者躺在成形的发泡胶垫上，先利用激光灯使患者身体正中线与纵向激光线重合，两侧外耳孔在同一水平面，下颌稍稍上仰，双肩放松，双臂自然下垂，尽量舒适接近自然状态。

（2）塑形

1）将热塑膜材料放置于 70℃ 恒温水箱中静置，待其完全透明软化后取出。也可采用低温加热烤箱代替水箱来软化热塑膜，如图 2-13 所示。

2）取出热塑膜后置放于工作台面的浴巾上，用毛巾擦拭热塑膜表面水分，如图 2-14 所示。

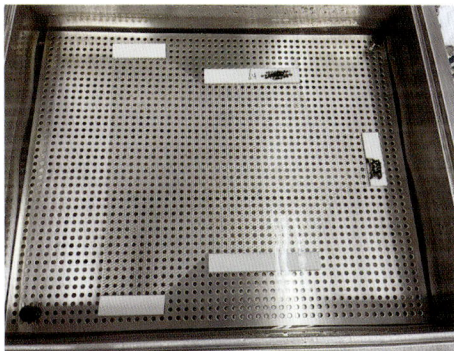

图 2-13　软化热塑膜

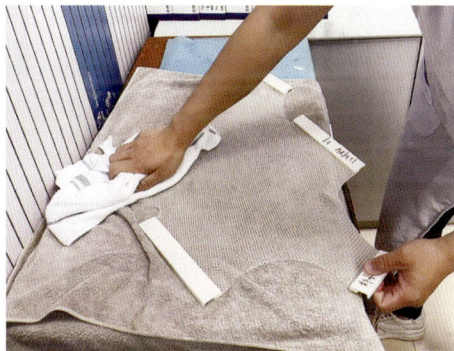

图 2-14　擦拭水分

3）提醒患者后将软化的热塑膜迅速地覆盖在患者头面颈部相应的部位，由两名治疗师配合将热塑膜固定栓固定到体位固定架的底板上，如图 2-15 所示。

4）在热塑膜冷却成形前，反复轻压患者轮廓明显部位的热塑膜，确保热塑膜的成形与患者体表轮廓一致，尽量避免两者间形成空隙，如图 2-16 所示。

（3）晾膜：让热塑膜冷却 15～20 分钟，待热塑膜完全硬化成形后释放固定卡扣，制作完成。

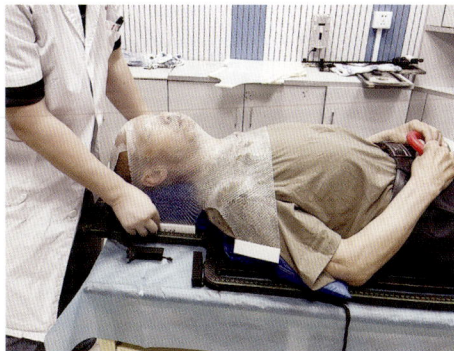

图 2-15　固定热塑膜

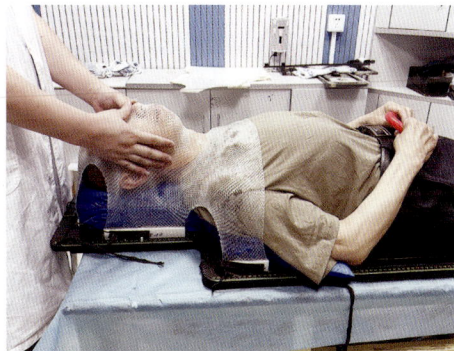

图 2-16　塑形

（4）标记信息：在热塑膜和发泡胶固定垫指定位置标记患者具体信息，如图 2-17 所示。

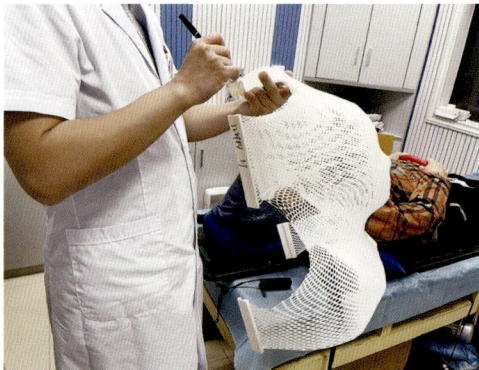

图 2-17　标记患者信息

第三节　模 拟 定 位

一、CT 模拟定位

（一）CT 模拟定位前准备

1. 向患者介绍 CT 定位的目的和过程，包括使用固定器时的体位要求和定位床移动的安全性等。

2. 患者的头发、衣服、义齿及补偿体等按体位固定时的要求实施准备。

3. 做增强扫描的患者还需要询问药物过敏史及基础疾病情况等，向患者说明注入碘对比剂后身体发热的情况，如遇不适需要向工作人员示意，立即暂停扫描。

（二）CT 模拟定位的体位固定及摆位

1. 将体位固定装置底板置于 CT 定位床板上，并利用摆位激光对齐方式把体位固定装置摆正。

2. 将患者使用的枕头或发泡胶固定垫放在固定装置的相应部位，指导患者背向 CT 机架坐到定位床上，待其坐正后，治疗师扶住患者背部协助其慢慢躺下，仔细调整患者位置，使其与头枕或固定垫吻合。

3. 给患者戴上头颈肩热塑膜，嘱患者轻微移动下颌和颈部位置，调整热塑膜与患者轮廓使其贴合，检查患者头颈肩各部位外轮廓与热塑膜是否吻合，如完全贴合，则由两名治疗师配合将热塑膜扣好。

4. 将摆位激光系统复位归零，调整体位固定架使者正中矢状线与纵轴激光线对齐。调整定位床的位置，使三个激光十字交叉点尽可能落在鼻咽靶区中心附近且面罩表面处于相对较平的区域。

5. 在三个十字交叉点区域贴上胶纸并用记号笔画上十字标记线、放置"T"形条或圆形金属小球作为标记点，并使其与激光线完全重合，如图 2-18、图 2-19 所示。

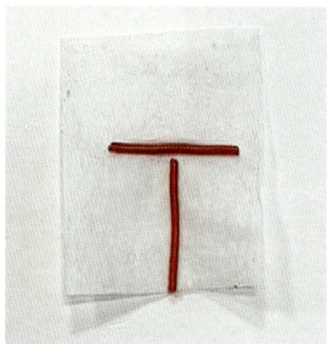

图 2-18　"T"形条

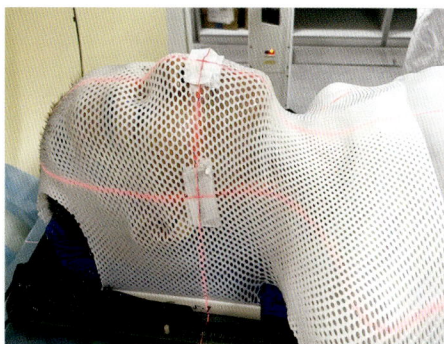

图 2-19　十字标记线

6. 将 CT 检查床值归"零"，打开 CT 内置激光，将检查床移入 CT 机架内，进出床值进到 −600，使粘贴的"T"形条与 CT 内置激光重合，回到操作室进行检查。

（三）CT 模拟定位的扫描及图像传输

1. 在 CT 控制系统中输入患者信息，对患者进行建档，设定头颈部扫描程序，设置扫描体位（一般为仰卧位，头先进），先在 −600 层面进行轴扫，确认三个"T"形条都在同一扫描平面且两侧"T"形条标记的连线平行于 CT 床面后，将床进到 −900 左右，获取患者扫描部位冠状面 CT 定位图像（成像范围包括头顶至锁骨下 5cm 区域）。

2. 根据医嘱在冠状面定位图像上设置扫描范围。如果医嘱没有特别要求，一般扫描范围从额窦上缘到锁骨头下 2cm，另外确保扫描扩展视野（FOV）足够包括患者肩部最宽处，以保证患者轮廓完整性。如果后续是采用 TOMO 治疗的患者，则 CT 扫描时的 FOV 应把 CT 床也包含进去，如图 2-20 所示。

3. 设置 CT 的层厚和层距为 3mm，并注意选择起始扫描层面与等中心标记层面的距离，是 3mm 的倍数，以确保等中心标记点刚好落在扫描层面。

4. 扫描参数一般设置为管电流 200～250mAs，管电压为 120kV/140kV，对于未成年人应酌情降低管电压到 60～120kV。

5. 鼻咽癌 CT 定位一般采用平扫加增强，先采集平扫图像，后采集增强扫描图像，平扫和增强都采用同一坐标系，扫描过程中严密观察患者情况。

6. 进行增强 CT 扫描前，需要启动高压注射器，通过静脉注入碘对比剂。成人注射速率为 2.0ml/s，儿童一般为 1.0ml/s；成人对比剂使用量为 80ml，儿童用量不超过 2.0ml/kg；鼻咽癌 CT 定位的扫描延迟一般为 38～45 秒，扫描过程中严密观察患者情况、观察高压注射器压力曲线。扫描结束后，再次确认 CT 影像上三个铅条标记位于同一层面。

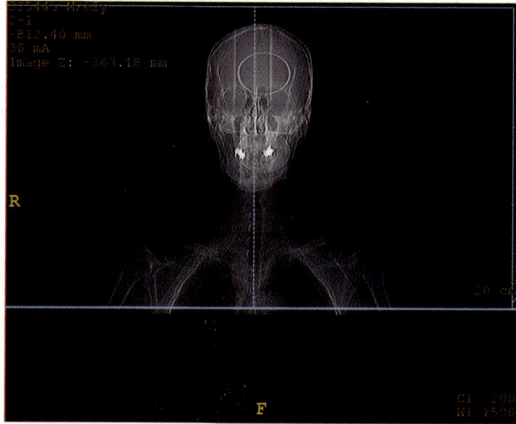

图 2-20   扫描范围

7. 扫描结束后应安置好患者,嘱其保管好固定装置。在候诊区休息观察 30 分钟,确认没有 CT 对比剂的不良反应后方可让患者离开。

8. 扫描后的图像经系统自动重建后,检查图像是否符合要求,确认无误后按科室要求通过 DICOM 系统将图像资料传输到放疗网络服务器。

9. 按要求在纸质或信息系统中填写好定位记录。

二、MRI 模拟定位

与 CT 相比,MRI 对软组织分辨率高,更能清晰准确地显示鼻咽部正常解剖结构以及肿瘤浸润范围和淋巴结转移情况等,是鼻咽部肿瘤首选成像方式。放疗专用的 MRI 模拟定位机,配备有与 CT 模拟定位机及加速器形状相同但材质不同的体位固定板,确保患者在图像采集与治疗时拥有相同的固定体位,有助于提高 CT/MRI 图像配准融合的精度以及靶区勾画的精度。

（一）鼻咽癌 MRI 扫描前准备

与 CT 模拟定位基本一样,唯一不同的是 MRI 扫描前应进行严格的安全检查,确认患者身上没有金属类物品,同时告知患者在扫描过程机器会发出刺耳的噪声,可提前为其佩戴降噪耳塞。

（二）鼻咽癌 MRI 模拟定位扫描

1. **患者摆位**   鼻咽癌患者进行 MRI 模拟定位时,一般采用头先进、仰卧位。患者仰卧在 MRI 扫描床上,根据体位固定的要求,使用相应的体位固定装置对患者进行精确摆位。

2. **线圈选择与放置**   鼻咽癌患者 MRI 模拟定位成像时,可以单独采用体部线圈进行信号采集,也可以采用分离式柔性线圈进行信号采集。

3. **扫描**   选择相应的扫描序列进行扫描,扫描时采用横断位扫描,AP（前后）、

HF（头脚）、LR（左右）三个方向均不加角度，以便于与CT模拟定位图像做刚性融合，扫描范围与CT一致。

第四节　治疗中心复位

一、X线模拟定位机复位验证

（一）检查前准备
向患者解释模拟定位机复位的步骤和重要性，以便患者更好地配合。

（二）模拟定位机摆位及验证

1. 按照CT模拟定位时的摆位要求，根据热塑膜上的三个十字标记，利用激光定位系统为患者摆位，摆位方法与CT定位时一样，确认机架旋转路径无障碍物，机架旋转不会与患者和定位床发生碰撞。

2. 离开定位机房，关上防护门，确保定位机房内只有患者本人，并核实定位床上患者的安全。

3. 在模拟定位工作站输入患者信息，按放疗计划输入模拟复位的参数，有条件的医院可以利用信息化手段通过网络直接调出复位计划，自动执行机器参数再进行核对确认即可。

4. 在机架0°时，进行曝光，获取正位X线影像，与工作站传输的数字重建放射影像（digitally reconstructed radiograph，DRR）正位图像进行比对，如图2-21所示。

5. 旋转机架至90°，进行曝光，获取侧位X线影像，与治疗计划工作站传输的DRR侧位图像进行比对，如图2-22所示。

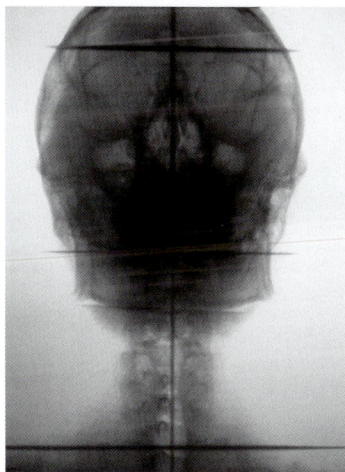

图2-21　正位X线影像

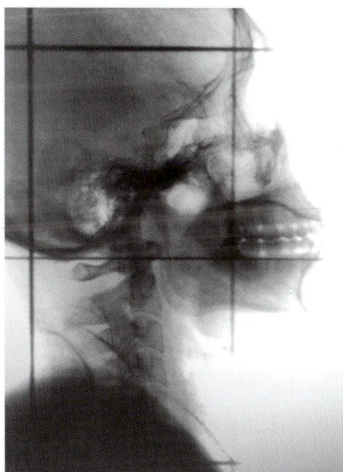

图2-22　侧位X线影像

6. 通过正侧位图像观察等中心的一致性和射野内各部位骨性标志的重合性，现场由医生在线确认无误后将影像资料保存到服务器，也可由治疗师将复位图像传输至放疗信息系统由医生离线进行审核确认。

7. 在确认模拟定位机拍摄的正、侧位影像与治疗计划的 DRR 正、侧位影像的误差在允许范围内后，在热塑膜上重新标注出治疗等中心的三个十字标记，此为治疗中心。

8. 如果模拟定位机拍摄的正、侧位影像与治疗计划的 DRR 正、侧位影像误差超过允许的范围，应告知临床医生查找原因。

9. 按要求在纸质或信息系统中填写好复位记录。

二、CT 模拟定位机验证

（一）检查前准备

向患者解释模拟定位机复位的步骤和重要性，以便患者更好地配合。

（二）CT 模拟定位机上复位及扫描

1. CT 模拟定位机上复位，摆位与定位时一样，从网络直接调出治疗计划的复位数据，由激光灯系统自动执行移位（X 轴、Z 轴数据由激光灯系统自动漂移，Y 轴数据需要手动移床）。

2. 在热塑膜上重新标注出治疗等中心的三个十字，并在三个十字中心贴上铅点标记，如图 2-23 所示。

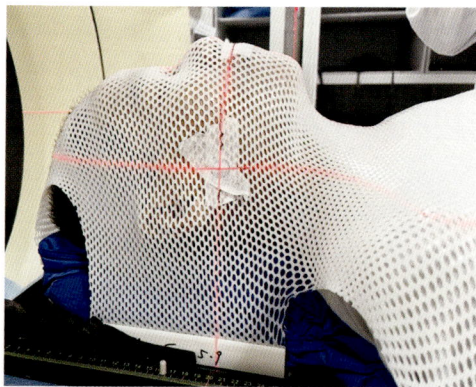

图 2-23   铅点标记

3. 扫描采用平扫，范围比定位时短，能包含靶区即可。扫描参数一般设置为管电流 200～250mAs，管电压为 120kV/140kV，对于未成年人应酌情降低管电压到 60～120kV。

4. 进入 Tumor Loc 工作站，比对复位的靶区中心层面与放疗计划的靶区中心层面的 CT 图像是否一致，0°和 90°的射野方向视图（BEV）与治疗计划的 DRR

正、侧位影像的误差是否在允许范围内。现场由医生在线确认无误后将影像资料保存到服务器，也可由治疗师将复位图像传输至放疗信息系统由医生离线进行审核确认。

5. 按要求在纸质或信息系统中填写好复位记录。

第五节　放 疗 实 施

一、直线加速器放疗实施

（一）治疗前信息的确认

1. **患者信息**　病历号、姓名、性别、年龄、诊断等。

2. **摆位信息**　患者治疗体位、体位固定方式、摆位特殊情况说明等。

3. **处方信息**　处方剂量、照射野机器跳数（MU）、次数、照射方式等。

4. **照射野参数**　照射野等中心参数、照射野数目、机架角度、准直器角度、治疗床角度、放射线性质和能量等。

5. **照射野装饰物**　组织补偿器、楔形板、铅挡等。

6. **治疗计划**　放疗计划是否已审核、放疗计划是否已验证、是否与纸质治疗单一致等。

7. **图像导入**　将患者的定位参考图像导入位置验证系统。

（二）治疗前患者的准备

治疗时需要耐心向患者交代注意事项，尤其是首次治疗的患者。

1. 治疗过程中不要紧张，保持放松，不能移动。

2. 在治疗中如有不适请举手示意或者按报警器。

3. 整个疗程中照射野内的皮肤尤其是颈部皮肤要保持干燥，不要用热水烫洗。

4. 告知患者一些常见的放疗反应及注意事项。

（三）治疗实施

1. **摆位和体位固定**

（1）需要至少两位放疗师共同参与。

（2）检查加速器机架是否在0°位置或适合摆位的角度，治疗床是否归零。

（3）按照处方放置固定底板和固定装置，确保放平放正。

（4）检查热塑膜、固定垫或枕头是否属于患者本人，热塑膜的标记线是否清晰完整。

（5）患者仰卧在固定垫或头枕上，双手置于身体两侧，双肩放松，保证头部、颈部、肩部与固定垫或头枕尽量契合。

（6）移动治疗床，使鼻中隔与顶部激光线重合。

（7）检查患者眼眶上缘是否在同一水平线，双侧外耳孔与床面距离相等。

（8）双手撑开热塑膜经患者面部上方垂直向下包住头部，确认鼻尖、面部、颈部、肩部与热塑膜贴合紧密，将热塑膜的卡条卡入固定底板。

（9）移动治疗床，使热塑膜上的治疗中心线与激光线完全重合。

（10）根据需要伸出锥形束 CT（CBCT）装置或者电子射野影像系统（EPID）探测板。

（11）完成后回到控制室开始操作。

2. **位置验证**　根据医院的实际情况选择 EPID 验证或者 CBCT 验证。

（1）EPID 验证

1）伸出 EPID 探测板，如图 2-24 所示。

2）确认安全，离开治疗机房。

3）设定匹配区域。

4）控制室获取正位和侧位千伏级 / 兆伏级图像。

5）与参考影像（DRR）匹配并获取摆位误差值（执行自动或手动配准，自动配准必须人工确认）。

6）分析产生误差的原因，确保位置符合临床要求。

7）按照误差值移动治疗床进行校正。

8）收回影像探测板。

（2）CBCT 验证

1）确保患者的定位参考图像已导入位置验证系统。

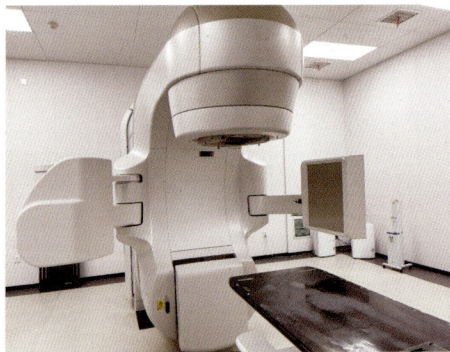

2）伸出 CBCT 影像仪支撑臂和探测板，如图 2-25 所示。

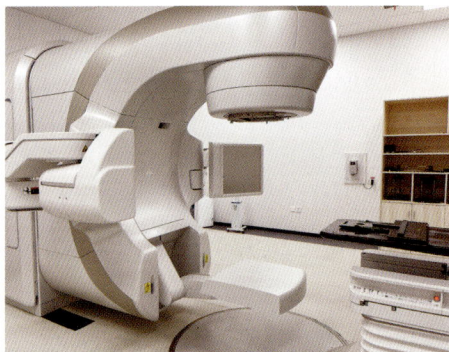

图 2-24　EPID 探测板　　　　　图 2-25　CBCT 影像仪支撑臂和探测板

3）设定配准范围。前界：鼻尖；后界：枕骨；上界：眉弓；下界：第 5 颈椎。配准方式以骨性配准或手动配准。

4）设定鼻咽部扫描参数和重建图像参数。

5）按照扫描参数行 CBCT 扫描，并审核采集的 CBCT 图像。

6）进行在线匹配，获取误差值。

7）分析误差值的产生原因，确保符合临床位移要求。

8）根据匹配结果的误差值移动治疗床修正摆位误差（首次治疗的患者需要主管医生、物理师、治疗师同时在场确认匹配结果）。

9）收回影像仪支撑臂和探测板。

3. 实施照射

（1）复核输入加速器的患者信息，包括姓名、性别、病历号、照射野信息等。

（2）选择正确的照射计划和照射野。

（3）开始治疗并通过监视器密切观察患者治疗过程中的情况。

（4）治疗结束后进入机房，机架和治疗床归零位。

（5）降低床高度并解开面罩的卡条，双手撑开面罩从患者的面部正上方垂直向上取下面罩。

（6）协助患者起身和下床，穿好衣物，离开治疗室，治疗师走在最后。

（7）在纸质治疗单上记录本次治疗信息，包括本次照射的日期、次数、照射剂量、执行人等。

二、TOMO 加速器放疗实施

（一）MVCT 验证

TOMO 系统的图像引导方式是通过兆伏级 CT（MVCT）实现的，通过在治疗体位下采集的 MVCT 图像与计划 CT 参考图像进行在线配准，计算位置误差，确认治疗位置精度。以 Accuray 公司的 TOMO HD 操作系统为例，具体步骤如下：

1. 选择 MVCT 影像扫描范围。鼻咽癌 MVCT 扫描的解剖区域包括完整的原发灶靶区及淋巴引流靶区，采集螺距（acquisition pitch）常规建议选择正常（normal）标准的 CTrue 影像质量，重建间隔（reconstruction interval）选择 2mm 的切片间隔，如图 2-26 所示。

2. 准备 CTrue 影像扫描，确认扫描范围后系统可基于"计划设置"位置自动定位红色激光。准备好 CTrue 影像扫描后可前往患者的摆位。

3. 将治疗床移至卸载（unload）位置，并确保床面的横向位置已复位，核对患者的姓名及操作的程序类型。

4. 协助患者躺在治疗床上，叮嘱患者扫描和治疗过程中切勿移动，确保患者处于计划治疗位置的正确方向上，确认热塑膜、固定垫或枕头是否属于患者本人。

5. 根据热塑膜上的三个十字参考标记，利用红色激光定位系统按 CT 定位时的体位进行摆位和固定。

6. 确认患者定位正确，复位参考治疗床位置（referenced couch position）原点，然后将治疗床移至就绪位置，再前往"执行 CTrue 影像扫描"。

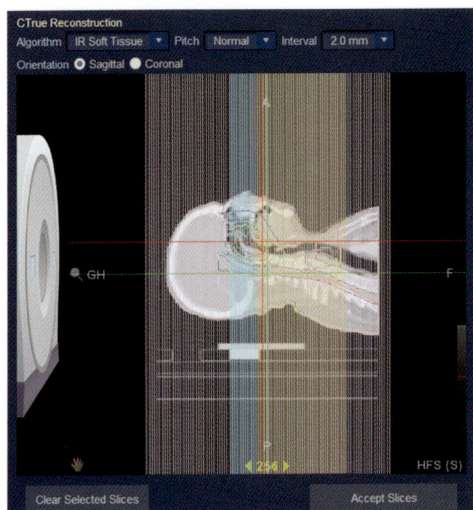

图 2-26　MVCT 扫描范围

7. 确保治疗室内只有患者，离开治疗室并关闭治疗室入口，执行 CTrue 影像扫描，如图 2-27 所示。

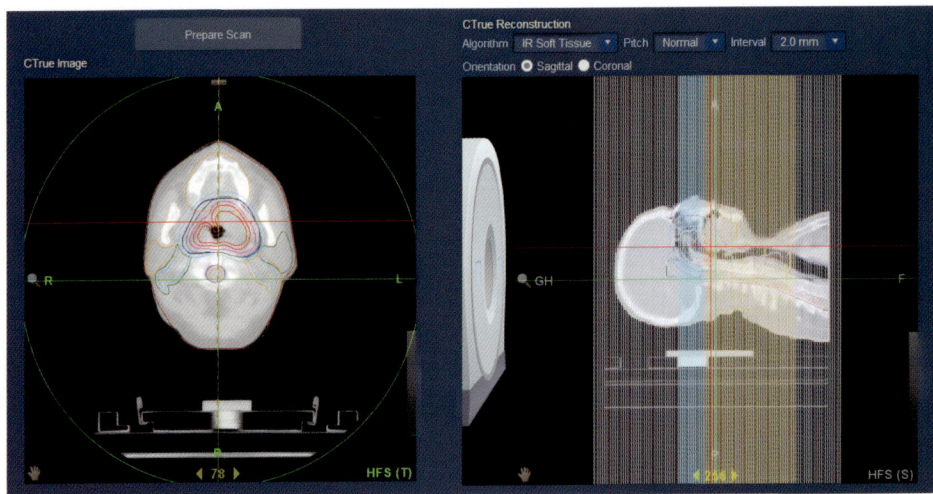

图 2-27　执行 CTrue 影像扫描

8. CTrue 影像扫描完成，前往"配准 CTrue 影像"。

9. 配准 CTrue 影像，将 CTrue 影像与参考影像对齐，对计划 CT 和 CTrue 影像体积的配准，可采用自动或者根据需要与手动配准相结合的方式进行图像配准，鼻咽癌患者选择骨性匹配参考进行配准，参数包含了 X 轴、Y 轴、Z 轴三个方向的线性和旋转误差，可在横断面、矢状面、冠状面的不同层面上分别进行确认配准结果，如图 2-28 所示。

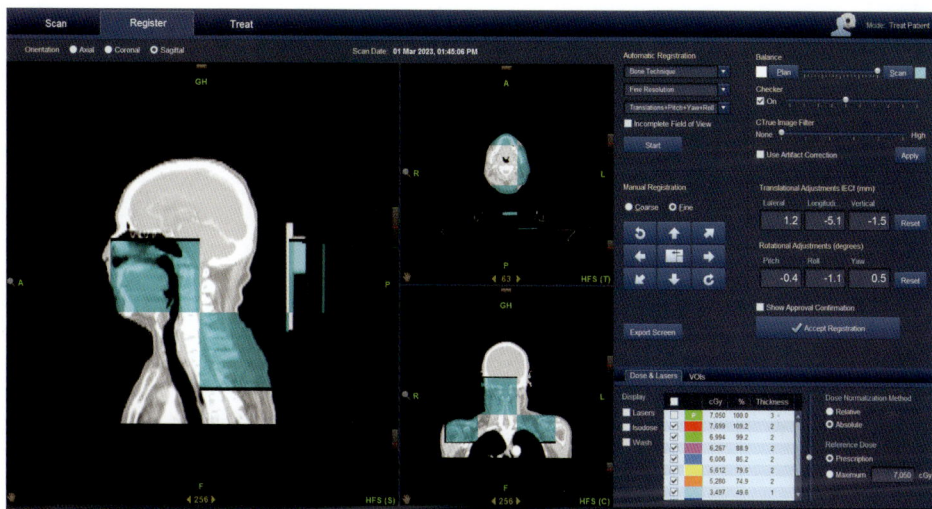

图 2-28　配准 CTrue 影像

10. 首次治疗进行配准时，需要主管医生和计划设计的物理师在场，与治疗师共同判断配准是否准确，确认后将误差记录登记在治疗报告里。

11. 鼻咽癌单次 MVCT 扫描的剂量大约为 3cGy，临床上允许在每次治疗之前进行 MVCT 的扫描而不影响治疗预期，因此建议在每次放疗前均执行 MVCT 扫描。

12. 在旋转误差方面的调整，roll（翻滚）的误差可以通过调整机架的起始出束角度进行调整，但是 pitch（俯仰）及 yaw（偏航）的误差无法调整，因此在 pitch 或 yaw 误差超过 3°时需要寻找误差原因并重新进行摆位，并再次行 MVCT 的扫描及位置验证。

（二）实施照射

1. 选择正确的治疗计划及分次。

2. 在 MVCT 位置配准后，对治疗程序应用配准调整，记录治疗床和患者的配准参数，红色激光基于配准调整移动，治疗床进行平移调整。

3. 调整好后将治疗床移至就绪位置。

4. 开始治疗并通过监视器密切观察患者治疗过程中的情况。

5. 治疗结束后进入机房，将治疗床移至卸载（unload）位置。

6. 解开面罩的卡条，双手撑开面罩从患者的面部正上方垂直向上取下面罩。

7. 协助患者起身和下床，穿好衣物，离开治疗室，治疗师走在最后。

8. 在纸质治疗单上记录本次治疗信息，包括本次照射的日期、次数、照射剂量、执行人等。

（林承光　许森奎　张　坚）

第一节　放疗前的准备与宣教

一、患者放疗前的准备

肺癌患者做放疗时，通常需要将上半身的衣物脱去，以便于进行体位固定，因此建议患者穿着易于穿脱的上衣，如开襟衣物等。贴身衣物建议选择纯棉材质或柔软亲肤的布料，以减轻对皮肤的刺激。

二、患者宣教

肺癌患者大多年龄偏大，生活自理能力差。与患者沟通时，经常会出现交流不畅、理解偏差等，因此放疗前要耐心讲解，必要时让患者家属配合解释。在放疗前做好心理疏导，缓解患者的紧张和焦虑情绪，同时在首次治疗时要多与患者沟通，让患者了解治疗的大体流程，减少恐惧感。告知患者出现不适或意外情况时的处理方式。

肺癌患者放疗前的宣教，除常规宣教内容以外，需要重点关注呼吸运动的管理。在整个放疗过程中，呼吸运动的管理贯穿全程。放疗中如需要采用呼吸控制措施，在治疗前要做好充分的培训，熟悉主动或被动呼吸控制装置的使用方法。如果没有特别的呼吸干预措施，嘱患者自然平静呼吸。

常用的呼吸运动管理方式主要有深吸气屏气（DIBH）和主动呼吸控制（ABC）。这两种呼吸控制方式都需要患者积极配合，通常需要患者屏气 30 秒左右。屏气时注意保持与 CT 定位时一致的呼吸运动方式（胸式呼吸或腹式呼吸）。

ABC 系统通常包含患者的呼吸咬嘴和鼻夹，需要告知患者通过咬嘴进行呼吸通气，禁止通过鼻腔呼吸。准备好之后按下手持控制器进入系统准备状态，此时可以调整呼吸节奏，进行深吸气，吸气达到设定吸气量之后会触发系统关闭通气阀，此时进入屏气状态，达到预设时间后通气阀会自动打开，无法完成屏气时需要打开手动控制器，禁止经鼻或嘴角漏气。

DIBH 通常与光学表面成像系统配合使用，以监控每次吸气的稳定性。DIBH 的采用需要进行呼吸训练，其目的是使患者掌握正确的呼吸方式和稳定一致的吸气量，通常建议吸气至最大吸气量的 70%～80%。

第二节 体 位 固 定

一、体位固定方式的选择

肺癌放疗的体位多为仰卧位,可采用热塑膜或负压真空垫(简称"真空垫")等体位固定装置。当肿瘤位于胸上部时,可考虑采用头颈肩热塑膜或颈胸一体式热塑膜;当肿瘤位置位于胸中部或下部时,多采用真空垫或热塑膜进行体位固定。采用体部热塑膜时,为了便于布设照射野和增加体位重复性,通常采用双手上举姿势。为了提高手臂位置的重复性和舒适性,可以配合专用的手臂支架或"翼形板"托架使用。立体定向放疗的病例建议使用专用的体部立体定向放疗固定装置,可以实现更高精度的体位固定。常用的体位固定方式见表3-1。

表 3-1 肺癌放疗常用的体位固定方式及固定装置

	靶区位于胸上部	靶区位于胸中/下部
体位	仰卧位	仰卧位
可选用的固定装置	(1)头颈肩热塑膜 (2)头颈肩热塑膜+真空垫(或发泡胶、热软化塑形垫) (3)颈胸一体式热塑膜	(1)颈胸一体式热塑膜 (2)体部热塑膜 (3)体部热塑膜+翼形板 (4)体部真空垫(或发泡胶等) (5)体部热塑膜+真空垫(或发泡胶等)

注:表中(1)~(5)选项没有优先顺序。

二、体位固定装置的制作流程

以常用的热塑膜为例,热塑膜根据肿瘤部位不同,可选用头颈肩、颈胸一体式或常规体部热塑膜。三种热塑膜的制作方式基本相同,具体制作流程如下:

1. 将低温热塑膜材料放置于70℃恒温水箱中静置2~5分钟,待其完全透明软化后取出。

2. 用毛巾吸去热塑膜表面的水分,两位治疗师站在患者两侧,使面罩中间对准患者头部中线(热塑膜中间对准患者体中线),双手用力均匀在两侧、向下拉伸至固定架底座,对准销孔固定。

3. 轻轻按压热塑膜,使其与患者的体表轮廓相吻合,特别是下颌、锁骨胸骨、双腋窝、肋弓下缘、髂前上棘、肚脐等体表标志明显的部位,直到热塑膜冷却成形,取下热塑膜并释放固定卡扣。

4. 再次让患者重新躺下,重复前面的摆位过程,试戴一次,检查热塑膜和患者是否适形、贴合。

5. 制作完成后, 在热塑膜上标注患者身份信息和体位固定方式信息。

第三节   模 拟 定 位

肺癌放疗的模拟定位多采用 CT 模拟定位, 传统的 X 线模拟定位已较少使用。CT 模拟定位的具体流程如下:

一、定位前准备

除常规的 CT 定位前准备外, 肺癌放疗多需要进行呼吸运动管理, 因此需要进行患者的呼吸训练。

二、摆位与定位标记点

1. **摆位与体位固定**   参照本章第二节。

2. **CT 标记点**   通常建议 CT 标记点尽可能地靠近靶区, 故在肺癌的放疗当中通常建议根据靶区位置进行 CT 标记点的设置, 如果没有参考信息, 则通常设置在胸骨柄中段层面, 水平线为腋中线。如果了解肿瘤的位置信息, 建议标记点尽量靠近肿瘤的几何中心位置。

三、CT 扫描

扫描范围与扫描参数参照表 3-2。

表 3-2   肺癌 CT 模拟定位的扫描参数

参数项目	扫描要求
扫描范围	覆盖全部的肿瘤区域和双侧肺组织: 通常上界到环甲膜水平, 下界到第 12 胸椎下缘水平或膈下 1cm
管电压	120kV
管电流	200~250mAs
扫描层厚	3~5mm
增强扫描造影剂	建议使用非离子型造影剂
造影剂用量	成人 80~100ml; 儿童酌减
造影剂流速	2.0~3.0ml/s; 儿童适当降低流速
扫描延迟	50s

四、4D CT 扫描

部分肺部肿瘤因为随呼吸运动位置变化较大, 可采用 4D CT 定位。通过三维重建获得 10 个呼吸时相的 CT 影像，可动态显示出肿瘤的运动范围和运动轨迹，供医生精确勾画靶区运动边界，精确制订放疗计划。

五、呼吸运动管理

呼吸运动对 CT 图像质量影响很大，一般情况下 CT 图像的采集需要患者屏住呼吸或浅平静呼吸，这样采集的图像受呼吸运动的影响最小；呼吸运动会使肺部肿瘤病灶发生偏移，使得实际照射区域和计划设定的区域不一致。随着放疗设备和技术的不断进步，在精确放疗中对呼吸运动管理越来越重视，建议呼吸运动幅度超过 5mm 就对呼吸运动实施管理。

常用的呼吸运动管理有被动加压技术（腹压装置）、呼吸门控技术、屏气技术和实时追踪技术。

被动加压技术：又称腹压技术，是在立体定向框架上利用特制的压腹板，给腹部施加一个固定压力以减少呼吸运动度。腹压技术可以减少患者的呼吸运动度，但是部分患者在腹部受到压力时会产生不舒适感。

呼吸门控技术：门控技术通常是指在放疗出束时，只在患者特定的呼吸时相进行。由于在治疗实施时，患者的体位、呼吸状况、呼吸信号与肿瘤内在运动的一致性、加速器对呼吸信号相应的延迟等原因，呼吸门控技术实施的技术要求较 4D CT 图像获取的技术要求更严格。具体可以分为使用外部信号的门控技术、使用内在基准点的门控技术、调强门控技术等。使用外部信号的门控技术获取患者呼吸信号的方式与 4D CT 一致，其缺点是不能直接观察肿瘤随呼吸的运动。使用内在基准点的门控技术是在肿瘤位置或附近植入金属标记点，通过对金属标记点位置的监测（X 线透视或电磁感应）引导加速器出束治疗，该技术可以较直观地观察肿瘤随呼吸的运动。

屏气技术：包括吸气屏气和呼气屏气，目前常用深吸气屏气（deep inspiration breath hold，DIBH）。DIBH 技术是属于广义呼吸门控（gating）概念的一种特殊类型，通过患者深吸气屏气达到减少 / 消除呼吸运动，以提高放疗的精度。该技术可通过许多辅助设备实现。辅助设备可以分为两大类，一类是监测患者呼吸时的空气流量，如主动呼吸控制技术；另一类是监测患者呼吸时的体表轮廓变化，如光学表面成像技术等。

实时追踪技术：是在治疗时实现治疗射野与照射靶区的运动保持同步。其实现的关键是对肿瘤的准确定位与追踪，并根据外部信号对肿瘤位置作出准确的预测。目前可通过以下几种方式实现：①加速器治疗机架与呼吸运动同步；②利用加速器动态多叶准直器（MLC）的动态运动实现与呼吸运动同步；③利用治疗床的动态运动实现与呼吸运动同步。

第四节　治疗中心复位

治疗中心的复位通常在模拟定位机上，复位验证包括 X 线模拟定位机验证和 CT 模拟定位机验证。采用呼吸控制技术的情况下需要在呼吸控制状态下进行验证。

CT 模拟定位机上治疗中心复位的操作流程见图 3-1。

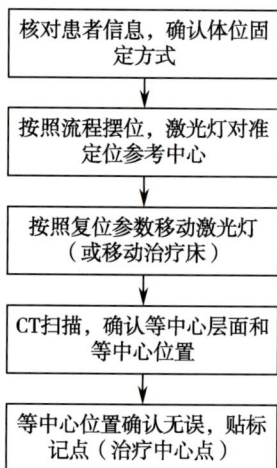

核对患者信息，确认体位固定方式

↓

按照流程摆位，激光灯对准定位参考中心

↓

按照复位参数移动激光灯（或移动治疗床）

↓

CT扫描，确认等中心层面和等中心位置

↓

等中心位置确认无误，贴标记点（治疗中心点）

图 3-1　CT 模拟定位机上治疗中心复位的操作流程图

第五节　放　疗　实　施

治疗机上验证和治疗实施是放疗流程中最后的环节，也是关乎放疗成败的重要环节。

一、放疗摆位

遵循"双人摆位"的原则，参照模拟定位时的状态让患者除去治疗区域的衣物。治疗师向患者简要讲解摆位与体位固定的过程，告知如何配合摆位和相关注意事项，让患者保持身体和心态放松。

具体摆位操作流程与 CT 定位时保持一致。通常按照"自下而上"的顺序，先设置好患者身体下面的摆位辅助装置，然后让患者进入装置摆好体位，再放置患者上面的体位固定模具，最后根据需要来放置组织补偿物、射线遮挡物（如射线敏感器官的保护罩等）等。摆位的过程中，要让患者以自然、舒适的状态躺在摆位辅助装置上，避免皮肤或肌肉的牵拉、挤压（图 3-2）。

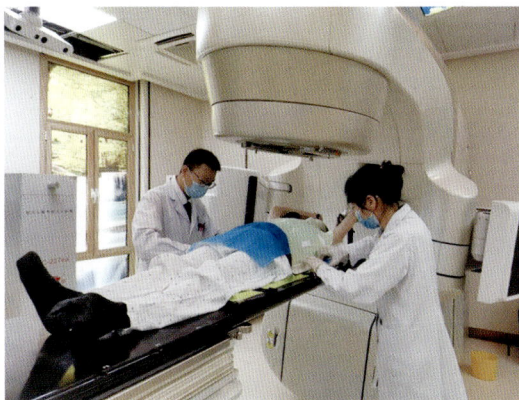

图 3-2　肺癌的放疗摆位

二、位置验证

肺癌放疗中常用的体位验证方式主要有电子射野影像系统（EPID）和锥形束 CT（CBCT）。影像验证又分为治疗前的影像验证、治疗中的实时影像验证和治疗后的影像验证三种。目前临床上应用最多的是治疗前的 CBCT 影像验证。近年来随着技术的发展，光学表面成像、治疗中的实时 X 线成像也越来越多地应用于临床。

（一）影像验证的实施

主要分为图像采集、图像配准和误差修正三个步骤。

1. **图像采集**　图像采集的范围要求包含全部的计划靶区和邻近的重要组织器官，如脊髓、肺组织等，目前的机载 CT（如 CBCT、兆伏级 CT 等）都可以获得较为清晰的肺部肿瘤影像。

2. **图像配准**　肺癌的靶区个体差异较大，采用的配准方式也不完全相同。多数情况下，肺部肿瘤的轮廓可以较为清晰地显示在验证影像上（图 3-3），因此在图像配准的过程中，要保证验证影像上的肿瘤区域在计划靶区（PTV）之内。

3. **误差修正**　肺部肿瘤摆位误差修正阈值通常为 3～5mm，如果是大剂量分割放疗或立体定向放疗，建议每天行 CBCT 验证，将摆位误差控制在 2mm 以内。

（二）影像验证的注意事项

肺癌放疗在影像验证过程中，肿瘤区域或周围感兴趣区（ROI）的变化可以反映在验证影像上。因此要求在进行体位验证时，不但要修正摆位误差保证治疗精度，还要关注验证影像上靶区和 ROI 的变化。重点关注肿瘤边界与 PTV 范围的重合情况。如果发现靶区或周围正常组织发生了变化，应及时告知患者的主管医生。

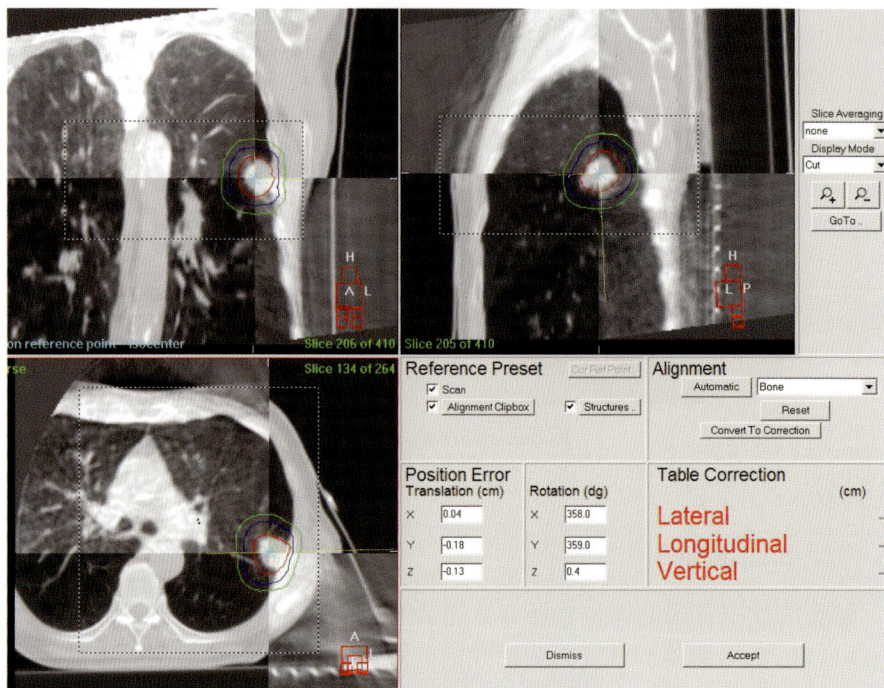

图 3-3 肺癌的 CBCT 影像验证

三、治疗实施

位置验证确认无误后,再次核对放疗计划主要内容,将治疗计划加载入治疗主机,启动治疗程序,射线出束开始治疗。

治疗过程中,工作人员需要密切监控患者的身体状态,如发现异常,应立即中断治疗,进入治疗室,询问情况。同时治疗师还要关注治疗机显示屏上的治疗参数信息,保证治疗过程中设备的各项指标正常。

肺癌患者由于肺功能较差、肿瘤并发症等诸多原因,治疗过程中可能会出现突发胸闷、气喘、咳嗽等情况,如果发生此类情况,应立即中断治疗,治疗师进入治疗机房内查看患者状况,根据具体情况让患者静坐休息或联系医生进行对症处理。

治疗结束后,治疗师进入治疗机房,解除患者体位固定,降低治疗床,扶患者起身穿好衣物,最后将患者安全送出治疗机房。在此过程中要注意,避免患者发生跌倒等情况。

（张德康 张 寅 李林涛 刘博宇）

第四章

食管癌放射治疗技术操作规范

第一节　放疗前的准备与宣教

食管癌放疗前准备同其他胸部肿瘤相似，通常没有特殊要求。患者放疗时需要上半身裸露，建议放疗前穿着宽松、柔软的衣物，颈部取下项链、挂坠等首饰。保持照射部位皮肤清洁干燥，避免溃疡感染；用棉纱巾和温水清洗，忌用肥皂、粗毛巾擦拭。劝导患者戒烟酒、忌辛辣刺激、忌过热过凉过硬的食物，避免刺激食管黏膜。部分患者在定位时有胃肠道的特殊要求，如空腹或空腹后饮水 500ml 等，因此需要治疗前做好对应的胃肠道准备。

叮嘱患者保持心态放松，平静呼吸，告知放疗的基本流程（图 4-1）和注意事项。始终保持体表标记线清晰，如不清晰及时找主管医生或治疗师描画，不能擦洗或自行描画。及时向患者及家属宣教，让患者了解如何加强营养（图 4-2），对促进放疗损伤组织的修复、提高放疗效果、减

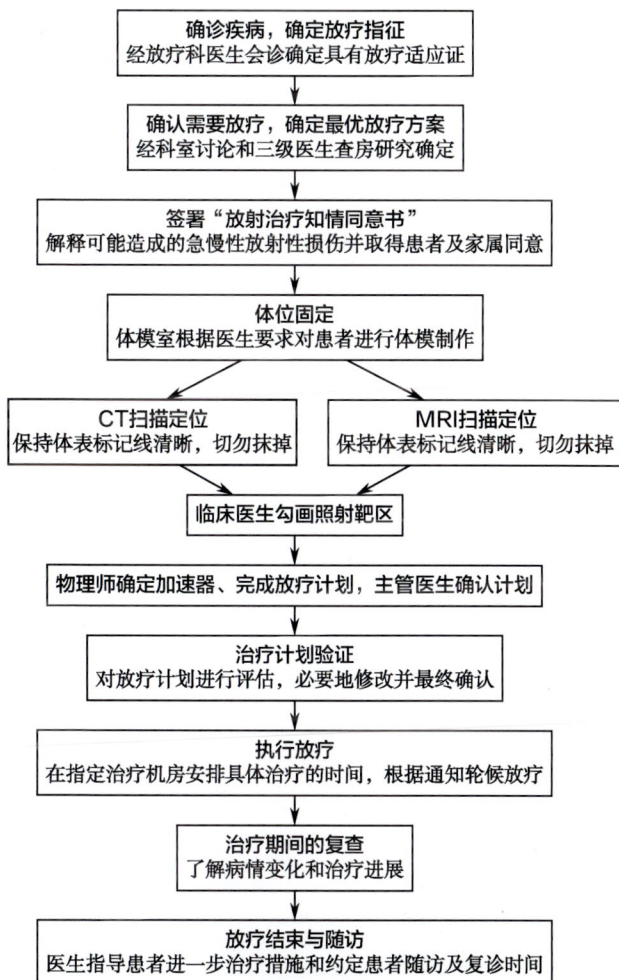

确诊疾病，确定放疗指征
经放疗科医生会诊确定具有放疗适应证

↓

确认需要放疗，确定最优放疗方案
经科室讨论和三级医生查房研究确定

↓

签署"放射治疗知情同意书"
解释可能造成的急慢性放射性损伤并取得患者及家属同意

↓

体位固定
体模室根据医生要求对患者进行体模制作

↓

CT扫描定位
保持体表标记线清晰，切勿抹掉

MRI扫描定位
保持体表标记线清晰，切勿抹掉

↓

临床医生勾画照射靶区

↓

物理师确定加速器、完成放疗计划，主管医生确认计划

↓

治疗计划验证
对放疗计划进行评估，必要地修改并最终确认

↓

执行放疗
在指定治疗机房安排具体治疗的时间，根据通知轮候放疗

↓

治疗期间的复查
了解病情变化和治疗进展

↓

放疗结束与随访
医生指导患者进一步治疗措施和约定患者随访及复诊时间

图 4-1　食管癌常规放疗流程图

轻不良反应有重要作用。通过与患者家属共同心理疏导，可减轻或避免部分患者因营养不良导致的放疗反应。并保证放疗的连续性，提高患者的生活质量。

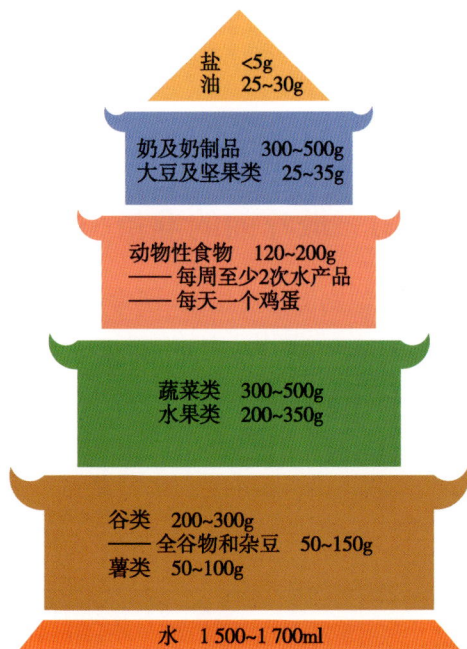

盐　＜5g
油　25~30g

奶及奶制品　300~500g
大豆及坚果类　25~35g

动物性食物　120~200g
——每周至少2次水产品
——每天一个鸡蛋

蔬菜类　300~500g
水果类　200~350g

谷类　200~300g
——全谷物和杂豆　50~150g
薯类　50~100g

水　1 500~1 700ml

图4-2　中国居民平衡膳食宝塔

第二节　体位固定

食管癌的体位固定方式同肺癌相似，颈段和胸上段食管癌多采用头颈肩热塑膜（图4-3）或发泡胶固定（图4-4）；胸中段和胸下段多采用真空垫（图4-5）或体部热塑膜固定（图4-6）；对靶区范围较长，或同时覆盖颈段食管和胸段食管的情况，可以采用颈胸一体式热塑膜（图4-7），配合一体式体位固定装置，能够实

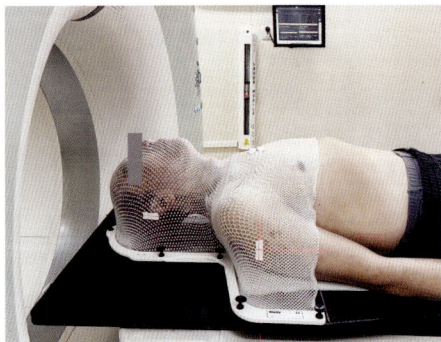

图4-3　头颈肩热塑膜固定

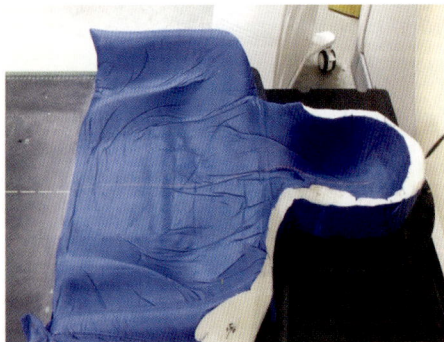

图4-4　发泡胶固定

现从颈部到胸部的体位固定。胸部有外置心脏起搏器的患者在使用热塑膜固定前可敷一层薄膜或无菌布，避免热塑膜固定的过程中造成牵拉。

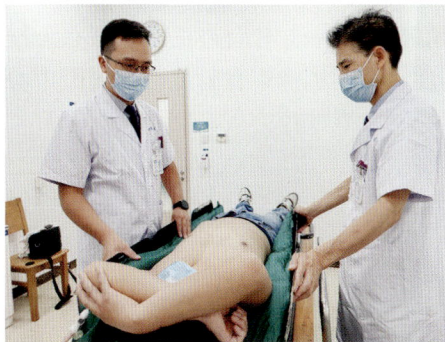

图 4-5 真空垫固定

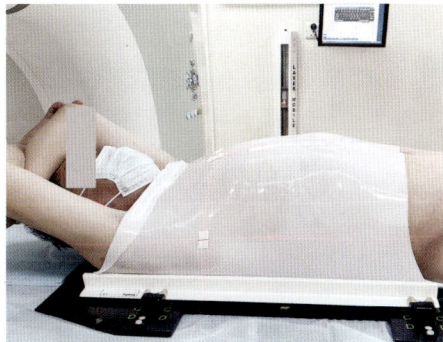

图 4-6 体部热塑膜固定

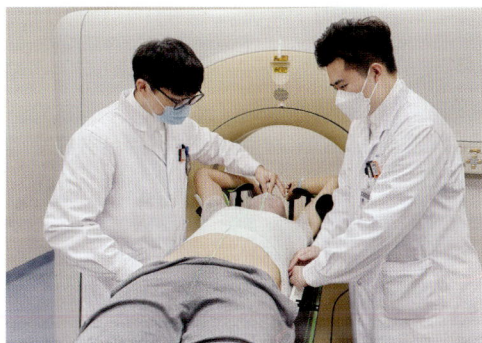

图 4-7 颈胸一体式热塑膜

第三节 模 拟 定 位

模拟定位是采集患者治疗部位的影像，确定靶区的位置和范围及它（们）与危及器官、周围其他正常组织之间的空间位置关系，确定照射野在体表的对应位置并做标记的过程，为下一阶段的计划设计采集必要的解剖数据。目前模拟定位的方式主要有 X 线模拟定位、CT 模拟定位、MRI 模拟定位、PET/CT 模拟定位，当前食管癌模拟定位在有条件的情况下，推荐多模态融合定位的方式精确确定靶区。

一、X 线模拟定位

食管癌的模拟定位常采用等中心照射，患者仰卧（平躺）在模拟定位机床上，也可取俯卧位，但重复性较仰卧位要差。然后通过激光灯指示尽量使患者体位平直。体位固定用真空垫或固定器加热塑膜等方式固定。通过患者口服造影剂，在 X 线影像下显示食管轮廓，以此确定照射范围。常用的定位方式有前后对穿野等中心定位、食管癌三野（一前野、两后斜野）等中心定位。

X 线模拟定位机影像是二维的，不能清晰显示肿瘤对周边正常器官有无侵犯，不能显示是否有淋巴结转移，只能依据食管钡剂影像以食管腔为照射野中心进行大概确定，有一定的局限性，适用于传统的二维放疗方式。

二、CT 模拟定位

CT 模拟定位机是三维影像定位设备。它可以获得两种信息，第一种信息是人体外轮廓、靶区、危及器官和其他正常组织的空间位置关系；第二种信息是不均匀性组织的密度，如肺和骨骼密度。CT 模拟定位的基本步骤如下：

体位固定：根据靶区位置和长度选择合适的体位固定方式。定位前取下随身佩戴的金属物品，增强扫描注射前询问有无药物过敏史，具体参考本章第二节。

CT 定位前的准备：食管癌定位时为减少消化道充盈程度的影响，可建议患者 CT 模拟定位前禁食 2 小时。

CT 定位标记点放置：头脚方向一般靠近肿瘤区几何中心处，尽量靠近肿瘤靶区；体中线与矢状位激光线重合，水平方向一般以腋中线为准。如图 4-8 所示。

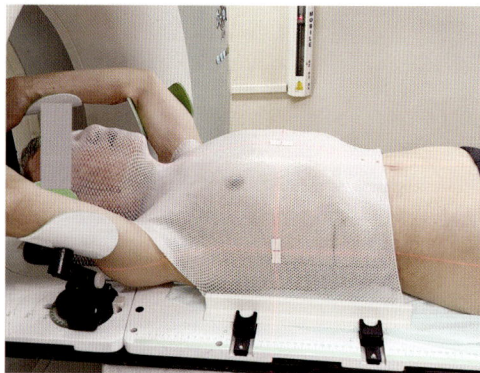

CT 扫描范围：通常包含食管全段和淋巴结转移区域。颈段食管癌的扫描范围通常为从颅底至剑突；中下段食管癌通常为下颌至肝门区。扫描层厚一般为 3mm，管电压 120kV，管电流为 200～250mAs 或采用自动管电流。

图 4-8   CT 定位标记点放置

三、MRI 模拟定位

相较于常规 X 线和 CT，MRI 因其成像原理不同，可以获得 CT 无法达到的优异软组织和解剖成像精度，结合 MRI 扫描可以弥补 CT 定位扫描中软组织分辨率低，病变范围显示不清晰的缺点。MRI 图像在很多方面和 CT 图像的表现是互补的。

对于食管癌放疗来说，在有条件的情况下，MRI 模拟定位是推荐的手段，较高的软组织对比度能够更好地确定食管癌的靶区，尤其是在保证局部控制率和心肺受量的条件下，精确定义靶区是非常重要的。

四、PET/CT 模拟定位

食管癌明确诊断时，PET 对于食管癌诊断灵敏度高于 CT，PET/CT 除可以确定原发病灶定位外，还用于诊断和评价食管癌的分期和预后，对局部淋巴结转移的灵敏度、特异度、准确率分别为 77.8%、92.9%、84.4%。其最大的优点是可探测和准确寻找远处转移灶，发现淋巴结转移。在准确鉴别手术瘢痕或肿瘤复发方面有很大的价值。在当前多模态定位的条件下，融合了 PET/CT 图像的模拟定位图像能够更精确地确定病灶范围。

第四节　治疗中心复位

治疗中心复位是放疗质量保证体系的一项重要内容，放疗计划进行复位验证主要目的是确认并标记出治疗坐标，方便治疗师治疗时摆位。模拟定位机复位验证主要是通过 X 线模拟定位机复位和 CT 模拟定位机复位。

一、X 线模拟定位机复位

X 线模拟定位机与放疗机具有完全相同的机械、几何等参数，并可以实现透视、拍片等功能，用 X 线模拟定位机进行治疗坐标的确认并进行标记，具体步骤如下：

1. 在 X 线模拟定位机控制电脑上打开患者的放疗计划，核对身份信息，协助患者进入定位室。

2. 核对患者 CT 模拟定位时所采用的固定装置、体位和模具。将所用固定装置和模具准备好，嘱患者脱去衣物，按 CT 模拟定位时的体位躺在固定装置上。

3. 移动治疗床，使定位室内 X 轴方向激光灯（左右方向）与 CT 模拟定位时在固定装置上标记的刻度线重合；调整患者位置，使 X 轴、Y 轴、Z 轴方向激光灯分别与患者身上的标记线重合；将模具扣在患者身上并固定好。

4. 移动治疗床，使定位室内激光线与患者模具（真空垫或热塑膜）上基准十字线重合（图 4-9）；按照放疗计划单上的移床值移动治疗床到达治疗坐标位置。除患者外所有人离开定位室并关闭防护门。

5. 回到操作间，调出患者定位 CT 数字重建放射影像（DRR）正侧位片。模拟定位机机架分别位于 0° 和 90°，拍摄正侧位 X 线片，并分别与 DRR 正侧位片进行匹配。分别测量十字线中心与骨性标志（如肋骨边缘、胸骨边缘）的距离，确定患者摆位误差。

6. 若摆位误差在允许范围内（＜5mm），进入定位室，在定位模具上贴上胶带，沿激光线画上十字线，即治疗坐标标记。若摆位误差超出允许范围，重复上述 3～5 步骤，直到摆位误差在允许范围内，按前述贴好胶带并画好十字线。

7. 完成所有工作后，移除固定模具，并协助患者下床，请患者离开模拟定位室。

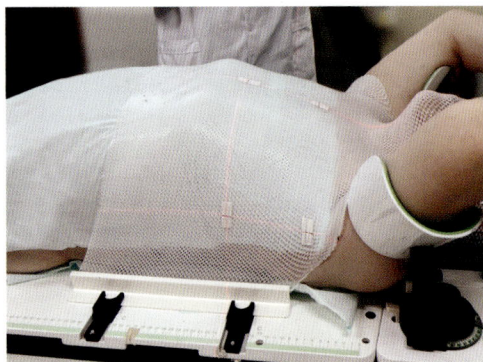

图 4-9　激光线与模具坐标线重合

二、CT 模拟定位机复位

CT 模拟定位机是进行三维精确放疗肿瘤定位的重要设备，可以提供精确的解剖结构信息。此外，它提供的人体不同组织密度值也是进行剂量计算的基础。含有解剖结构的 CT 图像及 DRR 也是进行精确放疗位置验证的参考图像。食管癌三维放疗中，治疗中心的复位多采用 CT 模拟定位机。具体步骤如下：

1. 核对患者的身份信息。请患者进入 CT 模拟定位室。按照 CT 定位时的方式对患者进行摆位。

2. 移动治疗床，使定位室内 X 轴方向激光灯（左右方向）与 CT 模拟定位时在固定装置上标记的刻度线重合；调整患者位置，使 X 轴、Y 轴、Z 轴方向激光灯分别与患者身上的标记线重合；将模具扣在患者身上并固定好。

3. 移动治疗床，使定位室内激光线与患者模具（真空垫或热塑膜）上基准十字线（坐标原点）重合。

4. 在可移动激光定位系统电脑上调出该患者治疗坐标信息，激光灯自动移至治疗位置坐标。移动治疗床到治疗位置。除患者外所有人离开定位室并关闭防护门。

5. 在操作室，以肿瘤计划靶区（PTV）为中心进行 CT 断层扫描并重建 DRR，与患者定位 CT DRR 正侧位片比对，核定等中心位置。

6. 若摆位误差在允许范围内（≤3mm 或 5mm），进入定位室，在定位模具上贴上胶带，沿激光线画上十字线，即治疗坐标标记。若摆位误差超出允许范围，重复上述 3～5 步骤，直到摆位误差在允许范围内，按前述贴好胶带并画好十字线。若摆位误差较大，超出允许范围，则需要查找原因并解决。

7. 完成所有工作后，移除固定模具，并协助患者下床，请患者离开 CT 模拟定位室。

第五节　放 疗 实 施

一、摆位与体位固定

按照 CT 定位时的方式进行体位固定和摆位，摆位完成后再次确认患者信息，并告知患者治疗过程中的注意事项。

二、影像验证

食管的解剖位置靠近胸椎，因此在行影像验证时，常将胸椎作为参考标记。常用的影像验证方式有电子射野影像系统（EPID）和锥形束 CT（CBCT）。EPID 由于软组织分辨力较差，主要通过验证胸椎的位置来反映靶区。CBCT 图像能较清晰反映食管癌的位置。

1. **EPID 二维图像验证**　EPID 主要通过加速器产生的兆伏级 X 线来获得射野图像进行验证。它是大多数基层医院进行质量控制的主要手段，操作时按照 CT 定位时的体位进行摆位，移动治疗床使激光线与固定模具上的黑色十字线（治疗坐标标记线）重合，打开 EPID 板，机架位于 0°和 90°，分别拍摄正侧位验证片并与定位 CT DRR 正侧位片进行匹配。手动调整窗宽/窗位，获取最佳的图像效果。在 0°图像上以脊柱、肋骨外沿为基准，进行左右方向调整；以肋骨为基准，进行头脚方向调整；在 90°图像上以胸骨外沿、脊柱为基准，进行垂直方向调整。确定患者摆位误差。如误差≥5mm，重新摆位，再次拍摄验证片。如 3 次以上误差仍大于许可范围，则需要查找原因，进行解决。

2. **CBCT 三维图像验证**　CBCT 影像验证时，食管癌的扫描范围应尽可能包含全部靶区，但某些情况如全段食管放疗，靶区的长度已超过 CBCT 的轴向扫描范围，如果技术条件允许，可考虑分段式扫描。在图像配准过程中，由于食管与胸椎相对位置比较固定，因此配准方式多采用骨性配准，将胸椎作为重要参考（图 4-10）。考虑到食管癌靶区常距离脊髓较近，在行配准评估时，需要重点关注脊椎的位置重合情况，避免脊髓剂量超量。如果 CBCT 影像分辨力允许，在 CBCT 横断面影像上，适当调整窗宽窗位，观察食管癌的轮廓是否在 PTV 覆盖范围内。

食管癌放疗在行影像验证时，食管中置入支架或插胃部营养管的患者会产生高密度伪影，行图像配准时需要注意由此带来的干扰。

随着疗程中治疗次数的增加，食管癌靶区可能发生位移或变形，治疗师在行图像配准时需要留意此状况，如发现明显的靶区变化需要及时通报主管医生。

配准完成后在线修正摆位误差。当摆位误差过大或身体出现较大旋转时，应考虑重新摆位。食管癌大多靶区较长，容易出现俯仰（pitch）方向的旋转。如果旋转角度超过 1°，建议查找原因，重新摆位（表 4-1）。

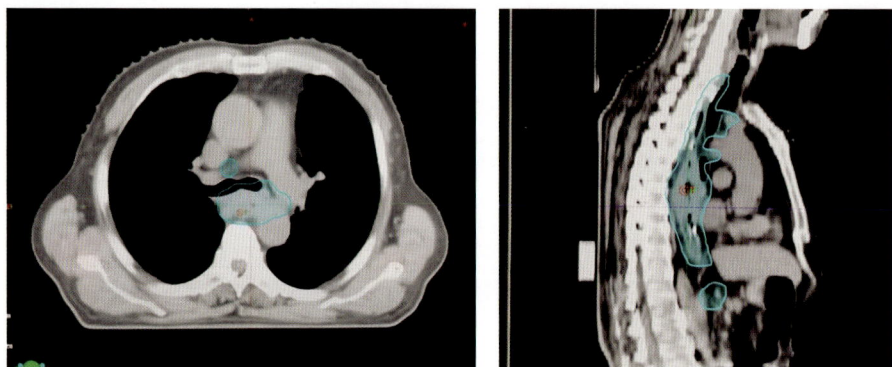

图 4-10　食管癌 CBCT 影像验证

表 4-1　食管癌 CBCT 影像验证要点

验证要点	具体要求
扫描范围或配准范围	尽量包含全部靶区，如果靶区超出最大扫描长度，可分段扫描
扫描参数	120kV，采用胸部扫描参数
配准方式	骨配准为主
配准评估要点	重点关注脊椎、脊髓；如分辨力允许，观测食管癌轮廓是否在计划靶区覆盖范围内
其他注意事项	注意治疗过程中患者的消瘦或靶区变化在 CBCT 上的反馈

三、放疗计划的实施

影像验证完成后，载入放疗计划，开始实施治疗。治疗过程中要时刻关注患者的身体状态，遇到异常状况应立即中断治疗并进入机房内查看。

食管癌放疗患者随着治疗次数增加，放疗副作用也会逐渐显现，患者在放疗的中后期有时会出现显著的消瘦，此时放疗师需要关注患者的体位固定情况和影像验证反馈的信息。如发现体位固定装置明显变松，需要及时进行影像验证，看是否有摆位误差增大的情况，同时在验证影像上观察靶区和靶区周围组织是否出现显著变化，如发现异常应立即通知主管医生采取应对措施。

四、放疗结束

治疗结束后，做好治疗记录，进入治疗室内，叮嘱患者下床穿好衣服，协助患者安全离开治疗室。

（郇福奎　张　寅　张　龙）

第五章

乳腺癌放射治疗技术操作规范

第一节 放疗前的准备与宣教

一、患者准备

1. 患者应穿着宽松保暖棉质衣物，不可穿着化纤等衣物。
2. 患者手臂上举高度能满足摆位要求（≥90°）。
3. 使用呼吸门控的患者按医嘱进行呼吸练习。
4. 使用体表填充物的患者每次放疗时应携带体表填充物备用。

二、放疗前准备

1. 核对患者基本信息。
2. 查看患者手臂上举情况（≥90°），评估患者身体一般情况。
3. 查看使用体表填充物的患者是否携带体表填充物及填充物型号是否正确，有无破损。
4. 核对患者放疗计划参数信息。
5. 准备好患者所需设备及附件。

三、放疗前宣教

1. 强调摆位重要性，每次治疗时衣着和体位应与体位固定和模拟定位时一致。
2. 强调体表标记线的重要性和标记线模糊时应及时告知医生或治疗师重新描画。
3. 告知患者治疗过程中出现不适和突发情况应及时按响紧急报警铃或举手示意。
4. 强调模具搬运和存放过程中远离尖锐物体和热源。
5. 指导患者放疗时平静呼吸，呼吸门控患者按医嘱进行呼吸。
6. 告知患者放疗时间的安排，按计划进行放疗，不可无故缺席治疗。
7. 告知患者放疗期间靶区范围内的皮肤护理方法及注意事项。
8. 告知患者体表填充物收纳保存的方法。

9. 告知患者在放疗疗程中如有任何身体不适或不良反应及时与主管医生沟通。

10. 友善地与患者沟通,耐心地安抚患者,科学地为患者做心理疏导,消除患者治疗前的紧张和恐惧心理,帮助患者树立战胜疾病的信心。

第二节　体位固定

最佳的放疗体位固定方式不但要保证患者每次治疗时体位的重复性和稳定性,而且要兼顾患者的舒适度。根据患者的身体条件、手臂上举恢复情况、手术类别及治疗要求,对患者采取个性化的固定方式。乳腺癌放疗的体位固定方式主要有热塑膜联合固定、真空垫固定、乳腺托架固定、发泡胶固定、各种联合固定以及俯卧位固定等几种方法。

一、热塑膜联合固定

1. **头部热塑膜固定**　使用头部热塑膜联合乳腺托架固定(图 5-1)。优点:简单方便,患者舒适,照射区域完全暴露,可使用光学表面成像系统进行监测,头颈部固定较好。缺点:下胸部固定不足,存在旋转和左右位移。

(1)患者平躺于乳腺托架上,利用激光线确保患者处于托架中间,使人体正中矢状面垂直于床面且与床中线平行,双手上举置于腕托和手托上。

(2)均匀地将热塑膜罩在患者头部位置,塑形完成后在膜和患者体表做好标记,并填好患者信息。

2. **体部热塑膜固定**　使用体架联合体部热塑膜固定(图 5-2)。优点:简单方便,胸部照射区域固定较好,可以较好地控制胸部左右位移,一定程度上限制患者胸壁起伏。缺点:下颌和颈部固定不足,存在旋转位移,无法利用光学表面成像系统进行监测。

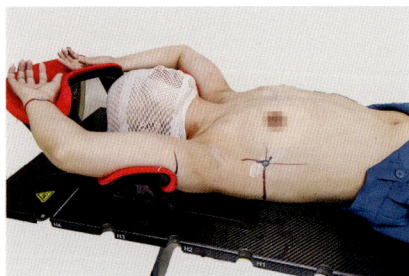

图 5-1　头部热塑膜联合简易乳腺托架固定

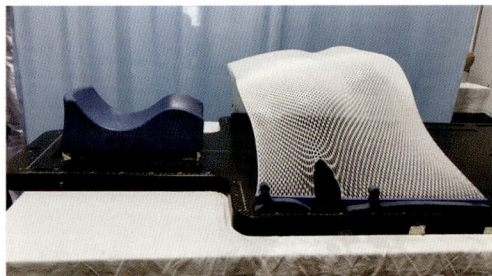

图 5-2　体架联合体部热塑膜固定

(1)根据患者体型和医生要求选择合适的头枕,并协助患者平躺于体架上,利用激光线确保患者处于体架中间,使人体正中矢状面垂直于床面且与床中线平行,双手交叉上举置于额头上。

（2）热塑膜制作过程同第三章第二节。

3. 颈胸固定开孔膜固定　使用多功能体位固定板联合颈胸固定开孔膜固定（图5-3）。优点:控制下颌颈部及胸部照射区域前后、左右的位移,照射区域完全暴露,可以利用光学表面成像系统进行监测。缺点:患者舒适度低,存在旋转位移。

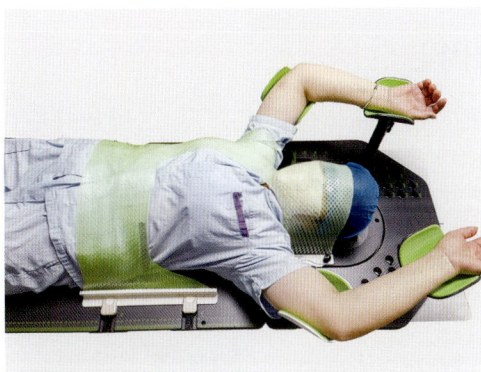

图5-3　多功能固定板联合颈胸固定开孔膜固定

（1）患者平躺于多功能体位固定系统,利用激光线确保患者处于托架中间,使人体正中矢状面垂直于床面且与床中线平行,双手上举置于腕托和手托上。

（2）热塑膜制作过程同第三章第二节。

二、真空垫固定

真空垫固定较为简单方便且舒适,使用范围广泛,有各种形状(图5-4、图5-5),可利用光学表面成像系统进行监测。缺点:颈部皮肤有皱褶,锁骨上区域布设照射野时暴露不充分。具体操作步骤如下:

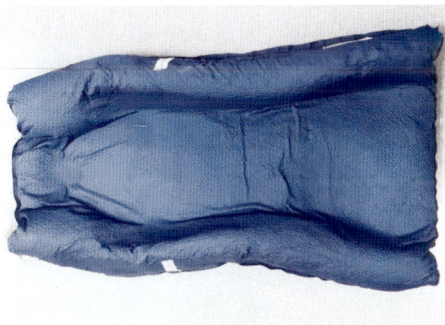

图5-4　真空垫固定

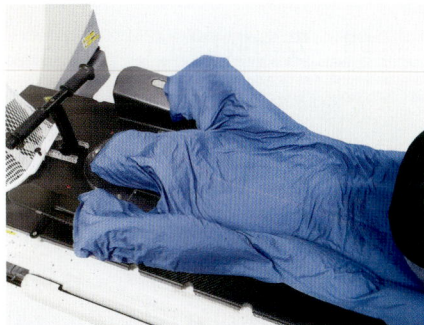

图5-5　翼形真空垫固定

（1）将真空垫置于床上，用气阀放气，并将袋内泡沫粒均匀铺平。连接真空垫与真空泵，抽真空至可塑形状态。

（2）协助患者正、直地仰卧于真空垫内，患者双手交叉置于额头，双手肘部尽量外展，充分暴露胸壁并尽量减少颈部及锁骨区皮肤皱褶产生。

（3）治疗师根据患者体表轮廓对真空垫进行塑形，塑形完成后嘱咐患者起身离开真空垫，并再次躺入真空垫内，检查是否可以重复复位。填写患者信息、制模日期等相关信息。

三、乳腺托架固定

乳腺托架为传统的乳腺癌体位固定方式，二维放疗应用较多（图5-6）。缺点：容易产生分次内误差。

具体操作步骤如下：

（1）乳腺托架偏健侧放置，用激光灯核对托架两侧对应的任意相同刻度，确保托架摆正。

（2）协助患者自然放松地仰卧于乳腺托架上，借助激光线使人体中线与床中线平行，以确保头脚方向无扭曲。根据患者实际情况调节体架的坡度至患者的胸壁与床面平行，调整头枕、臂托、腕托、臀垫位置，使患者手臂外展上举≥90°，充分暴露胸壁。一般双侧手臂上举比单侧手臂上举体位固定性好。

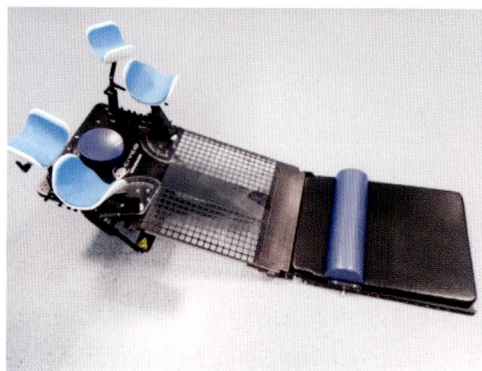

图5-6　乳腺托架固定

（3）按医嘱要求患者头偏向或不偏向健侧。

（4）定位完成后记录患者信息和乳腺托架相关信息。

四、发泡胶固定

发泡胶发泡过程是一个主动成形过程，为主动成形体位定位方式（图5-7），适用的范围和真空垫类似。优点：与患者体表贴合更紧密，不易变形，可利用光学表面成像系统进行监测。缺点：操作比较复杂，容易因操作不当造成发泡部位不均匀，影响固定效果。

（1）将完好无损的发泡胶固定袋置于体位

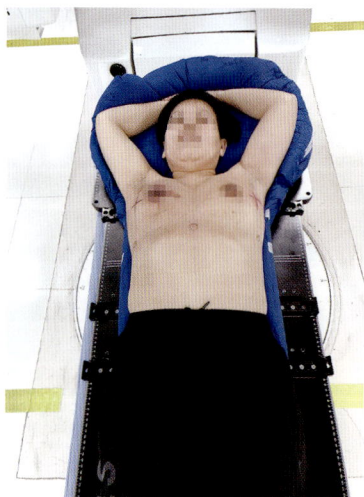

图5-7　发泡胶固定

固定床上,并放入合适大小的填充泡沫垫。

（2）协助患者正、直地仰卧于固定袋上,要求患者双手交叉置于头顶,双手肘部尽量外展,充分暴露胸壁并尽量减少颈部及锁骨区皮肤皱褶的产生。

（3）将发泡胶 A、B 两种液体均匀混合倒入固定袋内各部位,塑形完成后,嘱咐患者离开发泡胶成形体模,并再次躺入发泡胶成形体模内,检查是否可以重复复位。填好患者信息、制模日期。

五、热塑膜与真空垫（或发泡胶或热软化塑形垫）联合固定

1. **头部热塑膜联合真空垫（或发泡胶或热软化塑形垫）**　两种固定模具联合使用可以大大增加固定效果（图 5-8、图 5-9）。优点:可缩小摆位时左右和前后的位移,并控制旋转,增加患者的舒适度,可利用光学表面成像系统进行监测。缺点:增加了体位固定的难度和时间。

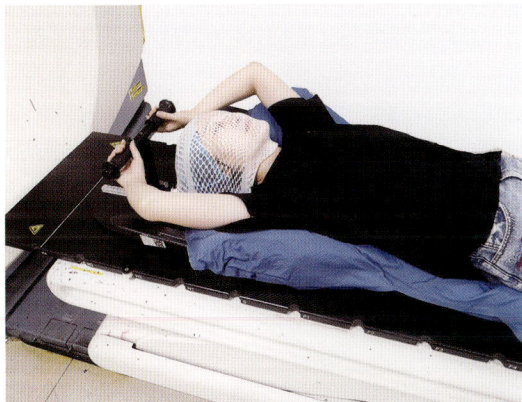

图 5-8　头部热塑膜联合翼形真空垫固定

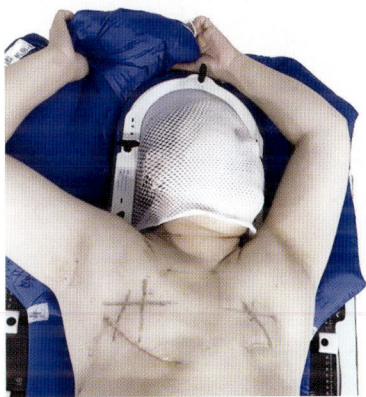

图 5-9　头部热塑膜联合发泡胶固定

（1）热塑膜与真空垫（或发泡胶或热软化塑形垫）联合固定时,可以结合翼形板、简易乳腺托架、一体板等。

（2）制模过程同第三章第二节。

2. **体部热塑膜联合真空垫（或发泡胶或热软化塑形垫）**　体部热塑膜联合真空垫也是一种常用的联合固定方式。优点:不需要特殊的固定架,操作简单,可以比较好地控制左右位移和旋转。缺点:舒适性一般,下颌颈部区域控制一般,无法利用光学表面成像系统进行监测（图 5-10）。

3. **颈胸固定开孔膜联合真空垫（或发泡胶或热软化塑形垫）**　是比较特殊的联合固定方式,需要用到一体化多功能体位固定系统（图 5-11）。优点:多方向全方位固定,可利用光学表面成像系统进行监测。缺点:需要固定设备较多,操作较复杂,需要多人同时协作,舒适度较低。

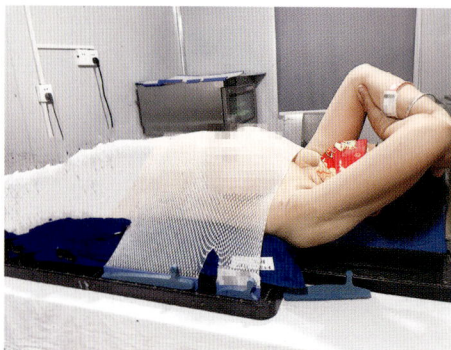

图 5-10   真空垫联合体部热塑膜固定

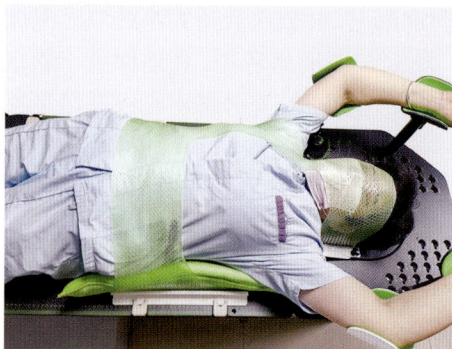

图 5-11   颈胸固定开孔膜联合热软化塑形垫固定

六、乳腺托架与真空垫（或发泡胶）联合固定

乳腺托架联合真空垫（或发泡胶）是临床中应用较为广泛的固定方式（图 5-12）。优点：能够减少患者分次内移动误差，充分暴露锁骨上照射区域，减少摆位误差。

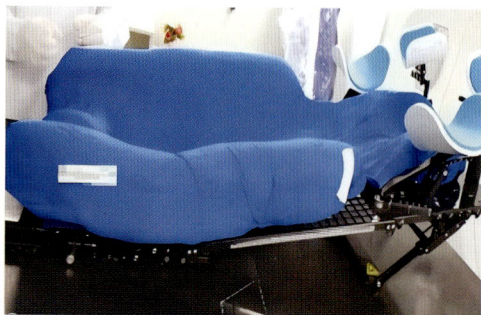

图 5-12   乳腺托架联合发泡胶固定

七、俯卧位固定

俯卧位体位固定方式主要用于乳房较大和乳房下垂的保乳术后放疗的患者（图 5-13）。可解决仰卧位时乳房向两边侧垂不可控的问题，减少心脏和肺部的受照剂量。

操作步骤如下：

（1）使用乳腺俯卧一体板，患者手臂上举良好，角度 >120°。

（2）协助患者俯卧于体板上，调节俯卧枕倾斜角度达到患者舒适的角度，双手上举抓住头部前方的固定杆，确保患侧乳腺垂入体架的镂空处，同时注意调节腋窝和手臂至舒适角度。

（3）俯卧体位也可以利用真空垫及热塑膜等固定设备来提高体位的重复性。

制作过程类似上面介绍的真空垫制作方法，不同的是患侧乳房需要置于真空垫镂空处（图5-14）。

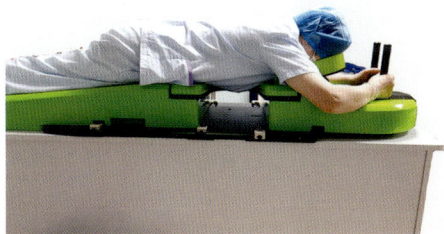

图 5-13　乳腺俯卧一体板体位固定

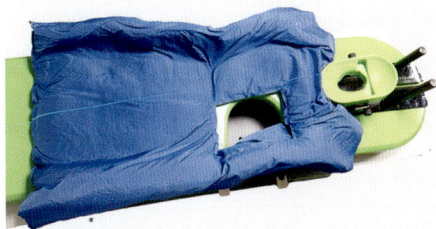

图 5-14　俯卧位一体板真空垫固定

第三节　模拟定位

　　乳腺癌放疗的模拟定位临床上常以 CT 模拟定位为主，但由于二维常规放疗具有一定临床优势，因此使用 X 线模拟定位机进行的常规定位目前仍有使用。因各单位模拟定位机机型不同，操作及后处理会有差别，具体方法应结合本单位定位设备灵活处理。

一、X线模拟定位

　　1. 核对患者信息，评估患者一般情况，检查患侧手臂外展是否大于90°，做好衣物准备，宣教定位相关注意事项。

　　2. 根据医生要求嘱患者平躺于托架上，并充分暴露照射区域，用激光灯核对托架刻度，校正托架。

　　3. 切线野定位　根据医生要求确定切线范围。上界：第2前肋水平，下界：健侧乳房皱襞下2cm，外界：腋中线或腋后线，内界：有内乳野在内乳野患侧缘向内1cm，注意包及手术切口瘢痕。

　　4. 在内切线及对应的外切线上平放铅丝，注意铅丝长短应有所区别，根据野长及野宽确定初步野中心。

　　5. 将源皮距预调至97～98cm，保乳患者预调至95～96cm，向患侧旋转机架角约130°。

　　6. 透视下通过升降床和转动机架角度的方法，使野中心与体表铅丝重合，观察切肺情况，切肺范围一般为1.5～2cm，不可超过3cm，进机房内查看野的上下界及体表投影，得到医生认可后，在患者体表画出外切野范围，记录外切野的角度、面积及深度（图5-15）。

　　7. 定位床保持不动，转机臂180°至内切野，透视满意后在患者体表画出内切野范围，并记录内切野的角度、面积及深度（图5-16）。

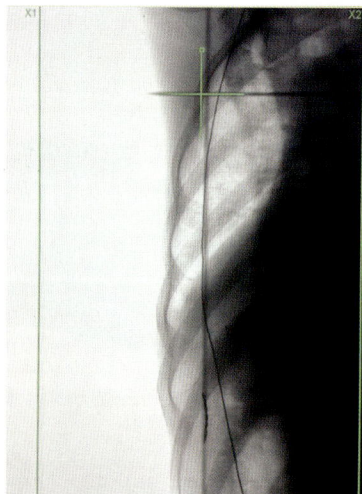

图 5-15　切线野模拟定位

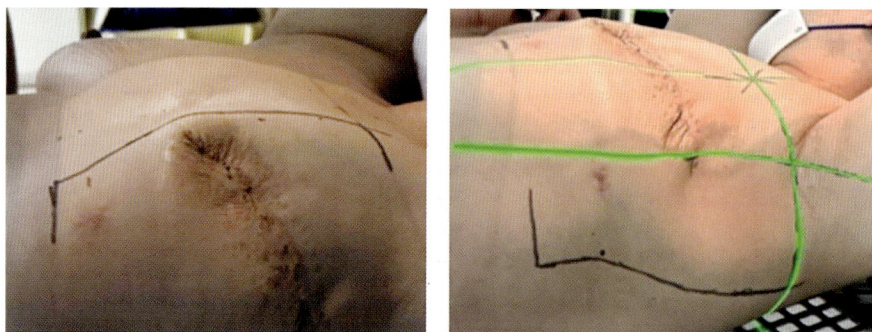

图 5-16　内、外切线野边界标记

8. 机架复位至 0°，画出野中心，读取源皮距，并画出患者体表两侧激光摆位十字线。

9. 锁骨上野定位　透视下调节射野范围。上界：环状软骨水平或第 6 颈椎水平，下界：切线野上界，外界：至肩关节内侧，内界：体中线健侧 1cm（图 5-17）。

10. 采用半束照射技术时，定位时需要注意与切线野衔接问题。锁骨上野中心一般放在与切线野交界处的中心，下野全部遮挡，上野照射锁骨上区域。

11. 根据医生勾画的照射范围在有机玻璃板上描画出铅块制作的形状，并记录患者相关信息。

12. 内乳野射野定位　确定内乳野范围。上界：锁骨上野下界（若锁骨上野是半野可接上），下界：第 3 肋或第 4 肋间隙，外界：体中线患侧 4～5cm，内界：体中线或体中线健侧 1cm。确定内乳野射野范围后，根据医生要求调整机架至内乳野角度（内切野角度 ±15°），调整源皮距到达 100cm，调整灯光野与内乳野重合，并记录灯光野数据。

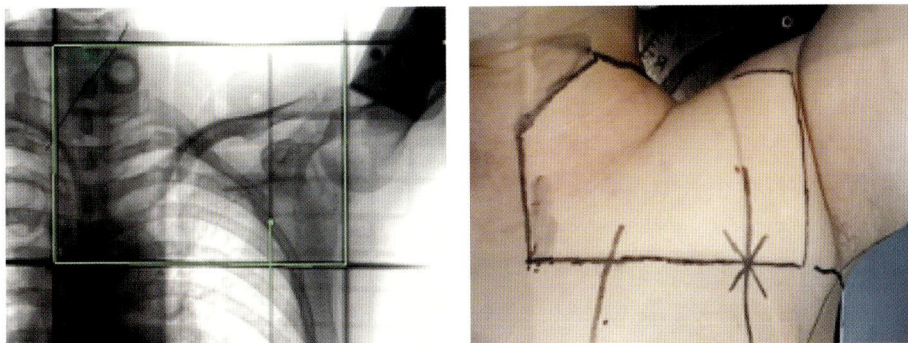

图 5-17　锁骨上野定位标记

13．定位完成后记录各个射野的各项数据，乳腺托架的各项参数。并交代患者注意事项。

二、CT 模拟定位

1．阅读 CT 定位申请单，双向核对患者信息。

2．评价患者身体及精神状况，并做好衣物准备；行增强扫描的患者需要提前询问碘过敏史，并签署增强扫描同意书，提前留置静脉注射针。

3．用激光灯校正乳腺托架或底板，根据医嘱进行摆位，有锁骨上野时头应偏向健侧；扫描定位像，查看患者正中矢状线是否与床面纵轴平行。

4．体表标记点及治疗中心点的确认

（1）保乳术

1）体表标记点：乳腺原发灶术后瘤床的手术瘢痕，腋下前哨淋巴结切口瘢痕，可触及的乳腺边界，如有引流口需要单独标记，如有锁骨上野还应在锁骨下或锁骨下 0.5cm 处标记。

2）治疗中心点：头脚方向放置乳头水平处，可适当向头侧移动 2cm。水平方向放置于腋前线。左右方向放置在锁骨中线处（图 5-18）。

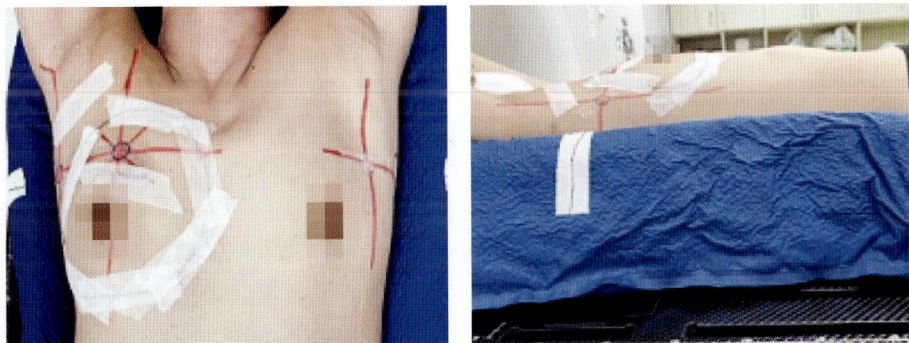

图 5-18　CT 定位标记

（2）根治术或改良根治术

1）体表标记点：胸壁手术瘢痕，腋窝切口瘢痕，胸壁缺损或皮色改变的内外侧边界。锁骨下或锁骨下 0.5cm 与胸壁缺损下 1cm 水平处进行标记，引流口标记。

2）治疗中心点：头脚方向放置于隆突下 3cm 处，水平方向放置于腋前线。左右方向放置在锁骨中线处。

3）使用补偿物的患者应在医生指定位置放置补偿物，补偿物需要紧贴皮肤，并在补偿物边缘描画标记线。

5. 扫描范围　上界：第 1 颈椎上缘，下界：第 2 腰椎下缘。上下界可适当放宽 1～2cm；扫描参数为头先进、螺旋扫描，层厚 5mm，层间距 5mm，管电压 120～140kV，管电流 300～350mAs，视野（FOV）需要放大至 600mm 左右；增强扫描时，造影剂流速 2.0～3.0ml/s，总量为 80～100ml，延迟 50 秒开始扫描。

6. 辅助呼吸门控治疗的患者，应先进行呼吸训练，在深吸气屏气状态下扫描。训练完成后，引导患者呼吸，在屏气状态下扫描 CT。如患者体表有标记点，标记好标记点的位置。

7. 查看图像，传输图像至工作站并交代患者相关注意事项。

三、MRI 模拟定位

1. 阅读 MRI 定位申请单，核对患者信息。在 MRI 系统中录入患者基本信息，包括姓名、检查号、检查体位（仰卧位或俯卧位）、检查部位、体重等。

2. 叮嘱患者 MRI 定位时平静呼吸，不要大喘气。行增强扫描的患者应提前询问过敏史，并签署 MRI 增强扫描同意书，提前留置静脉注射针。

3. 根据患者实际情况和医嘱选择使用乳腺 MRI 兼容专用托架（仰卧位 / 俯卧位）或者真空垫（热软化塑形垫 / 发泡胶）。由于 MRI 定位设备孔径较小不能使用有抬高角度的乳腺托架。

4. 使用独立外置激光灯进行摆位，最好使用可以移动式龙门激光灯。根据 CT 定位后的体表标记点进行摆位。体表标记点可以粘贴 5mm 含水标记点。瘢痕位置需要标注的也可以粘贴含水标记条。

5. 放置 MRI 接收线圈，一般都使用体部线圈，有必要时可以结合柔性线圈（图 5-19）。

6. 将需要成像的部位送入磁体等中心，根据扫描需要，MRI 扫描中心与 CT 定位中心可不一致。关闭外置激光灯，避免外置激光灯对图像质量造成轻微的影响。

7. 在 MRI 操作界面选择需要扫描的序列。先进行定位像的扫描，待三方位定位图像完成后，再行序列位置的划线定位。扫描框应覆盖全部成像的区域，角度置于 0°。为了避免呼吸运动或者心脏搏动产生伪影，可在乳腺后方放置饱和带以减少运动伪影，必要时可以使用呼吸门控。扫描范围与 CT 定位一致。

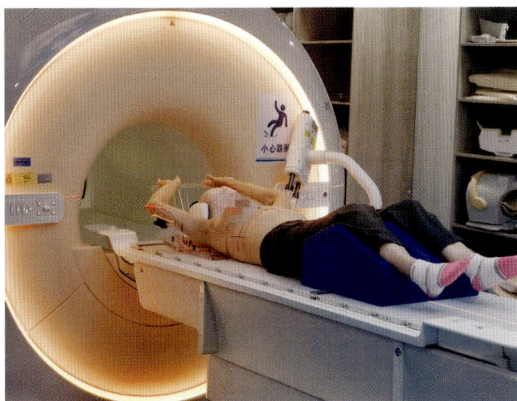

图 5-19 乳腺 MRI 定位

8. 乳腺 MRI 定位的扫描序列包括 T_2WI、T_2WI 脂肪抑制，T_1WI 以及增强扫描的 T_1WI。推荐使用抗运动伪影的 T_2WI MV 序列及 3D T_1WI VANE XD 序列进行。相位编码方向采用左右，扫描层厚一般采用 3mm，层间距为 0，扫描层数 40～60，扫描视野 450mm×450mm，层内空间分辨率 1.4mm×1.4mm，总扫描时间控制在 10～15 分钟。常用乳腺扫描序列见表 5-1。

表 5-1 乳腺 MRI 定位常用扫描序列

扫描序列			说明
权重（对比度）	扫描模式	方位	
T_2	2D	三方位	MRI 定位线扫描
T_2	2D	横断位	主要显示乳腺解剖结构及腺体
T_2FS（脂肪抑制）	2D	横断位	增加脂肪抑制后，病灶及腋窝淋巴结显示更清晰
T_1	3D	横断位	主要显示乳腺解剖结构
T_1+C 增强扫描	3D	横断位	病灶及周围的结构显示更清晰，常用于靶区勾画

扫描完成后将 MRI 图像传到相应的放疗计划系统（TPS）或者工作站与 CT 定位图像融合。

第四节 体位验证

放疗体位验证是在治疗师摆位完成后、加速器出束治疗前，通过机载或机房安装的相关影像设备获取当前分次的摆位图像，与治疗计划图像进行比较，以确保患者实际治疗体位与定位体位一致。乳腺癌患者放疗体位验证方式常见的有电子射野影像系统（EPID）验证、锥形束 CT（CBCT）图像验证、光学表面成像验证以及不常见的超声图像、MRI 图像验证等。

一、EPID 验证

1. 在图像引导系统中打开患者计划，选择 EPID 验证模式，选择合适的拍片参数（一般 EPID 图像采集射野已包含在计划中）。

2. 使用控制器调整 EPID 板至设定位置。

3. 拍摄机架角度为 0°、90°时的电子射野验证片。

4. 配准方式及范围　以骨性标志作为图像配准的参考标记。正位片配准：以脊柱和肋骨外沿作为参考进行左右和头脚方向的配准；侧位片配准：以胸骨、肋骨以及脊柱作为参考进行腹背方向的配准（图 5-20）。

5. 如患者体位误差较大，需要根据配准结果进入机房重新调整患者体位，再次获取验证图像进行配准，直至误差在可接受范围内。

6. 配准完成得到医生认可后，根据配准结果调整治疗床至准确位置。使用控制器收回 EPID 板，对患者进行治疗实施。

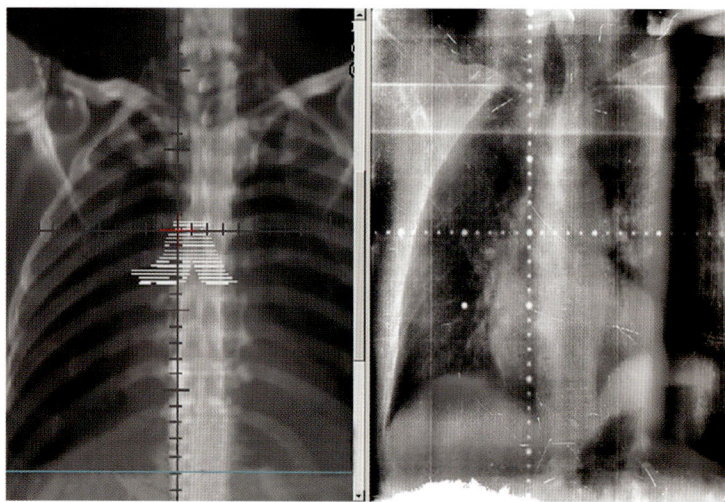

图 5-20　EPID 图像验证

二、CBCT 图像验证

1. 加载当前患者的参考图像信息至图像引导系统中。

2. 首次治疗时需要设置电压电流参数、扫描范围、重建层数、感兴趣区域、等中心参考点以及配准方式等信息。电压：120～140kV，电流：100～220mAs。

3. 选择合适的配准方式和感兴趣区域，感兴趣区域需要包全所有靶区和危及器官，还应包及靶区附近骨性标志或椎体作为参考。

4. 调整球管和探测板位置至预设扫描位置，调整硬件与设置参数一致。

5. 首次摆位时，先自动配准，然后按医生要求手动调整，手动配准时一般采用靶区配准兼顾骨性配准。图像配准时应逐层查看配准结果是否满足要求,配准完成后记录医生配准医嘱,后续 CBCT 验证配准按医嘱执行。

6. 配准误差较大时,需要进入机房按配准结果调整患者体位,重新获取 CBCT 图像并再次配准,直至误差在可接受范围内(一般要求三维误差 <5mm,旋转误差 <2°)。

7. 根据配准结果进行移床纠正。同时根据配准误差结果,给患者制定 CBCT 的验证频率。

8. 若后续验证过程中发现患者 CBCT 图像上解剖结构与定位 CT 上相差明显应及时通知医生。

三、光学表面成像验证与监测

1. 摆位完成后在光学表面成像系统操作界面创建患者信息,并从计划中导入参考图像,勾画感兴趣区(ROI)。

2. 首次治疗根据 CBCT 验证设置门控阈值。后续治疗时,先按激光等中心进行预摆位,再按光学表面成像系统提示进行修正,然后进行 CBCT 验证。

3. 当 CBCT 配准误差在允许范围内进行治疗时,利用光学表面成像系统对患者实施门控放疗并监测患者分次内误差。

4. 当 CBCT 配准误差超出允许范围时,需要根据 CBCT 配准误差纠正治疗床位置,并重置门控阈值,利用光学表面成像系统对患者实施门控放疗并监测患者分次内误差。

第五节　放 疗 实 施

放疗实施是放疗流程中的最终环节,也是最关键的环节,要求放疗师认真对待并谨慎地执行每一次治疗。临床上乳腺癌的放疗一般包括二维常规放疗和三维适形或调强放疗。

一、二维常规放疗实施

1. 查看并核对治疗单,双向核对患者信息,评估患者身体情况并做好着装准备。

2. 根据治疗单信息手动输入各项治疗参数,或调取并核对照射部位对应的治疗野计划。

3. 摆位前确保机器各项参数复位归零,如有模具需要双人核对模具姓名等信息,并正确使用;治疗师应协助患者平躺于托架或模具内,利用激光线确保患者体位正、直,并调整患者体位及手臂位置,确保与模拟定位时一致。

4. 双人利用激光线调整治疗床高度,确保激光线与患者体表标记线吻合。

打开灯光野，移床使灯光野十字线与体表米字线中心重合。查看源皮距是否与治疗单一致。

5. 完成摆位后转动机架至预设角度查看内外切线野的野灯投射范围与体表标记范围是否一致（图5-21），照射野各边界误差应≤（±2mm）。出机房后查看监视器，确保患者无特殊情况后即可进行开机治疗。

6. 该治疗野完成后，再次输入内切线照射野的各项治疗参数，或调取内切线照射野对应的治疗计划；核对无误后进入机房，机架归零查看激光线与患者体表标记线的一致性，再进行内切线照射野的摆位和治疗（图5-22）。

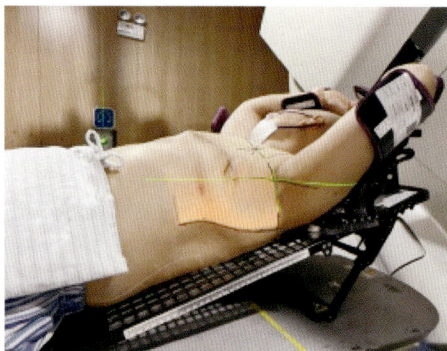

图 5-21　外切线野摆位

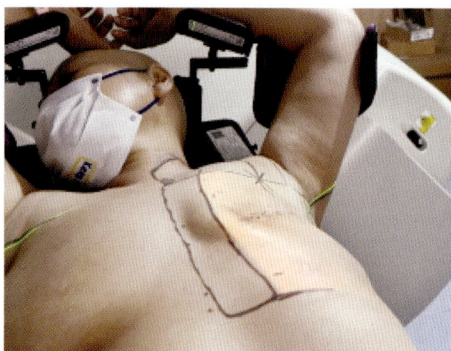

图 5-22　内切线野摆位

7. 锁骨上野使用适形挡铅时，摆位完成后则需要在插入托架后放入适形挡铅，然后查看照射野投影范围与体表标记范围是否一致（图5-23）。

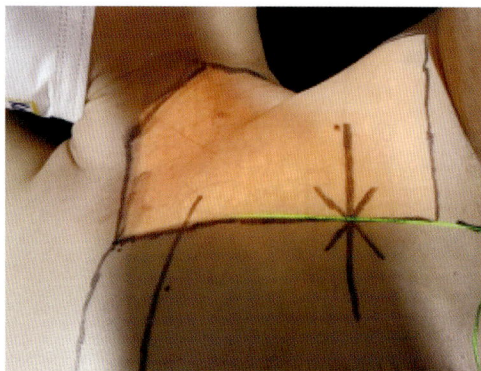

图 5-23　锁骨上野摆位

8. 使用电子线治疗时，则需要根据医嘱选择正确大小的电子限光筒，放入正确的电子线铅块，并确保铅块的方向正确，调整治疗床的高度至源皮距100cm，使灯光野投影范围与体表标记范围一致，摆位时应注意电子线限光筒不能压碰患者。

9. 出机房后查看监视器，确保患者无特殊情况后，再次核对各项参数，准确无误后方可开机治疗。治疗结束后将患者安全搀扶下治疗床,穿好衣物,嘱患者稍作休息后,没有特别不适方可离开。

10. 使用半野照射时

(1)根据外切线野体表摆位线摆位,旋转机架至外切线野角度,查看野边缘与体表外切标记线是否重合,野中心是否在外切线上(注意:因为是半野照射,所以野中心就是外切线)。

(2)根据内切线野体表摆位线摆位,旋转机架至内切线野角度,查看野边缘与体表内切标记线是否重合,野中心是否在内切线上(注意:因为是半野照射,所以野中心就是内切线)。

(3)半野照射锁骨上野摆位:首先让患者按模拟定位时的体位躺好,将野中心对准锁骨上野下缘中心标记点,核对好源皮距以后,将射野纵轴下半部($Y1$)关闭到锁骨下缘,用纵轴上半部($Y2$)和横轴(X轴)将锁骨照射野上缘和野两侧边缘对齐,对准即可(或输入计划射野参数,将射野边界与患者体表标记边界对准)。

二、三维放疗实施

1. 查看并核对治疗单,双向核对患者信息,评估患者身体情况并做好着装准备;核对计划各项参数。

2. 摆位前确保机器各项参数复位归零,并确保各种附件完好齐全,双人核对模具姓名,并正确使用。

3. 治疗师协助患者平躺于托架或模具内,确保患者体位正、直,调整患者体位尤其是手臂位置,确保与模拟定位时一致。

4. 双人利用激光线调整治疗床高度,确保激光线与患者体表标记线吻合。打开灯光野,移床使灯光野十字线与体表米字线中心重合。

5. 查看源皮距是否与治疗单一致。如有补偿物,需要在医生指定位置放置补偿物。确保补偿物紧贴皮肤,无空隙,不会滑落(图 5-24)。

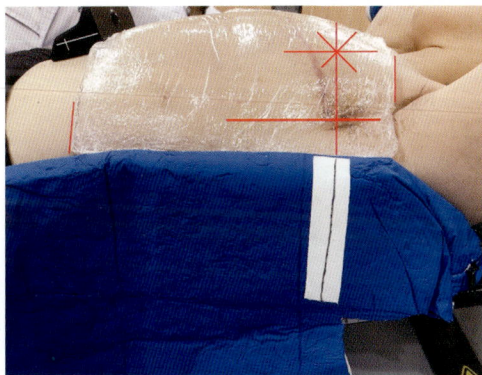

图 5-24　体表补偿物

6. 摆位完成后可以给患者盖上薄被保暖并保护患者隐私。完成摆位后需要在机房内预转机架一周，预防视野盲区碰撞患者、治疗床或其他辅助装置，保证治疗的安全实施。

7. 摆位时应多与患者沟通交流，缓解患者紧张情绪。出机房时治疗师应走在最后，确保所有人员出机房后关闭屏蔽门。出机房后，双人再次核对治疗计划，核对无误后，进行治疗。

8. 体位验证完成后，需要再次核对治疗计划，并观察监视器内患者无特殊情况方可开机治疗。

9. 治疗过程中需要全程观察患者状况及机器运转情况，如有意外，应立即停止治疗并予以及时处理。

10. 对于采用深吸气屏气（DIBH）治疗的患者，需要先在患者体表标记位置正确放置标记模块，待患者呼吸波形稳定后，通过语音装置提示患者进行深吸气屏气。

11. 患者深吸气屏气达到预设的范围后开始治疗，治疗过程中需要观察患者屏气情况的稳定性。如患者屏气波形出现波动，需要嘱患者恢复正常呼吸，待患者呼吸波形平稳后，再次提示患者进行深吸气屏气治疗，如此重复直至治疗完成。

12. 采用光学表面成像系统治疗的患者在首次治疗时需要先行 CBCT 纠正摆位误差，再通过摄像系统获取经计算机重建后的患者体表轮廓影像。

13. 后续治疗时，先根据体表激光等中心进行预摆位，再通过摄像系统获取患者实时体表影像，系统根据实时体表影像与第一次获取的体表影像进行配准，配准完成后生成偏差移床数据，纠正治疗床位置并重新进行 CBCT 配准验证。

14. 当 CBCT 配准误差在允许范围内，对患者实施治疗，并利用光学表面成像系统监测患者治疗过程中的移动误差，当误差超过设定范围后，加速器停止治疗，待恢复到设定范围内再继续治疗。

15. 当 CBCT 配准误差超出设定范围后，需要根据 CBCT 配准误差先纠正治疗床位置，利用摄像系统重新获取患者体表影像，并利用新获取的体表影像数据监测患者治疗过程中的移动误差。

16. 治疗摆位及实施过程中应注意保护患者隐私，与治疗无关人员不得随意进出治疗室和观看监视器。治疗结束后将患者安全搀扶下治疗床，放置好模具，嘱患者稍作休息后，没有明显不适方可离开。

（孙　丽　应　微）

第六章

上腹部肿瘤放射治疗技术操作规范

第一节　放疗前的准备与宣教

　　放疗期间，治疗师应积极给予患者适当的心理支持和安抚，多沟通有利于缓解患者的紧张情绪，特别是初次治疗时，患者对放疗的了解有限，治疗师的安抚可以大大舒缓患者及家属的焦虑、抑郁等负面情绪，提高患者的就医依从性。

　　初次治疗前治疗师应向患者及家属告知放疗的流程和注意事项。

　　（1）腹部肿瘤（包括肝脏、胰腺、胃部肿瘤）患者在模拟定位前空腹，同时胃部肿瘤患者定位及放疗前在空腹状态下建议定时定量口服造影剂。

　　（2）在治疗过程中应保持呼吸平稳，身体放松，不随意移动，放疗时的体位应与模拟定位时的体位保持一致。

　　（3）治疗时出现身体不适或需要其他帮助时，可使用报警铃或肢体动作示意，以确保治疗中的安全。

　　（4）发生意外情况（如机器故障、停电等）时，不可自行起身下床。

　　（5）体表上的标记线要保持清晰、完整，如标记线不清晰，务必找主管医生处理，切勿自行处理。

　　（6）将体位辅助固定模具放在指定位置并妥善保管。

　　（7）在放疗期间如有任何不适症状，应及时与主管医生沟通。

　　（8）疗程即将结束前，应与主管医生沟通，咨询后续治疗及随访事宜。

　　嘱患者在治疗期间注意饮食结构，加强营养，确保身体各项指标满足放疗的要求。以高蛋白、高维生素、低脂、易消化的食物为主。少食油腻食物，忌辛辣刺激及油炸、烟熏、腌腊食品；禁止抽烟、喝酒。注意饮食卫生，防止胃肠道感染。

第二节　体 位 固 定

一、体位及固定方式的选择

（一）体位

　　腹部肿瘤（包括肝脏、胰腺、胃部肿瘤）患者常规采用仰卧位、双臂上举的体位。双臂上举使手臂置于手臂固定托架上（没有手臂托架可双臂抱肘置于额头上），这样可方便布野，避免双臂不必要的照射。对于使用射波刀进行放疗的患者，由于治疗时间较长，为满足患者摆位的重复性与稳定性，体位多采用双手自然放置于身体两侧的模式，确保体位舒适。

（二）体位固定方式的选择

一般采用热塑膜、真空垫、发泡胶等固定方式。行 SBRT 治疗时推荐使用立体定向体架 + 真空垫固定方式，在限制模拟定位或治疗时肿瘤患者因呼吸运动导致位移的同时，保证体部甚至腿膝部有更好的适形度与舒适度。在 MRI 加速器治疗时推荐使用 MRI 兼容的新型腹压带固定装置，该装置利用无磁加压表在患者能忍受的范围内对腹部加压带进行充气加压，从而可以对患者腹部运动进行精准控制。

二、体位固定实施

（一）体位固定模具制作前的准备

核对患者的身份信息，认真阅读申请单的体位固定要求。在制作固定装置前，治疗师需要向患者阐明制作的目的和作用，介绍制作过程以及需要注意的事项。嘱患者去除皮带、钥匙扣等物品，脱去外衣外裤，保留内衣内裤，充分暴露照射部位。

（二）模具制作

1. **真空垫**　在放疗过程中，用真空垫对人体进行塑形固定，能很好地减少人体移动，固定照射部位，减少体位误差，提高放疗精度。

真空垫固定的制作流程及步骤如下：

（1）将真空垫平铺于硬质床面上，利用激光使真空垫置于床面的中间，没有安装激光灯的则可通过目测来确定。

（2）将真空垫的气阀门接口与气泵连接进行预抽气，使其达到便于初步塑形的硬度。

（3）协助患者坐于已预抽气的真空垫上，坐的位置可根据患者的身高、固定部位及治疗师的经验进行预估，坐正后再扶其慢慢躺下，嘱患者自然放松仰卧或俯卧于真空垫内。

（4）根据病变范围通过激光微调患者的身体，确保其身体的纵轴线呈一条直线且与激光平行。确保身体的左右两侧在同一水平面，避免一边高一边低而造成身体的左右旋转，尽量保证患者体位的正、直、平。

（5）预塑形：将患者身体两侧的真空垫向上折叠，并向患者身体的空隙处轻轻推挤、填塞，使真空垫与患者的身体轮廓贴合。

（6）真空垫基本贴合身体后继续抽气，同时对真空垫局部进行按压、修整，等待其硬化后完成塑形，并核对、标记患者信息及制作日期等。

2. **发泡胶**　其原理是将两种主要成分为异氰酸酯聚合物（A 瓶）和聚醚多元醇（B 瓶）的化学物质充分混合反应产生发泡膨胀，填充背部、腰部和臀部周围的空隙，发泡后固化形成聚氨酯泡沫垫，能对照射部位实现个体化固定。

发泡胶固定的制作流程及步骤如下：

（1）将需要照射部位的外轮廓模板及挡板置于硬质平面床板上，并平铺上配套规格的定位袋，在患者背部的定位袋内预置泡沫块利于发泡（图6-1），定位袋两侧可借助夹子固定在挡板两边。

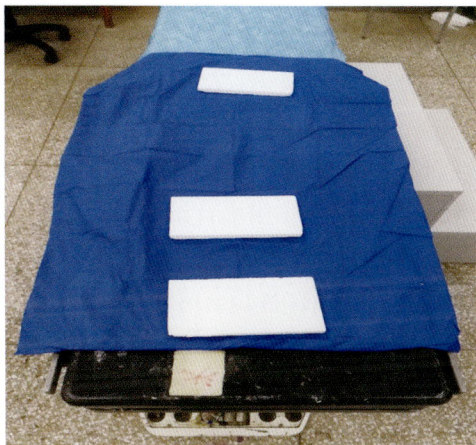

图6-1 发泡胶制作中预置泡沫块

（2）协助患者平躺并确保需要固定的部位在定位袋上，头部给予合适的头枕，微调患者体位以达到固定的要求，记住大概位置后让患者离开定位袋。

（3）将A、B瓶两种化学物质充分摇匀混合5～10秒后，均匀倒入定位袋内，隔着定位袋将混合液迅速抹平，使其布满整个定位袋，等待发泡胶发泡、膨胀。

（4）发泡胶发泡稍微膨胀后让患者躺回定位袋上（图6-2），并利用激光协助微调其体位，两腿间放置一长圆形物体，对两腿进行塑形。等待发泡胶继续膨胀，填充人体所需固定部位的间隙，完成主动塑形。

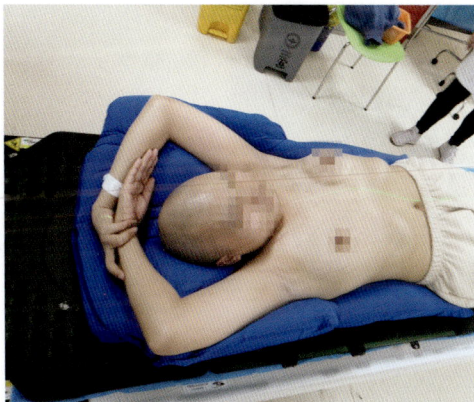

图6-2 发泡胶塑形

（5）待反应完全后，用裁纸刀对其进行修整，得到所需的聚氨酯泡沫模具。

（6）如果聚氨酯泡沫模具的两侧包裹患者身体太多，影响患者体表标记线，则可对模具两侧进行适当切割。

（7）在制作完成的模具上标记患者的姓名、病历号、制作日期等相关信息。

3. 热塑膜

（1）将体板置于硬质平面床板上，用适配条固定于床面上或通过激光调整体板，使其与床面的纵轴保持一致。

（2）患者头部给予合适型号的头枕，双臂上举置于手臂托架，两肩放松，膝部可给予适当固定垫支撑，有利于患者腰腹部放松。

（3）将热塑膜放入恒温水箱内软化至透明，用夹子取出后用手握住两侧边框，甩去并用干毛巾吸去多余水分。用手背试温后迅速将膜的中线置于患者的体中线，两名治疗师分别持膜的两侧边框，向患者身体的后方均匀用力拉伸，按入身体两侧体板的固定孔或卡槽内，再扣上两腿间的卡扣。

（4）顺着体表轮廓轻按热塑膜塑形，等待足够时间，其间可借助冷毛巾或冰块加速膜的冷却。

（5）记录固定的各相关参数，并在热塑膜上标记患者相关信息。

4. 真空垫/发泡胶联合热塑膜　体板或多功能体架适配真空垫（或发泡胶）后，再以热塑膜加以固定，以减少患者放疗中的不自主位移。还可以根据患者病情需要，加上腹压块用来限制呼吸运动对靶区造成的影响。

固定装置的制作流程及步骤如下：

（1）将体板置于模拟定位机的床上，用适配条固定于床面上或通过激光调整体板，使其与床面的纵轴保持一致。

（2）真空垫/发泡胶的准备工作同前。

（3）患者头部给予合适型号的头枕，双臂上举给予臂部支撑，两肩放松，膝部可给予固定垫支撑，有利于患者腰腹部放松。

（4）利用激光微调患者体位，使其体中线与床的纵轴一致。如在X线模拟定位机下制作，可在透视下调整患者的胸、腰、骶椎呈一线。

（5）真空垫及发泡胶的制作步骤同前。

（6）热塑膜制作步骤同前。

（7）轻按热塑膜塑形，等待足够时间，其间可借助冷毛巾或冰块加速膜的冷却。

（8）记录固定的各相关参数，分别在真空垫或发泡胶、热塑膜上标记患者相关信息。

三、注意事项

1. 实施体位固定前应充分暴露肿瘤靶区部位，并在整个治疗过程中始终保持一致。

2.真空垫、发泡胶制作完成后应注意检查与适配条是否匹配。

3.热塑膜制作时尽量根据患者体表轮廓和骨性标志如脐、肋弓、髂嵴等进行塑形，便于摆位过程中的体位重复。

4.使用热塑膜固定时，卡扣固定顺序每次都应保持一致，以减少其对患者身体牵拉造成的误差。

5.真空垫需要妥善保存，避免重压导致变形及锐利物品刺破漏气。

第三节　模 拟 定 位

一、模拟定位前的准备

核对患者信息（姓名、性别、年龄、病历号等）；核对定位申请单、患者体位和固定装置、扫描部位及范围、平扫或增强等。原则上增强扫描时医生应在现场，以便发生造影剂过敏及时实施抢救。

向患者介绍定位的流程及注意事项，帮助患者消除紧张情绪，取得患者积极配合。

增强扫描时要询问患者是否有过敏史、糖尿病、严重甲状腺功能亢进、肾功能异常等情况。严格控制禁忌证并签署特殊检查知情同意书。

体位固定及辅助装置准备，按医嘱备好已制作完成的固定装置。

二、X线模拟定位

前后对穿等中心照射定位，患者仰卧在真空垫或发泡胶或热软化塑形垫上，双手上举抱头，身体自然放松，体中线与长轴激光线平行，调整臀部使左右髂前上棘到床面距离相等，避免一侧高一侧低体位。

调整治疗床的位置，照射野中心放在上腹部，源皮距为100cm。在透视下按医嘱界定射野的上、下、左、右界。机架转到90°或270°，在透视下调整床的高度（床的左右不能移动），按医嘱界定上、下、左、右界。

机架转到180°，观察照射野情况并做适当调整。机架转至0°，再次确认垂直射野的情况，画出治疗标记线。拍摄和保存射野定位片，在患者皮肤上根据射野灯画出照射野及需要挡铅保护的范围，设计挡铅。记录患者各照射野参数、机架角度、肿瘤深度、体厚、摆位源皮距等。

三、CT模拟定位

CT模拟定位的流程包括体位确定和固定、建立原始坐标系、图像采集、重建和传输等步骤。

1. CT定位前准备　录入患者信息包括姓名、年龄、性别、病历号等。准备好患者专用体位固定装置。患者在模拟定位前需要空腹，胃部肿瘤患者定位前在空腹状态下建议定时定量口服造影剂。CT 定位前应对患者进行呼吸训练，使其尽量保持平静、均匀呼吸。对于糖尿病肿瘤患者造影前应停用二甲双胍。

2. **体位固定**　患者脱去外衣、长裤，上衣拉高。充分暴露腹部。重复制作体位固定装置时的体位。

3. **设定参考标记点坐标**　调整定位床前后和上下位置，使两侧激光定位指示点尽量接近治疗靶区位置。使用热塑膜的患者，标记点可设在肋骨或髂前上棘部位，依照激光定位指示点在热塑膜的左、右、前位置贴胶布标记或定位标签纸，分别画左、右、前三个十字定位参考标记点。

四、实时位置管理（RPM）系统引导 4D CT 增强扫描

1. **呼吸训练**　腹部肿瘤放疗患者，在行呼吸门控引导 4D CT 模拟定位时，需要进行呼吸训练。训练患者呼吸，每次呼吸幅度和频率尽量稳定。

2. **呼吸监测**　将信号反射盒平整摆放在剑突下 1～2cm 处，为确保获得有效波形，务必无异物遮挡红外摄像头视野，选定位置后反射盒需要用胶布固定，避免因呼吸运动跌落（图 6-3）。

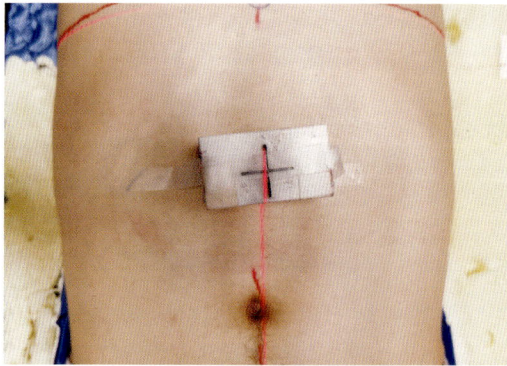

图 6-3　RPM 呼吸监测反射盒

3. 在 CT 模拟定位机和 RPM 软件中同时输入患者 CT 扫描定位资料，确保两系统患者姓名、病历号等信息完全一致。选择 4D 扫描序列。进入 RPM 软件，调节红外线摄影仪镜头焦距，追踪反射盒信号，直至出现呼吸波（图 6-4）。

4. 根据 CT 定位申请单设定扫描范围，将定位参考点置于扫描范围中，在 4D CT 扫描模式下进行参数设定，参数设置与常规增强基本一致。

5. 设置扫描周期和间隔需要满足以下条件：扫描机架旋转一周的时间／螺距≥呼吸周期（表 6-1）；启动扫描前，观察患者呼吸节律及波形的变化，稳定后才能启动高压注射器及 CT 扫描。

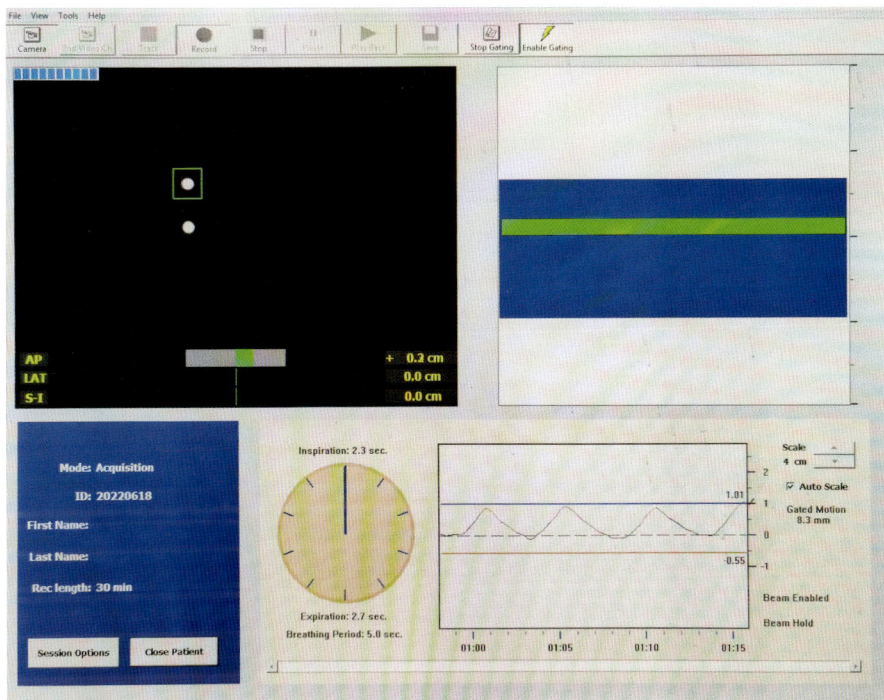

图 6-4　RPM 呼吸监控界面

表 6-1　RPM 系统患者呼吸节奏与螺距设置参数

呼吸频率 （呼吸次数 /min）	对于 0.5s 的旋转时间， 建议螺距	对于 0.44s 的旋转时间， 建议螺距
20	0.100	0.090
15	0.080	0.070
14	0.075	0.066
13	0.060	0.053
12	0.055	0.050
11	0.050	0.045
10	0.040	0.040

6. 扫描完成后，从计算机原始资料（Ir）中进行选择及设置，重建 10 个呼吸时相并传输至计划系统。

五、Sentinel 系统引导 4D CT 增强扫描

1. 启动 CT 定位室电脑中的 C-RAD 软件。进入临床模式，输入患者姓名和病历号，与定位 CT 中患者信息保持一致。

2. 放置固定装置，利用外置激光对患者进行摆位，画激光灯体表投影线，贴铅点，按下复位键，使进床值显示为 0；进床 600mm，将患者送至 CT 内中心，调整扫描范围，进行扫描获取轮廓。

3. 调整扫描相机参数　去噪声阈值（threshold），整合时间（integration time），常规默认中等（medium）分辨参数即可。

4. 选择自由呼吸模式（retrospective），添加描述扫描类型等信息。

5. 系统自动进行垂直校准，或手动按箭头升降激光测距点高度。

6. 在剑突下 1~2cm 处放置门控点，获取呼吸曲线，传送呼吸波形至 CT 端（图 6-5）。

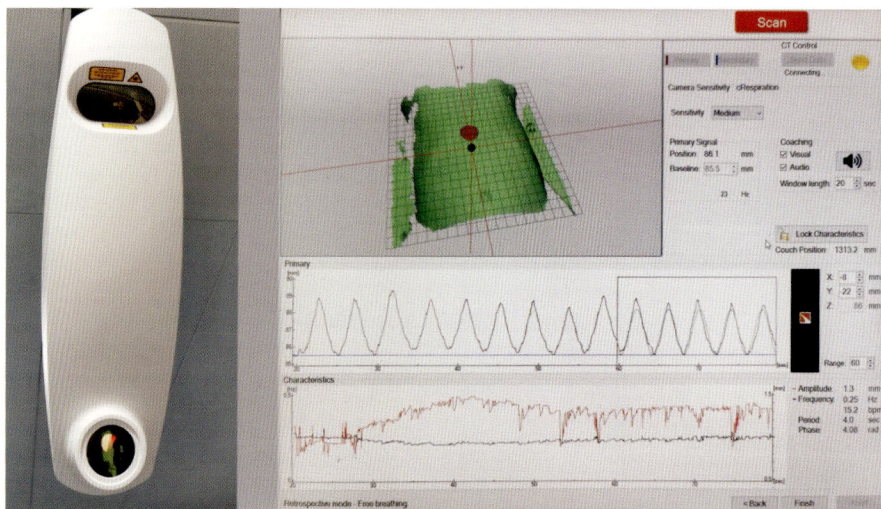

图 6-5　Sentinel 系统呼吸监测装置（左）与监控界面

7. 定位时激光如不在零位，需要手动偏移激光灯，结束时，根据激光偏移提示，输入激光 / 参考点偏移量，执行 CT 扫描。

六、Sentinel 系统引导呼气屏气增强扫描

1. 前期基本操作同"Sentinel 系统引导 4D CT 增强扫描"一致。

2. 系统自动进行垂直校准，或手动按箭头升降激光测距点高度。

3. 连接蓝牙眼镜和 Sentinel 系统，在剑突下 1~2cm 处放置门控点，获取呼吸曲线。

4. 指导患者进行呼气屏气训练。根据患者屏气幅度设置门控窗和蓝色基底线（图 6-6）。

5. 设置扫描范围，在同一定位像下分别行自由呼吸 CT 扫描和呼气屏气 CT 扫描。

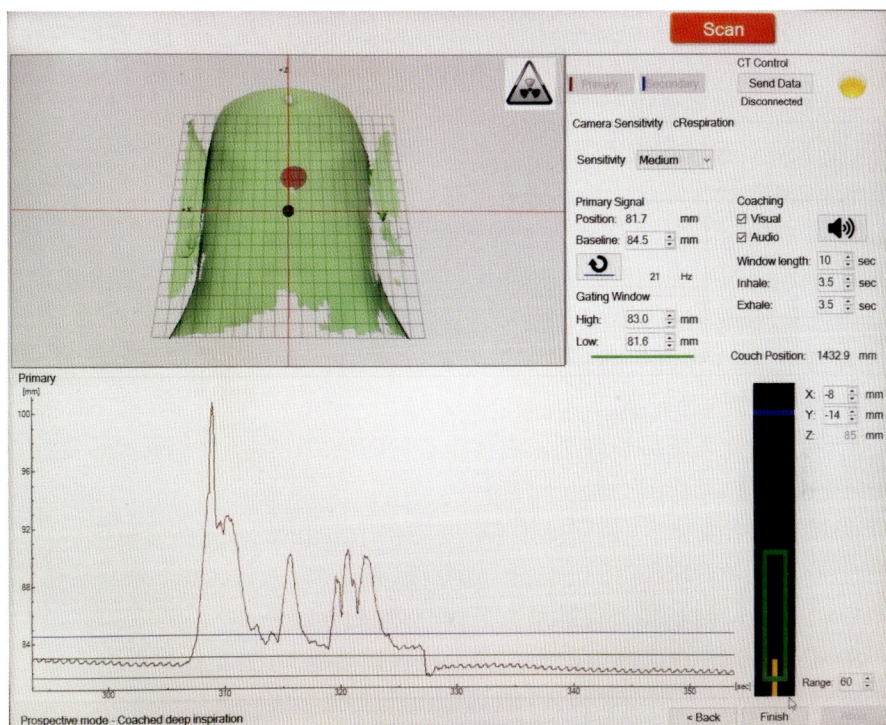

图 6-6　Sentinel 系统深呼气屏气监测画面

七、ABC 系统引导 CT 增强扫描

1. **呼吸训练**　指导患者行呼吸训练，保持呼吸幅度和频率，并设定肺容积阈值。达到阈值后，主动进入屏气状态，ABC 系统监控呼吸，操作软件控制端显示呼吸曲线、屏气时间及相位，建立对应呼吸波形文件。

2. **CT 模拟定位**　患者呼气达到阈值后开始屏气，行腹部增强 CT 扫描。

八、MRI 模拟定位

目前临床上 MRI 模拟定位技术主要用于与 CT 图像的融合，即先分别对患者行 CT、MRI 模拟定位扫描，在 MRI 图像上勾画靶区和危及器官，再将两者融合，在 CT 图像上进行计划设计。相较于影像诊断用的 MRI，大孔径的放疗模拟定位专用 MRI 具有专业的放疗床板和适合放疗体位固定的线圈，更能满足患者体位固定的要求。

（一）MRI 模拟定位前准备

1. 核对患者信息并与患者确定体表及体内有无 MRI 扫描禁忌物，如患者体内含有金属植入物、心脏起搏器、助听器、电子耳蜗、金属宫内节育器等均不能进行 MRI 扫描。有条件的单位可在定位室门外装上探测器。

2．向患者介绍MRI定位的目的和过程，以便得到更好的配合。

3．如需要MRI增强扫描，应向患者说明注射MRI增强扫描对比剂的注意事项，并签署知情同意书。

（二）MRI 模拟定位步骤

1．在MRI操作系统中输入患者信息，对患者进行建档。

2．按CT模拟定位时的要求给患者做好体位固定。

3．利用外置激光调整患者的体位，使其与CT模拟定位时一致。MRI扫描时噪声较大，需要对患者做适当的声音屏蔽保护。

4．放置MRI体部线圈并适当调整其放置高度，使得线圈尽可能贴近人体，但又不会接触到人体轮廓。

5．利用激光系统将患者送入磁体中心。随后关闭高压注射器显示界面，使其处于息屏状态。

6．确认患者安全后，返回操作室，并关闭扫描间内的外置激光系统。

7．获取患者扫描部位的定位像（冠状面、横断面、矢状面），一般将定位像视野（FOV）开到MRI机器允许的最大范围，方便后续定位。

8．根据医嘱在三个断面的定位像上设置扫描范围，并把扫描框中心放置于三个断面上的人体几何中心位置；设置MRI的扫描参数后执行扫描。

9．扫描结束，检查确认重建后的图像上传保存。

第四节　治疗中心复位

一、X线模拟定位机复位

利用X线模拟定位机与治疗机具有完全相同机械、几何等参数，并可以实现透视、拍片等功能，来进行治疗坐标的确认和标记。也可直接在治疗机上实施，通过胶片、电子射野影像系统（EPID）或锥形束CT（CBCT）验证，但没有X线模拟定位机来得直观、方便。

X线模拟定位机复位流程如下：

1．在X线模拟定位机的控制电脑上打开患者的放疗计划。核对患者的身份信息。

2．按CT模拟定位时的体位固定要求做好准备，嘱患者脱去衣物后协助其躺下并给予CT模拟定位时相同的体位和固定。

3．移动治疗床，使X轴方向激光灯（左右方向）与CT模拟定位时在固定装置上标记的刻度线重合；调整患者位置，使X轴、Y轴、Z轴方向激光灯分别与患者身上的标记线重合；如有热塑膜固定的患者，应扣上热塑膜固定后再移动治疗床，使标记线与激光线重合。

4. 按照放疗计划单上的移床值移动治疗床到达治疗坐标位置。

5. 回到操作间,将模拟定位机机架分别置于0°和90°,拍摄正侧位X线片,并与主管医生一起将拍摄图片分别与数字重建放射影像(DRR)正侧位片进行匹配。

6. 匹配符合要求后在定位模具上贴胶带画标记线。若摆位误差超出允许范围,则应查找原因并加以校正。

7. 记录新坐标的各参数,如源皮距或床高、体架刻度等。

二、CT模拟定位机复位

1. 如果CT模拟定位时采用绝对坐标定位法,可在激光定位系统移到等中心位置后,直接在患者体表或固定模具上标记等中心点后直接扫描验证。

2. 相对坐标定位法的验证

(1)摆位使激光灯与CT定位相对坐标原点重合:摆位时与CT定位时要求一致,包括核对患者和固定装置信息、患者体位等。激光定位灯应先回到零点,再将其与CT定位时的相对坐标原点对齐。

(2)移床和激光灯至等中心点:按放疗计划单上的移床参数通过移床或移动激光灯,找到计划等中心点。

(3)扫描图像并验证:将该等中心层面贴上定位标记后移至CT扫描层面进行扫描,核对扫描图像与放疗计划单上的等中心层面是否一致。如果不一致则查找原因,常见的有患者的标记线不准确、摆位不够准确以及等中心层面图像打印错误等。

(4)标记治疗中心:复位图像与计划等中心层面一致后,在患者固定模具和体表上标记治疗等中心点。

(5)记录更新后的各参数。

第五节　放疗实施

放疗计划的实施过程中,必须严格按照流程规定,做到规范化操作,严格执行双人摆位,双人核对。

一、治疗前的位置验证

治疗实施前治疗中心的验证,特别是第一次治疗前的验证非常重要,必须确保治疗机上的中心位置与计划中的相符,并由主管医生确认后才能给予治疗。

(一)二维验证法

通过胶片、EPID等方式获取治疗中心部位的正、侧位片与DRR图进行配准验证。

1. 按照CT模拟定位时的体位进行固定摆位。

2. 利用 EPID 或放置胶片后双曝光，一次曝光需要采用较大方形照射野获取照射部位邻近的解剖结构信息，再次曝光通常采用面积为 10cm×10cm 的射野或带有多叶准直器（MLC）（或铅挡）形状的射野，以此来获取靶区与附近感兴趣区域的边界参考信息。

3. 与放疗计划的 DRR 进行配准验证。

（二）三维验证法

将放疗设备影像系统获取的 CBCT 图像与治疗计划系统生成的三维参考图像进行在线配准，计算得出各方向上的位移误差，从而来判断是否符合精准治疗的要求。具体步骤如下：

1. 通过治疗计划系统生成并传输靶区所在区域三维参考图像，用于配准效果的评价。靶区所在区域结构主要有靶区及重点关注部位的等剂量线和危及器官的轮廓线，包括肝、十二指肠、胆囊、胰腺、肾等邻近器官。

2. 选择腹部的扫描条件采集并重建 CBCT 图像。

3. 配准 CBCT 图像与参考图像，配准范围包括整个腹腔。

4. 配准时先以骨性或默认方式进行自动配准，再逐层观察靶区剂量线、骨结构、邻近器官的吻合程度，使用手动配准进行微调。

5. 配准完毕，通过移动治疗床来修正位移误差。

三维验证注意事项如下：

（1）首次治疗前的验证必须由相关医生确认。CBCT 在线配准时，需要主管医生和计划物理师共同在场与治疗师协作完成配准。配准误差较大（三维方向配准偏差合理范围≤5mm）或任一旋转方向位移大于 3°时，需要重新摆位后再做验证；如果重新摆位后验证误差仍然很大，及时联系主管医生进行处理。

（2）建议验证频率：放疗质量控制基本指南要求首次治疗必须进行位置验证；每周至少进行一次位置验证以确保治疗的精确性，特殊技术如 SBRT 需要每次验证。

（3）在患者的整个疗程中，治疗师若发现患者有体重变化明显或体表外轮廓变化较大等情况，需要及时联系主管医生，以便及时妥善处置。

（三）光学表面成像系统引导

1. 首次治疗时导入患者计划和体表结构，勾画感兴趣区（ROI）。

2. 基于室内激光灯和患者体表标记进行摆位，行 CBCT 扫描验证，若符合靶区外扩范围，接受 CBCT 误差值移床，在机架不遮挡摄像头的前提下获取光学表面图像，作为下一分次光学摆位的参考影像。

3. 打开光学监控，设置相应阈值，进行治疗。

注意：若采用常规定位，则配合呼气屏气进行实时监测效果更好；若采用 4DCT 定位，则配合 4D CBCT＋自由呼吸实时监测效果更好。另建议每天进行光学监测，根据患者具体情况进行 CBCT 扫描并更替参考影像。

（四）RPM 系统引导 + 门控治疗

1. 根据患者体表标记线完成摆位。

2. 将患者 CT 模拟定位的呼吸波形导入治疗端设备，打开患者治疗计划，选择运动管理装置并打开。

3. 患者行 CBCT 图像引导，并移动治疗床校正误差。

4. 根据患者呼吸状态和耐受情况，由医生综合评估选择"呼吸幅度引导"（amplitude gating）、"呼吸时相引导"（phase gating）、"屏气"（breathe hold）三种方式引导的门控治疗。

5. 现场采集患者实时呼吸波形，对比定位呼吸波形的呼吸幅度和频率，评估两者的相似度；若相似度 <70%，则以实时呼吸波形为基础，行动态影像监测，观察靶区轮廓线能否完全包裹病灶；若相似度 ≥70%，可以根据实时呼吸波形引导行门控治疗。

医生需要根据患者呼吸状态和耐受情况，结合呼吸幅度、呼吸频率，充分评估选择引导方式；呼吸频率低、幅度大，建议选择"呼吸时相引导"（phase gating）；呼吸频率高、幅度小，建议选择"呼吸幅度引导"（amplitude gating）；若患者呼吸稳定性差，则建议选择"屏气"（breathe hold）。

二、治疗实施

首次实施治疗前，治疗师应仔细检查放疗计划的完整性、准确性，检查临床医生是否已经审核并批准可执行治疗的实施。由于各家放疗中心的设备及规定的不同，审核通过记录的方式可有不同，但必须做到有据可查。

1. 患者放疗首次报到时，治疗师应认真核对患者及放疗信息以确保准确无误，并对患者进行相关宣教（见本章第一节放疗前的准备与宣教）。

2. 患者信息核对和计划调取　每天治疗前需要核对患者信息；询问患者特殊医嘱（肠道和膀胱管理）准备状况；调取患者的治疗计划核对无误后带患者进入机房。

3. 摆位　核对并准备好辅助固定器具，按定位时的体位要求给予固定；利用激光灯对患者摆位，协助使患者体位与定位时一致。每次摆位前，有条件的需要让患者手持报警铃并掌握其使用方法。

4. 摆位结束后，需要查看治疗床、患者与机架是否处于安全位置，如有必要可试转机架查看。

5. 治疗实施的验证　由治疗师根据医嘱执行疗程中的 EPID 或 CBCT 体位验证；配准误差值超过医嘱给予的误差范围时，应联系相关医生给予解决后方可实施治疗。

6. 出射线束治疗　对于体位验证或校正验证后合格的患者，再次核对治疗信息后进行出束执行治疗。

三、治疗实施中的注意事项

1. 治疗实施期间需要做好患者及机器的监控工作。

2. 非共面治疗必须进机房操作，不得在控制室转动机架和操控治疗床。

3. 整个疗程中，严格执行医嘱要求，并清晰、准确、完整地填写治疗记录单，确保治疗计划每一次的完整执行。

4. 患者上下治疗床时，必须将床降至最低，并协助其上下床以防跌倒。

（李　需　李　君）

第七章
直肠癌放射治疗技术操作规范

第一节　放疗前的准备与宣教

一、放疗前的准备

（一）患者的准备

1. **患者信息的登记和核对**　准确导入或录入患者信息至放疗信息登记系统内，包括姓名、年龄、性别、诊断、电话号码、照片等。

2. **与患者的沟通**　告知患者整个放疗过程中大致的步骤、需要怎样配合、每个步骤之间间隔的时间及放疗期间的注意事项。如饮食、着装、皮肤护理、直肠膀胱管理的必要性、体表标记线的重要性及体位固定模具的寄存和摆放要点等。

（二）放疗师的准备

1. **核对患者信息及医嘱解读**　核对患者信息后，认真解读医嘱，按医嘱要求做好患者及相关设备的准备，告知患者相关的注意事项。

2. **做好患者的宣教**　告知患者及家属放疗的流程和注意事项。宣教方式：一对一的谈话告知、宣教小手册、视频、集中现场小讲课等均可。

3. **环境准备**　各机房内应保持明亮整洁，条件允许的情况下可播放舒缓轻柔的音乐以缓解患者的紧张情绪。

二、放疗前的宣教

（一）放疗期间的饮食指导

1. 放疗期间以高蛋白、高维生素、低脂、易消化的食物为主，如鱼汤、鸡蛋、蛋白粉、瘦肉、新鲜蔬菜水果等，以保证放疗期间的营养需求。少吃易使胃肠胀气的食物，如牛奶、豆类以及碳酸饮料等。

2. 建议进食少渣、清淡的饮食，少渣饮食指低纤维饮食，即食物纤维含量比较少，且易消化、少油的食物。

3. 忌生冷、辛辣刺激及油炸、烟熏、腌腊等食品。

4. 注意饮食卫生，防止肠道感染。

（二）放疗期间的生活指导

1. 建议患者放疗期间穿保暖性能好、宽松易穿脱的外套，内衣内裤以棉质材料为佳。

2. 禁止抽烟、喝酒，养成定时排便的良好习惯。

3. 注意适当运动，保持充足的睡眠，忌熬夜。

4. 有造瘘的患者定期做好人工肛门的护理，同时注意及时清理造瘘袋，保持良好的个人卫生。

（三）放疗不良反应处理的指导

1. **照射部位皮肤反应**　放疗初期，可见皮肤发红、发痒、脱皮；放疗中期，皮肤可出现色素沉着、变厚、粗糙及毛孔粗黑；放疗后期，在皮肤皱褶的腹股沟区可出现湿性蜕皮，肛门口周围黏膜、皮肤破损等。应告知患者着宽松透气的内衣裤，局部皮肤应保持干燥，避免抓伤及接触刺激性物质。若出现肛周皮肤黏膜破损，应及时找主管医生处理，切忌私自使用烫伤膏或者其他自制药膏，以免加重反应。

2. **消化道反应**　直肠癌放疗后，部分患者会出现恶心、呕吐等消化道反应。患者可以在医生的指导下使用常规止吐药物，如甲氧氯普胺等治疗。

3. **泌尿系统反应**　患者可能会出现尿急、尿频、尿痛等尿路感染症状，应注意多饮水，如有不适及时找主管医生进行对症处理。

4. **直肠反应**　患者放疗后期会出现腹部不适、腹痛、黏液血便、肛门坠痛、水样腹泻、里急后重等症状，可找主管医生对症处理，适当使用消炎药或者激素减轻局部症状。

5. **骨髓抑制**　嘱患者每周定期至主管医生处检查，注意血常规变化，放疗后期出现全身乏力，血液学检查可发现白细胞减少、血小板减少、贫血等，可注射刺激白细胞或者血小板生长的因子等及时对症治疗。

（四）放疗中的注意事项告知

1. 告知患者在放疗各流程中用于身份识别、核对、时间预约的相关凭证的使用方法。

2. 告知患者在每个环节的进行中都应放松身体，平稳呼吸，利于提高治疗的准确性，禁止随意移动体位。若出现身体不适或需要其他帮助时，应按响手持的报警铃或以肢体动作示意，以便得到治疗师的及时帮助。

3. 按医嘱要求告知并协助患者做好膀胱、直肠管理及训练，以保证后续模拟定位和每次治疗实施时的器官状态的一致性。

4. 告知并帮助患者将体位辅助固定模具存放在指定位置，以得到妥善的保管。

5. 告知患者体表标记线的重要性，若不清晰或贴膜有卷边脱落等现象，应及时找主管医生处理，切勿自行处理。

6. 告知患者在放疗期间如有任何不适症状，应及时与主管医生沟通。

7. 治疗过程中如遇机器故障、停电等情况时,应等待治疗师前来处理,不可自行起身下床。

（五）放疗全部疗程结束后注意事项

1. 全部治疗结束以后,及时联系主管医生,做好定期复查随访。

2. 疗程结束后继续做好受照部位的皮肤护理,避免抓挠照射部位的皮肤。

3. 生活饮食方面,注意生活规律、饮食正常,建议饮食均衡营养,切勿挑食。

4. 建议多参加社会活动,保持积极乐观的情绪,可以适当参加一些工作。

第二节　体 位 固 定

一、体位固定流程

（一）体位固定前准备

1. 核对医嘱及患者信息,根据医嘱检查患者膀胱憋尿状况、肠道清理及造瘘袋清洁状况等。

2. 根据医嘱及患者基本状况同主管医生沟通确定患者体位固定方式。

3. 同患者及家属沟通,简要叙述体位固定的过程和方法,消除患者疑虑、紧张情绪。

4. 嘱患者去除皮带、钥匙扣等物品,脱去外衣外裤,可保留内衣,充分暴露肿瘤照射部位。

（二）选择合适的体位

直肠癌患者放疗的体位通常有仰卧位和俯卧位两种可选,选择时应兼顾靶区范围及患者的身体状况。

1. 仰卧位　通常采用双臂交叉置于胸前或双臂上举（图 7-1）,上举时双手抱肘置于额头或双臂置于手臂固定架上。

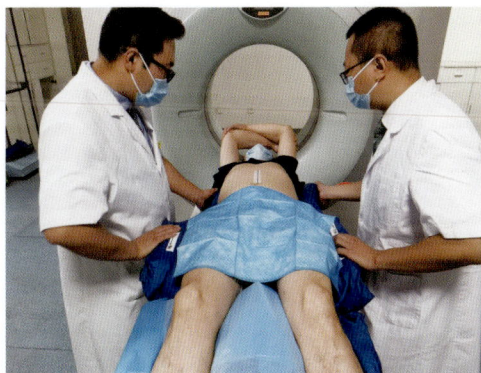

图 7-1　直肠癌放疗仰卧位

2. **俯卧位**　相较于仰卧位，俯卧位更能够满足临床靶区剂量的分布要求，能够更好地保护周围正常组织，但在舒适度、稳定性及重复性方面比仰卧位差（图 7-2）。

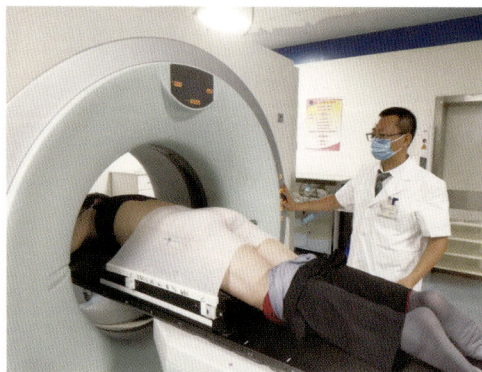

图 7-2　直肠癌放疗俯卧位

（三）选择固定方式

1. **仰卧位固定方式**　通常有：①真空负压垫（简称"真空垫"）固定；②发泡胶垫固定；③体板＋热软化塑形垫固定；④体板＋体部真空垫（或发泡胶或热软化塑形垫）＋体部热塑膜＋双下肢膝部或足踝部真空垫固定。

2. **俯卧位固定方式**　俯卧位采用盆腔专用固定架（俯盆架）固定，也可选择俯盆架＋真空垫（或发泡胶）＋体部热塑膜固定。

（四）体位固定装置的制作

1. **仰卧位固定方式制作**

（1）真空垫固定（体部／双下肢）：在直肠癌的放疗中，用已检测合格的真空垫对照射部位进行塑形固定，除对照射部位进行固定外，还可对患者的双下肢及足踝部进行固定（图 7-3），以此减少因患者双下肢内旋或外展而引起的误差。

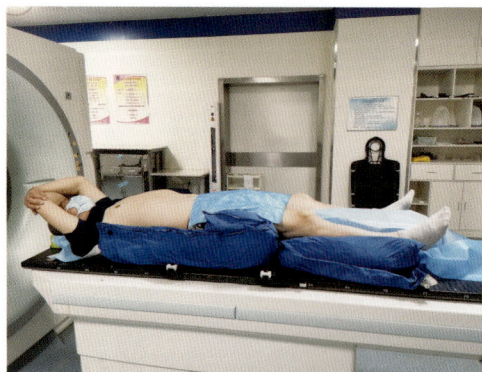

图 7-3　直肠癌放疗仰卧位真空垫固定（体部／双下肢）

制作流程及步骤如下：

1）检测真空垫是否漏气，将真空垫平铺于床面，双手推挤真空垫使其内部颗粒多分布在患者臀部位置（图7-4），抬高患者臀部便于减少小肠受量。

2）将气泵接口与真空垫的气阀门连接进行预抽气（图7-5），使其达到初步塑形的硬度。

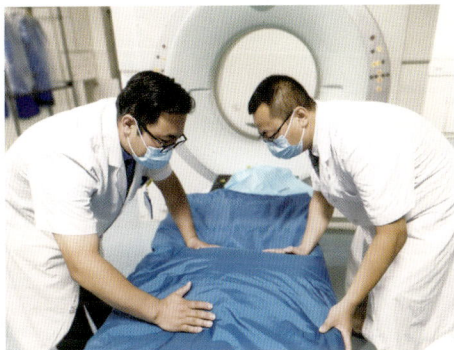

图7-4　推挤真空垫内部颗粒

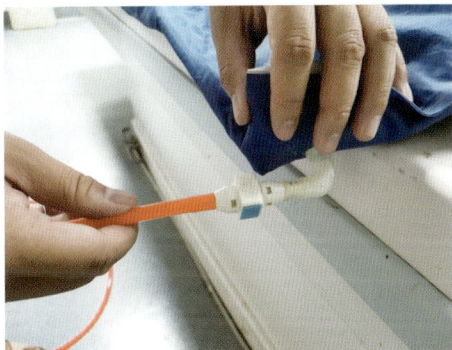

图7-5　气泵接口与真空垫的气阀门连接

3）利用激光线将真空垫置于床面的中间（图7-6）。

4）让患者坐在臀部垫高的部位并协助患者躺平（图7-7），给予合适的头枕，并叮嘱患者自然呼吸、放松仰卧于真空垫上。

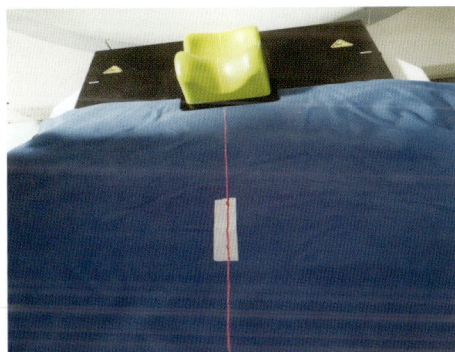

图7-6　用激光线使真空垫位于床面中间

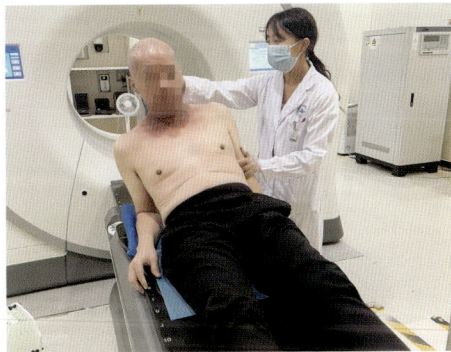

图7-7　协助患者躺平

5）微调患者的身体，使其身体的纵轴线与激光线重合或平行（图7-8），尽量保证患者体位的平直。

6）适当抽气后可进行基本塑形（图7-9），根据患者身体两侧的生理曲线将真空垫折叠、推挤、填塞，使真空垫与患者的身体轮廓贴合。

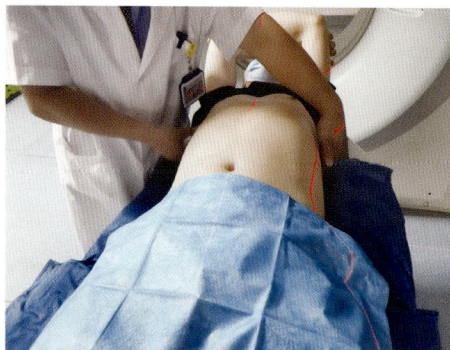

图7-8 利用激光线微调患者体位

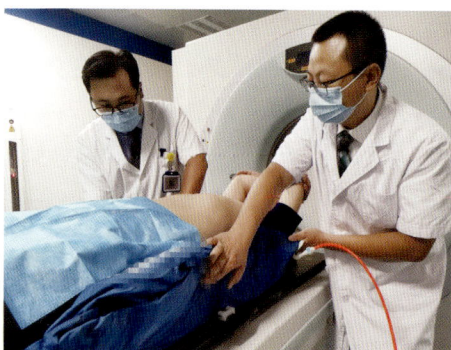

图7-9 适当抽气基本塑形

7）若还对双下肢足踝部进行固定（图7-10），应先将双腿之间的真空垫堆积垫高，再分别将双下肢两侧的真空垫折叠。

8）继续抽气，同时对真空垫局部进行按压塑形（图7-11），等待其变硬完成塑形。

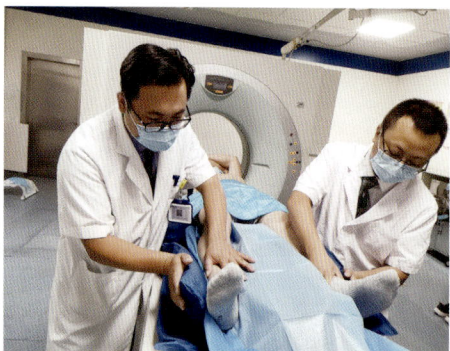

图7-10 利用真空垫对双下肢足踝部进行固定

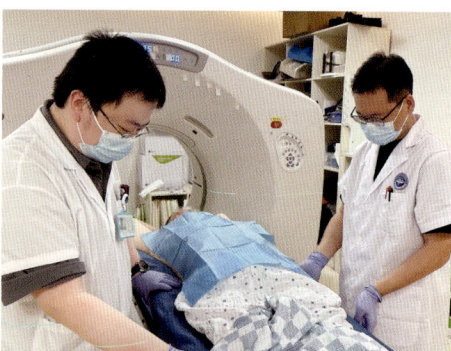

图7-11 对真空垫局部进行按压塑形

9）在激光灯下画标记线确定患者体部与真空垫的相对位置。

10）在真空垫上标记患者姓名、年龄、病历号、主管医生、制作日期等相关信息。

（2）发泡胶固定：将A、B两种化学物质（主要成分为异氰酸酯聚合物和聚醚多元醇）充分混合反应，产生的聚氨酯泡沫发生膨胀后主动填充患者腹、盆部的背部空隙，待完全反应冷却后形成固化的聚氨酯泡沫垫，能对照射部位实现个体化固定。

制作流程及步骤如下：

1）将腹、盆部外轮廓的发泡胶制作模板及挡板置于模拟定位机或其他硬质平面床板上，并平铺上配套规格的定位袋，在患者背部的定位袋内预置泡沫块以便发泡，定位袋两侧可借助夹子固定在挡板两边（图7-12）。

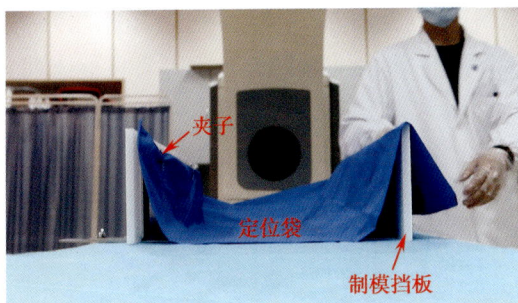

图 7-12　制模挡板和定位袋

2）协助患者平躺并确保盆腔部位位于定位袋上，头部给予合适的头枕，微调患者体位以达到固定的要求，标记坐于定位袋上的大概位置后让患者离开。

3）将 A、B 两种化学物质充分混合 5～10 秒后，均匀倒入定位袋内，隔着定位袋将混合液迅速抹平，使其布满整个定位袋，等待发泡胶发泡、膨胀。

4）发泡胶发泡膨胀后让患者躺回定位袋上，并利用激光协助微调其体位，两腿间的定位袋下放置一长圆形物体，利于两腿进行塑形。

5）等待发泡胶继续膨胀，填充人体所需固定部位的间隙，完成主动塑形，待反应完全后，用裁纸刀对其进行修整，得到所需的聚氨酯泡沫模具。

6）如果聚氨酯泡沫模具的两侧包裹患者身体太多，影响患者体表标记线时，则可对模具两侧进行适当切割。

7）在激光灯下画标记线确定患者体部与发泡胶垫之间的相对位置。

8）在制作完成的模具上标记患者的姓名、年龄、病历号、主管医生、制作日期等相关信息。

（3）体板＋体部真空垫＋体部热塑膜＋双下肢膝部或足踝部真空垫：体板或多功能一体架适配真空垫后，再以体部热塑膜加以固定，同时双下肢的膝部或足踝部加以真空垫固定，可增加患者的舒适度及减少放疗中的不自主位移。

制作流程及步骤如下：

1）用适配条固定体板于模拟定位机的床上，利用激光灯微调体板使其与床面的纵轴线保持重合（图 7-13）。

2）患者体部真空垫（或发泡胶垫或热软化塑形垫）、双下肢足踝部真空垫的制作流程参见上文真空垫固定（体部 / 双下肢）和发泡胶固定的相关步骤。

3）将体部热塑膜放入恒温水箱内软化至透明，用夹子取出后用手握住两侧边框，甩去并用干毛巾吸去多余水分。

4）用手背试温后迅速将膜的中线置于患者的体中线，同时两名治疗师分别持膜的两侧边框，向患者身体的两侧后方均匀用力拉伸，按入体板两侧的固定孔或卡槽内，再扣上两腿间的卡扣。

5）轻按热塑膜塑形，使热塑膜与真空垫、患者体部外轮廓充分贴合，分别对患者的肋弓、脐部、髂骨翼、耻骨联合、外阴等骨性标志明显的部位进行塑形（图7-14），可提高摆位的重复性和治疗的精度。

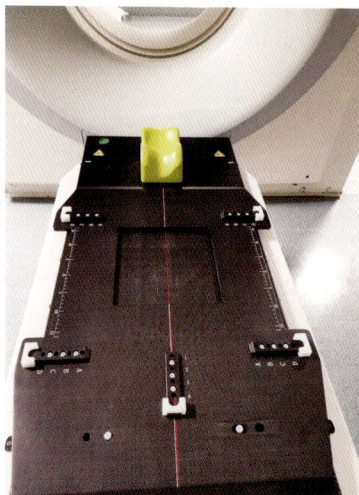

图7-13　体板中线与激光灯纵轴线重合

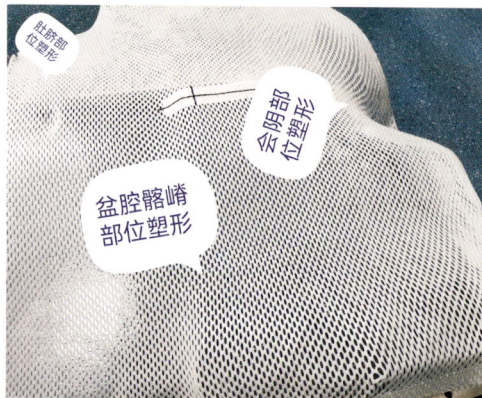

图7-14　对患者体部外轮廓塑形

6）热塑膜冷却塑形一般需要等待15分钟或更长时间，其间可借助冷毛巾、小风扇或冰块来加速膜的冷却。

7）记录固定的各相关参数，分别在真空垫（或发泡胶、热软化塑形垫）、体部热塑膜上标记患者相关信息。

（4）体板＋热软化塑形垫＋体部热塑膜固定：体板适配热软化塑形垫外加体部热塑膜固定体位，使患者体位舒适稳定、简便实用。

制作流程及步骤如下：

1）前面参照体板＋体部真空垫＋体部热塑膜固定制作的步骤。

2）将加热后充分软化的热软化塑形垫，放置于已固定好的体板上，选择合适的头枕，协助患者平躺于热软化塑形垫上。

3）不断推挤热软化塑形垫内的粒子，使其充分填充患者的腹盆部间隙，等待冷却塑形，冷却过程中可借助辅助固定带帮助持续塑形。

4）待热软化塑形垫充分冷却塑形后，去除辅助固定带，如需对塑形垫进行小范围调整，则可以使用热风枪进行局部加热软化后重新塑形。

5）利用激光灯画线标记患者身体与热软化塑形垫的相对位置。

6）体部热塑膜的制作过程与体板＋真空垫＋体部热塑膜固定的制作步骤相同。

7）塑形完成后，分别对体部热塑膜和热软化塑形垫标记患者相关信息。

2. 俯卧位固定方式制作　俯盆架主要用于宫颈癌、直肠癌等盆腔肿瘤的体位固定。分一体式和分体式两种,其共同点是体架的腹盆腔部位有大小不同规格的镂空垫。患者取俯卧位,下腹部位于镂空处,有利于小肠自然下垂,减少其受照剂量。俯盆架可以单独使用,也可以配合真空垫、发泡胶及体部热塑膜联合使用(图7-15)。

制作流程及步骤如下:

(1)将俯盆架通过适配条固定于模拟定位机的床面上,并通过激光灯微调俯盆架,使其与床面的纵轴线保持重合(图7-16)。根据患者体型选择合适规格的镂空垫。若为分体式固定架,则需根据患者身高调节固定架前后段距离。

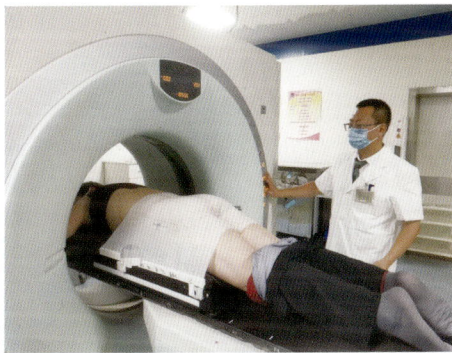

图 7-15　直肠癌放疗俯盆架 + 热塑膜固定

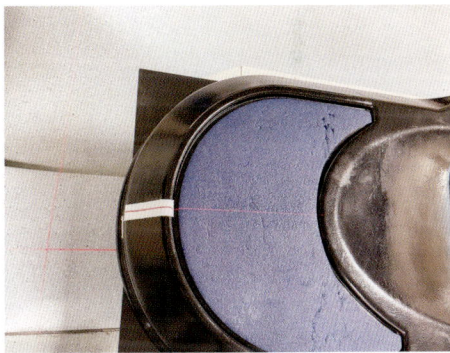

图 7-16　激光灯纵轴线与俯盆架中线重合

(2)患者俯卧于俯盆架上,双手抱住固定架前端或手握固定杆,面部置于固定架前段的预留凹槽内,腹盆部位于固定架的镂空处(图7-17)。

(3)参照两侧激光线微调固定架,使固定架两侧刻度线的数值重合,同时按激光线在患者体表画标记线以确定患者体位与固定架之间的相对位置(图7-18)。

(4)俯卧热塑膜固定的制作过程与上文仰卧位体部热塑膜的制作一致。

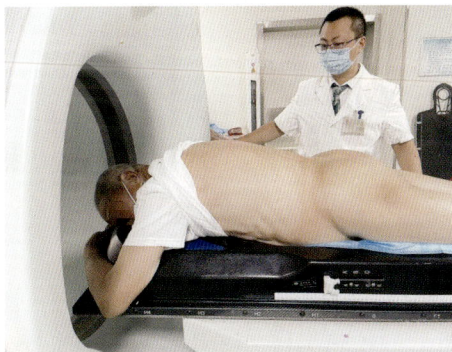

图 7-17　腹部位于固定架镂空处

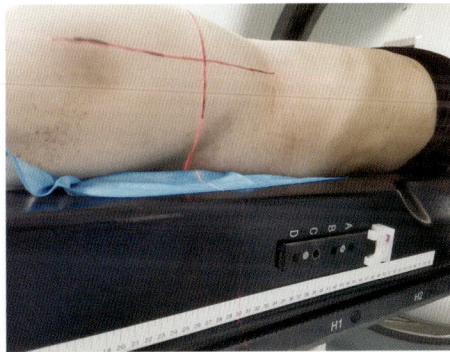

图 7-18　激光线与刻度线重合确定相对位置

（5）记录固定架的各相关参数，对俯卧热塑膜标记患者相关信息。

二、注意事项

1. 实施体位固定前和患者适当沟通、给予安抚很重要，可以减少心理紧张情绪，同时叮嘱患者应充分暴露肿瘤靶区部位，并在整个治疗过程中始终保持体位一致。

2. 由于直肠癌患者解剖位置的特殊性，对于需要保持膀胱充盈度一致性的患者，做好宣教以及管理训练工作。对于直肠癌造瘘患者嘱其固定实施前将造瘘袋清理干净，若用俯盆架则需将造瘘袋置于固定架镂空处。

3. 真空垫、发泡胶、热软化塑形垫制作完成后应注意检查与适配条是否匹配。

4. 双下肢足踝部真空垫固定制作时，需要将患者双足跟部包裹完整，使真空垫对其形成良好的承托，避免患者双下肢的旋转造成误差。

5. 真空垫需要妥善保存，避免重压导致变形及锐利物品刺破漏气。

6. 热塑膜制作时尽量根据体表轮廓和骨性标志如肋弓、脐、髂嵴、外阴等进行塑形，便于摆位过程中的体位重复。

7. 使用热塑膜固定时，卡扣固定顺序（图7-19中A、B、C）每次都应保持一致，以避免其对患者身体牵拉造成的误差。

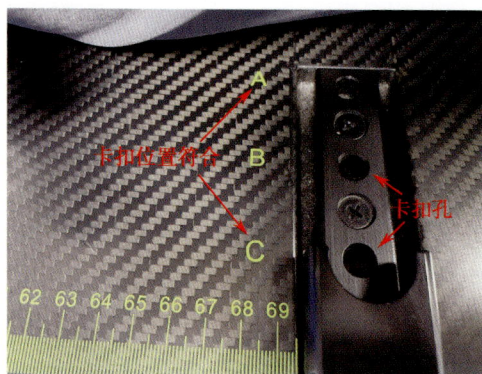

图7-19　卡扣位置标识

第三节　模　拟　定　位

一、CT模拟定位流程

1. 扫描定位前准备

（1）设备准备：①按流程开机后做好机器的预热工作。②开启激光灯系统，检查并确保两侧激光线重合及激光灯移动正常。③开启高压注射器系统，使之处于备用状态。④准备好标记点、画线笔、医用橡皮膏、文身设备等标记用品。⑤检查并确保急救设备的状态良好及药品齐全并在有效内。

（2）患者准备

1）审阅定位申请单，包括体位及辅助固定装置、扫描部位及范围、平扫或增强扫描等信息。特别是医生不在现场的，必须仔细阅读定位申请单及扫描部位的示意图。

2）简单介绍定位的流程和注意事项，帮助患者消除紧张、恐惧心理，得到患者积极主动的配合。

3）根据医嘱对需要增强扫描的患者及家属询问过敏史、糖尿病、严重甲状腺功能亢进、肾功能等情况，严格控制禁忌证，并嘱家属或患者签署特殊检查知情同意书。

4）询问患者有关肠道和膀胱遵循医嘱管理的执行情况，有造瘘袋的患者嘱提前做好清洁工作。

（3）体位辅助固定装置准备：根据已完成的固定装置做好准备工作；若需要在 CT 床上制作个体化固定装置的，则根据医嘱完成体位固定装置的制作，具体步骤参阅本章第二节。

2. **确认并录入患者信息** 确认定位申请单信息与患者一致，并录入包括姓名、性别、年龄、病历号等相关信息。

3. **体位固定**

（1）嘱患者脱去外衣并确保腹盆部及下肢近端范围内无金属物件，着装与辅助固定装置制作时保持一致，以充分暴露照射范围为准则。

（2）根据定位申请单的要求对患者进行体位固定的实施，若需膀胱管理、手术瘢痕及肛门做铅点标记的需在体位固定前完成。若患者体表标记线在制作辅助固定装置时已画好，则需在 CT 外置激光线下微调患者体位使激光线的 X 轴、Y 轴、Z 轴分别与体表十字线及固定架数据刻度线或固定垫（真空垫或发泡胶垫等）上的标记线重合，避免患者体位固定线的头脚、前后方向及左右旋转误差的产生。

（3）如需增强扫描，让护士准备好造影剂、预置留置针后再实施最后的体位固定。

4. **画标记线及贴标记点**

（1）在患者的体表及固定模具上画标记线：①通常体表标记线应选择标记在皮肤较紧实、平整、易重复的位置；Y 轴的线可画得偏长一些，可更好地保证纵轴的重复性。②若患者体位固定装置在 CT 定位床上制作，则在制作完成后利用三维激光系统在患者体表及固定垫（真空垫或发泡胶垫等）上画标记线，如图 7-20。

（2）贴标记点：贴标记点时一定要精准，必须做到金属标记点、标记线的十字中心点和三维激光十字点"三点合一"（图 7-21）。如选择实时 CT 模拟定位（绝对坐标标记法）则应先扫描再画标记线，无须贴标记点。

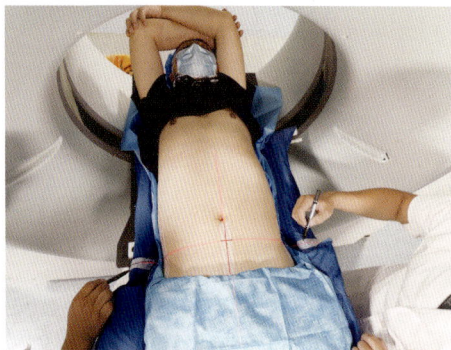

图 7-20　激光灯下画标记线确定患者体位与固定装置的相对位置

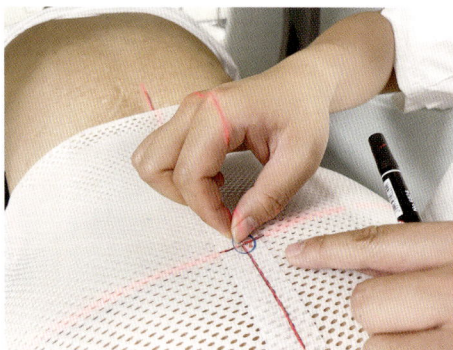

图 7-21　贴标记点

5. 定位扫描范围及参数　①扫描范围通常为 L_2、L_3 水平至股骨上中 1/3，若腹膜后转移者，上界可到 T_{10}；②扫描层厚为 3mm 或 5mm；③管电压 110～140kV，管电流 260mAs；④增强扫描对比剂用量 80～100ml（一般体型患者常用量为 85ml，偏胖体型用量大于 85ml，反之偏瘦体型用量小于 85ml）；⑤对比剂注射速率：根据患者血管循环情况选择注射速率，一般为 2.0～3.0ml/s，扫描延迟时长为 50～65 秒。

6. 审核图像　扫描完成后翻看有定位标记点显影的层面，确保标记点在同一层面（图 7-22）。同时查看扫描范围、图像质量、增强效果等是否符合要求。

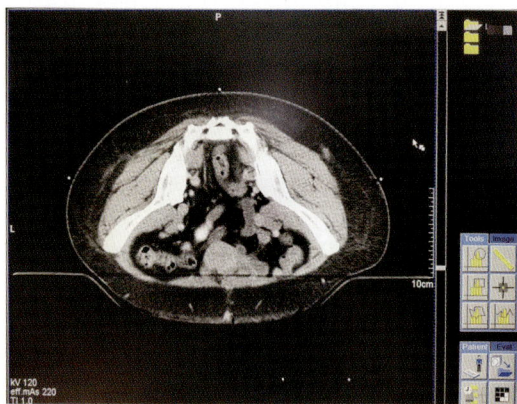

图 7-22　审核图像确定标记点在同一层面

7. 记录相关参数　读取并记录辅助固定架、人体与固定架或热塑膜、固定架与床等之间的参数。

8. 上传图像　根据需要设定自动或手动上传的方式，通过局域网上传至指定服务器。

9. 注意事项

（1）定位前询问患者一周内是否服用钡餐或进行过钡剂灌肠等临床检查，以免造成伪影。

（2）膀胱管理患者定位扫描前，需要给予患者足够的时间喝水憋尿，使膀胱体积充盈至150～300ml较为适宜，有条件的医院可以使用膀胱容量测量仪进行监测。

（3）增强扫描时应密切注意患者的反应，扫描后需要患者留置观察半小时后方可拔针离开，并叮嘱患者适当多喝水，膀胱充盈患者可先去排尿。

（4）做好防护，规范洗手，及时处理各种污染和消毒。

二、MRI定位

（一）MRI模拟定位前准备

1. 核对患者信息并与患者确定体表及体内有无MRI扫描禁忌物，如患者体内含有金属植入物、心脏起搏器、助听器、电子耳蜗、金属宫内节育器等均不能进行MRI扫描。有条件的单位可在定位室门外装上金属探测器。

2. 向患者介绍MRI定位的目的和过程，以便得到更好的配合。

3. 如需要MRI增强扫描，应向患者说明注射MRI增强扫描对比剂的注意事项，并签署知情同意书。

（二）MRI模拟定位的步骤

1. 在MRI操作系统中输入患者信息，对患者进行建档。

2. 按CT模拟定位时的要求给患者做好体位固定。

3. 利用外置激光调整患者的体位，使其与CT模拟定位时一致。MRI扫描时噪声较大，需要对患者做适当的声音屏蔽保护，如佩戴耳机或耳塞等。

4. 放置MRI体部线圈并适当调整其放置高度（图7-23），使得线圈尽可能贴近人体，但又不会接触到人体轮廓。

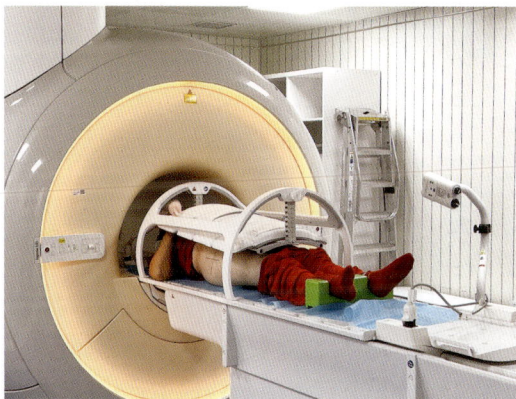

图7-23　放置MRI体部线圈

5. 利用激光定位系统,将患者送入磁体中心。随后关闭高压注射器显示界面,使其处于息屏状态。

6. 确认患者安全后,返回操作室,并关闭机房内的外置激光定位系统。

7. 获取患者扫描部位的定位像(冠状面、横断面、矢状面),一般将定位像视野(FOV)开到MRI机器允许的最大范围,方便后续定位。

8. 根据医嘱在三个断面的定位像上设置扫描范围,并把扫描框中心放置于三个断面上的人体几何中心位置;设置MRI的扫描参数后执行扫描。

9. 扫描结束,检查确认重建后的图像上传保存。

第四节   治疗中心复位

CT模拟定位的方法通常有两种,即绝对坐标定位法和相对坐标定位法。绝对坐标定位法可在激光定位系统移到等中心位置后,直接在患者体表或固定模具上标记等中心点,无须复位移床。而相对坐标定位法则需要在治疗计划确定后进行复位移床,即让患者再回模拟定位机下复原CT扫描时的初始坐标,再通过移床或三维激光系统将初始坐标修正为治疗计划坐标。

常用在X线模拟定位机或CT模拟定位机下进行复位。也可直接在治疗机上实施,通过拍摄胶片、电子射野影像系统(EPID)或锥形束CT(CBCT)等方式来实现,但没有在模拟定位机下来得更直观、更方便。

一、X线模拟定位机复位

X线模拟定位机与放疗机具有完全相同的机械、几何参数,并可以实现透视、拍片等功能,用X线模拟定位机进行治疗坐标的确认并进行标记,流程如下(图7-24):

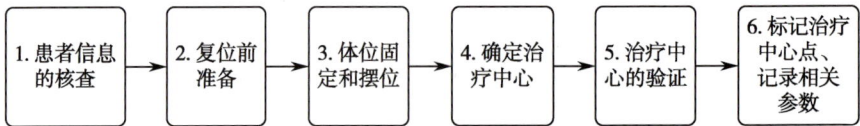

图 7-24   X线模拟定位机复位流程

1. **患者信息的核查**   在X线模拟定位机的控制电脑上打开患者的放疗计划,核对患者的身份信息。

2. **复位前准备**   确认膀胱、直肠的状态与CT扫描时相符,按CT定位时的体位固定要求做好准备,嘱患者脱去外衣外裤,充分暴露照射区域。

3. **体位固定和摆位**   协助患者躺在X线模拟定位机的床面上,按照CT定位时的要求对患者进行体位的固定和摆位。移动床面,使激光灯X轴、Y轴、Z轴的三个方向分别与患者体表或其热塑膜上 CT 定位扫描时标记的定位线重合。

4. **确定治疗中心**　按照放疗计划单上的移床值移动治疗床或三维激光线至治疗坐标位置。

5. **治疗中心的验证**　回到控制室,将模拟定位机机架分别旋转至 0° 和 90°,进行透视或拍摄正侧位 X 线片,和主管医生一起将采集的图像分别与数字重建放射影像(DRR)正侧位片进行匹配,确认治疗中心。若中心误差超出允许范围,则应查找原因并加以校正,直至达到与 DRR 一致。

6. **标记治疗中心点并记录相关参数**　图像匹配符合要求后,此时的等中心位置即为最终的治疗中心。将患者体表或固定模具上的定位线进行重新标记,记录新坐标的各参数,如源皮距或床高、体架刻度等。条件允许的情况下可以拍摄患者的体位照片上传至相应系统,可供治疗师摆位时参考。

二、CT 模拟定位机复位流程

1. **调取计划、核对信息**　在 CT 模拟定位机的控制电脑上打开患者的放疗计划,核对患者的身份信息。

2. **复位前准备**　确认膀胱、直肠的状态与 CT 扫描时相符,按 CT 定位时的体位固定要求做好准备,嘱患者脱去外裤外衣,充分暴露照射区域。

3. **体位固定和摆位**　使激光灯与 CT 定位相对坐标原点重合,摆位时与 CT 定位时要求一致,包括核对患者和固定装置信息、患者体位等。激光定位灯应先回到零点,再将其与 CT 定位时的相对坐标原点对齐。

4. **确定治疗中心点**　按放疗计划单上的移床参数,通过移动 CT 床或三维激光灯的 X 轴、Y 轴、Z 轴的数值(图 7-25),找到治疗计划的三维坐标,即治疗中心。

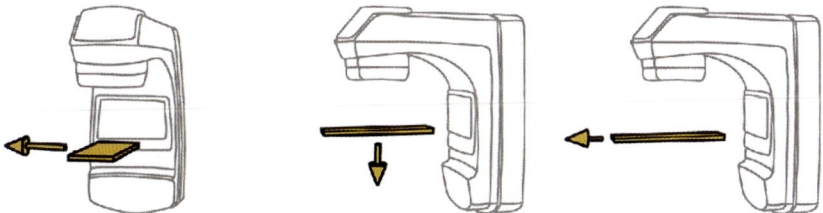

图 7-25　治疗计划移床参数

5. **CT 扫描并配准**　将新坐标的等中心点贴上定位标记后,参照内置激光灯的指示进床至 CT 扫描层面并进行扫描,核对扫描图像与放疗计划单上的等中心层面是否一致。如果不一致则查找原因，常见的有患者的标记线不准确、摆位不够准确以及等中心层面图像打印错误等。

6. **标记治疗中心、记录相关参数**　确认复位图像与计划等中心层面一致后，在患者体表和固定模具上标记治疗中心点，记录更新后的各参数。

第五节　放　疗　实　施

一、查对患者及计划信息

1. **查对患者的身份信息**　包括患者姓名、性别、年龄、病历号、放疗计划号等信息。

2. **查对治疗计划信息**　患者身份信息核对无误后，查对调取的治疗计划，包括治疗部位、治疗方式、治疗次数、射野命名及机器跳数（MU）等。

二、摆位前准备

1. 对于首次接受治疗的患者，一定要做好与患者及家属之间的沟通工作，告知放疗计划实施过程及整个疗程中的注意事项，消除患者紧张情绪，取得患者的配合。

2. 确认患者膀胱充盈、肠道清理等医嘱执行情况，确保造瘘袋已清洁干净，若条件允许建议用膀胱容量测量仪检测膀胱充盈情况。如果固定模具存放于机房外，提醒患者提前做好准备。

3. 根据不同治疗机的体位验证方式，提前做好相关设备的调试及预热。

4. 引导患者进入放疗机房，嘱患者脱去外层衣物，充分暴露照射部位。

三、体位固定及摆位

1. 将治疗机的机架、光栏、床体的角度归零，降治疗床至患者安全上下位置。

2. 按医嘱要求将体位固定模具或俯盆架置于治疗床，同时核对并检查配套的个体化模具的准确性及完好性。

3. 协助患者在治疗床上坐正后缓缓躺于个体化模具上，由两名治疗师严格按照操作常规，互相协作共同完成患者的体位固定和摆位。①摆位可通过移动治疗床及矫正患者身体的 X 轴、Y 轴、Z 轴三个方向，使患者体表或模具上三个方向的标记线与激光线完全重合。②对于体表标记有摆位线的热塑膜固定患者，应先对齐摆位线再给予热塑膜固定后移床至治疗线，以确保患者体位的重复性。

4. 核对源皮距或床高。

5. 确认机架旋转的安全性及机房内除患者外无其他人员，治疗师方可出机房。

四、体位验证

根据放疗计划医嘱和各设备具体情况选用不同的体位验证方式,常用的体位验证方式有 EPID 验证和 CBCT 验证。首次放疗的体位验证需要医生、物理师、放疗师共同参与。

1. **EPID 验证** 通过 EPID 获取治疗中心部位的正、侧位片,与放疗计划 DRR 进行配准验证。

(1)从 EPID 调取患者影像数据。

(2)将治疗机架旋转至 0°位置,确认探测板到位。

(3)通过加速器操作系统输入曝光野大小和曝光需要的机器跳数,确认光野到位,准备就绪,按下曝光键获取患者正位影像。

(4)根据定位图调节机架到 90°或者 270°,重复步骤(3)获取患者侧位影像。

(5)将获取的患者正侧位影像与放疗计划 DRR 图像进行配准验证,若配准的误差值在接受范围内则可以实施治疗或校正后实施治疗。

2. **CBCT 验证** 将放疗机 CBCT 系统获取的影像资料与放疗计划系统传输的三维 CT 参考图像进行在线配准,并计算出各方向的位移误差,验证体位的重复性。

(1)通过图像配准系统核对患者信息无误后导入放疗计划 CT 结构图,选择感兴趣区配准范围、配准方式并保存。感兴趣结构主要有靶区及重点关注的剂量线和危及器官的轮廓线,包括膀胱、股骨头等邻近器官。

(2)配准 CBCT 图像与参考图像,配准范围包括整个骨盆。

(3)配准时先以骨性或默认方式进行自动配准,再逐层观察靶区剂量线、骨结构、邻近器官的吻合程度,使用手动配准进行微调。

(4)评估配准结果,如果配准误差在容差允许范围内,通过移动治疗床来校正位移误差;如果配准误差超出容差,则应重新摆位再行 CBCT 扫描并配准。

五、放疗计划实施

对于体位验证或校正验证后合格的患者,再次核对治疗信息(姓名、病历号、计划号、放疗计划参数、放疗部位等)无误、确保安全(患者无不适、治疗机状态正常、机架旋转安全)后将治疗计划数据发送至加速器并出束执行治疗。

六、放疗实施过程中的监控及应急处理

1. 治疗过程中治疗师应通过视频监视系统、语音对讲系统等密切关注患者状态和治疗机运行状况。

2. 当发现患者有不适症状时,应立即通过语音对讲系统与患者交流、安抚,必要时立即暂停治疗实施,采取相应急救措施并做好记录。

3. 如果放疗执行过程中遇到机器故障，应首先确保患者安全，然后立即通知维修工程师，如故障在短时间内可修复则继续放疗，如果在短时间内不能修复则可以松解热塑膜固定装置，从治疗床放下患者，做好解释工作，告知主管医生具体情况，并做好记录。

七、放疗实施完成

1. 分次放疗计划执行完毕后进入治疗室，机架旋转至 0°，降低治疗床，松解固定模具，协助患者安全下床，待患者穿好衣服后，引导患者及家属离开治疗室，并做好相关治疗记录，治疗师签名确认。

2. 对于治疗过程中因网络回传故障导致的治疗记录缺失，及时记录并处理。

3. 放疗疗程结束后，告知患者注意事项，并通知患者主管医生本疗程结束，检查整理好患者放疗记录单等资料送病区或病历档案管理室。

（许　青）

第八章

前列腺癌放射治疗技术操作规范

第一节　放疗前的准备与宣教

一、前列腺癌放疗的不良反应

（一）全身反应

部分患者在治疗过程中会出现白细胞减少、血小板减少等现象，若白细胞显著减少需要注射药物进行提升。前列腺癌的放疗可导致长期性功能障碍，影响正常性生活。放射性肠炎导致长期腹痛、腹泻，直肠出血、便血等症状。

（二）局部反应

1. **肠道反应**　放疗 2 周左右患者会出现直肠反应，出现腹痛、腹泻的症状，有时伴有肠道出血和肠梗阻，严重时需要进行手术治疗。肛门直肠会产生不适，直肠发生溃疡、狭窄、瘘管等。

2. **泌尿系统反应**　放疗 3 周后会有膀胱反应，可能出现炎症、膀胱瘘、血尿、尿失禁等症状。症状严重时酌情考虑通过手术或者药物治疗。

3. **皮肤反应**　会阴部皮肤可能出现干燥、瘙痒、红斑等现象，应咨询医生使用对应的药物，同时注意穿着宽松舒适的裤子，避免摩擦加重症状。

4. **其他反应**　会阴和下肢浮肿。

二、饮食指导

放疗期间以清淡饮食为主，忌辛辣、刺激性食物，戒烟戒酒。少食多餐，评估日摄入量不足者，应适当给予静脉营养补充。鼓励患者进食高蛋白、高维生素、高热量食物，避免进食辛辣食品，多喝水、多排尿。由于肠道功能受损，肠功能的虚弱导致患者对脂肪的吸收和消化必然下降，因此注意不要吃太多油腻的食物，否则会进一步加重症状。食物方面建议选择一些营养均衡、易消化的食物（如粥、粉、青菜、水果等），避免吃产气的食物（如牛奶、豆制品、番薯等），且日常多走动以促进排气，避免定位或治疗时直肠胀气，影响前列腺位置的精确性。

三、注意事项及心理干预

前列腺癌患者大多数是老年男性患者，且放疗分次多，时间跨度长，患者对疾病本身和治疗过程缺乏全面的了解，容易出现焦虑、抑郁等负面情绪。在放疗定位开始前需要对患者及家属开展宣教辅导，讲解放疗的基本常识，消除不必要的担心，告知放疗期间的注意事项，可以有效地缓解患者的紧张情绪，从而保证放疗的质量与安全。放疗师应积极提供心理支持和心理安抚，让患者及家属对前列腺癌放疗相关知识有更好的了解，从而提高患者的就医依从性。提示患者改变不良生活习惯，避免久坐，注意性生活卫生，定期复查。

心理干预要点如下：

1. 使用流程示意图和放疗时间表，简单向患者及家属介绍放疗科室空间布局及放疗流程。

2. 以照片、动画、视频等形式对体位固定、模拟定位、治疗实施等环节进行简要讲解，有条件的单位可以通过虚拟现实技术（VR）让患者亲身感受治疗过程的各个环节。讲解时应采用通俗易懂的语言，让患者更好地接受信息同时消除恐惧心理。

3. 嘱咐患者在治疗期间应加强营养，并强调保持体重稳定的重要性，另应避免吃产气的食物，治疗前尽可能排空直肠。定位、复位、治疗前尽量充盈膀胱，充盈膀胱且保持重复性是降低放射性膀胱炎的重要措施。

4. 机房内应保持整洁、明亮，可通过播放轻柔音乐的方式缓解患者的紧张情绪。

5. 初次治疗前放疗师应与患者进行一次详细的谈话，内容主要包括以下几点：①用通俗易懂的语言描述加速器的工作原理；②嘱患者出现身体不适时使用报警铃或肢体动作示意，提高患者安全感；③预约患者的治疗时间并说明放疗秩序的重要性；④出现放疗并发症（如肠道反应、皮肤反应等）的处理办法；⑤治疗过程中可能出现的意外情况（如机器故障、停电、坠床等）及应急处理措施。

6. 每次治疗前与患者进行交流，了解患者的病情变化。若患者出现负面情绪应及时给予心理疏导。患者不愿意沟通时应使用肢体语言（如微笑、搀扶、轻拍患者背部）安抚患者。

7. 疗程结束时应指导患者康复知识并提醒定期复查。

第二节　体　位　固　定

一、体位固定前准备

（一）膀胱准备

体位固定时应根据医嘱要求进行膀胱准备（排空或是充盈状态）。排空虽有利于位置的重复，但会增加膀胱的照射体积；充盈膀胱可以减少小肠的照射体积和照射剂量，是前列腺癌放疗推荐的准备状态。图8-1为膀胱充盈示意图。

但只依靠患者的主观感受很难保持每次膀胱的充盈量一致,防止放疗分次间误差增大,可应用膀胱容量测量仪(图 8-2)对膀胱尿量进行测量(±50ml 可实施治疗)。由于前列腺癌患者多数为老年男性患者,膀胱功能相对较差,在放疗前需要了解患者的膀胱充盈耐受程度,可分次饮水 800～1 000ml(每次 200～300ml,每小时饮水 1 次),有明显尿意后(大概 2～3 小时后),视能忍受半小时不排尿的状态为耐受量,在耐受范围内适当充盈膀胱 200～400ml 为宜。

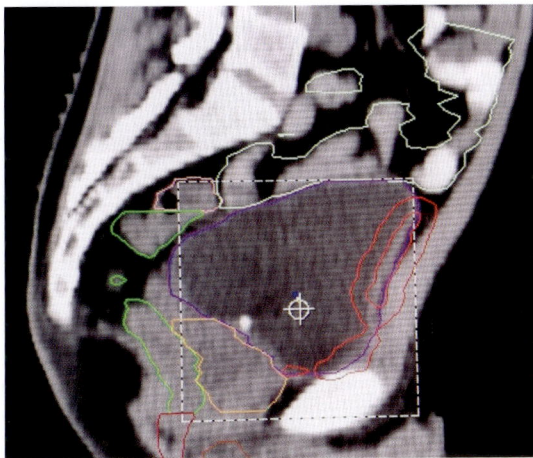

图 8-1　膀胱充盈示意图

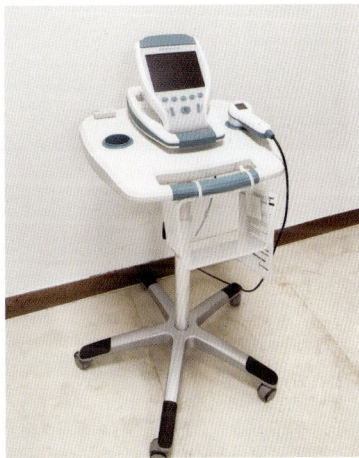

图 8-2　膀胱容量测量仪

(二)直肠准备

直肠也是前列腺癌放疗的重要危及器官,放疗过程中应重点保护。放疗前需要尽量排空直肠,保持直肠形态的相对重复性,可降低放射直肠炎发生率。而直肠的准备需要提前 1～2 周,建议患者避免吃产气的食物,有陈旧性粪便的患者可提前服用陈皮水、益生菌来调理,或者借助缓泻剂等药物调理,达到充分排空直肠的目的,以上措施依旧无效的患者可使用开塞露等来辅助排空。CT 扫描时发现直肠出现胀气且直肠壁直径大于 >3mm 时应停止扫描并通知医生处理。有条件的单位可考虑在直肠植入气囊或水囊(图 8-3、图 8-4),以保证每次治疗时充盈程度的一致性。

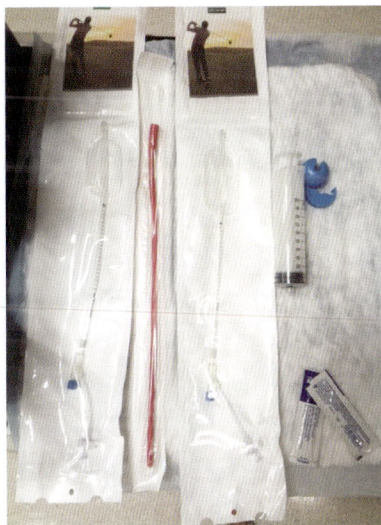

图 8-3　前列腺放疗辅助植入性水囊

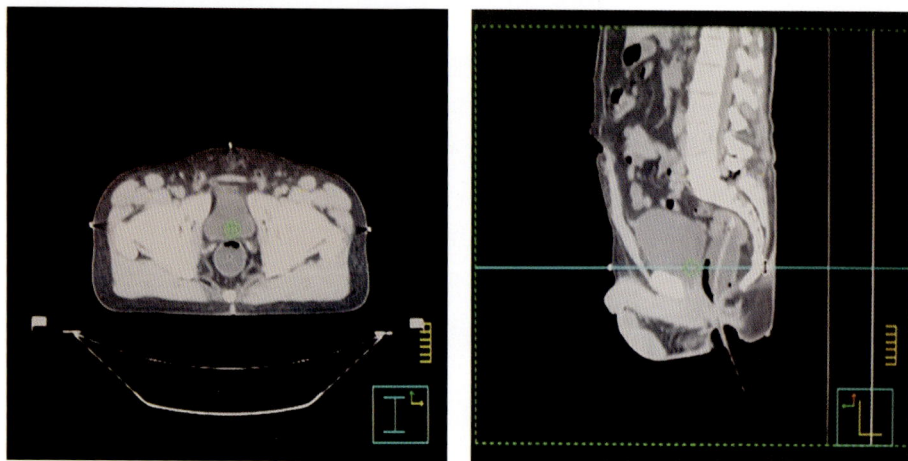

图 8-4　植入水囊后影像示意图

（三）治疗体位

俯卧位：靶区较大、与危及器官（如小肠）距离较近的患者，在体位选择时以俯卧位为主。

仰卧位：对于老年人和体型肥胖的特殊患者，采用翼板 / 体架仰卧位更舒适。

在一些前列腺癌治疗体位研究中证实：患者在接受放疗过程中，仰卧位属于自然体位，内部器官的运动明显小于俯卧位，运动范围不大于 5mm。俯卧位则可以减少小肠和膀胱的受照体积及受照剂量，减少放射性膀胱炎和小肠的不良反应。

二、体位固定实施

（一）热塑膜联合体部固定板固定

1. 患者身着宽松裤子，做好直肠排空与膀胱充盈准备工作后，脱去上衣（特殊情况可根据患者实际情况考虑保留，将其拉至上胸部）。治疗师将体部固定板按照三维激光灯指示摆放体位，置于制模床正中位置，患者上床仰卧或俯卧于固定板上，俯卧时，需要根据患者腹部的肥胖程度选择不同规格的俯卧圈，以便腹部更好地贴合体部固定板。治疗师调整患者体位，使者双侧骨盆髂峰位于体位固定器中间偏头侧，患者双手上举环抱头部，双脚垫脚部固定垫，通过固定激光灯观察患者是否符合解剖学上正中矢状位要求。

2. 将在恒温水箱中的低温热塑膜取出，擦拭表面水分，适当牵拉扩展，同时告知患者热塑膜有烫热感做好心理准备，扣好热塑膜后同时牵拉热塑膜头脚两侧，头侧热塑膜覆盖胸廓下方，脚侧到达股骨中段，用手轻轻按压热塑膜对胸廓及骨盆的外轮廓进行塑形，仰卧位深压肚脐位置，同时将热塑膜用楔形体在两腿之间分开,让其分别包裹两侧大腿至其根部。此时可以采用冷毛巾加速热塑膜硬化塑形。

3. 待热塑膜冷却塑形完毕后,通过三维定位激光灯,在热塑膜边沿上和相应皮肤上做好标记参考线,另外选择在患者耻骨隆凸处的位置,在热塑膜上标记出十字线。将热塑膜从患者身上取下,在相应皮肤上做标记(文身、墨水画线、激光打点等)。此时制模完成(图8-5、图8-6)。

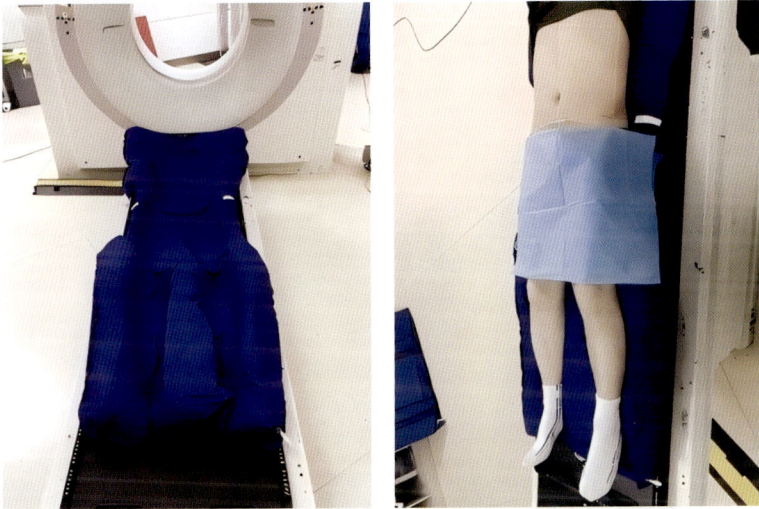

图 8-5　热塑膜联合体部固定板固定示意 1

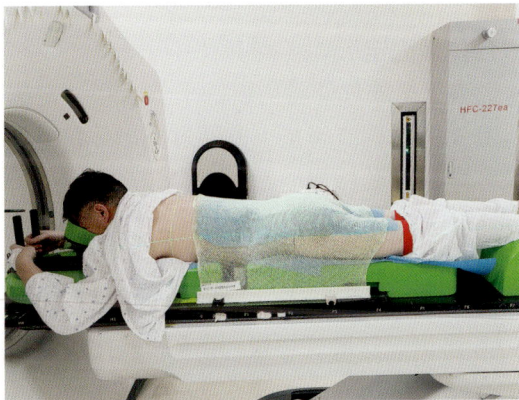

图 8-6　热塑膜联合体部固定板固定示意 2

(二)真空垫固定

1. 治疗师将真空垫完全放气并将内料铺平整后摆放至床正中位置,患者上床仰卧或者俯卧,在患者两腿真空垫下方通过楔形体将其适当分开,通过固定激光灯观察患者是否处于正位。

2. 采用真空泵对真空垫进行塑形,待塑形完毕后,参考标记点定在患者耻骨隆凸处,在真空垫上标记出十字线,并在患者身上画线标记,此时真空垫制作完成(图8-7)。叮嘱患者及家属身体上的标记线要保留至放疗结束且不要自行更改标记位置。使用胶膏、签字笔在患者的体位固定装置上注明姓名、病历号、性别、年龄、定位日期等信息。

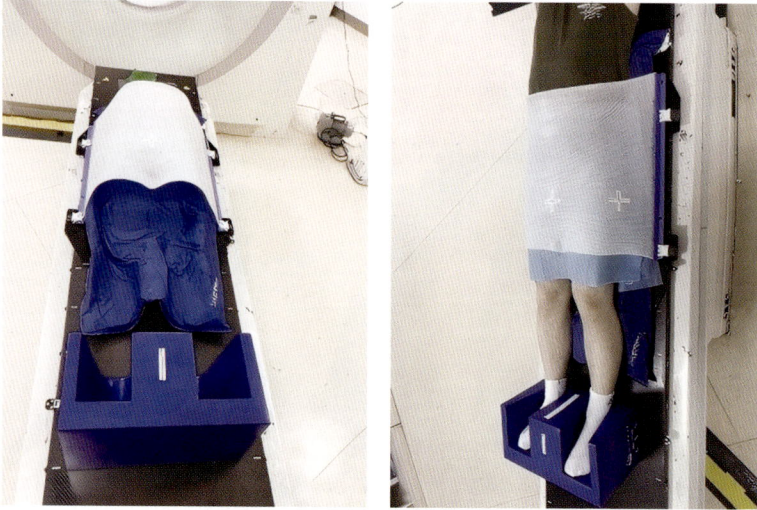

图8-7　真空垫固定示意

(三)真空垫联合体板固定

1. 治疗师将真空垫完全放气并将内料铺平整后摆放至床正中位置,患者仰卧平躺在真空垫上,在患者两腿真空垫下方通过楔形体将其适当分开。

2. 采用真空泵对真空垫进行塑形,待塑形完毕后,参考标记点定在患者耻骨隆凸处,在真空垫上标记出十字线,并在患者身上画线标记。

3. 将在恒温水箱中的低温热塑膜取出,擦拭表面水分,对准患者正中矢状线及体位固定器卡扣,拉伸热塑膜并扣下,注意同时牵拉热塑膜头脚两侧,头侧热塑膜覆盖胸廓下方,脚侧到达股骨中段,用手轻轻按压塑形胸廓、骨盆部位及肚脐位置。

4. 待热塑膜冷却塑形完毕后,通过固定激光灯,在热塑膜上靶区附近做三维方向标记,并标记出十字线。使用胶膏、签字笔在患者的体位固定装置上注明姓名、病历号、性别、年龄、定位日期等信息。

见图8-8。

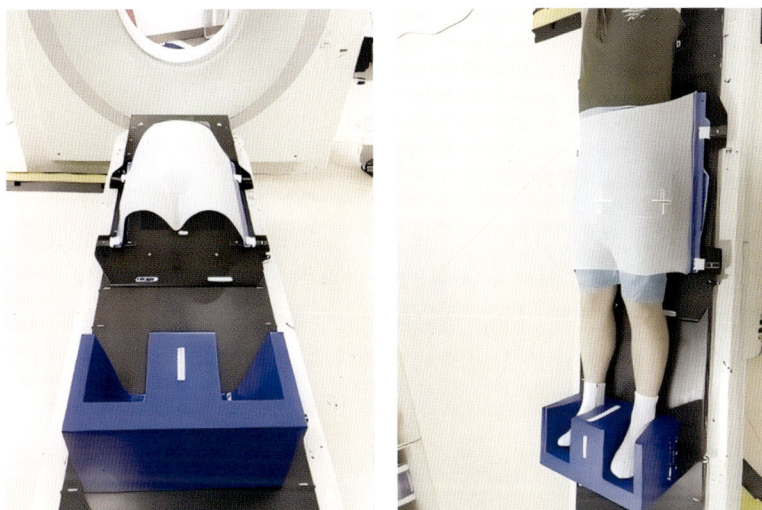

图 8-8　真空垫联合体板固定示意

（四）俯卧板联合发泡胶固定

1. 将体板摆正于治疗床上，把体板中间的俯卧圈取走，在相应位置参照发泡胶制作方法（见第二章第二节中发泡胶制作方法）在患者盆腔的位置制作个体化发泡胶垫。

2. 患者身着贴身内衣，脱掉内裤或退至膝盖，双膝跪于腹板下端，缓慢俯卧于腹板及发泡胶固定垫上，调整身体处于正中矢状位，双手置于腹板前端或抓在腹板固定参考位置上，双脚自然分开。

3. 在患者靶区附近皮肤表面、发泡胶固定垫上三维方向标记，并标记出十字线，在皮肤上画线或打激光点进行标记。使用胶膏、签字笔在患者的体位固定装置上注明姓名、病历号、性别、年龄、定位日期等信息。

见图 8-9。

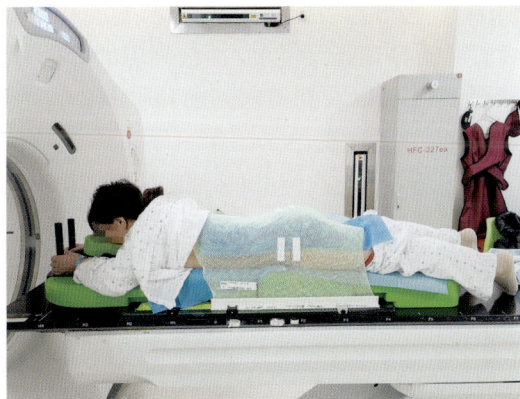

图 8-9　俯卧板联合发泡胶固定示意

第三节 模 拟 定 位

一、CT模拟定位

1. **确认患者身份** 注射护士需要了解患者是否有过增强扫描的经历及过敏史,详细交代含碘类造影剂高压注射的注意事项,签署知情同意书。

2. **胃肠道准备** 排空直肠,充盈膀胱,有条件的医院可以使用膀胱容量测量仪为患者监测尿量。建议先进行CT预扫描,观察直肠排空程度,采用CT操作界面"测距"的工具,测量直肠的最大直径是否≤3cm。直肠的测距示意图如图8-10、图8-11。

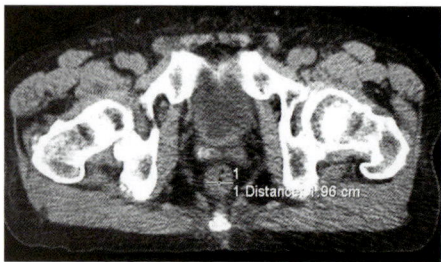

图 8-10　直肠腔直径＜3cm

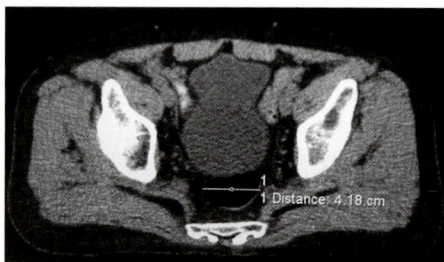

图 8-11　直肠腔直径＞3cm

确认直肠准备完成后继续补充饮水达到适当的膀胱充盈度。图8-12为患者CT定位扫描时未排空直肠,出现直肠胀气的示意图。图8-12中前列腺部位在CT扫描前通过介入的方式植入了金标,红色区域为医生勾画的肿瘤靶区(GTV),扫描时可见金标所在位置均包含在医生勾画的GTV范围内。

图8-12患者在治疗前按照体表标记线摆好位,进行锥形束CT(CBCT)图像扫描发现,此时患者直肠不存在胀气情况,而前列腺的形态和位置与CT扫描时有着较大的变化,从图8-13可以看到植入到前列腺的金标已经跑出了医生勾画的GTV范围,这样患者即便每次都给予图像引导扫描,依然难以重复回原来的位置,解决的办法是排空直肠后再次行CT扫描并重做计划。因此在定位CT扫描前先进行直肠准备非常重要。

3. **患者体位要求** 与体位固定时保持一致。嘱患者摆位过程中保持臀部放松,避免出现肌肉紧绷的情况,影响后续的摆位重复性。

4. 根据患者身上十字线标记,将体位摆好,把模具固定到患者身上,根据激光投影画线并贴显影珠(铅珠)。

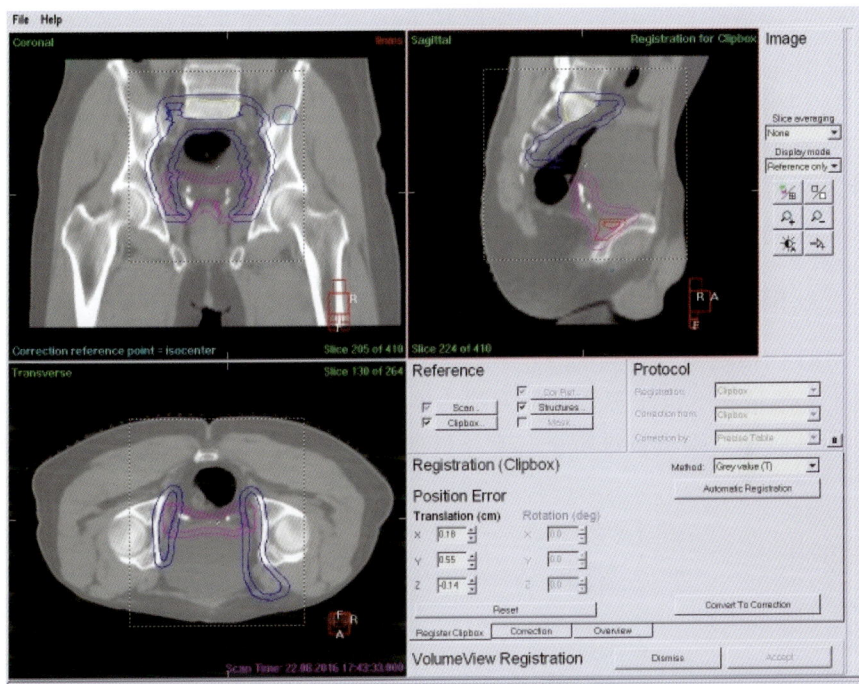

图 8-12　CT 扫描时直肠胀气影像

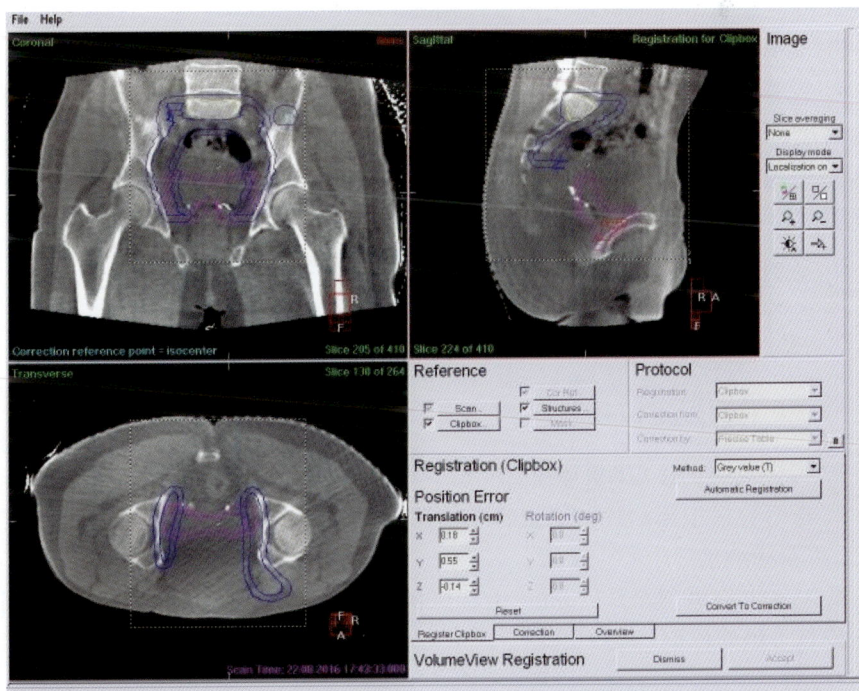

图 8-13　治疗前 CBCT 扫描影像

5. 扫描条件为管电压 140kV，层厚 3mm。选择 CT 平扫及增强扫描卡片，扫描范围推荐自第 3 腰椎下缘至坐骨结节下 3mm。

6. 扫描完毕，嘱咐患者不要移动，摘除模具后起床穿衣服，注意保暖。

7. 嘱咐患者注意保持体表标记线清晰可见，以及特殊摆位注意事项，嘱咐患者多饮水、多排尿，留观 15 分钟。

8. 传输图像，记录相应信息。

二、MRI 模拟定位

MRI 扫描图像有更高的软组织分辨率，极大地方便了前列腺癌的临床靶区勾画。一般情况下，CT 显示的前列腺边界较差，区分肛提肌与前列腺侧方困难，前列腺基底和顶端也较难辨认。有条件的单位建议使用 MRI 模拟定位机进行定位。

第四节　治疗中心复位

一、X 线模拟定位机复位

1. 根据体位固定要求，参照激光灯指示正确摆位。

2. 建立患者常规模拟定位机校位档案。

3. 根据治疗计划报告单给出的移床数据移动治疗床。

4. 设置机架角度为 0°，机头角度为 0°，曝光并获取垂直位 X 线影像，并与患者治疗计划数字重建放射影像（DRR）进行比对，要求位移误差 <5mm。

5. 设置机架角度为 270°，机头角度为 0°，曝光并获取水平位 X 线影像，并与患者治疗计划单同侧 DRR 进行比对，要求位移误差 <5mm。

6. 比对无误后，使用胶布重新在模具上描绘治疗中心十字线，在体表相应位置画线或打激光点。

7. 移除体位固定装置，位置校准结束。

二、CT 模拟定位机复位

1. 将体板摆正在 CT 机床上。

2. 摆好位后根据治疗计划报告单给出的移床数据分别移动治疗床和三维激光灯，重新描绘治疗中心十字线。

3. 行 CT 扫描，层厚 1.5mm，由临床医生校准扫描图像与计划图像的位置，并在模具上做好标记（图 8-14）。

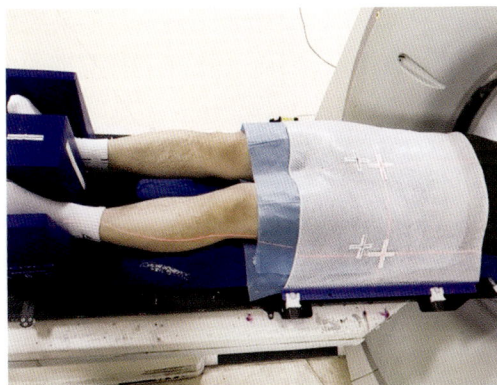

图 8-14 CT 模拟复位示意图

三、机载电子射野影像系统（EPID）验证

1. 设置机架角度为 0°，机头角度为 0°，曝光并获取垂直位 X 线影像，与患者治疗计划 DRR 进行比对，要求位移误差 < 5mm。

2. 设置机架角度为 270°，机头角度为 0°，曝光并获取水平位 X 线影像，与患者治疗计划单同侧 DRR 进行比对，要求位移误差 < 5mm。

3. 比对无误后，使用胶布重新描绘治疗中心十字线。

第五节 放 疗 实 施

治疗实施是放疗流程中最后的环节，也是关乎放疗成败的重要步骤，必须严格按流程和规范执行，严格执行双人摆位、双人核对的原则。

首次治疗前，必须拍摄二维或扫描三维图像进行位置验证，与定位图像比对，主治医生审核无误后，方可实施治疗。每次摆位治疗至少需要两名治疗师同时参与完成。

一、机载 CBCT 验证

1. 计划完成后将包括靶区及器官轮廓的定位 CT 图像传输至 XVI 工作站，作为图像配准的参考图像。在 XVI 工作站调入患者图像，调整配准框大小，骨配准时配准框包括整个盆腔骨结构；灰度配准时包括计划靶区（PTV）并在三维方向上各外放 2～5mm。

2. 对患者进行治疗摆位后，手动旋转机架 360°，观察 CBCT 探测器面板、机头是否和治疗床有碰撞风险。

3. 调入患者参考图像，选取 CBCT 扫描参数并扫描。

4. 将 CBCT 图像与参考 CT 图像进行配准。配准主要采用骨配准（bone）方式，可以参考灰度配准（grey scale）结合手工调整。如果配准结果误差＞5mm、旋转误差＞3°，需要重新进行摆位、扫描，CBCT 扫描配准示意图如图 8-15。

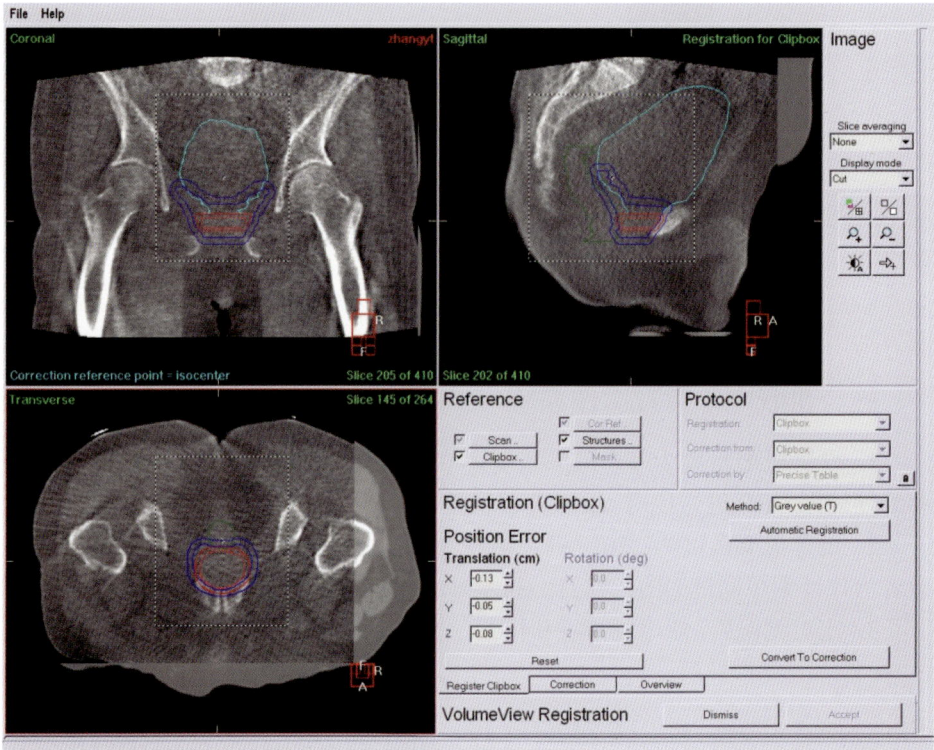

图 8-15　前列腺癌放疗图像引导

5. 图像配准时需要特别注意前列腺金标、膀胱充盈程度、直肠充盈程度，符合条件时才执行计划进行治疗。膀胱充盈偏少时易带动前列腺产生位移，且结肠易进入计划的靶区范围，受到高剂量照射，出现肠炎、便血的情况（图 8-16）。

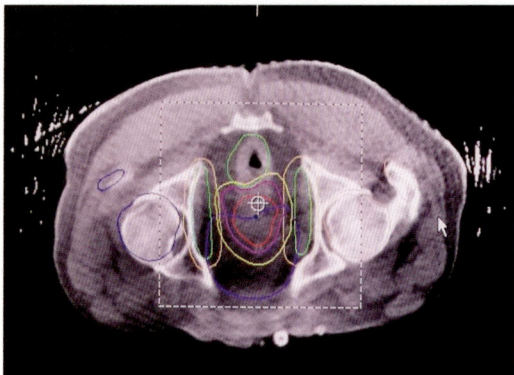

图 8-16　膀胱充盈偏少

同时观察直肠是否出现胀气（图 8-17、图 8-18），治疗时应和 CT 扫描时条件保持一致，治疗时出现胀气同样会带来跑靶、危及器官受量过高的情况。

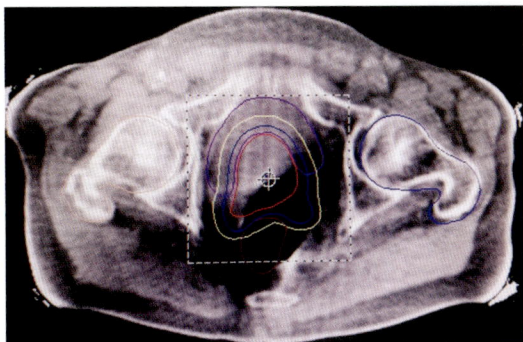

图 8-17　治疗时直肠胀气横断面　　　　　图 8-18　治疗时直肠胀气矢状面

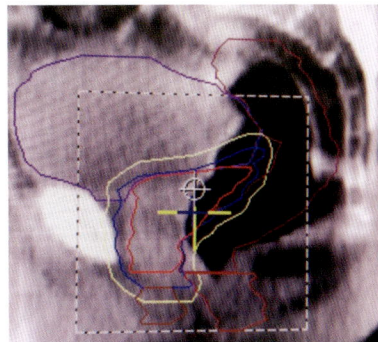

直肠出现胀气时直肠壁可直接进入靶区高剂量区，治疗到后期时可能出现直肠出血、放射性直肠炎等，因此避免直肠胀气对降低放射性直肠炎意义重大。除胀气外，直肠的粪便也必须排空，和 CT 扫描时保持一致（图 8-19、图 8-20）。

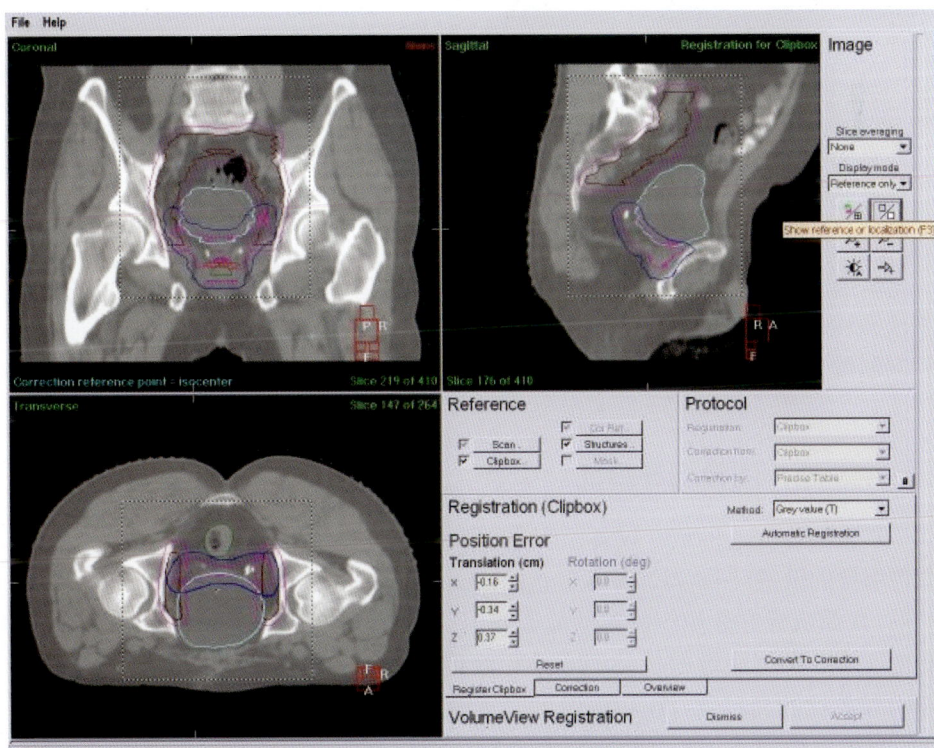

图 8-19　治疗时直肠排空的横断面影像

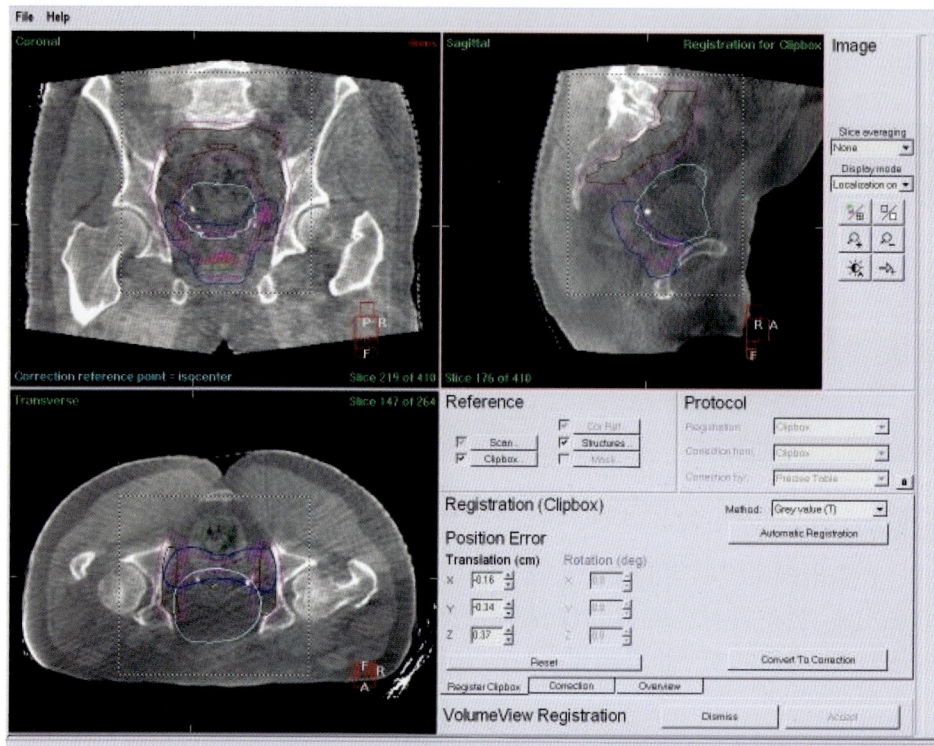

图 8-20　治疗时直肠未排空的横断面影像

　　直肠内未排空出现粪便，会导致前列腺往前顶的情况，从图 8-20 可以看到前列腺植入的金标已经跑出了计划的靶区范围，需要重新排空直肠调整后重新扫描确认。

　　6. 患者首次治疗进行影像配准时，需要主治医生和主管物理师同时到场，与技师一起判断配准是否准确，评估下一步治疗的可行性。

二、超声图像引导验证

　　目前有些先进的放疗设备已配备了 B 超图像引导的设备（图 8-21），如医科达的 Clarity 产品，B 超成像在软组织肿瘤的成像和定位，有着无创、快速成像的优势，同时保证了图像引导放疗的高精度。B 超成像可以实现三维、四维成像技术，能为前列腺癌等软组织肿瘤的临床治疗提供清晰的图像参考。大量

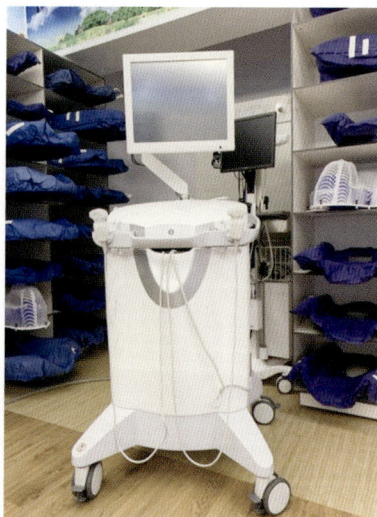

图 8-21　B 超图像引导设备

临床研究证明该技术提高了软组织肿瘤的靶区的准确性,有利于治疗期间对靶区解剖结构改变进行监测。

三、治疗实施

再次核对患者姓名、性别、病历号、医嘱等。检查计划各个参数的一致性,是否校位,是否有医生、物理师签字。

认真核对患者模具、体位、手臂位置、升床高度等参数。

在整个治疗疗程中,患者穿着要与模拟 CT 定位时保持一致,标记线及治疗区域没有衣物遮挡。嘱患者按体位固定时的体位配合摆位,在治疗期间注意勿紧张、勿动等细节。注意语言得体、语气温和。

治疗时直肠排空情况、膀胱充盈程度和 CT 扫描时保持一致。膀胱充盈程度可使用膀胱容量测量仪在每次治疗前进行测量,确保患者的膀胱充盈程度符合要求。直肠排空程度可通过 CBCT 扫描,在影像上观察直肠腔的排空情况。

摆位完成后,嘱患者有意外情况可通过报警铃或挥手示意,治疗师通过控制室的监视器随时查看患者情况,出现问题及时处理。

患者首次治疗进行摆位和影像配准时,主管医生和物理师需要同时到场,同治疗师一起判断摆位和影像配准是否准确,观察靶区以及周围解剖结构的配准情况。

整个疗程中,医生应每周评估治疗情况,观察配准的准确性,以及肿瘤体积及位置的变化和靶区的合适程度,决定是否修改计划。治疗过程中治疗师如果发现患者的体表外轮廓变化较大,影响摆位和图像配准时,应及时与主管医生联系。

（陈　林　许森奎）

第九章

宫颈癌放射治疗技术操作规范

第一节 放疗前的准备与宣教

一、放疗前的准备

（一）肠道准备

宫颈癌放疗靶区位置毗邻直肠和部分小肠。做好肠道管理可以提高靶区放疗精度，降低不良反应。为了避免放疗定位及治疗期间出现胀气、便秘等情况，肠道准备措施如下：

（1）饮食上以营养易消化的食物为宜，如粥、蔬菜、水果等。避免进食容易产气的食物，如牛奶、豆制品、番薯等。

（2）适当增加运动量可以促进胃肠蠕动，配合腹部按摩可以促进排气。

（3）服用陈皮水、益生菌（按说明书口服）等可以促进排气。

（4）根据医嘱使用开塞露排便、排气，缓解便秘症状。

（5）3天以上大便未解可以向医生求助，使用泻药。

（6）腹泻患者应注意保持充足的饮水量，预防脱水。

（二）膀胱准备

模拟定位和放疗过程中合理憋尿可以降低放射性膀胱炎的发生概率，同时可保证邻近靶区和危及器官的位置准确性。膀胱准备的要点如下：

（1）治疗开始后建议患者每天饮水2 000ml以上。

（2）憋尿训练：排空膀胱后5分钟内饮水500ml，等待1小时后排尿。从放疗准备阶段开始至放疗结束，每天练习1次。

（3）放疗时的膀胱准备：因运动和出汗会影响尿液的产生，在定位和每次放疗前患者应提前到达放疗中心。患者排空膀胱后5分钟内饮水500ml，等待1小时后进行CT扫描或放疗。有条件的单位可以通过膀胱容量测量仪进行测量，膀胱容量控制在300～500ml。

（4）插导尿管的患者可以在医生指导下，根据憋尿时间和个人感觉调整膀胱容量。

二、放疗前宣教

宫颈癌放疗疗程较长,不良反应多,患者对治疗过程以及相关不良反应缺乏了解,容易出现焦虑和紧张的情绪。宣教可以缓解患者的紧张情绪,使患者更好地配合放疗,从而提高摆位重复性,减小摆位误差。宣教的主要内容:①介绍肿瘤及放疗基本知识,消除患者的紧张和忧虑情绪,增强患者的治疗信心;②简要介绍放疗的基本流程、基本原理;③简要介绍宫颈癌放疗可能出现的不良反应以及预防和处理方法;④讲解排大便、憋小便等措施对降低膀胱、直肠不良反应的重要性。

三、放疗要求

根据不同放疗中心的工作流程,可由医生、治疗师或护士在定位和首次放疗前对患者进行告知。

(1)患者应穿着纯棉、柔软、轻薄、贴身的衣裤。

(2)建议患者定位前一天沐浴。放疗开始后为避免增加皮肤反应和造成体表标记线的脱落,应尽量避免对照射区域进行清洗。

(3)告知患者体位固定装置的重要性,衣着对位置精度的影响,以及如何配合治疗师的工作。

(4)告知患者体表标记线的重要性,放疗期间应保持完好清晰,如有颜色变浅的情况,应及时找主管医生或治疗师进行描绘。

(5)告知患者体位固定、定位以及治疗均不会引起疼痛,应保持完全放松的状态,不能随意乱动。

(6)告知患者在治疗期间应清淡饮食、严格控制体重。

(7)首次放疗前,告知患者治疗设备的大致运行情况、治疗时间安排,耐心解答患者的各项疑问,减少患者的恐惧感。

(8)告知患者在定位或治疗期间遇到紧急情况如何求助。

(9)告知患者治疗期间如有症状变化及时与主管医生或治疗师进行沟通。

第二节　体 位 固 定

一、热塑膜固定方式

热塑膜固定是宫颈癌放疗常用的体位固定方式之一,根据临床的需要一般推荐采用仰卧位,使用体板进行固定。对于术后或肥胖导致小肠进入盆腔较多的患者也可以采用俯卧位,使用俯卧位板进行固定。

低温热塑膜常用的加热方式有两种,一种为恒温水箱加热法,另一种为烤箱加热法。①恒温水箱加热法:水温一般设定为 $65\sim70℃$,加水量需要完全浸没热塑膜。热塑膜的加热软化时间根据不同厚度和网孔比例略有差异，为 1~3 分钟，一般为 2 分钟左右，待热塑膜完全透明即可。②烤箱加热法：烤箱温度设置在 70~85℃，加热时间 8~15 分钟，将热塑膜平稳放入烤箱内，关闭箱门加热，待热塑膜完全透明即可。

根据临床的需要选择仰卧位或俯卧位。①仰卧位时，将体板使用固定杆与定位床进行固定，定位床左右位置调整为 0，要求患者平卧在体板上，摆正体位，将鼻尖、剑突、肚脐和外阴与 Y 轴激光灯对齐，使患者中心线与体板中心线重合。选择合适型号的头枕，调节头枕位置，使患者充分放松。双手位于胸前或上举过头顶，使用握把或臂托，提高患者舒适度。②俯卧位时，让患者俯卧于俯卧板上，参照激光灯指示使人体正中线与俯卧位板的中心线重合。患者腹部位于俯卧位孔洞中，使小肠最大限度由盆腔流向腹腔。调整面托位置，双手上举握杆，保证患者的舒适度。

将充分软化的热塑膜从恒温水箱中取出，使用吸水毛巾将热塑膜上的残留水分擦拭干净。注意无论采取哪种加热方式，均要注意温度不宜过高，防止烫伤。

低温热塑膜的塑形操作需要由两位治疗师配合完成，根据患者的体型和位置，将热塑膜预先拉伸到一定宽度，有利于热塑膜的均匀塑形，将热塑膜覆盖在患者体表合适的位置，两位治疗师从两侧均匀下拉边框后进行固定。轻按热塑膜表面使其与人体塑形良好，使用毛巾吸干水分。为减小热塑膜的回缩率，室温26℃条件下，需要冷却至少 15 分钟，也可以使用冷毛巾擦拭加快冷却。

在制作完成的热塑膜上标记患者的姓名、病历号、体位、制作日期、备注信息等固定信息，以便后续摆位参照执行。

二、真空垫固定方式

真空垫是宫颈癌放疗常见的体位固定方式之一。主要特点是操作方便，患者舒适度高，治疗期间受患者体重变化影响较小。

1. 对真空垫进行充气，然后抚摸、按压真空垫，使真空垫内的塑形颗粒均匀分布。

2. 适度抽气使真空垫具有一定的硬度，以便患者坐或躺在真空垫上不会发生塌陷。

3. 患者平躺在真空垫上，身体充分放松，参照激光灯指示进行摆位，使患者身体居中，两侧髂前上棘在同一水平面。

4. 再次对真空垫进行适度充气，使泡沫颗粒松散，自然形成与患者后背及臀部轮廓相适应的形状。

5. 操作者沿着患者头颈部挤压塑料颗粒进行填充塑形，身体两侧使用挡板固定，对身体形成包裹，开启真空泵抽气使真空垫变硬，应注意使真空垫两侧面平坦，髂骨翼区域高度不能超过体厚的一半。

6. 抽气过程中应确保真空垫收缩并贴近患者身体两侧，同时留有微小空隙，以免真空垫收缩时挤压患者皮肤。完成塑形后，请患者坐起，检查真空垫硬度以及头枕固定情况。患者再次躺下，检查患者舒适性和摆位重复性。部分病例可根据患者舒适度增加膝垫、脚架（图9-1）。

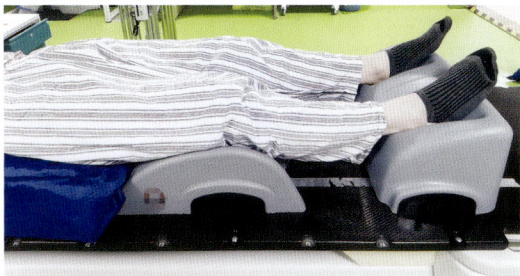

图9-1 真空垫附加膝垫和脚架固定

7. 认真记录患者姓名、病历号、头枕型号、四肢位置、制作日期等体位固定信息，以便后续摆位参照执行。

三、发泡胶固定方式

发泡胶是人体定位垫的一种，与真空垫相比，与人体的贴合度更好，对于妇科肿瘤外阴和腹股沟照射时采用的蛙状腿姿势，发泡胶固定更具有优势。

1. 选择 120cm×65cm 的体部定位袋，单纯体部固定可以选择 450ml 的发泡胶 A、B 料，蛙状腿固定根据需要增加 150ml 或 300ml。

2. 将选好的定位袋平铺在体板上，使用双面胶将定位袋与定位床进行固定。

3. 患者躺在定位袋上，进行位置和姿势演示，定位袋应至少包全靶区所在的人体区域。常规固定时，定位袋上界至少达到剑突，下界包括 1/2 股骨；蛙状腿姿势固定时，下界需要包括全部下肢，上界需要达到脐以上。告知患者固定姿势的要求以及制作过程中发热等情况。

4. 患者离开定位袋，坐于床尾或立于床旁，在定位袋中患者臀部位置放置一片泡沫板，有利于发泡胶流入填充。将发泡胶 A、B料混合均匀后，注入定位袋中，排出多余空气，将发泡胶涂抹均匀。患者按照预演位置和姿势躺在发泡胶上，周边使用挡板塑形，控制发泡胶的发泡填充（图9-2）。

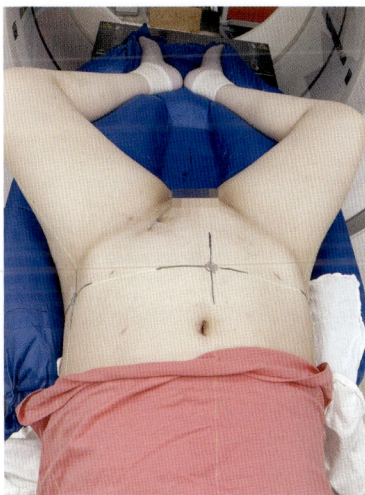

图9-2 发泡胶定位垫蛙状腿固定

5. 等待发泡胶充分定型硬化后,患者可离开定位垫,根据临床需要可进行切割修整。在做好的发泡胶定位垫上标注患者的体位固定信息。

第三节 模 拟 定 位

一、宫颈癌外照射 CT 模拟定位流程

(一)定位信息的确认

确认患者身份,了解患者基本病情、拟实施的放疗技术、扫描要求、是否需要注射对比剂等。科室应规范必要的工作流程,设置必要的记录单据,以便定位治疗师可以正确理解门诊医生的定位要求。

(二)定位前准备

需要注射对比剂的患者,定位前签署知情同意书,并口服地塞米松,预防碘对比剂的过敏反应;定位前 1.5~2 小时口服稀释后的泛影葡胺造影剂,用于小肠显影;排空直肠,并憋尿 300~500ml。有条件的医院可以在 CT 模拟定位前和治疗前使用膀胱容量测量仪帮助患者控制尿量。

(三)建立 CT 模拟定位档案

在 CT 模拟定位机中建立患者的扫描档案,需要填写姓名、病历号、年龄、体位等信息。

(四)定位患者的摆位

根据体位固定要求进行摆位和体位固定,一般采用头先进的体位,外阴或腹股沟照射因治疗床移动范围的限制,可采用脚先进的体位。在阴道内置入阴道标记物,以便勾画靶区时可以显示阴道顶端的位置。

(五)标记定位中心

1. 铅点法 临床应用标记定位中心较为普遍的方法是铅点法,操作简单方便,不易出错,但不易准确判断靶区中心,治疗前需要进行治疗中心的位置校正。

(1)定位中心头脚方向一般选在脐下 5~10cm,左右方向选在体中线,水平方向选在腋中线或体厚的一半,参照激光灯指示在热塑膜表面描绘定位十字线。

(2)在三个定位十字线中心处粘贴标记铅点,推荐选择直径不超过 2mm 的标记铅点。

(3)扫描冠状位定位像。

(4)在冠状位定位像上设定扫描范围,盆腔野照射为 L_3 椎体上缘至坐骨结节下 5cm,腹主动脉旁延伸野上界至 T_{10} 上缘(或包全膈顶),加照腹股沟淋巴结下界延伸至坐骨结节下 10cm(图 9-3);层厚一般选择 3~5mm,管电压选择 120~140kV,管电流设定为 325mAs。

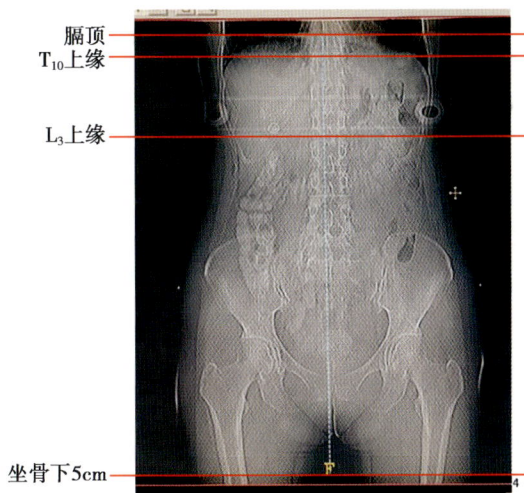

膈顶
T$_{10}$上缘

L$_3$上缘

坐骨下5cm

图 9-3　宫颈癌 CT 模拟定位扫描范围

（5）进行增强扫描，注射对比剂 80～90ml，流速为 1.5～2.5ml/s，延迟 50～60 秒进行扫描。

（6）扫描结束后需要全面评估图像，扫描范围是否满足临床，增强扫描效果是否满意、直肠排空、尿量情况以及小肠位置是否满意（图 9-4），定位标记点是否齐全且位置准确（图 9-5）。

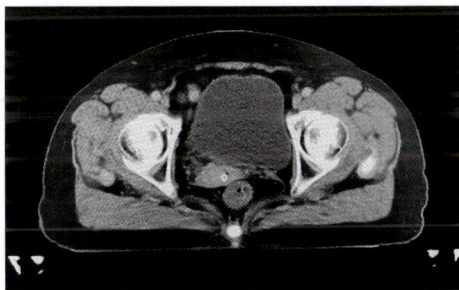

图 9-4　CT 模拟定位横断位图像

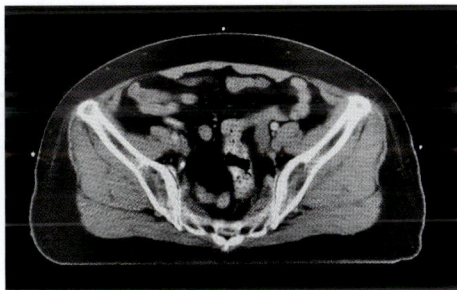

图 9-5　铅点法标记定位中心

2. **坐标点法**　坐标点法标记定位中心是临床常用的方法之一，标记定位中心准确率高，计划设计和治疗前很少需要进行治疗中心的位置校正。但是定位时需要经验丰富的医生在场根据靶区范围确定定位中心。

（1）扫描冠状位定位像。

（2）扫描范围、层厚、管电压、管电流等扫描参数的选择同铅点法。

（3）进行增强扫描。

（4）扫描图像的评估同铅点法。

（5）在扫描图像上确定定位中心，读取坐标值并记录，计算移床数据。

（6）移动扫描床，参照激光灯，在热塑膜表面描绘定位十字线。

（六）描绘摆位标记线

移动扫描床使进出床方向的激光线与体板某一刻度对齐，通常选择整数位，例如 25、30 等。摘除热塑膜，参照激光灯指示在患者体表描绘三对摆位标记线。以准确指示患者与体板的相对位置关系。

（七）记录定位信息

定位信息包括患者身份信息、病情描述信息、体位固定方法及相关参数、模拟定位信息等。

二、宫颈癌近距离后装放疗 CT 模拟定位流程

宫颈癌近距离后装放疗 CT 模拟定位流程见图 9-6。

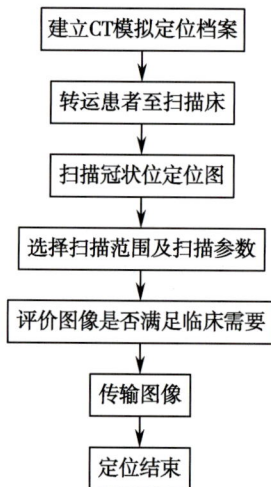

建立CT模拟定位档案

转运患者至扫描床

扫描冠状位定位图

选择扫描范围及扫描参数

评价图像是否满足临床需要

传输图像

定位结束

图 9-6　宫颈癌近距离后装 CT 模拟定位流程图

1. **施源器置入术**　施源器置入术由护士配合医生在近距离后装插植室中完成，完成后使用专用的近距离后装转运床转运至 CT 模拟定位机室。

2. **建立 CT 模拟定位档案**　在 CT 模拟定位机中建立患者的扫描档案，需要填写姓名、病历号、年龄、体位等信息。

3. **转运患者至扫描床**　至少需要两名工作人员配合将患者从后装转运床转移至 CT 扫描床上，注意避免碰撞、跌落事件发生，避免施源器发生碰撞和移动。

4. **扫描冠状位定位像**

5. **选择扫描范围及扫描参数**　在冠状位定位像上选择扫描范围：髂前上棘至坐骨结节下缘或外阴口。扫描层厚：3mm。扫描条件：管电压 120～140kV，管电流 325mAs。

6. **评价并传输图像**　扫描结束后需要逐层观察图像，观察施源器的位置，

是否有宫腔管穿透子宫壁，如有需要及时提醒主管医生。观察膀胱与直肠的充盈情况，以及施源器与小肠的位置关系，如有特殊需要进一步调整后重新扫描。定位图像满足临床要求方可传输至计划系统（图9-7、图9-8）。

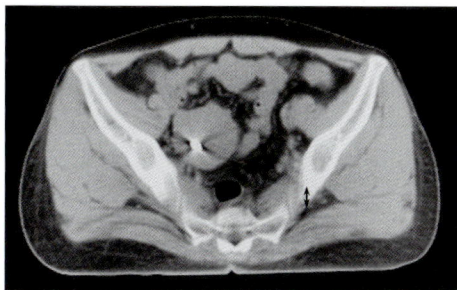

图9-7　宫颈癌近距离后装放疗 CT 模拟定位宫腔管横断位图

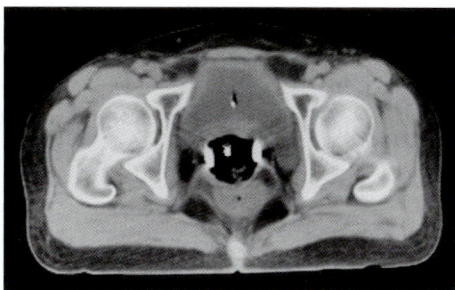

图9-8　宫颈癌近距离后装放疗 CT 模拟定位穹隆管横断位图

7. 定位结束　将患者安全转运至近距离后装放疗等候区，等待物理师设计治疗计划。

三、宫颈癌 MRI 模拟定位技术

MRI 图像具有良好的软组织图像对比度，非常适合宫颈癌模拟定位。MRI 模拟定位需要使用核磁专用的体位固定装置，且固定装置的机械结构应与加速器使用的固定装置完全一样。患者一般采用仰卧位。由于呼吸运动的影响，俯卧位需要采用抗运动伪影序列，难度较大应尽量避免采用俯卧位。扫描线圈采用体部线圈，采用大视野（FOV），包全身体外轮廓，推荐空间分辨率设置为 1.2mm×1.2mm 的采集体素。扫描层厚设置为 3mm 或 5mm，层间距为 0，扫描范围同 CT 模拟定位。扫描序列根据临床需要可以选择 T_2WI、T_2WI 脂肪抑制、T_1WI 和 T_1WI 增强扫描。为了避免血管搏动产生伪影，可以在动脉流入方向增加饱和带，消除血管搏动伪影。MRI 除提供解剖图像外还可以进行功能成像，动态增强扫描可以帮助医生判断病灶的良恶程度、预后和进行疗效评估等。

第四节　体　位　验　证

随着放疗技术的发展，调强放疗技术已经成为宫颈癌放疗的主流技术。调强放疗能提高靶区适形度，减少周围器官放射剂量，为进一步提高靶区剂量提供了技术支持，从而提高肿瘤局部控制率，减少胃肠道、泌尿系统毒性。然而高精度、大剂量的照射也带来了一定的风险，图像引导可以校准摆位误差，保证治疗精度，可以显示靶区以及周围危及器官变化，为放疗计划评估提供图像参考，为调强放疗的开展保驾护航。宫颈癌放疗常用的图像引导方式为锥形束 CT

（CBCT）、MVCT（兆伏级 CT）、kV-kV 正交片、电子射野影像系统（EPID）等。

一、宫颈癌 CBCT 技术实施要点

1. 首次治疗 CBCT 配准一般需要医生、物理师、治疗师共同参与，就 CBCT 扫描的频率与范围，以及特别关注的靶区和危及器官达成共识。

2. 扫描频率可根据加速器的性能以及设备质控、流程质控水平而定。推荐每次治疗前均采用 CBCT 进行图像引导。不具备每次 CBCT 条件的设备可以采用前 3～5 次连续 CBCT，之后每周 1～2 次的图像引导方案。

3. CBCT 扫描的视野应包全人体外轮廓，盆腔野照射时 CBCT 扫描长度应至少包括宫颈、子宫和大部分的膀胱和直肠；盆腔 + 腹主动脉旁淋巴结照射时，应延长扫描范围包括大部分的腹主动脉旁淋巴结区，以便全面评估计划靶区（PTV）覆盖的范围，扫描射线能量推荐为 125kV。

4. CBCT 自动配准一般选择骨配准或骨 + 软组织配准模式，配准感兴趣区应包全靶区所在的腹盆腔外轮廓，不包括床板等体位固定装置。自动配准后需要逐层观察图像（图 9-9），必要时采用手动调整，配准误差可通过移床进行修正，误差较大时需要重新摆位。

5. 手动配准时应注意 PTV 是否可以覆盖全部靶区，同时也要关注膀胱、直肠和小肠的位置与充盈程度，必要时重新进行膀胱和直肠准备。如靶区与危及器官很难重复定位时的状态，可与主管医生商议重新定位。

6. 分析前 5 次 CBCT 图像的配准结果，如存在较大误差应与医生讨论进行摆位标记线的调整。

7. 定期离线分析 CBCT 的配准结果，有利于指导科室改进宫颈癌放疗体位固定与摆位方法，从而减少宫颈癌放疗的系统性误差。

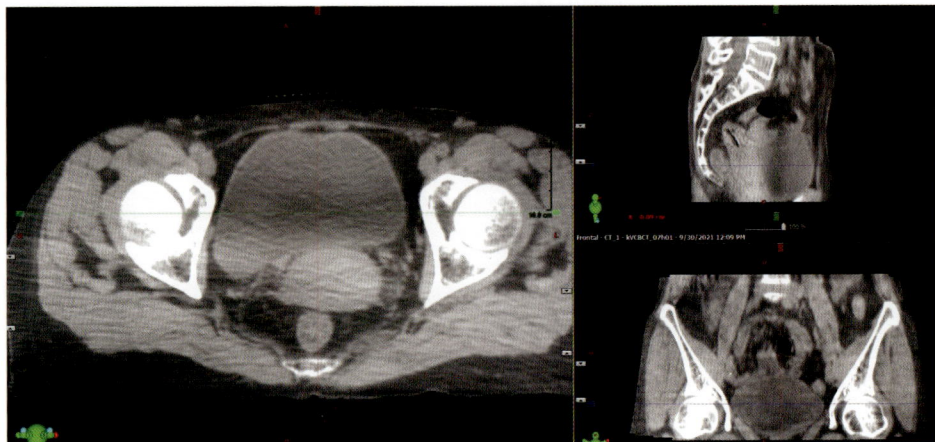

图 9-9　宫颈癌 CBCT 图像

二、MVCT 技术实施要点

MVCT 是使用加速器产生的兆伏级 X 线进行 CT 扫描的成像技术，可以提供断层影像，具有较好的空间分辨率，在宫颈癌图像引导放疗技术中，可以显示骨骼以及宫颈、子宫、膀胱和直肠等软组织。MVCT 不会产生金属伪影，对于有人工关节、金属宫内节育器的患者有优势。但软组织分辨率较差。没有安装千伏级 CT 的加速器，可以选择 MVCT 进行图像引导，例如 TomoTherapy。

1. 加速器操作界面调取治疗计划，核对患者信息。

2. 选择扫描参数，为了减少扫描时间和患者受照剂量，扫描螺距可选择粗糙（coarse）模式，对应的螺距为 2.4，对应的重建层厚为 3mm 或 6mm，推荐选择 3mm，可以使矢状位和冠状位有更好的分辨率。

3. 在矢状位图像中选择扫描范围，盆腔野照射时应至少包括宫颈、子宫和大部分的膀胱及直肠。盆腔＋腹主动脉旁淋巴结照射时应延长扫描范围包括大部分的腹主动脉旁淋巴结靶区，以便全面评估 PTV 覆盖靶区的范围。射线能量为系统默认的 3.5MV。

4. 扫描完成后，进入图像配准模块。自动配准模式下一般推荐使用骨与软组织配准技术（bone and tissue technique），选择最高分辨率（super fine resolution），如果患者的一部分身体处于成像范围之外，伪影会影响自动配准的精度，需要勾选非完全成像（incomplete field of view）来减少伪影的影响。TomoTherapy 配备了三维治疗床，并且可以通过调节机架起始角度来纠正 roll（翻滚）方向的旋转误差，因此配准的维度一般选择四维配准包括 lateral（左右）、long（进出）、vert（升降）、roll。建议在使用四维配准前进行六维配准，以检查患者是否存在过度旋转问题，旋转角度过大时需要重新摆位。

5. 自动配准后，需要进行人工复核，主要关注骨性标志、靶区位置、膀胱及直肠充盈度等，不能满足临床要求的需要重新准备。

6. 将配准结果传输至加速器并纠正误差，开始治疗。

三、光学表面成像技术实施要点

光学表面成像是一种新型的图像引导技术，利用投影仪和摄像机进行体表成像和测距，没有电离辐射，对人体无害，可以实时引导治疗师进行摆位和在整个治疗过程中进行实时位置监测。对于宫颈癌放疗光学表面成像技术可以实现无标记线辅助摆位，另外可以很好地控制患者双腿的姿势重复性，尤其是蛙状腿等特殊体位的辅助摆位。

1. 首次治疗需要导入参考体表图像，参考体表的来源包括计划系统勾画的人体外轮廓建立的参考体表图像、CT 模拟定位端采集的参考体表图像以及首次治疗时在加速器端采集的参考体表图像。首次摆位主要参考前两种参考体表图像。

2. 设置摆位和治疗监控报警阈值,盆腔照射一般设置为 5mm、3°。

3. 调取患者治疗计划,建立加速器与光学表面成像系统的关联,当误差超过报警阈值时,光学表面成像系统可中断加速器的治疗。

4. 调整感兴趣区(ROI),盆腔 ROI 下界建议包含至少 15cm 大腿,上界至剑突,前后左右界超出体表 10cm 以上。不同厂家设备性能不同,设置 ROI 的工具不同,ROI 的选择也存在一定的差异。

5. 分别调整三个摄像头的曝光值时间(time)和曝光增益值(gain),一般黄种人肤色推荐曝光时间为 3 000 微秒左右,曝光增益使用默认值 100。

6. 体表的平均扫描时间可设置为 3 秒,如腹部呼吸运动幅度较大,造成监测数值不稳定,可以适当增加扫描时间。

7. 摆位时应避免加速器机架和工作人员对摄像头的遮挡,C 型臂机架可放置在 0°或 180°。

8. 摆位时可参照光学表面成像系统将摆位误差调整为 2mm、2°以内。如果加速器与光学表面成像系统实现了互联互动,可以将光学表面成像系统监测的误差值发送至加速器,移动治疗床进一步修正误差。

9. 首次治疗必须进行 CBCT 图像引导,来验证光学表面成像系统监测的准确性,后续图像引导方案各家医院根据系统误差、设备和流程质控的实际情况而定。首次 CBCT 图像引导后可获取体表图像作为后续治疗的参考体表图像。

10. 治疗过程中光学表面成像系统可以进行实时监测,当移动范围超过 5mm、3°时,加速器会自动停止出束。

11. 光学表面成像系统通过监测人体表面来获得位置误差,无法监测内部器官的状态,并且监测结果会受到体表的形状、室内光线强度、摄像头遮挡、参数设置等多方面因素的影响。因此宫颈癌放疗,光学表面成像系统是否能够完全替代 CBCT 尚且需要进一步研究,在获得确切证据之前,不应该改变原有 CBCT 应用的频率。

四、宫颈癌 kV-kV 技术实施要点

kV-kV 技术是应用千伏级 X 线进行正交摄影的图像引导技术。目前主要有两种设备结构,一种是安装在加速器机架上的机载影像系统,另一种是安装在加速器机房与天花板上的固定影像系统。具有操作简单方便、辐射剂量低的特点,主要依靠骨性标志进行配准,有利于观察三维平移误差和 pitch(俯仰)、yaw(偏航)两个方向的旋转误差,对 roll 方向的滚动旋转误差不敏感。不能提供软组织器官的断层影像,因此相比于 CBCT 技术在宫颈癌放疗中的应用较少。

1. 摄影角度选择 0°和 90°(或 270°),射线能量一般选择 100~120kV。

2. 拍摄完成后自动配准的 ROI 应包全骨盆及部分腰椎,选择骨性配准模式,自动配准后需要人工复核配准结果(图 9-10)。

3. 参照配准结果移动治疗床进行平移误差的调整。

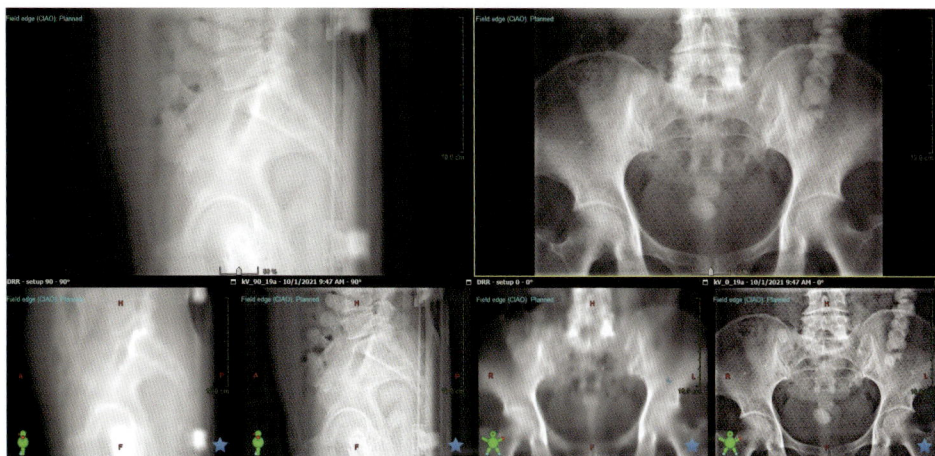

图 9-10　宫颈癌 kV-kV 配准图像

五、EPID 技术实施要点

电子射野影像系统（EPID）技术是应用加速器产生的兆伏级 X 线进行正交摄影的图像引导技术（图 9-11）。主要参照骨性标志进行配准，不能显示软组织信息，目前临床上很少使用，主要用于没有千伏级图像引导设备的加速器或作为其他辅助功能来使用。

1. 摄影角度选择 0°和 90°（或 270°），对称结构有利于观察和配准，射线能量选择系统默认值。

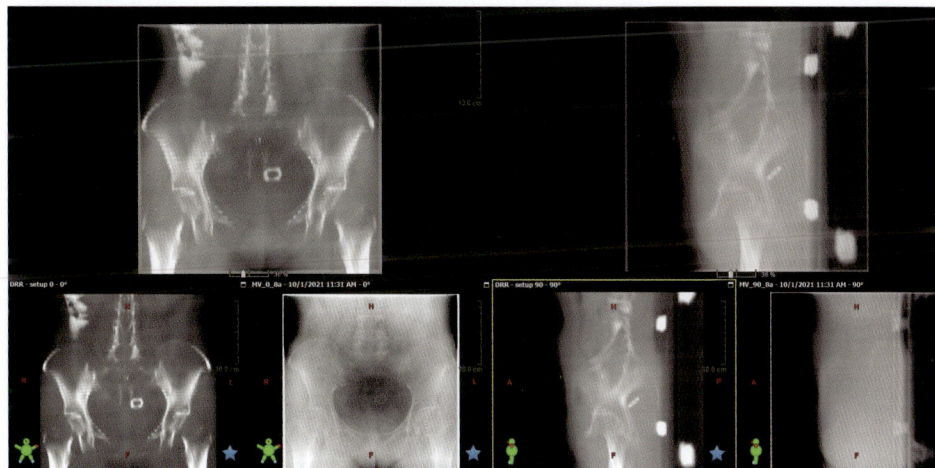

图 9-11　宫颈癌 EPID 配准图像

2. 采用骨性标志进行配准，通过移动治疗床进行误差纠正。

3. EPID 可分别在多叶准直器（MLC）形成射野形状时和 MLC 完全打开的状态下进行双曝光，来验证照射野的形状和位置的准确性。

4. 目前 EPID 多用于监测穿射剂量来进行在线剂量验证。

第五节　放 疗 实 施

一、宫颈癌外照射放疗计划的实施

1. **治疗前准备**　宫颈癌放疗患者需要提前 1.5～2 个小时排空直肠，饮水 500～1 000ml 憋尿至 300～500ml，膀胱、直肠状态应与 CT 模拟定位时基本一致。

2. **摆位**　患者穿贴身内衣裤，衣着与 CT 模拟定位时一致。治疗时充分暴露腹盆部，参照体位固定要求进行摆位。患者充分放松，参照激光灯将患者摆正，避免臀部上翘或下垂，导致腰椎曲度变化或发生扭转。双下肢应充分放松适度外展，有条件的可以使用脚部和腿部固定器进行固定。

3. **体位固定**　参照体位固定要求认真核对体位固定器标记刻度与人体标记线的对应关系是否准确，以便人体与体位固定器准确对应固定。使用膜固定时观察患者是否出现体重过度增加或减少，必要时需要与主管医生沟通重新定位。

4. **图像引导**　按照预定的图像引导方案进行图像引导，平移误差超过 5mm、腰椎骨盆出现过度扭曲和旋转时需要重新摆位。膀胱直肠充盈状态不能满足临床需要时需重新准备。

5. **治疗过程中的监控**　通过监视监听系统密切观察患者的状态，观察机架与患者肢体和治疗床的位置关系，避免发生碰撞事件。患者如有大幅度移动或求助动作时应立即停止出束，进入机房进行处置。有条件的可以应用光学表面成像系统进行实时监测，如有移动及时停止出束。

6. **治疗过程中的注意事项**　治疗过程中应密切关注患者的皮肤反应、大小便的频率与性状、饮食与体重变化、血常规与肝肾功能等血生化指标，如果发现异常可给予常规性指导或通知主管医生处置。

二、宫颈癌近距离后装放疗计划的实施

（一）宫颈癌近距离后装放疗计划的实施流程

近距离后装放疗患者完成施源器植入术、模拟定位和计划设计后，转运至近距离后装治疗室，完成治疗（图 9-12）。

1. 治疗师需要核对患者姓名、治疗技术、施源器种类，评估患者一般情况，了解治疗计划有无特殊要求，并对患者进行适度安抚，简单介绍治疗过程与治疗时长，以及特殊情况下的求助方法。

施源器植入后，内照射计划已完成，内照射开始实施

↓

核对患者信息

↓

按计划对应使用施源管道。一一对应连接后装机与施源器

↓

检查输源管道连接是否正确，管道曲度是否正确，后装机械盘是否到位，剂量检测设备是否正常

↓

关闭防护门

↓

核对内照射计划：照射次数、放射源活度、驻留位置、驻留时间等

↓

假源运行

↓

真源运行

↓

密切监视后装机、辐射防护报警仪及患者状态

↓

治疗计划实施完成，确认真源回罐、无辐射泄漏

↓

拆除输源管道与施源器

↓

治疗结束

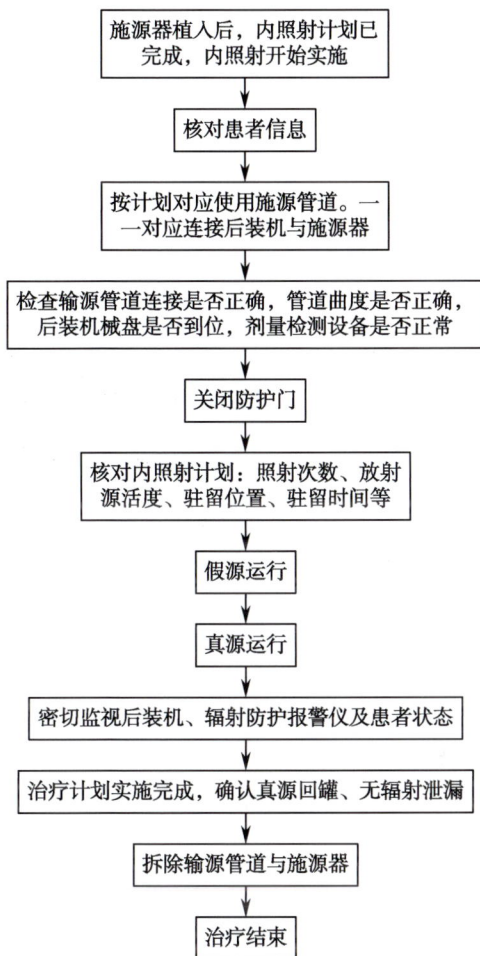

图 9-12　宫颈癌近距离后装计划实施流程图

2. 治疗师携带移动式剂量报警仪，将患者转运至近距离后装治疗室，由治疗师、物理师和医生进行患者身份核对，并核对治疗计划是否已经由科室授权的物理师与医生审核批准。

3. 参照治疗计划，按照顺序使用导源管连接施源器和后装机。不同厂家的导源管在设计上有所不同，部分厂家使用通用的导源管，部分厂家的导源管具有接口识别功能，需要与施源器和后装机的输源通道一一对应，以避免连接错误。导源管的接口处通常设计有弹簧滚珠等机关，需要保证导源管连接到位并固定（图 9-13、图 9-14）。

4. 根据科室工作流程的要求，必要时使用在体剂量监测装置，需要按要求将探头插入指定位置（宫颈癌一般选择直肠内监测），并进行固定。

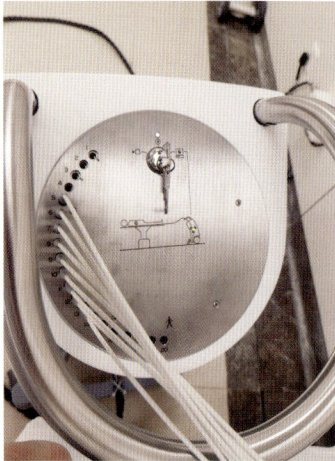

图 9-13　导源管与后装机输源通道的连接

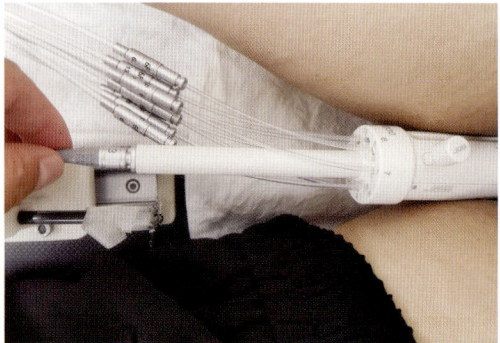

图 9-14　导源管与施源器的连接

5．调整转运床的位置与方向，避免导源管曲度过大，而导致放射源通过时阻力较大而报错。

6．询问患者状况，如有不适及时进行安抚或调整。嘱咐患者治疗期间不要随意移动，治疗过程中如有不适可以举手示意并呼叫治疗师，告知患者治疗大约需要的时长。

7．除患者外全部人员撤离治疗室，关闭防护门，打开监控和监听系统。

8．在后装机的控制系统中，调取患者当次的治疗计划，参照打印的治疗计划，核对患者姓名、病历号、治疗机、治疗次数、当前日期、放射源当前活度、处方剂量、治疗通道数、出源长度、驻留点位置和总治疗时间。

9．运行假源测试各通道是否通畅。

10．运行真源开始治疗，真源运行期间，注意通过监视监听系统观察治疗室内患者的情况，观察显示器是否有错误提示，观察直肠监测剂量是否超标。发现异常情况立刻中断治疗，进行相应的处理并通知医生和物理师。

11．真源运行完成后，按照后装机的提示与操作步骤结束治疗，并保存治疗记录。观察防护门警示灯和固定式剂量报警仪指示灯熄灭，携带移动式剂量报警仪进入治疗室，断开导源管。

12．取出施源器和插植针，清点施源器、插植针、施源器附件，填塞纱布的数量，并与施源器置入术术中记录进行核对，防止将上述物品遗漏在患者体内。有出血的患者给予压迫止血或遵医嘱使用止血药物。拔出尿管及在体剂量监测设备。

13．治疗结束，转运患者回病房。

（二）宫颈癌近距离后装放疗的注意事项

1．治疗结束后出血的患者可使用无菌纱布填塞压迫止血，可遵医嘱使用止血药物。

2. 对于疼痛明显的患者可遵医嘱使用镇痛药。

3. 治疗结束后需要多喝水，多排尿，减少尿路感染的风险。

4. 放疗结束 3 个月内禁止性生活。

5. 根据阴道出血情况，遵医嘱开始进行阴道冲洗和阴道扩张。阴道冲洗需要持续半年，后续是否冲洗由门诊医生进行妇科检查后决定。使用柱状阴道扩张器扩张阴道，每周扩张 3 次，每次 10 分钟以上，持续扩张 1 年。

（孙显松　高绪峰）

第十章

全中枢神经系统肿瘤放射治疗技术操作规范

第一节　放疗前的准备与宣教

全中枢神经系统肿瘤放疗（简称"全中枢放疗"）常用于肿瘤通过脑脊液循环扩散、种植的情况，如髓母细胞瘤、松果体区生殖细胞瘤和分化差的室管膜瘤等。全中枢放疗的靶区包括全脑和全脊髓，涉及人体的范围较大，在放疗过程中可能会出现一些不良反应，容易引起患者及家属恐慌和焦虑。治疗师应耐心向患者讲解放疗的不良反应和处理措施，进行患者心理疏导和放疗知识宣教，消除患者恐慌心理，及时了解患者情况并告知主管医生。

一、全中枢放疗不良反应

1. **全身反应**　疲乏、无力、食欲下降；大面积照射时对血常规有影响，一般常规放疗对血常规影响并不大，但放疗前作过化疗者在放疗期间应密切观察血常规变化。

2. **脱发**　放疗所致脱发只有在照射头面部时才会发生，而且仅限于照射区域，大多在放疗结束后2～3个月可长出新发。

3. **头颈部放疗反应**　主要为口咽部黏膜急性反应和唾液腺分泌抑制，表现为黏膜出现伪膜、溃疡、糜烂及口干等。

4. **颈胸部放疗反应**　主要为放射性气管和食管黏膜反应，表现为颈部、胸骨后不适，疼痛，异物感，刺激性咳嗽；进食时烧灼感，咽下疼痛，可能影响进食；一般照射2～3周时明显，第4周可能达高峰，以后无明显加重；上述情况为正常反应，不必特殊处理，调整饮食，勿食过烫、过硬食物，一般治疗结束后1个月左右自然恢复。

5. **腹部放疗反应**　主要为放射性胃肠炎（胃、小肠、结肠、直肠），表现为恶心、食欲下降。反应程度：照射上腹部者＞照射中腹部者＞照射下腹部者；而腹泻、大便次数增多反应程度则为照射下腹部者＞照射中腹部者＞照射上腹部者。其次为下腹部、盆腔照射时的放射性膀胱炎，表现为尿频、尿急、尿痛，一般放疗后7～10天自然恢复。

二、放疗注意事项

首次放疗的患者，面对陌生的环境和医务工作者，难免会紧张，治疗师应主动耐心地与患者沟通，消除患者的恐惧心理。向患者说明积极配合治疗的重要性，并耐心指导患者如何配合治疗及讲解治疗中的注意事项，赢得患者的信任。

第二节　体　位　固　定

精确的体位固定技术是实现精准放疗的重要前提和保障。全中枢放疗的体位为俯卧位或仰卧位，根据体位不同，患者固定方式也有所区别。采用俯卧位时，建议使用船形枕和头部热塑膜联合真空垫进行体位固定。仰卧位时，建议使用头体一体固定板、头颈肩热塑膜和体部热塑膜联合进行固定，也可增加个体化枕垫进行辅助。体位固定的流程见图 10-1。

一、体位固定前的准备工作

1. **流程介绍**　向患者及家属介绍体位固定的目的、方法、过程以及相关注意事项，让患者有充分的心理准备，能够积极配合体位固定。

2. **患者准备工作**

（1）患者需要留短发。

（2）摘除全身装饰附件，如耳环、项链、发夹和眼镜等。

（3）真空垫固定的患者上身可着薄内衣，下身只留内裤；热塑膜固定的患者建议上身裸露，下身只留内裤。

3. **治疗师准备工作**

（1）认真阅读定位申请单，核对医嘱信息。

（2）核对患者的身份信息，了解患者的身体情况。

（3）准备体位固定装置和材料。

4. **特殊情况**　对于儿童患者，要通过家长与患儿沟通以获得理解和配合；可以通过童话故事或英雄故事鼓励患儿不惧疾病，树立战胜疾病的信心。如果患儿无法配合，使用麻醉或镇静剂辅助仰卧位固定更为安全。

二、体位固定实施

1. **俯卧位固定**　患者取俯卧位，头枕船形枕，调整船形枕前后垫块的位置和角度，使患者下颌内收、后颈过伸，两侧外耳孔等高，肩部放松，双臂自然伸直紧贴于身体两侧，手心向内，双腿自然伸直。在激光灯下调整患者体位，使患者体中线与前正中激光线一致。

（1）真空垫制作：①将真空垫均匀平铺于塑形板上，然后抽真空到适宜硬度；

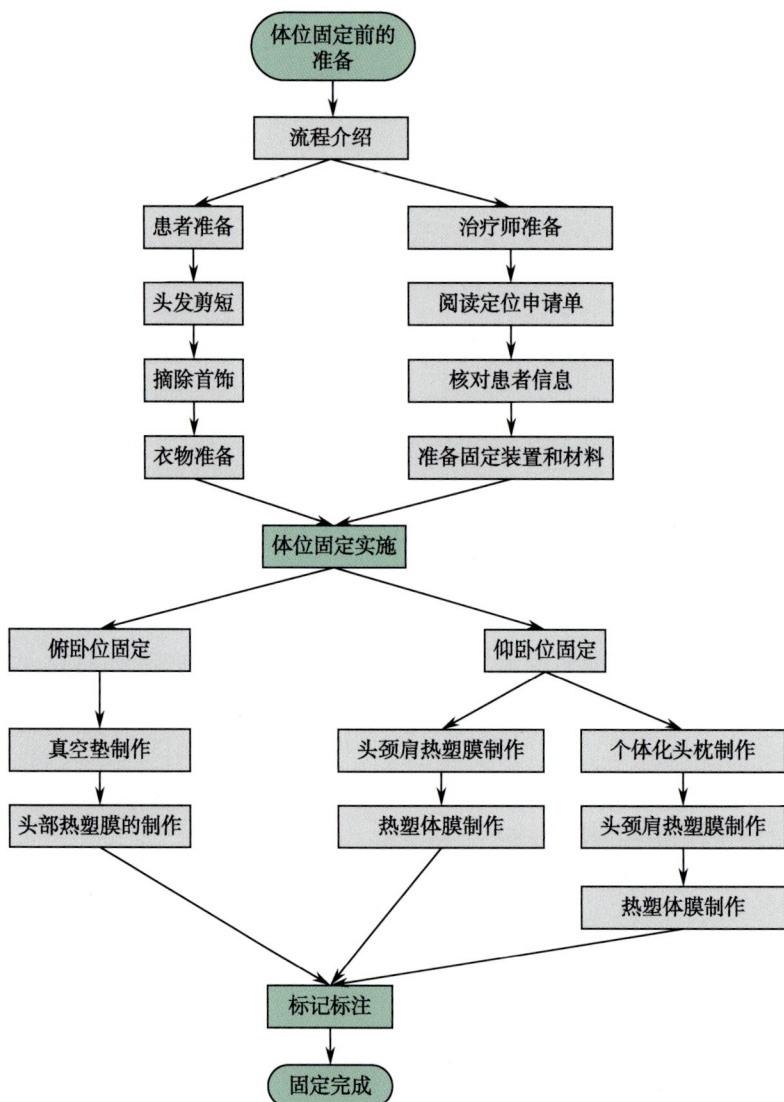

图 10-1　体位固定流程图

②嘱咐患者俯卧在真空垫上,将头枕在船形枕上,而手臂置于身体两侧;③调整患者体位,调整好船形枕的角度,使全中枢保持平直,体中轴与床长轴一致,颈椎保持水平位;④在患者充分放松的状态下,真空垫放气使患者下陷;⑤抽气塑形,先塑形船形枕的位置,再塑形体部。真空垫尽量敷贴身体两侧,尽量不挤压皮肤。真空垫高度不超腋中线,便于体表标记。注意防止真空垫与身体不贴实出现空虚。

　　(2)头部热塑膜制作:①让患者俯卧在固定垫内,调整患者体位,使患者与固定垫贴合好,使脊髓处于水平位置;②将恒温水箱提前加热至 70℃左右,将头部热塑膜放入恒温水箱中加热3～5分钟至变透明变软；③取出热塑膜，平放在浴巾上，擦拭多余水分，将热塑膜罩住患者头颈部，并迅速扣上相应卡扣，嘱咐患者头部不要偏移；告知患者若有不适就举手示意；④给患者背部盖上衣物保暖，躺15～20分钟以便热塑膜塑形，其间密切关注患者是否有不舒适、呼吸不畅等，必要时再次调整热塑膜；⑤体位固定装置制作结束以后，让患者起身，按照要求再摆位，以验证刚刚完成的体位及固定技术的重复性，满意后才能进行下一步；⑥制作标签，内容为姓名、船形枕对应的孔、制作时间、主管医生，将标签粘贴于体位固定装置头侧。

（3）注意事项：①为了保证精度，船形枕的位置一定要与真空垫对接固定，热塑膜垫塑形时注意船形枕位置的固定；②注意标注船形枕的角度；③在头部热塑膜制作过程中需要密切关注患者，以免发生意外。

2. **仰卧位固定** 全中枢放疗患者仰卧位固定，建议采用头体一体固定板、头颈肩热塑膜和热塑膜进行固定，也可增加个体化头枕进行辅助，见图10-2。固定模具要求能够覆盖患者头部及包括骨盆在内的整个躯干，保证头部及脊柱位置的相对固定。这种固定方法不仅操作简便，并且可以减小头脚方向及水平方向上的摆位误差，提高全中枢放疗的精确度。

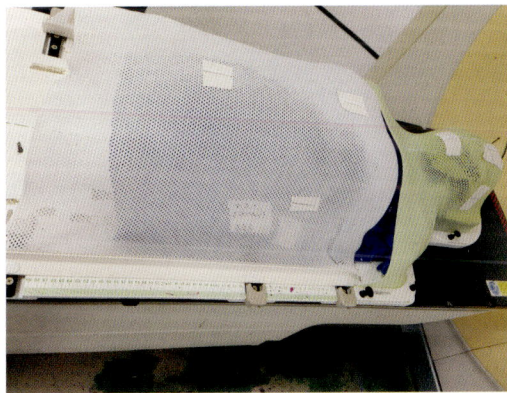

图10-2 全中枢放疗仰卧位固定方式

第三节 模 拟 定 位

模拟定位是指采集患者二维或是三维影像，确定靶区以及与其他正常组织之间的位置关系，并建立治疗中心空间坐标系的过程。全中枢放疗常用模拟定位方式主要有X线模拟定位、CT模拟定位，有条件和必要时可增加MRI定位。具体流程见图10-3。

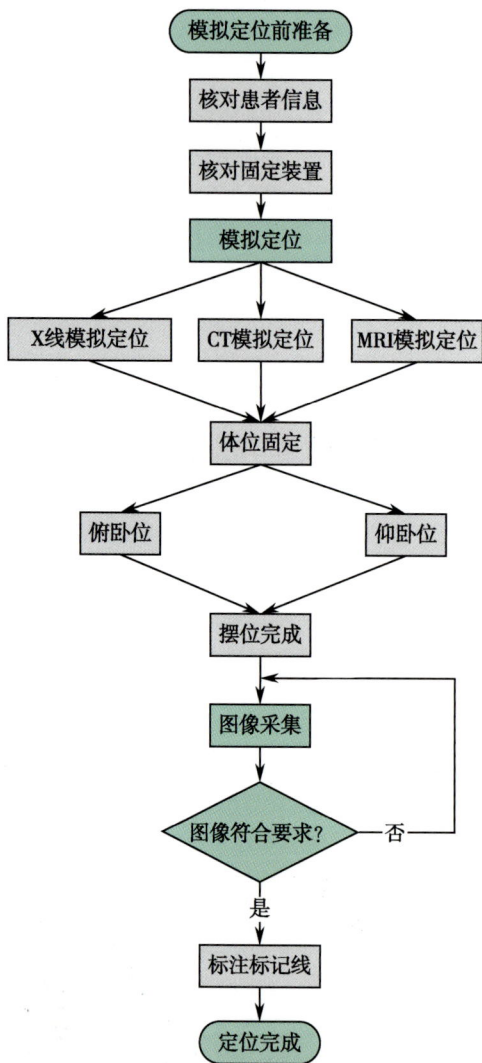

图 10-3　模拟定位流程

一、X 线模拟定位

X 线模拟定位适用于接受二维放疗的全中枢系统肿瘤患者。患者采用俯卧位，然后通过激光灯指示尽量使患者体位平直，患者摆位方式与体位固定时保持一致。利用模拟定位机确定照射野位置、大小等相关治疗参数。

1. 定位前准备

（1）检查患者定位申请单，核对患者信息、体位固定方式和拟治疗的范围等。

（2）向患者介绍模拟定位的目的和过程，使患者能够更好地理解和配合模拟定位工作。

（3）患者进行相应衣物的准备，嘱患者定位时放松身体，保持舒适自然的体态，勿咳嗽、勿移动身体。

2. 确定全脊髓照射野

（1）全脊髓野分颈胸部和腰骶部上下2个脊髓野，亦可根据患者脊髓实际长度，分2～3个照射野，采用源皮距垂直照射技术。

（2）上脊髓野上界接头部野下缘，野宽为4cm，骶骨部包骶孔于野内，故该部位野宽为8cm。

（3）移床确定上部脊髓野，使光野中心移至患者胸背部位置，将床降低至等距离照射[如源皮距（SSD）＝100cm]。

（4）确定上部脊髓野范围：X线透视使上部脊髓野上界定在第5颈椎至第6颈椎椎体之间，下界尽量定在第1腰椎下缘（因脊髓的下端在第1腰椎水平），野宽包椎弓根外1cm，标记射野体表线，并观察使SSD＝100cm。在上部脊髓野下界放铅丝，在头颈部面膜左侧画上部脊髓野的前部发散投影线并放铅丝。

（5）移床确定下部脊髓野：前移床面使光野中心点位于腰部脊髓上部野下界位置，使SSD为100cm并旋转床面角度90°或270°。

（6）确定下部脊髓野范围，X线透视通过半束将脊髓下部野上界准直器关闭为0，转机架角度至90°使中心轴线与脊髓上野下界发散角一致，脊髓下部野下界定在第3骶椎水平。

（7）脊髓野根据患者脊髓深度可选择12～20MV电子线照射。

（8）由于电子线束50%等剂量线在5cm深处偏离射野边缘0.3cm，同时X线偏离0.15cm，所以头部野与上脊髓野在皮肤表面上的间隔应为0.45cm。两个脊髓野的间隙为0.6cm，这样各野的50%等剂量线在皮肤下5cm深处相交。

（9）记录患者照射野大小、机架角度、准直器角度及照射深度等治疗参数。

3. 确定全脑照射野

（1）全脑采用对穿野水平等中心照射。

（2）调整模拟定位机床的位置：使纵轴线激光线过患者头部正中矢状线，两侧"十字形激光"置于患者头部颅脑位置；确认机架及准直器角度归零，X线透视观察患者鼻中隔与模拟定位机"井字形框野"中的"Y轴线"是否重合，如果未重合左右平移床面进行调整。

（3）旋转机架至90°，升降或纵向移床，SSD＝100cm，下界在第4颈椎椎体水平，上界开放至颅骨外3cm（为将来与脊髓野移动预留位置），前后界开放。

（4）读取治疗深度，SSD＝100cm，必要时转床体及小机头角度，使全脑野的下界与颈胸野的上界相接，然后画出射野并拍片做铅模。

（5）转动机架至270°定对侧野，保持治疗床位置不变，其他步骤遵照前述。

（6）颅前窝挡块位置在眶上缘下0.5cm，颅中窝挡块位置在颞叶下1cm，挡块后下界在椎体前0.5cm。

（7）记录患者照射野大小、机架角度、准直器角度及照射深度等治疗参数。

二、全中枢放疗 CT 模拟定位

1. 定位前准备

（1）检查患者定位申请单，核对患者信息、体位固定方式、扫描范围等。

（2）向患者介绍 CT 模拟定位的目的和过程，使患者能够更好地理解和配合模拟定位工作。

（3）患者进行相应衣物的准备，嘱患者定位时放松身体，保持舒适自然的体态，勿咳嗽、勿移动身体。

（4）对于增强扫描的患者需要签署 CT 增强扫描知情同意书；询问有无药物过敏史；嘱患者定位后多喝水，加快造影剂的代谢。

2. CT 模拟的体位固定及摆位

（1）定位前取下随身佩戴的金属物品（项链、耳环、义齿、皮带等），尽量保持衣着状态与体位固定模具制作时一致。

（2）俯卧位使用船形枕和头部热塑膜配合真空垫固定的体位固定流程：①患者 CT 模拟时体位固定按照体位固定时的体位摆位。②将 CT 模拟定位机外置激光系统复位归零。③打开定位激光灯，选择两组定位虚拟等中心。选择颅脑等中心点：X 轴激光灯投影于眉弓上缘水平，冠状位是体中线的交点，矢状位选择两侧外耳孔上 1～2cm 处交点；选择胸腰骶段等中心点：移动定位床，X 轴激光灯投影于患者肚脐上 5cm 水平，两侧高低水平线不动。④在三组激光灯十字交叉处做 3 个标记，使用记号笔描出激光灯十字线，放置金属小球作为标记点，并与激光线交叉点完全重合。⑤在患者头部、后颈部的热塑膜上和背部另描出矢状面激光线标记位置。

（3）仰卧位头体一体固定板体板配合头颈肩热塑膜加体部热塑膜体位固定流程：①患者 CT 模拟时体位固定按照体位固定时的体位摆位。②将 CT 模拟定位机外置激光系统复位归零。③打开定位激光灯，选择两组定位虚拟等中心。选择颅脑等中心点：X 轴激光灯投影于眉弓上缘水平，冠状位是体中线的交点，矢状位选择两侧与腋中线交点；选择胸腰骶段等中心点：移动定位机床，X 轴激光灯投影于患者肚脐上 5cm 水平，两侧高低水平线不动。④在三组激光灯十字交叉处标注 3 个标记，使用记号笔描出激光灯十字线，放置金属小球作为标记点，并与激光线交叉点完全重合。⑤在患者额头、下颌、胸骨和腹部等处热塑膜上另描出矢状面激光线位置。⑥保持床的位置不变，在体部选择较为平坦处再次描出激光灯十字线位置，放置金属小球作为标记点，并与激光线交叉点完全重合，作为体部定位备用中心。

3. CT 模拟定位的图像采集及图像传输

（1）在 CT 模拟定位系统患者登记界面中调用或录入患者信息，对患者进行建档,设定扫描程序,设置扫描体位。

（2）获取患者扫描部位冠状面CT定位像（至少包括头顶至锁骨下5cm区域），再次通过冠状面定位图像确认患者位置是否发生旋转。

（3）根据医嘱在冠状面定位图像上设置扫描范围。确保扫描扩展视野（FOV）足够包括患者肩部最宽处,扫描层厚一般为5mm,扫描范围自颅顶上1～2cm至第4骶椎下缘1～2cm。以保证患者轮廓完整性。

（4）扫描参数一般设置为管电流300mAs左右,管电压为120～140kV,对于未成年患者应酌情降低管电压到60～120kV。

（5）注射造影剂置管时,要选择弹性好,比较粗直的血管,保证静脉置管的通畅和安全。增强扫描采用高压静脉注射,成人注射速率为2.0ml/s,儿童一般为1.0ml/s；成人对比剂使用量为100ml,儿童用量不超过2ml/kg。

（6）扫描结束,俯卧位船形枕和头部热塑膜配合真空垫固定患者,移动激光灯使其投影在所选的皮肤参考点及真空垫或热塑膜两侧,分别在真空垫或热塑膜两侧及胸腹部所选的参考点做好十字标记线,并标注相应刻度数,嘱患者保留标记线到治疗结束。

（7）对于仰卧位头体一体固定板配合头颈肩热塑膜加热塑膜进行固定患者,摆位参考标记设置如下：①选取患者胸廓部皮肤牵拉少且与体部中心点隔开一定距离处作为患者体表标记处（热塑膜开窗处）,用记号笔画3个十字标记,并在十字中心处标记斜线以区别于体部中心点,标注相应刻度数,嘱患者保留标记线到治疗结束；②取下固定热塑膜,用记号笔按照3条激光线在患者体表标注标记线；③在热塑膜的3个中心有斜线十字标记处用打孔器打3～4cm方形孔,作为后续患者摆位体表标记处。

（8）定位结束后,嘱患者在休息区观察半小时,无不适症状,拔出留置针,嘱患者24小时内多饮水,加快造影剂的排出。

（9）扫描图像重建后,检查图像是否符合要求,确认无误后将图像资料传输到放疗网络服务器。

（10）将模具存放至指定存放点。

第四节　治疗中心复位

在计划设计过程中,如果计划中心与之前CT模拟定位时定位等中心产生坐标移动,则需要在X线模拟定位机或CT模拟定位机进行治疗中心位置精度的模拟验证,称为复位,复位的流程见图10-4。目前患者治疗位置复位的方式主要有两种,一是在常规X线模拟定位机下将定位等中心平移至治疗坐标等中心,将计划系统生成的数字重建放射影像（DRR）与对应条件下模拟定位机上获取的图像进行比对,评判位置的一致性,并标记新的治疗中心；二是在CT模拟定位机下通过坐标系统移动将定位等中心平移至治疗坐标等中心，并标记为新的治疗中心。

　　对于接受螺旋断层放疗技术以外其他治疗方式的全中枢患者，通常有 3 个治疗中心，即全脑治疗中心、脊髓上端治疗中心和脊髓下段治疗中心，3 个治疗中心均需要进行复位。对于接受螺旋断层放疗的全中枢患者，通常不需要移动计划中心，可省略复位过程。

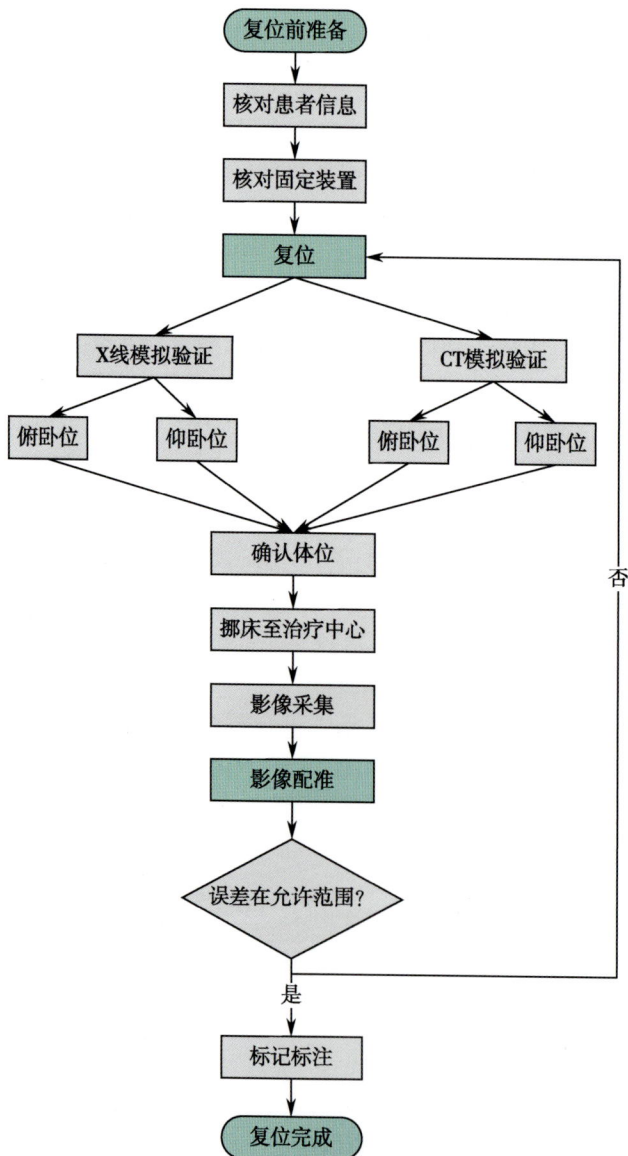

图 10-4　复位流程

一、X 线模拟复位

1. 核对患者模拟定位时所采用的固定装置、固定体位和模具以及患者身份等信息。

2. 嘱患者所着衣物与模拟定位时尽量一致，按模拟定位时的体位进行体位准备。

3. 移动治疗床，使定位室内 X 轴方向激光灯与模拟定位时在固定装置上标记的刻度线重合；调整患者位置，使 X 轴、Y 轴、Z 轴方向激光灯分别与患者身上的标记线重合，并使用模具进行固定。

4. 移动治疗床，使定位室内激光线与患者模具上设定的模拟定位中心十字线重合。

5. 按照放疗计划单上的移床值移动治疗床到达治疗中心位置。

6. 调出患者定位 CT 数字重建放射影像（DRR）正侧位片，模拟定位机机架分别位于 0° 和 90°，拍摄正侧位 X 线片，并分别与 DRR 正侧位片进行配准。分别测量十字线中心与骨性标志（如颅骨边缘、椎体边缘和间隙、盆骨边缘等）的距离，确定患者位置误差。

7. 若摆位误差在允许范围内（头部 <3mm，体部 <5mm），进入治疗室，在定位模具上沿激光线画上十字线，即治疗坐标标记。若摆位误差超出允许范围，重复上述步骤，直到摆位误差在允许范围内，按前述标注十字线。

二、CT 模拟复位

1. 核对患者的固定装置、固定体位、模具以及患者身份等信息。

2. 嘱患者所着衣物与模拟定位时尽量一致，按模拟定位时的体位准备体位。

3. 移动治疗床，使定位室内 X 轴方向激光线（左右方向）与模拟定位时在固定装置上标记的刻度线重合；调整患者位置，使 X 轴、Y 轴、Z 轴方向激光线分别与患者身上的标记线重合，并使用模具进行固定。

4. 移动治疗床，使定位室内激光线与患者模具（真空垫或热塑膜）上基准十字线重合。

5. 按照放疗计划单上的移床值移动治疗床到达治疗中心位置。

6. 扫描方式与定位时一样，比对定位与复位的两次扫描相对应层面的 CT 图像是否一致。

7. 若摆位误差在允许范围内（头部 <3mm，体部 <5mm），进入治疗室，在定位模具上沿激光线标注十字线，即治疗坐标标记。若摆位误差超出允许范围，重复上述步骤，直到摆位误差在允许范围内，按前述标注十字线。若摆位误差超出允许范围过大，则需要查找原因解决。

8. 完成上述工作后，移除固定模具，并协助患者下床离开。

第五节 治 疗 实 施

治疗实施是整个放疗流程的关键部分，应严格执行双人摆位、双人核对，并且按规定书写治疗记录。具体流程见图 10-5。

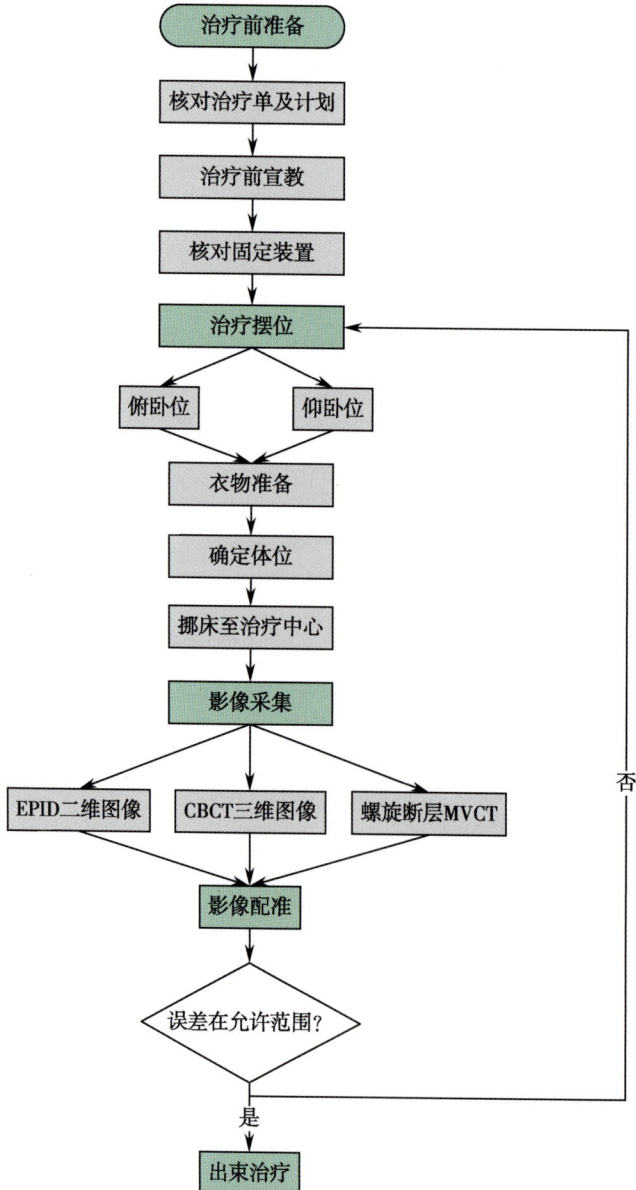

图 10-5 治疗实施流程

一、治疗前准备

1. 检查核对

（1）阅读治疗单，落实"三查五对"工作。

（2）完成"三查五对"工作后，将治疗单内容与治疗计划进行核对。如发现异常及时联系主管医生与物理师。

2. 患者沟通

（1）对于首次放疗的患者，需要向其介绍设备治疗时大致运行情况，治疗的持续时间和其他可能发生的情况。

（2）告知室内监控器和对讲机位置，治疗中如遇不适随时动作示意或对讲交流。

（3）治疗床上嘱患者放松，平静呼吸，无须紧张和不能随意移动，保持治疗体位和定位时一致。治疗前后未降床前患者不能自行上下。

（4）保持皮肤上对位标记线和模具上下界线的清晰，不能擦洗或自行描画，如标记丢失需要及时请治疗师处理。

（5）按照治疗时间到达候诊室，并在治疗室外耐心等待叫号，有特殊情况需要提前告知治疗师。

（6）对低龄儿童放疗的体位固定仍是全脑全脊髓放疗中最棘手的难题，必要时采用镇静剂。

二、治疗摆位

1. 患者换拖鞋或穿鞋套进入治疗室，要求两位治疗师共同参与摆位，进出机房时应遵循"一人在前、一人在后，患者、家属及进修实习学生在中间"原则，确保患者安全。

2. 患者第一次放疗时要求主管医生、物理师及放疗师共同参与，遵照治疗单的要求，协助患者按照医嘱要求和定位时的体位，进行摆位，摆位过程中若遇到病情变化不能达到原设计体位要求，在问题解决前应终止治疗。

3. 将治疗床面降至方便患者上下床的位置。

4. 找到患者模具或真空垫，将固定装置放置在治疗床适当位置，患者衣物与定位时保持一致（首饰和假发等同样）。

5. 先确认患者模具或真空垫注明的信息正确，注意患者皮肤上各种标记线的清晰和有无其他辅助固定装置，避免遗漏。按照医嘱调整专用头架的位置，患者俯卧或仰卧，嘱患者调整体位，使每次摆位与定位时一致。

6. 正确使用热塑膜固定板装置，移动治疗床使激光灯定位线对准模具上标记的十字线重合，需要两侧确认位置是否正确。

7. 摆位过程中应与患者进行简单的交流，使患者身体放松、情绪稳定、积极配合摆位,摆位完成后,嘱咐患者保持身体不动。

8. 再次确认固定装置及辅助治疗装置的使用正确、摆位准确。

9. 摆位时注意真空垫有无变软、变形,热塑膜是否过松或过紧,若出现真空垫漏气或患者体重变化过大,应停止治疗并及时告知主管医生。

10. 摆位完成后,治疗师应最后退出治疗室,确认治疗室内无其他人员后方可关闭铅防护门。

三、体位验证

治疗前验证配准常用的方法是通过电子射野影像系统(EPID)、锥形束 CT(CBCT)或 MVCT(兆伏级 CT)获取患者治疗前影像信息并与定位 CT 的 DRR 或定位 CT 影像进行比较,通过骨性标志或骨 + 软组织 / 灰度进行配准,观察在 X 轴、Y 轴、Z 轴三个方向和旋转方向的误差,确定并纠正摆位误差的过程。

1. EPID 二维图像验证

(1)摆位前与患者进行沟通,让患者了解使用 EPID 进行位置验证的重要性、验证频率以及对治疗时间的影响。

(2)如上所述对患者按照 CT 模拟定位时的体位进行摆位,使治疗室内 X 轴方向激光线(左右方向)与固定装置上标记的刻度线重合;调整患者位置,使 X 轴、Y 轴、Z 轴方向激光线分别与患者身上标记线重合,将模具扣在患者身上并固定好。

(3)移动治疗床使激光线与固定模具上的治疗坐标标记线重合。

(4)机架位于 0° 和 90°,使用 EPID 分别拍摄正侧位验证片,并与定位 CT DRR 正侧位片进行匹配。

(5)手动调整窗宽 / 窗位,获取最佳的图像效果。①全脑:以颅骨外沿为基准调整;②椎体:以脊柱为基准调整,确定患者的摆位误差。

(6)摆位误差若头部 <3mm,体部 <5mm,在误差允许范围内,可实施治疗。如误差大于上述标准,则重新摆位,再次拍摄验证片。若连续 3 次以上误差仍大于许可范围,则需要查找原因并解决。

2. CBCT 三维图像验证

(1)如上所述对患者进行摆位。

(2)移动治疗床使激光线与固定模具上的治疗坐标标记线重合。

(3)选择正确的滤线器以及扫描视野和扫描条件,打开 CBCT 野行 CBCT 扫描。

(4)配准框范围选择要求包括靶区及周边重要器官,头部包括全脑,胸部包括胸骨、椎体等。然后与定位 CT 进行配准,一般选择自动配准,再手动调整,配准误差均需要在允许的范围内,头部 <3mm,体部 <5mm,旋转误差范围要求 <3°。如果不能满足要求,需要重新摆位,再次进行位置验证,摆位误差满足要求后才能开机治疗。

（5）若患者有多个治疗等中心，重复上述步骤。

3. 螺旋断层 MVCT 验证 分别选择头部、胸椎和腰椎数层进行断层扫描，并与定位 CT 图像进行匹配。配准范围要求包括靶区及周边重要器官，但因为全中枢肿瘤范围较大，所以一般选取头部、胸椎和腰椎三段取其平均值。MVCT 配准方式：因全中枢肿瘤紧邻椎体，常选用骨性配准，一般选择自动配准，然后手动调整，配准误差均需要在允许的范围内，旋转误差范围要求 <3°，再进行移床修正；如果不能满足要求，需要重新摆位，再次进行位置验证，摆位误差满足要求后才能开机治疗。

四、治疗实施

1. 直线加速器治疗 验证配准无误后，调入治疗计划，再次确认治疗计划中各项参数后启动加速器进行治疗，同时通过监视器密切关注机器运行状态和患者情况。

2. TOMO 治疗 验证配准无误后，调入治疗计划，再次确认治疗计划中各项参数后启动 TOMO，依次对头部、胸椎和腰椎段治疗，采用 360° 聚焦断层、连续性照射，治疗按照计划设计方案监控进行，同时通过监视器密切关注机器运行状态和患者情况。

3. 注意事项

（1）全程按照双人操作、双人核对原则。

（2）治疗中应保持全程观察监视器内患者情况，如遇患者呼吸困难、咳嗽严重等异常举动应立即终止治疗，将患者安全移出治疗室并与主管医生联系，记录有关参数备查。

（3）如遇治疗中机器故障中断治疗，立即启动应急预案，将患者安全带离治疗室，记录数据并上报相关负责人和维修工程师。

（4）全中枢肿瘤患者在整个治疗中身体轮廓如发生明显变化，身体标记线偏移时，应当及时与主管医生联系，必要时需要重新进行体位固定、CT 定位和计划设计等。

（5）治疗实施全部结束后，完成当天当次治疗记录，将治疗床降至最低，协助患者下床安全离开治疗室。

（郑祖安　何合良）

推荐阅读资料

[1] DE MARCO P, OSMAN I A, CASTELLINI F, et al. Image quality and dose evaluation of MVCT TomoTherapy acquisitions: a phantom study. Phys Med, 2019, 57: 200-206.

[2] 查奥. 实用肿瘤调强放射治疗. 何侠, 冯平柏, 译. 天津: 天津科技翻译出版有限公司, 2015.

[3] 高丽娟, 黄嘉敏, 黄峻, 等. Orfit 架和真空袋对宫颈癌放疗摆位误差比较. 中华放射肿瘤学杂志, 2017, 26(9): 1080-1083.

[4] 李林涛, 王首龙, 裴姣, 等. 呼吸频率变化对 4DCT 图像重建影响研究. 中华放射肿瘤学杂志, 2016, 25(1): 59-61.

[5] 李懋, 王冀洪. 磁共振引导放射治疗原理及临床应用. 北京: 中国协和医科大学出版社, 2021.

[6] 李晔雄. 肿瘤放射治疗学. 5 版. 北京: 中国协和医科大学出版社, 2018.

[7] 林承光, 翟福山. 放射治疗技术学. 2 版. 北京: 人民卫生出版社, 2024.

[8] 林承光, 郭跃信, 翟福山. 放射治疗设备与放射治疗技术学. 北京: 科学出版社, 2021: 196-275.

[9] 林承光. 肿瘤放射治疗技术操作规范. 北京: 人民卫生出版社, 2019.

[10] 刘虎. CT 模拟定位技术在乳腺癌放射治疗中的临床应用. 中国校医, 2019, 33(8): 584-585, 594.

[11] 全国卫生专业技术资格考试用书编写专家委员会. 全国卫生专业技术资格考试指导: 肿瘤放射治疗技术. 北京: 人民卫生出版社, 2023.

[12] 张民. 乳腺癌放射治疗 CT 模拟定位技术研究. 影像研究与医学应用, 2019, 3(3): 99-100.

[13] 甄宏楠, 田园, 沈晶, 等. 影响宫颈癌放疗患者生活质量因素的分析. 基础医学与临床, 2019, 39(11): 1618-1622.

[14] 中国抗癌协会妇科肿瘤专业委员会. 宫颈癌诊断与治疗指南(第四版). 中国实用妇科与产科杂志, 2018, 34(6): 613-622.

[15] 中华医学会放射肿瘤治疗学分会放疗技术学组, 中国医师协会医学技师专业委员会. CT 模拟定位技术临床操作指南中国专家共识(2021 版). 中华放射肿瘤学杂志, 2021, 30(6): 535-542.

[16] 钟仁明, 叶程伟, 李丽琴, 等. 光学表面成像系统在 ABC 放疗患者作用探讨. 中华放射肿瘤学杂志, 2018, 27(1): 89-93.